Thieme

Fallbuch Pädiatrie

Michaela Kreckmann

3., vollständig überarbeitete und erweiterte Auflage

Georg Thieme Verlag
Stuttgart • New York

Bibliografische Information der Deutschen Nationalbibliothek
Die Deutsche Nationalbibliothek verzeichnet diese Publikation in der Deutschen Nationalbibliografie; detaillierte bibliografische Daten sind im Internet über
http://dnb.d-nb.de abrufbar.

Deine Meinung ist uns wichtig! Bitte schreibe uns unter:
www.thieme.de/service/feedback.html

1. deutsche Auflage 2004
2. deutsche Auflage 2008
1. englische Auflage 2019

Georg Thieme Verlag KG
Rüdigerstraße 14, 70469 Stuttgart, Germany
www.thieme.com

Printed in Germany

Zeichnungen: Karin Baum, Paphos, Zypern
Covergestaltung: © Thieme
Bildnachweis Cover: © Thieme
Satz: L42 AG, Berlin
Druck: Westermann Druck Zwickau GmbH, Zwickau

DOI 10.1055/b000000625

ISBN 978-3-13-244458-4 1 2 3 4 5 6
eISBN (PDF) 978-3-13-244459-1
eISBN (epub) 978-3-13-244460-7

Vorwort

„Haben Sie Lust, ein Buch zu schreiben, mit dem man sich anhand von Fällen auf mündliche Prüfungen im Fach Pädiatrie vorbereiten kann?“ lautete die Frage, mit der der Thieme-Verlag 2003 zum ersten Mal an mich herangetreten ist. Niemals hätte ich damals erwartet, dass ich jetzt, 20 Jahre später, die mittlerweile 3. Auflage meines „Fallbuchs Pädiatrie“ fertigstellen werde!

Auf 88 authentische Krankheitsfälle ist der Umfang dieses Buches mittlerweile angewachsen – Krankheitsfälle, die ich so oder ähnlich als Kinder- und Jugendärztin in der Klinik und der eigenen Kinder- und Jugendarzt-Praxis erlebt habe. Es werden Situationen geschildert, wie sie von Patient*innen, Pflegepersonen oder Eltern berichtet werden, wie man sie während der täglichen Arbeit auf Station, in der Notaufnahme, im Kreißsaal oder in der Praxis erleben kann. Student*innen und junge Kolleg*innen können eintauchen in die Fälle und anhand von ergänzenden Abbildungen, Laborbefunden sowie Ultraschall- und Röntgenbildern etc. üben, worauf es ankommt, beispielsweise beim Erheben von Anamnesen und Untersuchungsbefunden. Sie lernen, Befunde zu deuten, Differenzialdiagnosen zu bedenken, Diagnosen zu stellen und Therapien zu planen. Neben eher leicht zu diagnostizierenden allgemeinpädiatrischen und neonatologischen Krankheitsbildern gibt es auch Fälle mit „irreführenden Symptomen“, die die Besonderheiten und Schwierigkeiten der pädiatrischen Diagnosestellung verdeutlichen sollen. Auch Fallbeispiele zu klassischen Notfallsituationen, mit denen im pädiatrischen Alltag zu rechnen ist, sind enthalten. Problemfälle aus der Sozialpädiatrie werden genauso diskutiert und beleuchtet wie interessante Fallbeispiele aus angrenzenden Bereichen wie der Kinder- und Jugendpsychiatrie und der Kinderchirurgie.

Für diese 3. Auflage wurden alle Fälle und Kommentare vollständig überarbeitet, die beschriebene Diagnostik und Therapie wurden an die aktuellen Leitlinien der pädiatrischen Fachgesellschaften und die Empfehlungen aktueller, gängiger Fachliteratur angepasst.

Dieses Buch ist kein Lehrbuch im klassischen Sinne, es möchte und kann ein solches auch nicht ersetzen. Es dient vielmehr als Ergänzung, soll durch einen anschaulichen klinischen Bezug den manchmal recht trockenen Lernstoff auflockern, Diskussionsgrundlage sein, Probleme verdeutlichen und deren Verständnis erleichtern. Außerdem möchte dieses Buch angehenden Kolleg*innen den Einstieg in den pädiatrischen Alltag erleichtern. Dazu finden sich übersichtliche Schemata für Diagnostik und Therapie sowie praktische Tipps für den Umgang mit den kleinen und großen, manchmal auch schwierigen Patient*innen und deren Eltern. Ärztliches Denken und Handeln wird durch die fall- und problemorientierte Herangehensweise trainiert. Last but not least möchte ich mit dem Fallbuch den Student*innen sowie den jungen Kolleg*innen vermitteln, was das Besondere an der Pädiatrie ist und wie viel Freude es macht, Kinder- und Jugendarzt/-ärztin zu sein – dies auch und besonders vor dem Hintergrund der aktuellen Diskussionen und der sich verschlechternden (Versorgungs-)Situation in den Kinderkliniken und Kinder- und Jugendarztpraxen!

Ein Buch wie dieses ist ohne die Mithilfe vieler anderer Menschen nicht möglich. Mein herzliches Dankeschön geht deshalb vor allem an die Kinder und Eltern, die ich fotografieren durfte und die mir die Verwendung der Fotos gestattet haben. Ganz besonders danke ich auch meinen beiden Fachbeiräten Dr. med. Thomas Liebner und Professor Dr. med. Michael Zemlin für die Unterstützung und ihre wertvollen Ratschläge sowie allen Mitarbeitern des Georg-Thieme-Verlags, die dazu beigetragen haben, dass wir dieses Buch nun in Händen halten können. Besonderer Dank gilt dabei Frau Dr. med. Melanie Schäfer für ihre wertvolle Begleitung, tatkräftige Unterstützung, konstruktive Kritik und v. a. für die Geduld, die sie aufbringen musste, wenn es mal nicht so schnell voranging neben Familie und der Arbeit in meiner Praxis. Geduldig mussten auch meine Eltern, Geschwister und Freunde sein, aber ganz besonders mein Mann und meine beiden Kinder. Sie mussten so manches entbehren, mich oft mit Büchern und Laptop teilen und haben mich dabei doch liebevoll unterstützt und alles mit Geduld ertragen – ein „dicker Schmatz“ dafür, Ihr seid die Besten! Was wäre ich ohne Euch?

Abschließend danke ich allen Lesern und Leserinnen des „Fallbuchs Pädiatrie“, ohne deren Nachfrage diese 3. Auflage gar nicht entstanden wäre. Ich wünsche allen viel Freude damit und viel Erfolg bei den anstehenden Prüfungen.

Saarbrücken, im April 2023
Michaela Kreckmann

Inhaltsverzeichnis nach Themen

! = Schwieriger Fall

Nephrologie und Urologie

Hämatologie und Onkologie

Rheumatologie und Immunologie

Infektiologie

Erkrankungen des HNO-Bereichs

Erkrankungen des Haltungs- und Bewegungsapparates

! = Schwieriger Fall

Inhaltsverzeichnis nach Themen

! = Schwieriger Fall

Verzeichnis nach Diagnosen

Anschriften

Michaela **Kreckmann**
Pfählerstr. 32
66117 Saarbrücken

Fachbeirat (Fälle 25, 28, 29, 45, 55, 69, 81, 82):
Prof. Dr. med. Michael **Zemlin**
Uniklinikum des Saarlandes
Klinik für Allgemeine Pädiatrie und Neonatologie
Kirrberger Straße, Gebäude 9
66421 Homburg

Fachbeirat (Fälle 86-88):
Dr. med. Thomas **Liebner**
Ahrstr. 26
26382 Wilhelmshaven

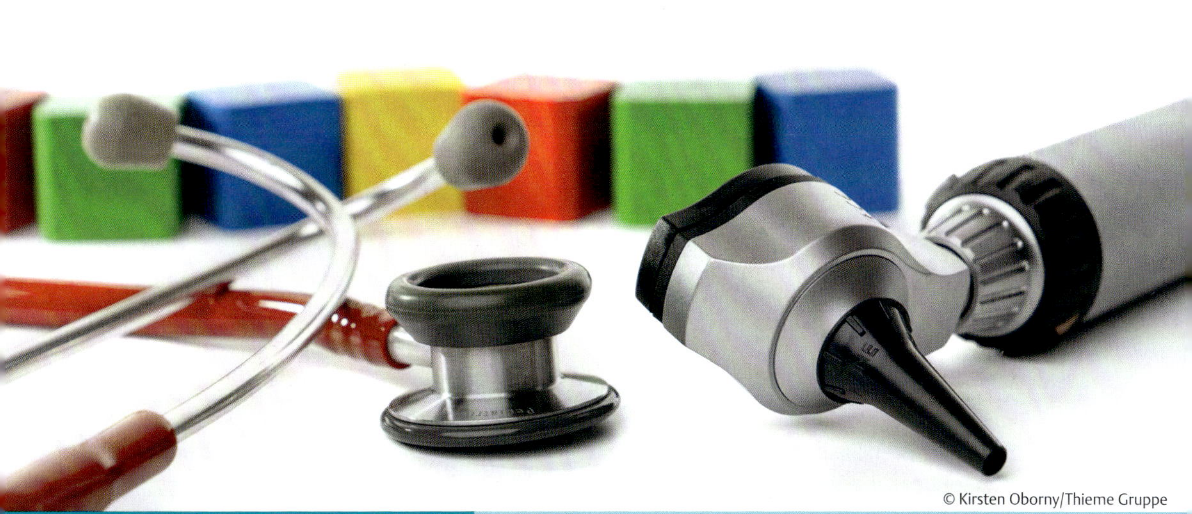

Fälle

6-jähriger Junge mit hohem Fieber, Erbrechen und Kopfschmerzen

Eine Mutter stellt Ihnen ihren 6-jährigen Sohn in der Notfallambulanz vor, weil er seit dem Vortag plötzlich Fieber zwischen 39 und 40 °C habe, welches sich nicht mit Wadenwickeln und Paracetamol habe senken lassen. Der Junge klage über starke Kopf- und Nackenschmerzen und habe bereits mehrfach erbrochen.

1.1 Worauf achten Sie besonders bei der klinischen Untersuchung zur Abklärung des hohen Fiebers, der Kopf- und Nackenschmerzen und des Erbrechens?

Bei der klinischen Untersuchung fällt Ihnen u. a. folgender Befund auf (s. Abb. 1.1).

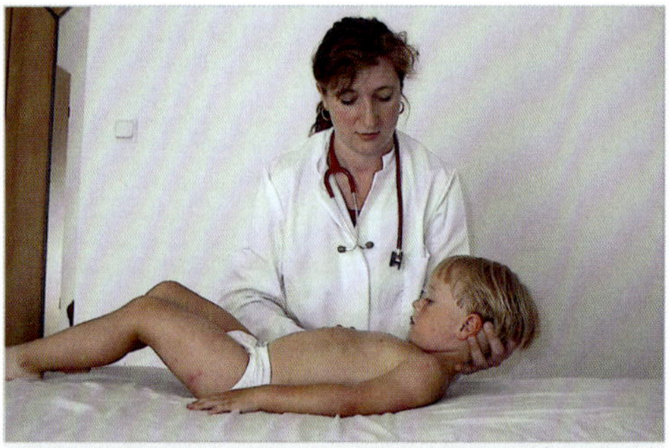

Abb. 1.1

1.2 Interpretieren Sie den Befund! Welche Verdachtsdiagnose stellen Sie, welche Differenzialdiagnosen kommen in Betracht?

1.3 Welche Untersuchungen führen Sie durch, um die Diagnose zu sichern?

1.4 Nennen Sie die verschiedenen Formen der Erkrankung und deren Ursachen!

1.5 Nennen Sie typische Liquorbefunde zur Unterscheidung der verschiedenen Formen!

Antworten und Kommentar auf Seite 104

Kind mit bellendem Husten und Dyspnoe

Ein 3-jähriges Mädchen erwacht aus dem Schlaf heraus mit bellendem Husten, inspiratorischem Stridor und Dyspnoe. Die sehr aufgeregten Eltern denken, ihr Kind ersticke und stellen Ihnen das Kind umgehend in der Notfallambulanz vor. Bei der Untersuchung des sehr ängstlichen und blassen Mädchens fallen Ihnen ein starker inspiratorischer (Ruhe-) Stridor und ausgeprägte inter- und subkostale Einziehungen auf. Die rektal gemessene Temperatur beträgt 36,8 °C.

2.1 **Welche Diagnose stellen Sie? An welche wichtige Differenzialdiagnose denken Sie?**

2.2 **Erläutern Sie die Ätiologie der Erkrankung und grenzen Sie sie zur Differenzialdiagnose ab!**

2.3 **Beschreiben Sie die verschiedenen Schweregrade der Erkrankung! Welche Therapie ist jeweils indiziert?**

Tragen Sie die Symptome der verschiedenen Schweregrade und die Therapie in der Tabelle (Tab. 2.1) ein.

Tab. 2.1 Schweregrade des Krupp-Syndroms

Stadium	Symptome	Therapie
I		
II		
III		
IV		

Antworten und Kommentar auf Seite 107

Fragen

Kind mit hohem Fieber und Krampfanfall

Sie haben Nachtdienst und werden am späten Abend von der Krankenschwester zu einem 3-jährigen Mädchen in die Notaufnahme gerufen, das soeben vom Krankenwagen eingeliefert wurde. Das Kind wirkt müde, reagiert ansonsten aber adäquat. Die rektal gemessene Temperatur beträgt 39,8 °C. Die Eltern sind sehr aufgeregt. Nachdem sie die Eltern beruhigt haben, erfahren Sie von ihnen, dass das Kind seit dem Abend quengelig gewesen sei. Beim Gute-Nacht-Geschichte-Erzählen habe das Kind plötzlich die Augen verdreht und für etwa 3 Minuten mit Armen und Beinen gezuckt. Es sei dabei ganz blau angelaufen, so dass die Eltern Angst hatten, das Kind würde sterben. Daher haben sie sofort den Krankenwagen verständigt. Als die Sanitäter kamen, sei alles vorbei gewesen, so dass keine Maßnahmen ergriffen werden mussten.

3.1 Welche Verdachtsdiagnose stellen Sie? Was haben Sie den Eltern erklärt, um sie zu beruhigen?

3.2 Welche Sofortmaßnahmen ergreifen Sie?

3.3 Welche diagnostischen Maßnahmen sollten eingeleitet werden?

3.4 Man unterscheidet 2 Formen dieses Krankheitsbildes. Erläutern Sie diese!

Antworten und Kommentar auf Seite 109

Apathischer Säugling mit stehenden Hautfalten

Im Nachtdienst stellen Ihnen Eltern ihren 6 Monate alten Säugling vor. Sie berichten, dass er seit dem Vortag unter rezidivierenden wässrigen Durchfällen und Erbrechen leide. Zusätzlich habe er Fieber bis 39 °C. Der Junge sei nun apathisch, schlafe viel und würde weder essen noch trinken. Den Eltern fiel außerdem auf, dass die Windel seit der Nacht immer trocken sei.
Bei der Untersuchung fallen Ihnen, neben blass-grauem, marmoriertem Hautkolorit und trockenen Schleimhäuten, tief eingesunkene halonierte Augen mit seltenem Lidschlag und fehlenden Tränen sowie stehende Hautfalten auf. Die Fontanelle ist eingesunken, die Rekapillarisierungszeit auf 3 s verlängert. Der Puls beträgt 160 Schläge/min, der Blutdruck 80/50 mmHg und das Gewicht 7200 g. In der Woche zuvor habe der Junge laut Angabe der Eltern noch 8200 g gewogen.

Sie veranlassen eine Blutuntersuchung. Dabei finden sich u. a. folgende Werte: Natrium 158 mmol/l, Kalium 5,2 mmol/l, Hk 46 %.

4.1 **Welche Diagnose stellen Sie?**

4.2 **Erläutern Sie die verschiedenen Formen und Schweregrade dieses Krankheitsbildes! Welche Form und welcher Schweregrad liegt bei dem Säugling vor?**

4.3 **Welche Therapie leiten Sie ein?**

4.4 **Worauf müssen Sie bei der Rehydratisierung achten?**

Antworten und Kommentar auf Seite 111

Fragen

2-jähriges Mädchen mit kolikartigen Bauchschmerzen und Erbrechen

Ein 2-jähriges Mädchen war 3 Tage zuvor an einer Gastroenteritis mit Durchfall und Erbrechen erkrankt. Die Symptomatik besserte sich unter fettarmer Diät rasch. Am Aufnahmemorgen begann das Mädchen erneut „attackenartig" zu erbrechen, es schrie und krümmte sich dabei. Zwischen den offensichtlichen Schmerzattacken blieb das Kind eher ruhig, wirkte fast apathisch. Bei der Aufnahmeuntersuchung sehen Sie ein blasses Mädchen. Im rechten Mittelbauch tasten Sie eine walzenartige, druckdolente Struktur. Daraufhin führen Sie eine Sonografie des Abdomens durch und finden im rechten Mittelbauch folgenden Befund (s. Abb. 5.1).

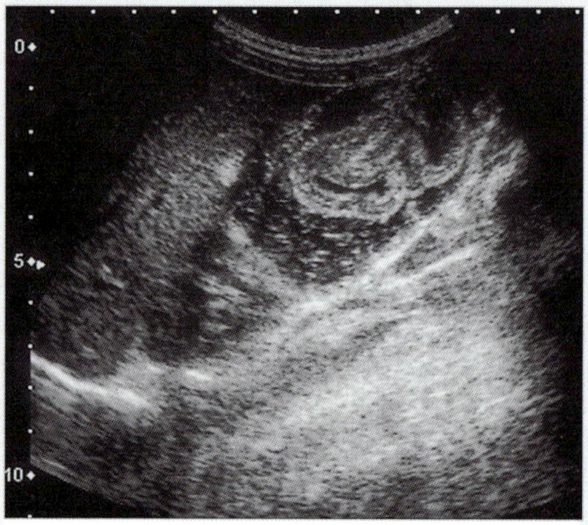

Abb. 5.1 Sonografie Abdomen, rechter Mittelbauch

5.1 **Welche Verdachtsdiagnose stellen Sie?**

5.2 **Welche weiteren Maßnahmen ergreifen Sie?**

5.3 **Welche Komplikationen müssen Sie befürchten?**

Antworten und Kommentar auf Seite 115

12 Monate alter Junge wird zur „U6" vorgestellt

Ein 12 Monate alter Junge, ein ehemaliges Frühgeborenes der 29. SSW mit einem Geburtsgewicht von 800 g, wird Ihnen von seinen Eltern zur Vorsorgeuntersuchung U6 vorgestellt. Schon in den vorangegangenen Vorsorgeuntersuchungen haben sie festgestellt, dass sich der Junge trotz seines frühen Geburtszeitpunkts recht gut entwickelt hatte. Einige Defizite, v. a. im motorischen Bereich, bestanden aber. Daher hatten Sie bereits Physiotherapie nach Vojta verordnet. Die Mutter berichtet Ihnen, dass sie die Übungen zu Hause aber nicht durchführe, weil der Junge dabei so fürchterlich viel weine. Mit der Physiotherapeutin ist sie deshalb übereingekommen, die Behandlung nach Bobath weiterzuführen. Während der Unterhaltung beobachten Sie, wie der Junge auf dem Boden sitzend fröhlich mit seinem älteren Bruder und dem aus dem Wartezimmer mitgebrachten Ball spielt.

6.1 Welchem Zweck dienen die „U"-Untersuchungen? Was versteht man unter dem „Gelben Heft"?

6.2 Bitte erläutern Sie, wie eine Vorsorgeuntersuchung in der Regel abläuft!

Die Eltern interessiert vor allem, ob das Kind seinen durch die Frühgeborenheit bedingten Entwicklungsrückstand schon aufgeholt habe. Auf Nachfrage erfahren Sie, dass der Junge seit 4 Wochen sitzen kann. Er drehe sich von Rücken- in Bauchlage und umgekehrt und mache bereits erste Kriechversuche. Die Arme seien dabei aber noch recht schwach, einen Unterarmstütz schaffe der Junge nur kurzzeitig. Er bilde Silbenketten wie „wawawa", habe ein gutes Sprachverständnis, d. h., er verstehe einfache Aufforderungen wie „gib mir den Ball". Der Junge kenne seine Familie ganz genau und zeige Zuneigung, bis vor 4 Wochen „fremdelte" er. Seine Spielsachen untersuche er intensiv mit den Fingern und Augen, stecke sie in den Mund, schüttele und klopfe mit Gegenständen, werfe mit dem Ball im Spiel mit seinem älteren Bruder.

6.3 Wie schätzen Sie den Entwicklungsstand des Jungen ein?

6.4 Was meinen Sie dazu, dass die Mutter die physiotherapeutische Behandlung nicht so durchführt, wie Sie verordnet hatten?

Antworten und Kommentar auf Seite 116

Fragen

10-jähriger Junge mit schmerzhafter Knieschwellung

Ein 10-jähriger Junge wird wegen Schmerzen und Schwellung des rechten Knies in Ihrer Notfallambulanz vorgestellt. Fieber besteht nicht. Die Eltern berichten, dass der Junge in den Wochen zuvor immer wieder über Gelenk- und Muskelschmerzen unterschiedlichster Lokalisation geklagt habe, die als „Wachstumsschmerzen" gedeutet worden waren. Außerdem beschreibt die Mutter einen Hautausschlag, der sich ringförmig ausgebreitet habe, aber wieder spontan abgeklungen sei. Bei der körperlichen Untersuchung fällt Ihnen zusätzlich eine kleine Rötung und Schwellung am rechten Ohrläppchen auf (s. Abb. 7.1).

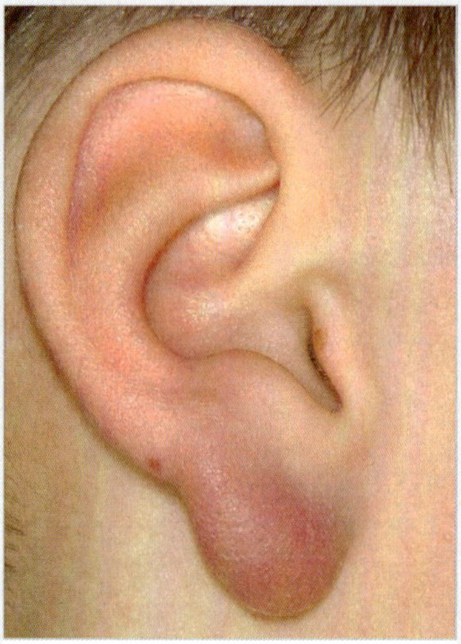

Abb. 7.1 (Quelle: Höger P. Kinderdermatologie. 4. Auflage. Stuttgart: Thieme; 2021)

7.1 **Um welches Krankheitsbild handelt es sich am wahrscheinlichsten? Wie bezeichnet man den abgebildeten Hautbefund?**

7.2 **Mit welchen weiteren Symptomen muss man bei dieser Erkrankung rechnen?**

7.3 **Welche Therapie schlagen Sie für den Patienten vor?**

Antworten und Kommentar auf Seite 122

4-jähriger Junge mit flohstichartigen Hautblutungen

Ein 4-jähriger Junge war 2 Wochen zuvor an einem fieberhaften Atemwegsinfekt erkrankt. Jetzt wird er wegen eines neu aufgetretenen Exanthems aus rötlich -lividen, unterschiedlich großen palpablen Effloreszensen (s. Abb. 8.1) in der Notfallambulanz vorgestellt. Die Hautblutungen sind v. a. an den Streckseiten der Unterschenkel und am Gesäß lokalisiert. Der Junge klagt außerdem über Bauchschmerzen.

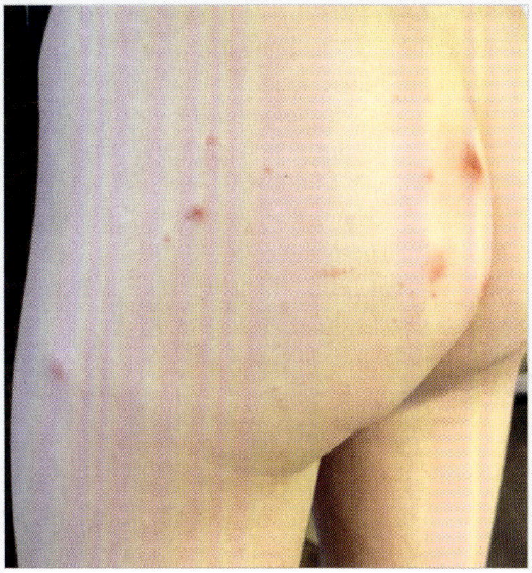

Abb. 8.1

8.1 Welche Diagnose ist am wahrscheinlichsten?

8.2 Welche Differenzialdiagnosen ziehen Sie in Erwägung? Charakterisieren Sie kurz diese Erkrankungen!

8.3 Welche Therapie leiten Sie ein?

Antworten und Kommentar auf Seite 124

Säugling mit schwallartigem Erbrechen

Ein 5 Wochen alter Junge erbricht seit wenigen Tagen nach jeder Mahlzeit im Schwall, er ist zunehmend unruhig, lässt sich kaum beruhigen. Die Eltern stellen den Jungen beim Kinderarzt vor, dieser weist Ihnen den Patienten mit dem V. a. hypertrophische Pylorusstenose ein. Zur Bestätigung seines Verdachts hat der Kollege ein Ultraschallbild mitgegeben (s. Abb. 9.1)

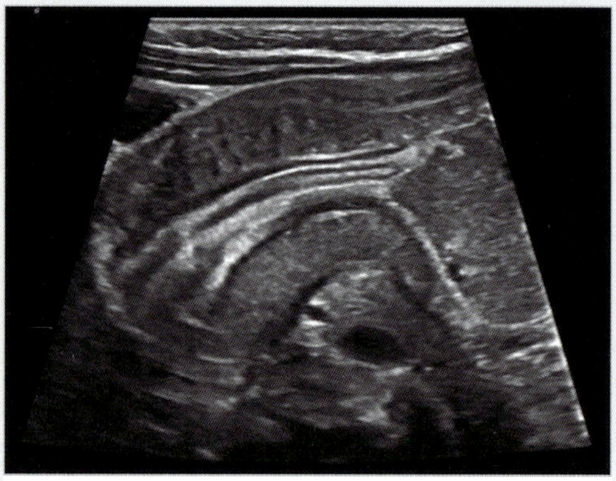

Abb. 9.1 Sonografie Oberbauch (Quelle: Kerbl R, Kurz R, Roos R, Wessel L, Reiter K. Checkliste Pädiatrie. 5. Auflage. Stuttgart: Thieme; 2015)

9.1 **Beschreiben Sie, was Sie auf dem abgebildeten Ultraschallbild sehen!**

9.2 **Erläutern Sie die Pathogenese!**

9.3 **Nennen Sie die typischen Symptome!**

9.4 **Welche Behandlung schlagen Sie vor?**

Antworten und Kommentar auf Seite 126

Jugendliche mit rezidivierender Atemnot

Ein 14-jähriges Mädchen leidet seit 2 Jahren in den Monaten März und April unter Atemnot mit pfeifender Atmung. Diese Symptome treten v. a. dann auf, wenn es sich im Freien aufhält. Der Hausarzt hatte daraufhin einen Allergietest veranlasst, mit dem sich signifikante Reaktionen auf die Allergene Birken- und Haselpollen sowie Katzenhaarepithelien nachweisen ließen. Eine Bedarfsmedikation mit einem β_2-Sympathomimetikum (Dosieraerosol) wurde eingeleitet, bislang aber noch keine Dauertherapie. Aufgrund einer nun seit 2 Stunden zunehmenden Atemnot und trockenen Reizhustens, welche sich auch durch das Medikament nicht gebessert haben, wird das Mädchen von ihren Eltern in die Notfallambulanz der Klinik für Kinder und Jugendliche gebracht, in der Sie heute Nachtdienst haben. Die Krankenschwester hat schon das Pulsoxymeter angelegt, es zeigt eine O_2-Sättigung von 89 %. Auch den Blutdruck hat sie schon gemessen, er beträgt 120/80 mmHg, der Puls ist auf 100 Schläge pro Minute erhöht.
Bei der Aufnahmeuntersuchung fällt Ihnen sofort auf, dass dem Mädchen das Sprechen schwerfällt. Sie bemerken ein Giemen aus Distanz bei deutlich beschleunigter Atmung und bei der Inspektion fallen Ihnen juguläre und subcostale Einziehungen auf. Über der Lunge können sie kaum Atemgeräusche auskultieren.

Fragen

10.1 Welche Diagnose stellen Sie?

10.2 Welche Akuttherapie leiten Sie ein?

Nachdem es der Jugendlichen besser geht, veranlassen Sie ein Röntgenbild des Thorax (s. Abb. 10.1).

10.3 Beschreiben Sie den Röntgenbefund! Was fällt Ihnen auf?

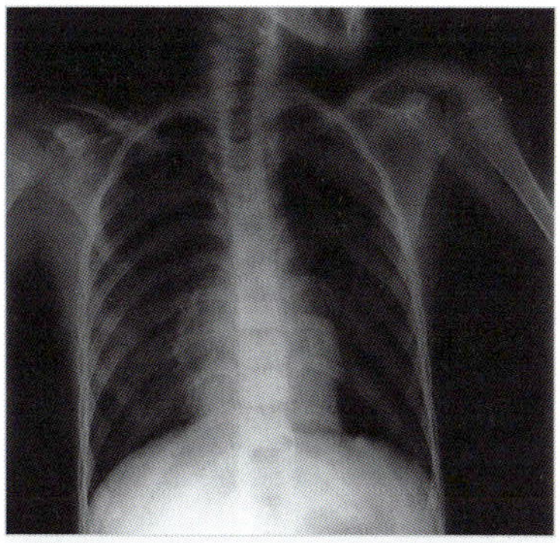

Abb. 10.1 Röntgen-Thorax

10.4 Erläutern Sie die Pathogenese dieser Erkrankung!

10.5 Welche Dauertherapie halten Sie für sinnvoll?

Antworten und Kommentar auf Seite 127

Fragen

14 Monate altes Kleinkind mit „laufendem Ohr"

Ein 14 Monate alter Junge, der seit einigen Tagen an Schnupfen erkrankt ist, wird Ihnen im Nachtdienst vorgestellt. Den Eltern ist aufgefallen, dass gelbliches Sekret aus dem rechten Ohr des Jungen läuft. Tagsüber sei das Kind sehr unruhig gewesen und habe sich immer wieder an das rechte Ohr gefasst.

Ihre körperliche Untersuchung ergibt folgende pathologische Befunde: seröse Rhinitis, Tragusdruckschmerz rechts, Lymphknotenschwellung im Kieferwinkel rechts, Rachenring gerötet, Temperatur 39,5 °C. Bei der Otoskopie sehen Sie neben etwas gelblichem Sekret im Gehörgang und der Ohrmuschel folgende Auffälligkeiten (s. Abb. 11.1)

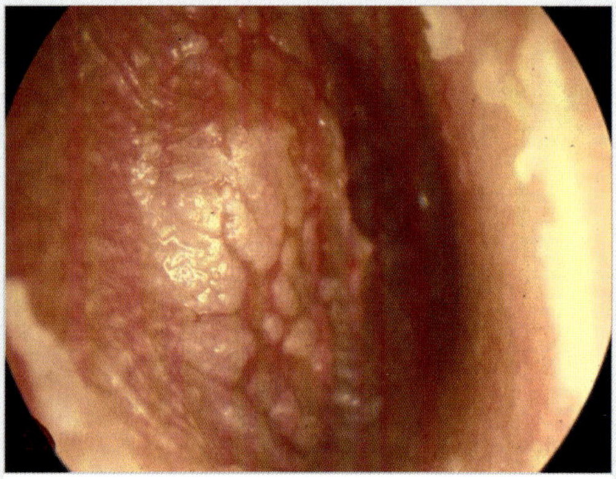

Abb. 11.1 (Quelle: Gortner L, Meyer S. Duale Reihe Pädiatrie. 5. Auflage. Stuttgart: Thieme; 2018)

11.1 Beschreiben Sie den otoskopischen Befund! Welche Diagnose stellen Sie?

11.2 Nennen Sie die häufigsten Ursachen dieser Erkrankung!

11.3 Welche gefürchteten Komplikationen dieser Erkrankung kennen Sie?

11.4 Welches therapeutische Vorgehen halten Sie hier für sinnvoll?

Antworten und Kommentar auf Seite 132

3-jähriger Junge mit Windpockenkontakt

Ein 3-jähriger Junge besucht einen Kindergarten, in dem seit einer Woche mehrere Fälle von Windpocken aufgetreten sind. Die Eltern stehen Impfungen kritisch gegenüber, deshalb ist der Junge nicht gegen Windpocken geimpft. Nun sind die Eltern sehr besorgt, sie befürchten, dass sich ihr Kind angesteckt haben könnte und möchten von Ihnen wissen, worauf sie nun achten müssen.

12.1 Erklären Sie den Eltern die typischen Symptome der Erkrankung!

12.2 Wie könnte sich der Junge Ihrer Meinung nach angesteckt haben? Ab wann würden Sie mit ersten Symptomen rechnen?

Die Eltern sind deshalb besonders besorgt, weil die Mutter des Jungen schwanger ist (32. SSW).

12.3 Bestehen Gefahren für Mutter oder Kind zum derzeitigen Zeitpunkt der Schwangerschaft? Müssten Sie mit Komplikationen rechnen, falls die Mutter sich in einem anderen Abschnitt der Schwangerschaft befände?

12.4 Gibt es die Möglichkeit einer Impfung?

Antworten und Kommentar auf Seite 134

Fragen

5-jähriges Mädchen mit Schwellung im Bereich des Kieferwinkels

Ein 5-jähriges Mädchen wird Ihnen von seinen Eltern in Ihrer Kinderarztpraxis vorgestellt. Bei dem Mädchen findet sich eine starke Schwellung im Bereich des rechten Kieferwinkels, die seit dem Vortag massiv zugenommen hat (s. Abb. 13.1). Bei der Untersuchung diagnostizieren Sie eine einseitige Lymphadenitis colli, außerdem eine eitrige Tonsillitis und eine Temperatur von 38,9 °C.

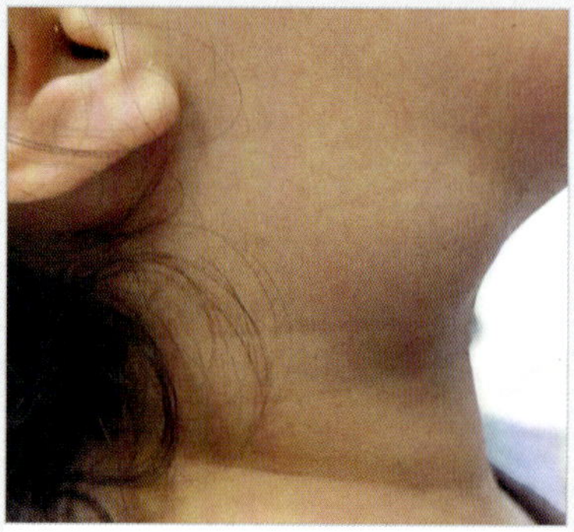

Abb. 13.1

13.1 Nennen Sie mögliche Ursachen von Schwellungen der Halslymphknoten!

13.2 Welche weiteren Untersuchungen veranlassen Sie bei diesem Mädchen?

13.3 Welche Therapie leiten Sie ein?

Trotz 10-tägiger intravenöser Antibiotikatherapie bessert sich der Lokalbefund nicht. Im Gegenteil, die Schwellung hat noch weiter zugenommen und fluktuiert bei Palpation. Der Allgemeinzustand der Patientin ist nicht beeinträchtigt. Wiederholte Ultraschalluntersuchungen der Halsregion zeigen zunehmende Einschmelzungsherde. Mit Einverständnis der Eltern wird der Lymphknoten in einer HNO-Klinik exstirpiert. Bei der mikrobiologischen Untersuchung des Abszessinhaltes zeigt sich nach Färbung folgendes Bild (s. Abb. 13.2).

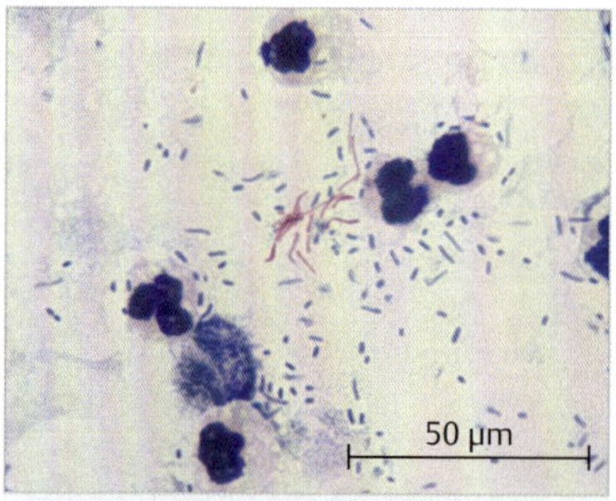

Abb. 13.2 Ziehl-Neelsen-Färbung (Quelle: Kayser F, Böttger E, Deplazes P, Haller O, Roers A. Taschenlehrbuch Medizinische Mikrobiologie. 14. Auflage. Stuttgart: Thieme; 2022)

! **13.4 Welchen pathologischen Befund können Sie feststellen? Welche Behandlung muss sich nun anschließen?**

Antworten und Kommentar auf Seite 137

Schwerkranker Säugling mit Husten und Atemnot

Ein 6 Wochen alter Säugling leidet seit 3 Tagen unter Schnupfen, Fieber bis 38 °C und zunehmend auch trockenem Husten. Nun ging es dem Kind in den letzten Stunden zunehmend schlechter: Es trank und schrie nicht mehr, hatte offenbar starke Atemnot, sah immer blasser aus und wirkte apathisch. Die Eltern riefen daraufhin den Notarzt. Dieser lässt das Kind umgehend unter Sauerstoffgabe zu Ihnen in die Klinik transportieren. Sie sehen ein blasses Kind mit Nasenflügeln, Tachydyspnoe und massiven thorakalen Einziehungen. Über der Lunge können Sie beidseits ein abgeschwächtes Atemgeräusch und vereinzelt feinblasige Rasselgeräusche und exspiratorisches Giemen auskultieren.

14.1 An welche Ursachen für diese Symptomatik denken Sie? Was sind Ihre nächsten Schritte?

Sie veranlassen ein Röntgenbild des Thorax (s. Abb. 14.1).

14.2 Welche Diagnose stellen Sie anhand des Röntgenbildes im Zusammenhang mit der Anamnese? Beschreiben Sie die für dieses Krankheitsbild typischen radiologischen Veränderungen!

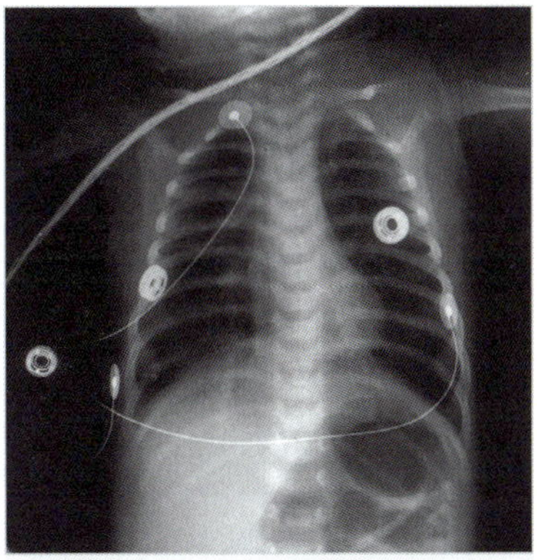

Abb. 14.1 Röntgen-Thorax

14.3 Nennen Sie den häufigsten Erreger dieser Erkrankung!

14.4 Welche therapeutischen Möglichkeiten stehen zur Verfügung?

Jugendliche mit Schluckbeschwerden und Abgeschlagenheit

Eine 15-jährige Jugendliche leidet seit einigen Tagen unter zunehmenden Halsschmerzen, Schluckbeschwerden, Müdigkeit, Abgeschlagenheit sowie Fieber zwischen 39 und 40 °C. Zusammen mit der besorgten Mutter kommt sie in Ihre Sprechstunde. Dort gibt das Mädchen zusätzlich ein Druckgefühl v. a. im rechten Oberbauch an. Die Mutter berichtet außerdem über einen fein- bis mittelfleckigen Hautausschlag am Vortag, der nun aber wieder abgeblasst ist.

15.1 Welche Verdachtsdiagnose stellen Sie?

15.2 Welche Untersuchungsbefunde erwarten Sie bei Ihrer Verdachtsdiagnose?

15.3 Nennen Sie mögliche Komplikationen dieser Erkrankung!

15.4 Was raten Sie der Patientin? Wann wird sich die Symptomatik wieder bessern?

Antworten und Kommentar auf Seite 140

2-jähriger Junge mit Hustenanfall und Zyanose

Ein 2-jähriger Junge spielt alleine in seinem Kinderzimmer, als er plötzlich stark zu husten beginnt. Als die Mutter hinzukommt, schnappt das Kind nach Luft und hat eine rötlich-blaue Gesichtsfarbe. Die Mutter vermutet, dass das Kind etwas „verschluckt" habe und versucht, den Fremdkörper wieder herauszubekommen, indem sie den Jungen auf den Kopf stellt und auf den Rücken klopft. Der Husten bessert sich daraufhin, ein Fremdkörper löst sich aber nicht.
Daraufhin sucht die Mutter mit dem Kind die Notfallambulanz des nächstgelegenen Krankenhauses auf, in der Sie gerade Dienst haben.

16.1 Welche typischen klinischen Symptome und Untersuchungsbefunde erwarten Sie, falls es sich wirklich um eine Fremdkörperaspiration handelt?

16.2 Sie veranlassen ein Röntgenbild des Thorax. Beschreiben Sie die Auffälligkeiten!

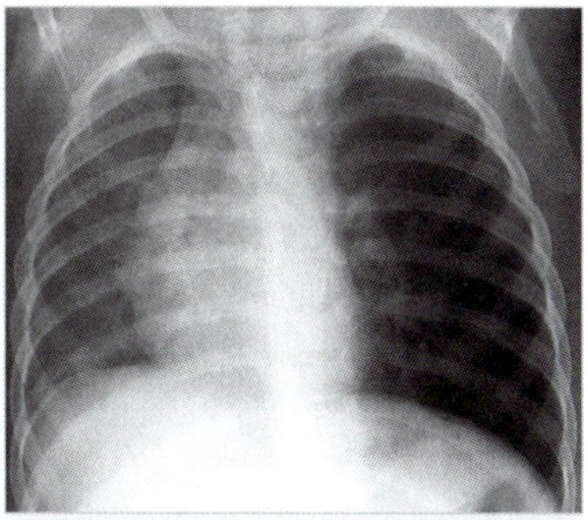

Abb. 16.1 Röntgenaufnahme Thorax in Exspiration (Quelle: Benz-Bohm G. Kinderradiologie. 2. Auflage. Stuttgart: Thieme; 2005)

16.3 Welche Therapie leiten Sie ein, falls wirklich eine Aspiration vorliegt?

12 Monate alter Junge mit Schreiattacke und Hodenschwellung

Ein 12 Monate alter Junge wird Ihnen von seinen Eltern in der Notfallambulanz vorgestellt, weil er seit 2 Stunden ununterbrochen schreit und nicht zu beruhigen ist. Beim Windeln wechseln war dem Vater eine Rötung und Schwellung des Skrotums aufgefallen. Fieber besteht nicht. Bei der Untersuchung finden Sie das Skrotum rötlich-livide verfärbt, der linke Hoden ist schmerzhaft und derb geschwollen (s. Abb. 17.1).

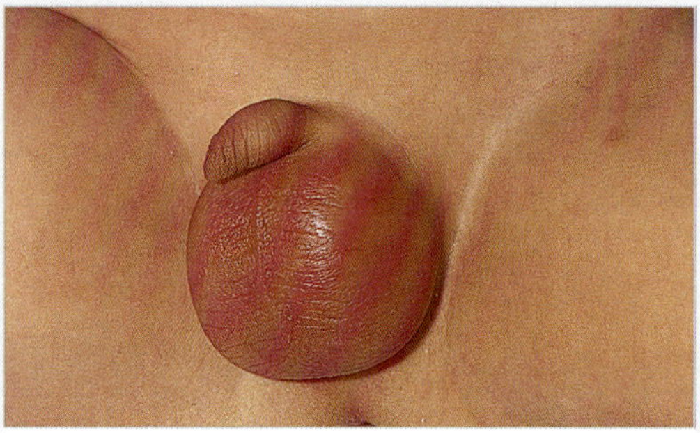

Abb. 17.1 (Quelle: Paetz B. Chirurgie für die Pflege. 24. Auflage. Stuttgart: Thieme; 2021)

17.1 Welche Verdachtsdiagnose stellen Sie? Welche Differenzialdiagnosen kommen in Betracht?

17.2 Wie sichern Sie die Diagnose?

17.3 Was sind Ihre nächsten Schritte?

Antworten und Kommentar auf Seite 143

8-jähriger Junge mit Makrohämaturie

Ein 8-jähriger Junge wird wegen unklarer Makrohämaturie, die seit 2 Tagen besteht, vom Hausarzt in eine Kinderklinik eingewiesen. Ihre körperliche Untersuchung ergibt bis auf einen erhöhten Blutdruck (140/90 mmHg) keine Auffälligkeiten. Der Spontanurin ist in der Tat rot verfärbt. Anamnestisch berichten die Eltern von einer eitrigen Mandelentzündung 3 Wochen zuvor, die antibiotisch mit Penicillin über 10 Tage behandelt worden war.

18.1 Welche Ursachen für Makrohämaturie kennen Sie? Welche weiteren Ursachen gibt es für „roten Urin"?

18.2 Welche Verdachtsdiagnose stellen Sie?

18.3 Wie gehen Sie diagnostisch vor?

18.4 Wie behandeln Sie den Jungen?

Antworten und Kommentar auf Seite 144

Fall 19

Fast einjähriger Junge mit Gedeihstörung

Ein 11 Monate alter Junge wird Ihnen zur Vorsorgeuntersuchung U6 vorgestellt. Die Mutter berichtet Ihnen, dass der Junge in letzter Zeit zunehmend misslaunig geworden sei und viel weine. Sie klagt darüber, dass man „gar nichts mehr mit ihm anfangen" könne. In der Krabbelgruppe sei das auch schon anderen Müttern aufgefallen.

Außerdem würde er auch nicht mehr ausreichend essen wollen, setze aber trotz allem mehrmals täglich voluminöse und sauer riechende Durchfälle ab. Er habe schon so viel Gewicht verloren, dass sein Gesäß ganz faltig aussehe (s. Abb. 19.1).

Sie erheben u. a. Körperlänge und Körpergewicht und tragen die Werte in Perzentilenkurven ein (s. Abb. 19.2).

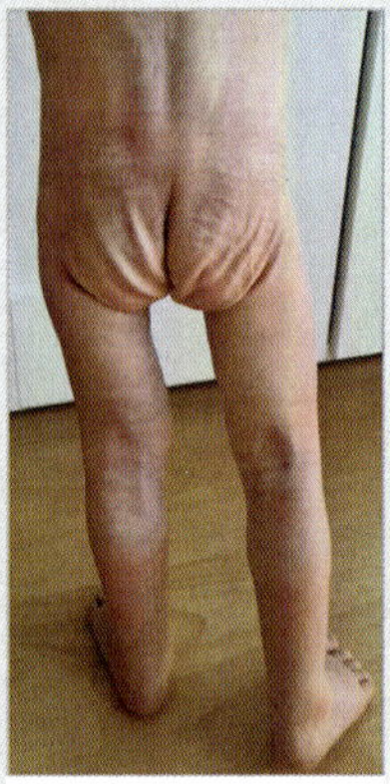

Abb. 19.1

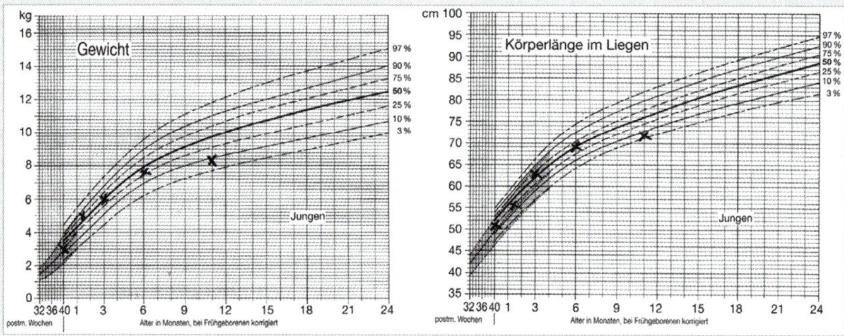

Abb. 19.2 Perzentilenkurven

19.1 Wozu dienen Perzentilenkurven? Was sind Somatogramme? Welche wichtigen Informationen liefern sie?

19.2 Welche Aussage entnehmen Sie den Perzentilenkurven des 11 Monate alten Jungen?

19.3 Welche Verdachtsdiagnose stellen Sie anhand der Anamnese, der Wachstums- und Gewichtsentwicklung sowie des äußeren Habitus des Jungen? Welche Differenzialdiagnosen müssen Sie bedenken?

19.4 Welche weiteren Befunde erwarten Sie bei Ihrer Verdachtsdiagnose bei der körperlichen Untersuchung?

19.5 Wie sichern Sie Ihre Verdachtsdiagnose?

Antworten und Kommentar auf Seite 146

Makrosomes Neugeborenes nach Geburtsstillstand bei Schulterdystokie

Ihnen wird ein wenige Minuten altes, makrosomes Neugeborenes (Geburtsgewicht 4050 g) zur Vorsorgeuntersuchung (U1) vorgestellt. Es ist durch Vakuumextraktion wegen Geburtsstillstand bei Schulterdystokie entbunden worden. Ihnen fällt eine weiche Schwellung hochparietal rechts am Kopf auf. An der Kopfhaut finden Sie eine ringförmige Hautabschürfung. Das Neugeborene bewegt den rechten Arm nicht (s. Abb. 20.1).

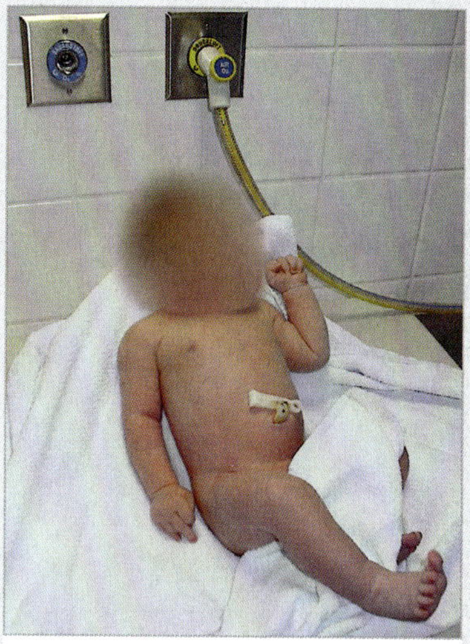

Abb. 20.1

20.1 Worum könnte es sich bei der weichen Schwellung am Kopf handeln? Nennen Sie eine typische Differenzialdiagnose und grenzen Sie beide Krankheitsbilder voneinander ab!

20.2 Wodurch ist die Armhaltung bei dem Neugeborenen am wahrscheinlichsten bedingt?

20.3 Nennen Sie weitere Geburtsverletzungen!

Antworten und Kommentar auf Seite 149

Fall 21

10-jähriges Mädchen mit Fieber und Kopfschmerzen

Ein 10-jähriges Mädchen leidet seit einer Woche unter Schnupfen und Husten. Sie war schon auf dem Weg der Besserung, als sie plötzlich hohes Fieber entwickelte. Zusätzlich klagt sie nun über starke frontale Kopfschmerzen, die immer dann besonders schlimm seien, wenn sie den Kopf nach vorne neige.

21.1 **Welche Verdachtsdiagnose stellen Sie?**

21.2 **Welche weiteren Symptome bei der körperlichen Untersuchung würden Ihre Verdachtsdiagnose bestätigen?**

21.3 **Nennen Sie die häufigsten Ursachen der Erkrankung!**

21.4 **Wie gehen Sie weiter vor?**

Antworten und Kommentar auf Seite 151

6-jähriges Mädchen mit hohem Fieber und Hautausschlag

Ein 6-jähriges Mädchen besucht am Wochenende ihre schon erwachsene Schwester. Nachdem sie mit dieser eine Fahrradtour unternahm, fühlt sie sich plötzlich nicht mehr wohl und klagt über ein Kratzen im Hals. Die Schwester misst daraufhin Fieber. Die Temperatur beträgt 39,8 °C, so dass sie das Mädchen symptomatisch mit Paracetamol behandelt. Am Folgetag beträgt die Temperatur noch 38,9 °C. Der Schwester fällt nun jedoch auch noch ein Hautausschlag am ganzen Körper auf. Sie ist besorgt und stellt das Kind umgehend in der Notfallambulanz mit der Vermutung, dass es sich bestimmt um „Masern oder Mumps" handele, vor. Sie untersuchen das Mädchen und finden den beschriebenen generalisierten feinfleckig-konfluierenden und leicht erhabenen, blassroten Ausschlag. Bei der Inspektion des Rachens fällt Ihnen außerdem auf, dass Rachenring und Tonsillen stark gerötet sind, am weichen Gaumen entdecken sie flohstichartige Einblutungen, die Zunge ist etwas belegt und seltsam gepunktet (s. Abb. 22.1). Die Lymphknoten im Kieferwinkel sind beidseits schmerzhaft vergrößert.

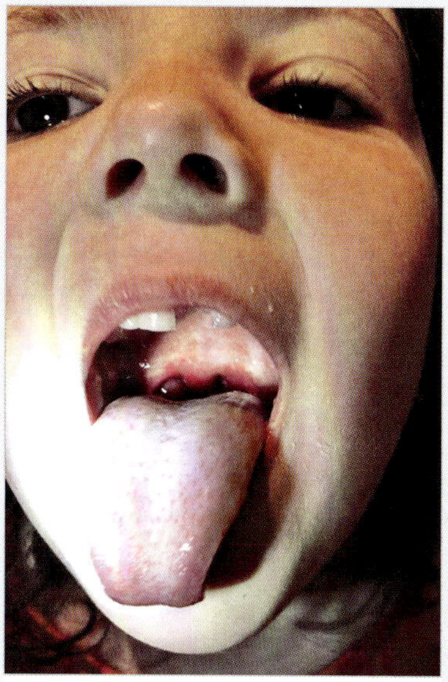

Abb. 22.1

Fragen

22.1 Welche Verdachtsdiagnose stellen Sie? Begründen Sie diese! Beschreiben Sie typische Symptome, Inkubationszeit und Therapie der Erkrankung!

22.2 Die Schwester vermutete „Masern". Welche Symptome sind charakteristisch für Masern?

22.3 Warum kann es sich bei der Erkrankung nicht um Mumps handeln? Nennen Sie die wichtigsten Symptome, Inkubationszeit und Therapie der Mumps!

22.4 Eine weitere Kinderkrankheit ist der Keuchhusten. Welche klinische Symptomatik kennzeichnet den Keuchhusten? Wie lange dauert die Inkubationszeit? Wie würden Sie therapeutisch vorgehen?

Antworten und Kommentar auf Seite 153

5-jähriges Mädchen nach Sturz von Klettergerüst

Beim Spielen auf dem Spielplatz war ein 5-jähriges Mädchen rücklings von einem Klettergerüst aus etwa 1,80 m Höhe auf den Sandboden gefallen. Die Mutter fand das Kind bewusstlos auf dem Rücken liegend vor. Aus einer kleinen Platzwunde am Hinterkopf blutete es. Kurze Zeit danach kam das Mädchen wieder zu Bewusstsein, konnte sich aber an nichts erinnern.
Auf dem Weg ins Krankenhaus erbrach es mehrmals. Bei der Untersuchung wirkt das Mädchen müde, reagiert aber sonst adäquat. Auf Ihre Frage, was denn passiert sei, erzählt sie, dass sie noch weiß, wie sie mit ihrer Freundin Nachlauf gespielt habe. Sie wirkt irritiert, weil sie sich an Weiteres nicht erinnern kann. Auf Ihre Frage, ob sie irgendwo Schmerzen habe, zeigt sie auf den Hinterkopf. Die körperliche Untersuchung zeigt bis auf die okzipitale Platzwunde und eine Schürfwunde an der linken Schulter keine auffälligen Befunde. Auch die neurologische Untersuchung ergibt keine weiteren pathologischen Befunde.

23.1 Welche Diagnose stellen Sie? Begründen Sie Ihre Entscheidung!

23.2 Welche weiteren Maßnahmen ergreifen Sie?

23.3 Nennen Sie mögliche Komplikationen!

Antworten und Kommentar auf Seite 155

Hoch fiebernder Säugling mit Trinkschwäche und Erbrechen

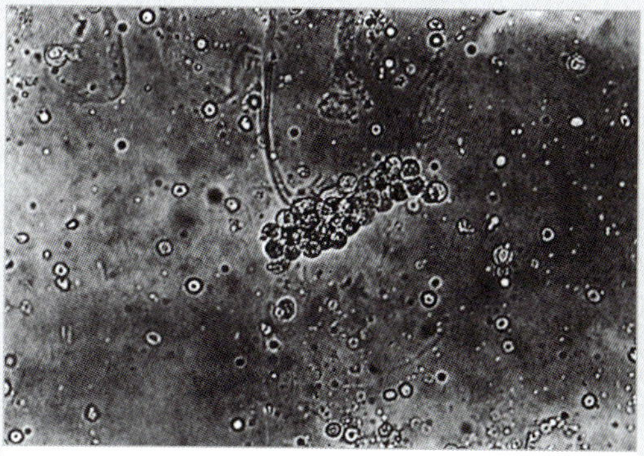

Abb. 24.1 Mikroskopische Urinuntersuchung (Quelle: Kohse K. Taschenlehrbuch Klinische Chemie und Hämatologie. 9. Auflage. Stuttgart: Thieme; 2019)

Ihnen wird in der Klinikambulanz ein 3 Monate alter männlicher Säugling vorgestellt, der akut mit hohem Fieber erkrankt ist, gelegentlich erbricht und zunehmend schlechter trinkt. Die Eltern berichten Ihnen außerdem, dass die Windeln des Säuglings in den letzten 12 Stunden nur noch trocken gewesen seien. Der Säugling wirkt sehr krank.

Die Haut ist blass-marmoriert, fast grau, die Extremitäten sind kalt und der Rumpf „glüht". Die Rekapillarisierungszeit ist mit 3 s deutlich verlängert, die rektal gemessene Körpertemperatur beträgt 39,6 °C. Bei Berührung weint das Kind jämmerlich, ist sonst schlapp und apathisch. Sie können bei der Untersuchung keine Ursache für das Fieber erkennen. Sie legen dem Kind einen venösen Zugang und veranlassen eine Blut- und Urinuntersuchung. Es finden sich folgende pathologische Blutwerte: Leukozyten 16 400/µl mit deutlicher Linksverschiebung, CRP 95 mg/l, Interleukin 6 160 ng/l, Kreatinin 78 µmol/l, Harnstoff 8,6 mmol/l. Auf dem Urinstix (Beutelurin) lässt sich ablesen: Leukozyten + + +, Erythrozyten + +, Nitrit +, Protein +. Bei der Mikroskopie des Urinsedimentes zeigt sich Ihnen folgendes Bild (s. Abb. 24.1) Sie nehmen das Kind stationär auf.

24.1 Begründen Sie Ihre Entscheidung, das Kind stationär aufzunehmen! Welche Verdachtsdiagnose haben Sie?

24.2 Wie sichern Sie die Diagnose?

24.3 Nennen Sie die häufigsten Erreger dieser Erkrankung!

24.4 Welche Therapie leiten Sie ein? Sind weitere Maßnahmen erforderlich?

Antworten und Kommentar auf Seite 157

Fall 25

Fragen

Kleinkind mit Verbrühung durch kochendes Wasser

Ein 2-jähriges Mädchen ist seit einigen Tagen erkältet. Die Mutter inhaliert mit dem Kind über einer Schüssel dampfenden Wassers. In einem unbeobachteten Moment reißt das Mädchen die Schüssel vom Tisch. Das heiße Wasser ergießt sich über den linken Arm, die linke Thoraxhälfte und etwa handflächengroß über den linken Oberschenkel des Kindes (s. Abb. 25.1). Die hilflose Mutter bringt das heftig weinende Kind sofort in die Klinik.

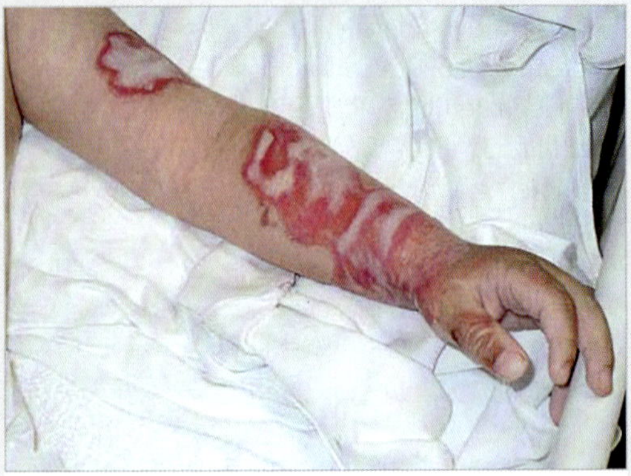

Abb. 25.1 (Quelle: Staubach R, Mehlig U, Loff S. Thermische Verletzungen im Kindesalter. Pädiatrie up2date 2021; 16(02): 123–144)

25.1 Was hätte die Mutter sofort machen müssen? Wie sehen die Erstmaßnahmen aus?

25.2 Bestimmen Sie das Ausmaß der Verbrühung bei diesem Kind! Warum ist es wichtig, das Ausmaß zu bestimmen?

25.3 Wie gehen Sie weiter vor?

25.4 Welche Schweregrade der Verbrennung kennen Sie?

Antworten und Kommentar auf Seite 158

5-jähriges Mädchen mit Bauchschmerzen und Juckreiz im Analbereich

Ein 5-jähriges Mädchen wird Ihnen am späten Abend in der Notfallambulanz wegen Bauchschmerzen vorgestellt. Sie untersuchen das Mädchen. Die Palpation und Auskultation des Abdomens ergeben keine auffälligen Befunde. Bei der Inspektion der Analregion finden Sie Kratzspuren, jedoch keine Hinweise auf ekzemartige oder entzündliche Veränderungen. Auf Ihr Nachfragen, erzählt Ihnen das Kind, dass „es am Po immer so jucken würde". Die Mutter zeigt Ihnen dann ein Foto auf ihrem Mobiltelefon, das sie kurz zuvor vom „großen Geschäft" ihrer Tochter gemacht hat. Sie erkennen darauf geformten Stuhl, aus dem ein zartes weißes Fädchen herausschaut. Die Mutter erklärt dazu, dass sich das Fädchen bewegt.
Der übrige Organstatus ergibt keine weiteren Auffälligkeiten.

26.1 Welche Verdachtsdiagnose stellen Sie?

26.2 Wie sichern Sie die Diagnose?

26.3 Erklären Sie den Eltern den Infektionsweg!

26.4 Welche Therapie leiten Sie ein?

Antworten und Kommentar auf Seite 161

Fragen

14-jährige Jugendliche mit Gewichtsverlust und sozialem Rückzug

Eine 14-jährige Jugendliche hat innerhalb des letzten Jahres gewollt 16 kg an Gewicht verloren. Ihr Körpergewicht beträgt mittlerweile bei einer Körperlänge von 160 cm nur noch 40 kg. Begonnen habe sie mit ihrer „Diät", weil sie in der Schule als „fette Kuh" bezeichnet worden war. Ihre Freundinnen haben alle „Modelfiguren". Auch jetzt fühle sie sich immer noch zu dick. Die Eltern beobachteten einen zunehmenden sozialen Rückzug, an den gemeinsamen Mahlzeiten nimmt das Mädchen nicht mehr teil, es bereite sich lieber selbst „gesunde" kalorienarme Kost (z. B. ½ Apfel oder 1 Karotte zum Frühstück, 1 Magerjoghurt zum Mittagessen, Salat zum Abendbrot) zu.

Die Mutter hat den Verdacht, dass ihre Tochter auch heimlich Erbrechen induziere. Außerdem trainiere das Mädchen mehrmals täglich auf dem familieneigenen Heimtrainer. Die eher korpulente Mutter berichtet Ihnen, dass sie „einfach nicht mehr an ihre Tochter rankomme". Es sei kein Gespräch mehr möglich, alles verstehe die Tochter als Angriff auf ihre „gesunde" Lebensweise.

Heute kommt die Patientin nun, damit durch weitere Untersuchungen organische Ursachen des Gewichtsverlustes ausgeschlossen werden können. Bei der Sonografie des Abdomens fällt Ihnen ein extrem langsamer Pulsschlag der Aorta auf. Sie ertasten den Puls der jungen Dame und zählen 32 Schläge pro Minute, daraufhin veranlassen Sie ein EKG (s. Abb. 27.1 und Abb. 27.2).

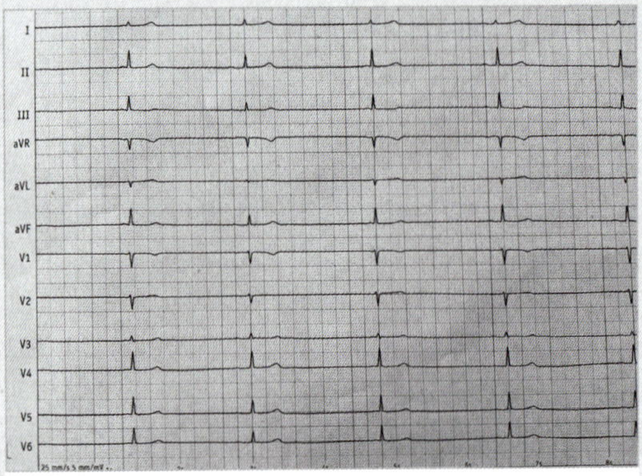

Abb. 27.1 EKG

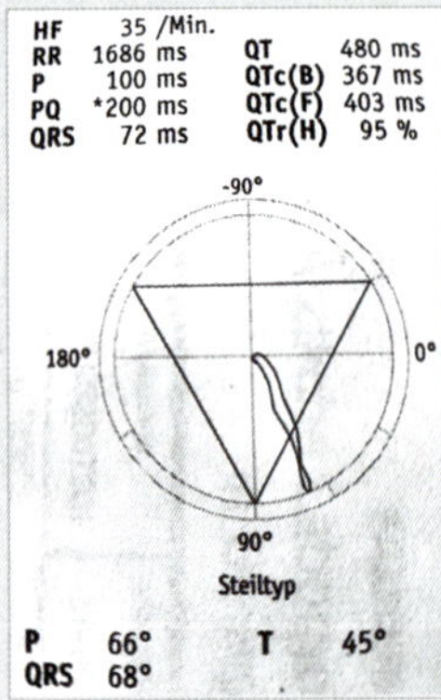

Abb. 27.2

27.1 Welche Verdachtsdiagnose stellen Sie?

! **27.2** Nennen Sie die wichtigsten diagnostischen Kriterien!

27.3 Nennen Sie Ursachen der Erkrankung!

27.4 Wie gehen Sie weiter vor?

Antworten und Kommentar auf Seite 162

Neugeborenes einer Mutter mit schlecht eingestelltem Diabetes mellitus

Ein gynäkologischer Kollege stellt Ihnen bei einem Konsil ein spontan geborenes, männliches, 3 Stunden altes Neugeborenes einer 32-jährigen Frau mit schlecht eingestelltem Typ-1-Diabetes (HbA1c 7,5 %) vor. Das Geburtsgewicht des Kindes betrug 4680 g, die Körperlänge 58 cm, der Kopfumfang 38 cm, Apgar 8/9/9, Nabelarterien-pH 7,20. Die postnatalen Blutzuckerkontrollen im Kreißsaal ergaben nach 30 Minuten 48 mg/dl (2,6 mmol/l), nach 1 Stunde 45 mg/dl (2,5 mmol/l).
Der Junge fiel nun im Kinderzimmer durch ein exspiratorisches Stöhnen, Tachypnoe und Akrozyanose auf. Die daraufhin durchgeführte Blutuntersuchung erbrachte u. a. folgende Werte:
Blutzucker 32 mg/dl (1,8 mmol/l), Serum-Calcium 1,7 mmol/l, kapilläre Blutgasanalyse: pH 7,23, pCO_2 58 mmHg, pO_2 46 mmHg, HCO_3^- 22 mmol/l, periphere Sauerstoffsättigung 90 %.

Fragen

28.1 An welches Krankheitsbild denken Sie? Erklären Sie die Pathogenese des kindlichen Krankheitsbildes!

28.2 Mit welchen Symptomen muss man generell bei Neugeborenen mit diesem Krankheitsbild rechnen?

28.3 Welche Maßnahmen ergreifen Sie? Welche Empfehlungen geben Sie Ihrem gynäkologischen Kollegen?

! **28.4** Welche prophylaktischen Maßnahmen werden Frauen mit Typ-1-Diabetes für eine Schwangerschaft empfohlen? Begründen Sie diese!

Antworten und Kommentar auf Seite 165

5-jähriges Mädchen mit Hämaturie

Ein 5-jähriges Mädchen wird Ihnen in der Notfallambulanz von seinen Eltern wegen blutigen Urins vorgestellt. Wenige Tage zuvor sei das Kind vom ärztlichen Notdienst wegen starker Schmerzen und Brennen beim Wasserlassen sowie blutigen Urins untersucht worden. Dieser habe eine Urethritis diagnostiziert und eine symptomatische Therapie sowie antibiotische Behandlung mit Cefaclor eingeleitet. Die Beschwerden seien unter der Therapie verschwunden, der blutige Urin sei jedoch nach wie vor vorhanden.

Die Eltern erzählen Ihnen außerdem, dass ihre Tochter in der letzten Zeit häufig müde und lustlos sei. Bei der körperlichen Untersuchung fällt Ihnen ein blasses Hautkolorit auf. Bei der Palpation des Abdomens tasten Sie eine gut hühnereigroße Struktur im linken Oberbauch. Milz und Leber sind nicht vergrößert, Lymphknoten nicht tastbar. Bei der laborchemischen Untersuchung finden sich u. a. folgende Befunde: Leukozyten 9500/µl, Hb 8,3 g/dl, Hk 25 %, Thrombozyten 320 000/µl, CRP negativ, BSG 98/144 mm; Urinstatus: Leukozyten/Erythrozyten/Protein positiv, Nitrit negativ.

Sie führen eine Sonografie des Abdomens durch und finden dabei im linken Oberbauch folgenden Befund (s. Abb. 29.1).

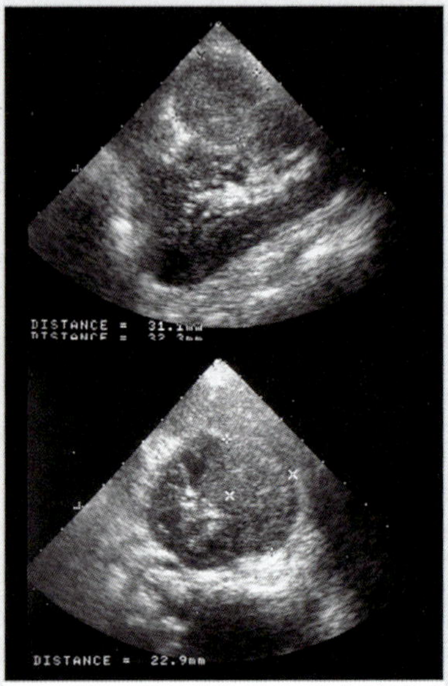

Abb. 29.1 Sonografie der linken Niere: oben Längsschnitt, unten Querschnitt (Quelle: Gortner L, Meyer S. Duale Reihe Pädiatrie. 5. Auflage. Stuttgart: Thieme; 2018)

29.1 **Beschreiben Sie den sonografischen Befund! Welche Verdachtsdiagnose stellen Sie? Welche Differenzialdiagnosen müssen Sie berücksichtigen?**

29.2 **Wie sieht Ihr weiteres Vorgehen aus?**

29.3 **Was wissen Sie zur Prognose der von Ihnen vermuteten Erkrankung?**

Antworten und Kommentar auf Seite 167

6-jähriger Junge mit zahlreichen Pigmentflecken

Ihnen wird ein 6-jähriger Junge in der Klinik vorgestellt, dem beim Spielen eine Schaukel an den Kopf geprallt ist. Die Mutter war wegen einer großen „Beule" an der Stirn sehr besorgt. Auf Nachfragen erfahren sie, dass der Junge nicht bewusstlos war, auch nicht erbrochen oder sich auffällig verhalten hätte. Die neurologische Untersuchung zeigt einen regelrechten Befund. Bei der Inspektion fallen Ihnen als Nebenbefund viele unterschiedlich große, bräunliche Pigmentflecken (s. Abb. 30.1 und Abb. 30.2) auf, die sich über den ganzen Körper verteilen.

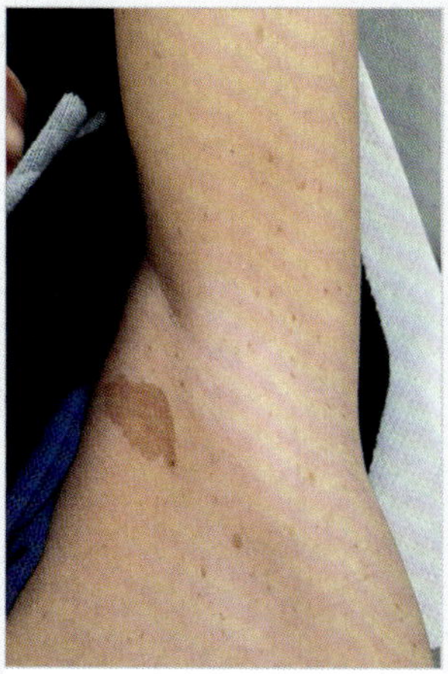

Abb. 30.1

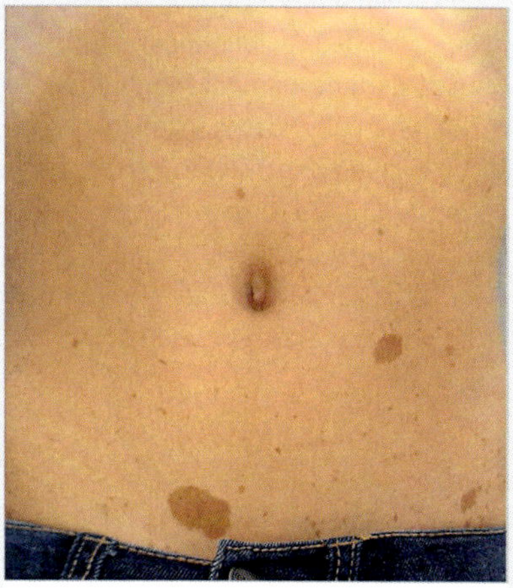

Abb. 30.2

30.1 Welche Verdachtsdiagnose hinsichtlich der Hautveränderungen stellen Sie?

30.2 Welche weiteren klinischen Auffälligkeiten/Veränderungen können mit dieser Erkrankung assoziiert sein?

30.3 Welche Einteilung dieser Erkrankung kennen Sie?

! **30.4** Nennen Sie weitere Erkrankungen und deren charakteristische Symptome aus dem gleichen Formenkreis!

30.5 Der Junge wurde wegen einer Kopfprellung vorgestellt. Was veranlassen Sie diagnostisch und therapeutisch?

Antworten und Kommentar auf Seite 169

Fragen

5-jähriger fiebernder Junge mit pustulös-krustigem Hautausschlag

Ein 5-jähriger Junge leidet seit dem 6. Lebensmonat an atopischer Dermatitis. Seit einigen Tagen fallen v. a. im Gesicht (s. Abb. 31.1) und in den Ellenbeugen pustulös-krustige, juckende Hautveränderungen mit honiggelber Kruste auf, die sich nun über den ganzen Körper zu verteilen scheinen. Seit dem Vortag fiebert der Junge außerdem bis 39 °C. Der Allgemeinzustand ist reduziert.
Der 2 Jahre jüngere Bruder weist perioral ähnliche krustige Hautveränderungen auf.

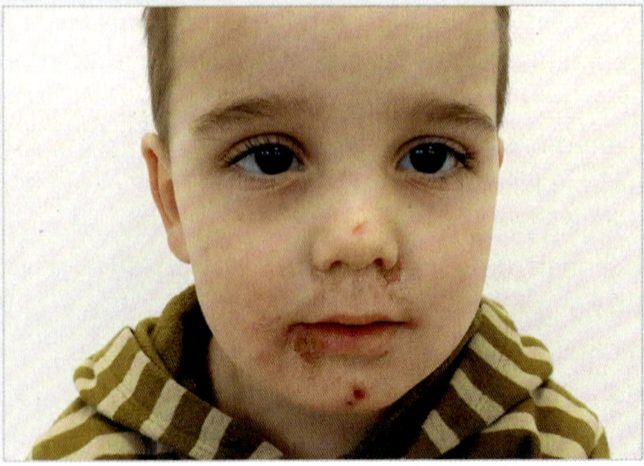

Abb. 31.1

31.1 Welche Verdachtsdiagnose stellen Sie?

31.2 Wodurch wird die Erkrankung ausgelöst?

31.3 Nennen Sie eine Komplikation der Erkrankung!

31.4 Welche Behandlung leiten Sie ein?

Antworten und Kommentar auf Seite 171

Hypotrophes Neugeborenes mit auffälligem Phänotyp

Im Neugeborenenzimmer wird Ihnen ein 3 Tage altes Mädchen zur U2 vorgestellt. Es handelt sich um das erste Kind einer 30-jährigen Frau, welches am Termin geboren worden war. Das Geburtsgewicht betrug 2550 g, die Körperlänge 44 cm, der Kopfumfang 32 cm, Apgar 9/10/10, Nabelschnur-pH 7,28. Bei der körperlichen Untersuchung fallen Ihnen folgende Anomalien auf: hoher „gotischer" Gaumen, weiter Mamillenabstand, Pterygium colli, tiefer Haaransatz im Nacken und Veränderungen der Hände (s. Abb. 32.1).

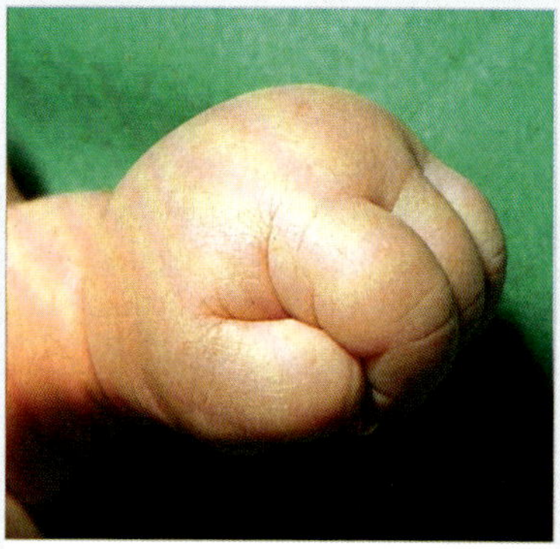

Abb. 32.1 (Quelle: Baumann T. Atlas der Entwicklungsdiagnostik. 6. Auflage. Stuttgart: Thieme; 2015)

32.1 Auf welches Krankheitsbild deuten die Symptome hin?

32.2 Welche weiteren Auffälligkeiten erwarten Sie?

32.3 Wie sichern Sie die Diagnose?

32.4 Was erklären Sie den Eltern bzgl. Verlauf und Prognose der Erkrankung? Welche therapeutischen Konsequenzen ergeben sich aus der Diagnose?

Antworten und Kommentar auf Seite 172

Fall 33

5-jähriger Junge mit Knieschmerzen und Schonhinken

Ihnen wird ein 5-jähriger Junge vorgestellt, der seit dem Vortag über Knieschmerzen rechts klagt. Diese sind mittlerweile so stark geworden, dass er kaum noch laufen kann. Fieber besteht nicht. Anamnestisch war er eine Woche zuvor an einem Atemwegsinfekt erkrankt. Ihnen fällt ein ausgeprägtes Schonhinken rechts auf. Bei der Untersuchung stellen Sie eine schmerzhafte Bewegungseinschränkung im rechten Hüftgelenk fest. Das Gelenk ist weder überwärmt, noch geschwollen oder gerötet. Alle übrigen Gelenke – auch das rechte Kniegelenk – sind frei beweglich. Sie untersuchen das Hüftgelenk sonografisch und finden im Vergleich zur Gegenseite einen verbreiterten Gelenkspalt (s. Abb. 33.1).

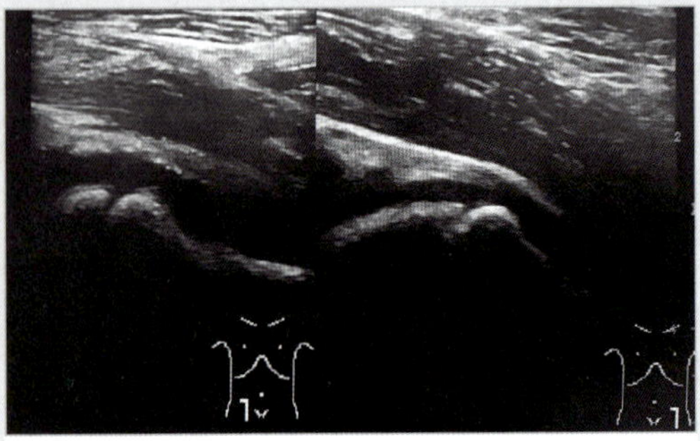

Abb. 33.1 Sonografischer Längsschnitt des proximalen Femurs im Bereich des Femurhalses

33.1 Welche Diagnose vermuten Sie? Begründen Sie Ihren Verdacht!

33.2 Erläutern Sie das Krankheitsbild des Morbus Perthes?

33.3 Was wissen Sie über die Epiphysiolysis capitis femoris?

Antworten und Kommentar auf Seite 174

10-jähriger Junge mit Sklerenikterus

Ein 10-jähriger Junge hatte in den Ferien mit seinen Eltern Verwandte in der Türkei besucht. Seit 3 Wochen ist die Familie wieder in Deutschland. Der Junge klagt nun seit wenigen Tagen über Oberbauchschmerzen, Übelkeit und Appetitlosigkeit. Er fühlt sich schlapp und müde, hat leichtes Fieber (38,4 °C). Der Mutter fiel seit dem Vortag eine Gelbfärbung der Skleren auf, deshalb stellt sie Ihnen den Jungen in der Notfallambulanz vor.

34.1 Welche Erkrankungen kommen in Frage? Welche ist am wahrscheinlichsten?

34.2 Welche Diagnostik veranlassen Sie zur Bestätigung Ihrer Verdachtsdiagnose? Welche Befunde würden Sie erwarten?

34.3 Nennen Sie weitere klinische Zeichen, falls sich Ihre Verdachtsdiagnose bestätigt!

34.4 Was wissen Sie über Infektionsweg und Inkubationszeit der Erkrankung? Wann darf der Junge wieder zur Schule gehen?

34.5 Welche Bevölkerungsgruppen in Deutschland sind besonders gefährdet zu erkranken? Besteht eine Meldepflicht für diese Erkrankung?

Antworten und Kommentar auf Seite 178

15 Monate altes Kind mit Schürfwunde und fehlendem Tetanus-Impfschutz

Im Notdienst wird Ihnen ein 15 Monate altes Kind vorgestellt, das sich beim Spielen auf dem Spielplatz eine Schürfwunde zugezogen hat, die durch Erde stark verschmutzt ist. Die Eltern, die bisher jede Impfung des Kindes ablehnten, sind nun doch besorgt und wünschen eine Tetanus-Schutzimpfung.

35.1 Was sind Ihre ersten Schritte?

Aus der Anamnese erfahren Sie, dass das Kind momentan etwas erkältet ist. „... und bei Husten und Schnupfen soll man doch eigentlich nicht impfen", erklären Ihnen die Eltern.

35.2 Haben die Eltern Recht? Nennen Sie allgemeine Impfkontraindikationen!

Die Eltern sind weiterhin sehr besorgt, dass bei ihrem Kind ein Impfschaden auftreten könnte. Sie hätten gehört, dass das Gehirn geschädigt werden könnte.

35.3 Was versteht man unter einem Impfschaden? Nehmen Sie zur Aussage der Eltern Stellung! Mit welchen Impfreaktionen müssen die Eltern rechnen?

Sie haben die Eltern zu ihren Fragen aufgeklärt und informiert. Die Eltern geben ihre Einwilligung.

35.4 Muss die Einwilligung der Eltern schriftlich festgehalten werden? Wie gehen Sie bei der Impfung des Kindes vor?

35.5 Wenn man sich an die Empfehlungen der ständigen Impfkommission (STIKO) des Robert-Koch-Institutes hält, hat ein (ehemals reif geborenes) Kind mit 15 Monaten normalerweise bereits verschiedene Schutzimpfungen erhalten. Welche sind das? Nennen Sie die Zeitpunkte, zu denen normalerweise diese Schutzimpfungen erfolgen!

Antworten und Kommentar auf Seite 180

Bewusstlos aufgefundene 15-jährige Jugendliche mit Hypothermie

Sie haben gerade Dienst in der Notfallambulanz einer Kinderklinik, als Rettungssanitäter in den frühen Morgenstunden eine 15-jährige Jugendliche bringen. Sie war bewusstlos von Passanten im Stadtpark aufgefunden worden. Sie lag in Erbrochenem, ihre Kleidung war völlig durchnässt. Anhand eines Schülerausweises, den die Jugendliche bei sich trug, konnten die Personalien ermittelt und die Eltern verständigt werden. Bei deren Eintreffen erfahren Sie, dass das Mädchen am Abend zur Abschiedsfeier einer Klassenkameradin eingeladen war.
Bei der Untersuchung erheben Sie folgende Befunde: bewusstlose Patientin, Abwehrreaktionen auf Schmerzreize, keine äußeren Verletzungszeichen, deutlicher Foetor alcoholicus, seitengleiche Muskeleigenreflexe, keine pathologischen Reflexe, Pupillen mittelweit, prompte Lichtreaktion, Auskultation von Herz und Lunge sowie Palpation des Abdomens unauffällig, RR 100/70 mmHg, Herzfrequenz 60/min, Körpertemperatur (rektal) 35,1 °C, Blutzucker 63 mg/dl (3,5 mmol/l).

36.1 Welche Verdachtsdiagnose stellen Sie?

36.2 Welche Akutmaßnahmen leiten Sie ein?

36.3 Wie gehen Sie weiter vor?

Antworten und Kommentar auf Seite 184

2-jähriges Kind mit Ingestion einer unbekannten Flüssigkeit

In Ihrer Kinderklinikambulanz erreicht Sie der Anruf eines aufgeregten Vaters. Seine 2-jährige Tochter war nur kurze Zeit unbeobachtet gewesen und habe soeben eine Flasche „irgendeiner Medizin, so genau wüsste er auch nicht, was es sei", fast vollständig ausgetrunken.

Fragen

37.1 Der Vater fragt Sie, was er jetzt tun solle. Welche zusätzlichen Informationen erfragen Sie am Telefon und was raten Sie dem Vater?

Etwa 45 Minuten nach dem Anruf kommt der Vater mit seiner Tochter in die Klinikambulanz. Er hat eine fast leere Flasche mitgebracht (s. Abb. 37.1). Der Vater erzählt Ihnen, dass die 100-ml-Flasche vorher nicht mehr ganz voll gewesen sei (5 ml Saft enthalten 200 mg Paracetamol). Das Kind wiegt 11 kg. Das Mädchen wirkt nicht beeinträchtigt, es spielt munter mit dem mitgebrachten Teddybären. Gesicht und Hände des Kindes sind von dem Medikament noch völlig verklebt und auch auf dem T-Shirt finden Sie Spuren des Medikaments. Bei der körperlichen Untersuchung können Sie keine auffälligen Befunde erheben.

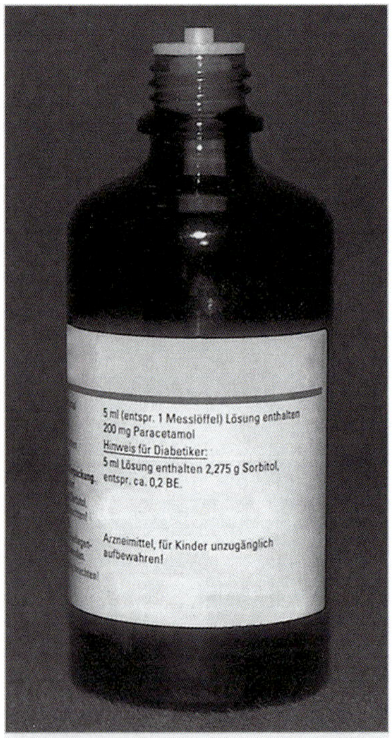

Abb. 37.1

! **37.2 Wie viel Wirkstoff hat das Mädchen ungefähr aufgenommen? Wie schätzen Sie die Toxizität des aufgenommenen Wirkstoffs ein?**

37.3 Mit welchen Symptomen müssen Sie bei einer Paracetamol-Intoxikation rechnen?

37.4 Welche Maßnahmen leiten Sie ein?

! **37.5 Begründen Sie den bevorzugten Einsatz von Aktivkohle bei der primären Giftelemination! Bei welchen Intoxikationen ist Aktivkohle jedoch wirkungslos bzw. kontraindiziert?**

Antworten und Kommentar auf Seite 187

5 Tage altes Neugeborenes mit Ikterus und Trinkschwäche

Ihnen wird ein 5 Tage altes Neugeborenes vorgestellt, welches den Eltern durch seine gelbe Hautfarbe und eine Trinkschwäche aufgefallen ist. Das Mädchen ist das 2. Kind einer gesunden Mutter und wird voll gestillt. Die Schwangerschaft war unauffällig verlaufen, das Kind komplikationslos ambulant entbunden worden. Das Geburtsgewicht betrug 2980 g, Körperlänge 49 cm, Kopfumfang 35 cm, Apgar 9/10/10, Nabelarterien-pH 7,26. Blutgruppe der Mutter 0 Rhesusfaktor positiv.
Bei der Untersuchung fallen Ihnen ein ikterisches Hautkolorit und ein Sklerenikterus des Kindes auf, außerdem wirkt das Kind schlapp und müde. Der übrige Untersuchungsbefund zeigt keine Auffälligkeiten, insbesondere tasten sie keine Hepatomegalie. Gewicht 2780 g, Temperatur 36,8 °C. Die Laboruntersuchung des kindlichen Blutes zeigt folgende Werte (s. Abb. 38.1).

	Analyt	Ref./Ther. Bereich	Einh.
	Blutbild		
5.0	Leukozyten	5,0-20,0	/nl
5.61	Erythrozyten	4,0-6,0	/pl
21.2+	Hämoglobin	12,0-14,8	g/dl
59.0+	Hämatokrit	28-42	%
37.8+	MCH	26-34	pg
35.9	MCHC	32-36	g/dl
105+	MCV	82-92	fl
143-	Thrombozyten	150-400	/nl
	Klinische Chemie		
144	Natrium	135-150	mmol/l
4.3	Kalium	3,8-5,0	mmol/l
3.8-	Calcium	4,0-5,3	mval/l
108	Chlorid	95-108	mmol/l
41-	Glucose	70-125	mg/dl
33	Harnstoff	bis 44	mg/dl
0.6	Kreatinin	bis 1,3	mg/dl
20.7+	Bilirubin	bis 1,3	mg/dl
0.5+	direktes Bilirubin	bis 0,2	mg/dl
<0.7	C-reaktives Protein	bis 0,8	mg/dl
	GOT(AST)	bis 17	U/l
	GPT(ALT)	bis 23	U/l
	gamma-GT	bis 37	U/l

Abb. 38.1 Laborbefunde

38.1 Welche Verdachtsdiagnose stellen Sie?

38.2 Erläutern Sie den besorgten Eltern die Ursachen des Krankheitsbildes!

38.3 Wie gehen Sie weiter vor? Welche Komplikationen drohen bei schwerem Verlauf?

Antworten und Kommentar auf Seite 191

Fragen

3-jähriges Mädchen mit Nahrungsverweigerung

Ein 3-jähriges Mädchen wird Ihnen wegen sehr hohen Fiebers vorgestellt. Außerdem verweigert es nun schon seit 2 Tagen jegliche Nahrung, trinkt kaum noch und speichelt stark.
Bei der Untersuchung sehen Sie das Kind in beeinträchtigtem Allgemeinzustand, der Hautturgor ist reduziert, die Augen sind haloniert. Sie bemerken einen fauligen Foetor ex ore. An Mundschleimhaut und Zunge fallen Ihnen multiple, weißlich belegte Bläschen und Ulzerationen auf (s. Abb. 39.1), das Zahnfleisch erscheint geschwollen und an manchen Stellen blutig. Sie tasten schmerzhaft geschwollene zervikale Lymphknoten.

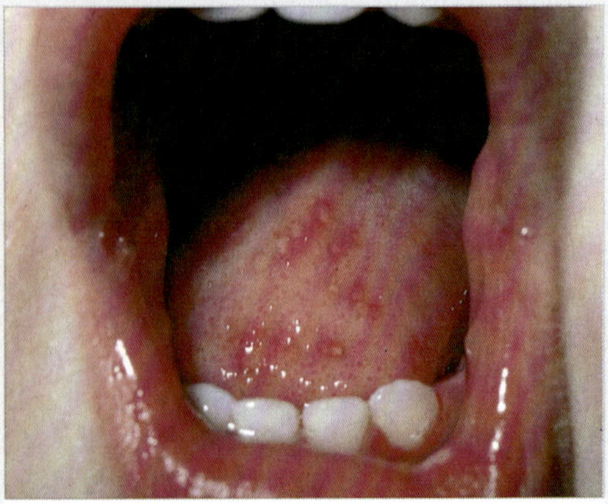

Abb. 39.1 (Quelle: Gortner L, Meyer S. Duale Reihe Pädiatrie. 5. Auflage. Stuttgart: Thieme; 2018)

39.1 **Welche Verdachtsdiagnose stellen Sie?**

39.2 **Erläutern Sie die Ätiologie der Erkrankung!**

39.3 **Welche weiteren Maßnahmen leiten Sie ein?**

39.4 **Der Bruder des Mädchens ist 3 Wochen alt. Die besorgte Mutter möchte wissen, ob für den kleinen Jungen eine Gefahr besteht.**

Antworten und Kommentar auf Seite 193

Neugeborenes mit morphologischen Auffälligkeiten

Sie werden im Nachtdienst in den Kreißsaal gerufen, wo gerade ein Junge geboren worden war. Dem Geburtshelfer ist das Kind durch morphologische Anomalien aufgefallen.
Sie können bei der Inspektion des Neugeborenen folgende Auffälligkeiten feststellen: Lidachsenstellung schräg nach außen oben, Epikanthus, überschüssige Nackenhaut, kurze plumpe Hände und Füße, Vierfingerfurche beidseits, Sandalenfurche (s. Abb. 40.1).

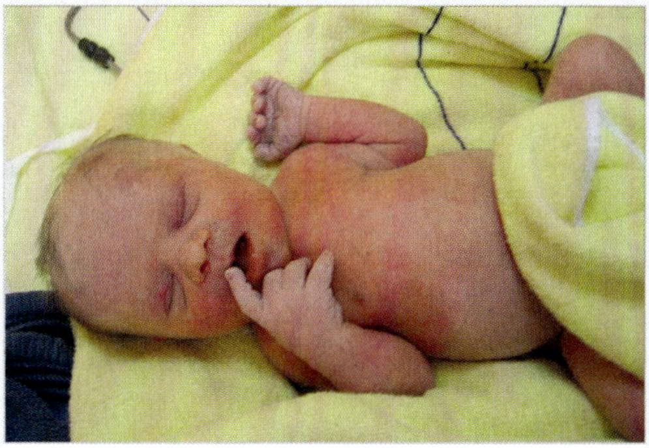

Abb. 40.1

40.1 Welche Verdachtsdiagnose stellen Sie? Nach welchen weiteren typischen Symptomen bzw. Befunden suchen Sie?

40.2 Was liegt dem Krankheitsbild zugrunde?

40.3 Was wissen Sie zur Prognose dieser Erkrankung?

Geschwisterpaar mit juckenden ekzemartigen Veränderungen der Kopfhaut

Der Mutter eines 5-jährigen Jungen fällt auf, dass sich ihr Sohn seit einigen Tagen ständig im Nacken und am Kopf kratzt. Sie untersucht die Kopfhaut und findet neben Kratzspuren auch ekzemartige Hautveränderungen v. a. hinter den Ohren und im Nacken. Auch bei der älteren Schwester findet die Mutter ähnliche, aber nicht so ausgeprägte Veränderungen der Kopfhaut. Das Mädchen gibt ebenfalls Juckreiz an. Sie stellt Ihnen die Kinder in der Notfallambulanz vor. Bei der Untersuchung des Jungen sehen sie am Kopf folgende Veränderungen (s. Abb. 41.1 und Abb. 41.2).

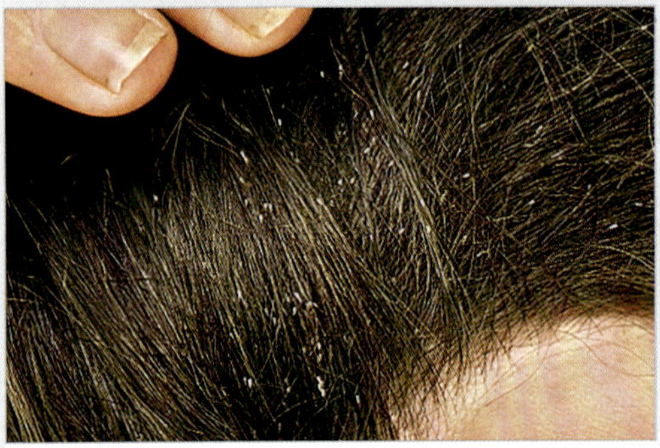

Abb. 41.1 (Quelle: Sterry W, Burgdorf W, Worm M. Checkliste Dermatologie. 7. Auflage. Stuttgart: Thieme; 2014)

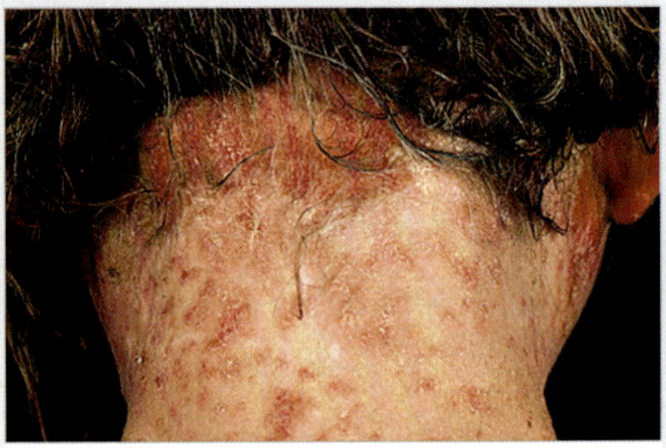

Abb. 41.2 (Quelle: Sterry W, Burgdorf W, Worm M. Checkliste Dermatologie. 7. Auflage. Stuttgart: Thieme; 2014)

41.1 Welche Verdachtsdiagnose stellen Sie?

41.2 Wie können Sie die Diagnose sichern?

41.3 Welche Therapie empfehlen Sie?

41.4 Welche zusätzlichen Empfehlungen geben Sie der Familie mit?

Antworten und Kommentar auf Seite 197

Beratungsgespräch zum „Plötzlichen Kindstod"

Auf der Neugeborenenstation betreuen Sie ein Mädchen, dessen Bruder im Alter von 8 Monaten am plötzlichen Kindstod verstorben ist. Die Eltern des Neugeborenen haben große Angst, noch einmal das gleiche Schicksal zu erleiden.

42.1 Was versteht man unter „Plötzlichem Kindstod"? Wofür steht die Abkürzung „SIDS"?

42.2 Wie wird das Risiko des plötzlichen Kindstods für dieses Neugeborene eingeschätzt? Was erklären Sie den Eltern?

42.3 Welche diagnostischen oder therapeutischen Konsequenzen ergeben sich für das Neugeborene?

42.4 Welche Handlungsempfehlungen geben Sie den Eltern, um das Risiko des plötzlichen Kindstods zu verringern?

Antworten und Kommentar auf Seite 198

Fall 43

3-jähriger Junge mit hohem Fieber und Bauchschmerzen

Ein 3-jähriger Junge wird Ihnen von seinen Eltern in der Notfallambulanz wegen hohen Fiebers und starker Bauchschmerzen vorgestellt. Die Beschwerden begannen 2 Tage zuvor, dem Jungen ging es kontinuierlich schlechter. Er hustete und erbrach immer wieder, aß und trank kaum noch. Sie untersuchen den Jungen und erheben folgende Befunde (s. Abb. 43.1). Im Labor finden sich folgende Befunde:
Leukozyten 27 800/µl, Hb 10,6 g/dl, Hk 32 %, Thrombozyten 370 000/µl, Natrium 132 mmol/l, Kalium 4,6 mmol/l, Kreatinin 1,0 mg/dl, GOT 12 U/l, GPT 8 U/l, γ-GT 20 U/l, CRP 38 mg/dl, BSG 1. Stunde 180 mm.

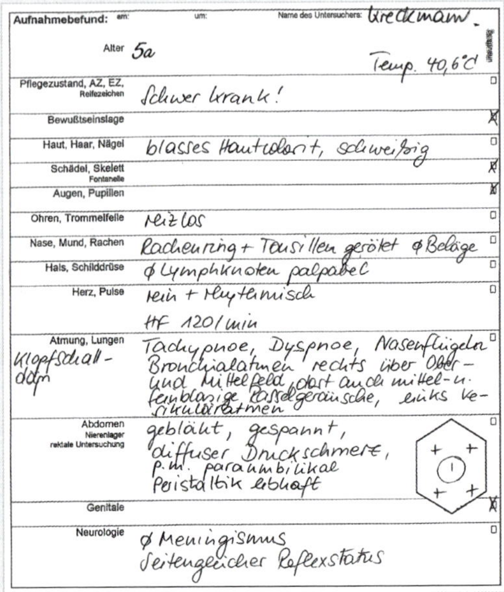
Aufnahmebefund: am: um: Name des Untersuchers: Kreckmann.
Alter 5a
Temp. 40,6°C
Pflegezustand, AZ, EZ, Reifezeichen: Schwer krank!
Bewußtseinslage
Haut, Haar, Nägel: blasses Hautkolorit, schweißig
Schädel, Skelett, Fontanelle
Augen, Pupillen
Ohren, Trommelfelle: reizlos
Nase, Mund, Rachen: Rachenring + Tonsillen gerötet ∅ Beläge
Hals, Schilddrüse: ∅ Lymphknoten palpabel
Herz, Pulse: rein + rhythmisch
HF 120/min
Atmung, Lungen: Klopfschall-dpf; Tachypnoe, Dyspnoe, Nasenflügeln, Bronchialatmen rechts über Ober- und Mittelfeld, dort auch mittel- u. feinblasige Rasselgeräusche, links vesikuläratmen
Abdomen, Nierenlager, rektale Untersuchung: gebläht, gespannt, diffuser Druckschmerz, p.m. paraumbilikal, Peristaltik lebhaft
Genitale
Neurologie: ∅ Meningismus, Seitengleicher Reflexstatus

Abb. 43.1 Aufnahmebefund

43.1 **An welche möglichen Erkrankungen denken Sie? Welche Untersuchungen veranlassen Sie, um zu einer Diagnose zu kommen?**

Wegen des schlechten Allgemeinzustandes messen sie pulsoxymetrisch die Sauerstoffsättigung des Jungen, das Gerät zeigt Ihnen eine Sättigung von 92 % an, der Puls beträgt 138/min. Sie veranlassen zusätzlich ein Röntgenbild des Thorax (s. Abb. 43.2).

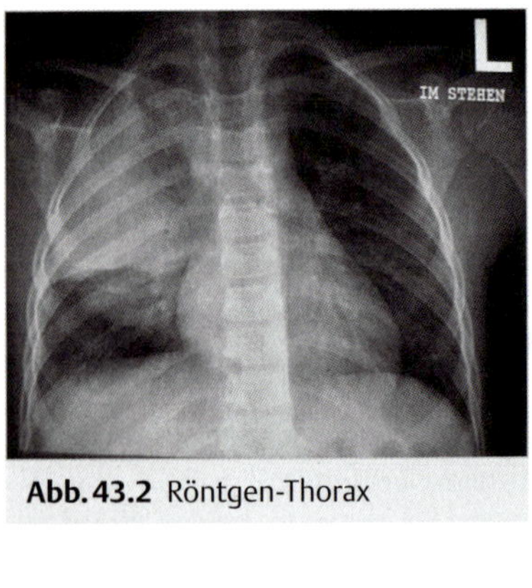

Abb. 43.2 Röntgen-Thorax

43.2 **Beschreiben Sie, was Sie auf der Übersichtsaufnahme des Thorax sehen! Kennen Sie andere Formen dieser Erkrankung? Wie unterscheiden sie sich radiologisch?**

43.3 **Das Krankheitsbild verläuft in mehreren Stadien. Bitte beschreiben Sie den Krankheitsverlauf.**

43.4 **Pneumonien können durch verschiedene Erreger verursacht werden. Welche Erreger sind in diesem Fall am wahrscheinlichsten? Begründen Sie!**

43.5 **Welche Therapie leiten Sie ein?**

Antworten und Kommentar auf Seite 201

4-jähriger Junge mit rezidivierenden Harnwegsinfekten

Eine niedergelassene Kinderärztin weist Ihnen einen 4-jährigen Jungen wegen einer akuten Harnwegsinfektion in das Krankenhaus ein. Der Junge sei seit dem Vortag mit hohem Fieber und Bauchschmerzen erkrankt. Die Urinuntersuchung in der Praxis habe eine Leukozyt- und Erythrozyturie ergeben, Nitrit sei positiv. In den letzten beiden Jahren sei der Junge bereits 3-mal wegen eines Harnwegsinfekts antibiotisch behandelt worden.

Sie untersuchen den Jungen. Das Kind wirkt müde und krank. Die Temperatur beträgt rektal gemessen 39,8 °C. Die Auskultation des Abdomens ergibt Normoperistaltik, bei der Palpation gibt der Junge diffusen Druckschmerz an, Resistenzen oder vergrößerte Organe sind nicht zu tasten, ein Peritonismus besteht nicht, die Nierenlager sind beidseits frei. Die übrige körperliche Untersuchung ist unauffällig.

44.1 Wie gehen Sie weiter vor?

Im Rahmen der weiteren Diagnostik möchten Sie eine Miktionszystoureterografie (MCU) veranlassen. Die Eltern sind skeptisch, sie haben im Internet nachgelesen und die Vorstellung, dass ein Katheter in die Harnröhre eingeführt wird, macht ihnen Angst.

44.2 **Erklären Sie den Eltern den Untersuchungsablauf! Erläutern Sie alternative Untersuchungsverfahren.**

!

44.3 **Interpretieren Sie den Befund der durchgeführten MCU! Erläutern Sie die Stadieneinteilung der Erkrankung!**

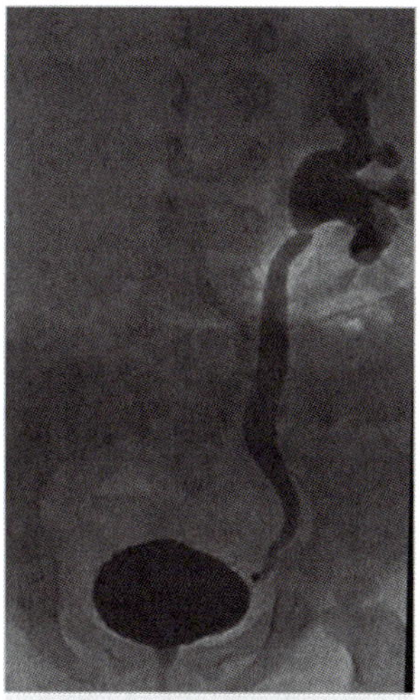

Abb. 44.2 Miktionszystoureterogramm (MCU) (Quelle: Schmelz H, Leyh H. Facharztprüfung Urologie. 2. Auflage. Stuttgart: Thieme; 2014)

44.4 Welche weitere Therapie empfehlen Sie für diesen Patienten?

7-jähriger Junge mit Pneumonie und Knochenschmerzen

Ein 7-jähriger Junge war 2 Tage zuvor akut mit Husten, Fieber bis 40 °C und Schmerzen im Bereich des Schultergürtels erkrankt. Der Kinderarzt diagnostizierte eine Bronchopneumonie und leitete eine orale Therapie mit Erythromycin ein. Das Kind erbrach das Medikament jedoch immer wieder, so dass der Kinderarzt den Jungen zur i.v.-antibiotischen Therapie stationär einweist. Sie sehen einen Jungen in deutlich reduziertem Allgemeinzustand, das Kind kann sich kaum auf den Beinen halten. Laut Angaben der Mutter ist ihr Sohn jedoch schon seit etwa 2 Wochen nicht mehr so richtig „fit", er sei ständig müde, auffällig blass und appetitlos.

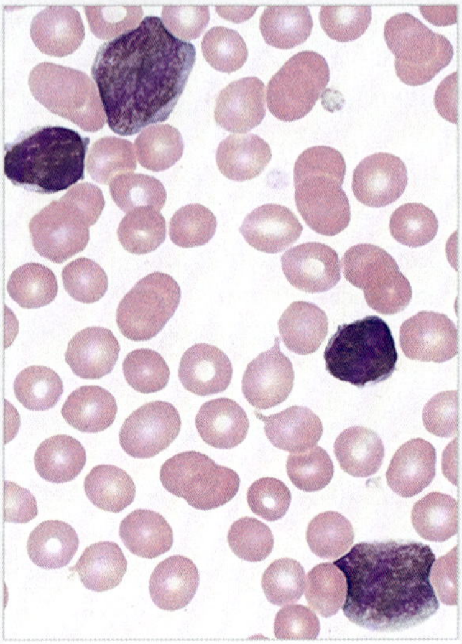

Abb. 45.1 Blutausstrich (Quelle: Haferlach T, Engels M, Diem H. Taschenatlas Hämatologie. 7. Auflage. Stuttgart: Thieme; 2019)

Sie untersuchen den Jungen und erheben dabei folgende Befunde: reduzierter Allgemeinzustand, blasses Hautkolorit, Tonsillen etwas vergrößert ohne Beläge, Rachenring gerötet, Trommelfelle reizlos, ausgeprägte derbe und verbackene Lymphknotenvergrößerungen beidseits zervikal, über der Lunge beidseits verschärftes Atemgeräusch, vereinzelt mittelblasige Rasselgeräusche links mehr als rechts, produktiver Husten, Leber ist 3 cm und Milz 2 cm unter dem Rippenbogen zu tasten, kein Druckschmerz im Abdomen, Normoperistaltik des Abdomens, neurologische Untersuchung unauffällig.
Bei der Laboruntersuchung finden sich u. a. folgende Werte: Hb 8,6 g/dl, MCV 82 fl, MCHC 30 pg, Leukozyten 27 000/µl (Differenzialblutbild 60 % Lymphoblasten), Thrombozyten 80 000/µl, LDH 720 U/l, Harnsäure 8 mg/dl, CRP 82 mg/l, BSG 80/140 mm n. W.
Sie veranlassen einen Blutausstrich (s. Abb. 45.1).

45.1 Wie interpretieren Sie die Befunde?

45.2 Welche weiteren diagnostischen Maßnahmen leiten Sie ein?

45.3 Wie wird diese Erkrankung therapiert, falls sich Ihre Verdachtsdiagnose bestätigt?

45.4 Nennen Sie Risikofaktoren, die diese Erkrankung begünstigen!

Antworten und Kommentar auf Seite 207

4-jähriger Junge mit Fieber und Exanthem

Ein 4-jähriger Junge wird Ihnen von seiner Mutter wegen seit 3 Tagen bestehenden Fiebers, Gelenkschmerzen und einem großfleckigen, konfluierenden Ausschlag vorgestellt. Bei der klinischen Untersuchung können Sie außer einem dick geschwollenen Halslymphknoten im linken Kieferwinkel und einer beiderseitigen Konjunktivitis keine weiteren pathologischen Auffälligkeiten feststellen. Bei der Anamnese erfahren Sie außerdem, dass der Junge, weil die Eltern Impfungen kritisch gegenüberstehen, bisher nur gegen Tetanus geimpft wurde. Auch eine Masern-Mumps-Röteln-Impfung ist bisher nicht erfolgt.

46.1 **Welche Verdachtsdiagnose stellen Sie? Welche Therapie leiten Sie ein?**

4 Tage später sucht die Mutter erneut mit dem Kind Ihre Praxis auf. Das Fieber war in den letzten 2 Tagen über 40 °C gestiegen und ließ sich auch durch Gabe von Paracetamol nur kurzzeitig um etwa 1 °C senken. Sie untersuchen den Jungen und erheben folgende Befunde: stark beeinträchtigter Allgemeinzustand, morbilliformes Exanthem am gesamten Körper, Hand- und Fußinnenflächen gerötet und geschwollen, Konjunktivitis beidseits, hochrote, leicht verletzliche Mundschleimhaut, HNO-Bereich sonst unauffällig, Lymphknotenschwellungen im Kieferwinkel beidseits, Herz und Lunge auskultatorisch unauffällig, Abdomen diffus druckschmerzhaft ohne Abwehrspannung, geringe Hepatosplenomegalie, Normoperistaltik, neurologische Untersuchung unauffällig, insbesondere kein Meningismus.

46.2 **Welche Diagnosen müssen Sie nun in Erwägung ziehen?**

46.3 **Welche Diagnose ist am wahrscheinlichsten? Was liegt ihr zugrunde? Mit welchen Untersuchungen sichern Sie diese Diagnose?**

46.4 **Mit welchen Komplikationen müssen Sie rechnen, falls Ihre Verdachtsdiagnose zutrifft?**

46.5 **Welche Therapie leiten Sie ein, falls Ihre Verdachtsdiagnose zutrifft?**

46.6 **Seit sich die SARS-CoV-2 Pandemie ausbreitet, wird weltweit eine Zunahme Kawasaki-artiger Erkrankungen beobachtet. Wie nennt man dieses Krankheitsbild? Wie ist das Krankheitsbild definiert? Nennen Sie Unterschiede zum Kawasaki-Syndrom!**

Antworten und Kommentar auf Seite 211

4-jähriges Mädchen mit Gesichtsschwellung

Ihnen wird ein 4-jähriges, bislang gesundes Mädchen in der Praxis vorgestellt, welches den Eltern durch eine zunehmende Gesichtsschwellung (s. Abb. 47.1) in den letzten Tagen aufgefallen ist. Insbesondere die Augen seien morgens nach dem Aufwachen regelrecht „zugeschwollen".

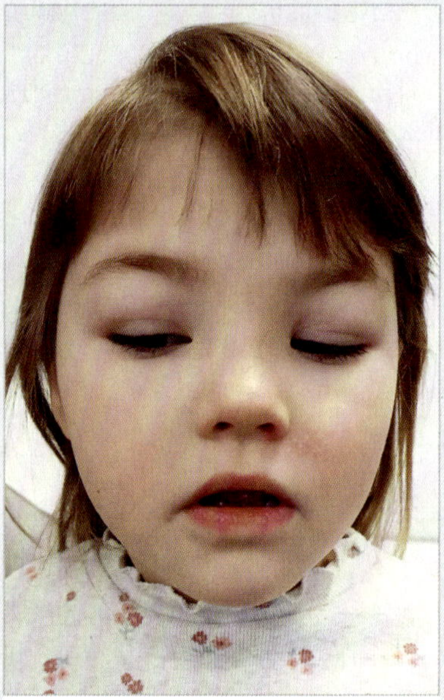

Abb. 47.1

47.1 Stellen Sie eine Verdachtsdiagnose! Nennen Sie weitere für Ihre Verdachtsdiagnose typische Befunde und Symptome!

47.2 Wie sichern Sie die Diagnose?

47.3 Nennen Sie die häufigste Ursache dieser Erkrankung!

47.4 Wie therapieren Sie die Erkrankung bei dem Kind?

Antworten und Kommentar auf Seite 215

5-jähriges Mädchen mit blassem Hautkolorit und Splenomegalie

Ein 5-jähriges Mädchen wurde beim Kinderarzt wegen eines fieberhaften Atemwegsinfekts, an dem es seit 3 Tagen erkrankt ist, vorgestellt. Bei der körperlichen Untersuchung fiel dem Kinderarzt neben einem blassen Hautkolorit und einem diskreten Sklerenikterus auch eine deutlich vergrößerte Milz auf. Die daraufhin durchgeführte Blutuntersuchung erbrachte u. a. folgende Befunde: Hb 6,8 g/dl, MCV 65 fl, MCH 30 pg, MCHC 34 g/dl, Retikulozyten 17 %, Bilirubin 2,5 mg/dl. Zur weiteren Abklärung weist er das Mädchen in die Kinderklinik ein.
In der Klinik nehmen Sie das Kind auf und erfahren u. a. aus der Anamnese, dass der Vater des Mädchens im Kindesalter wegen einer „Bluterkrankung die Milz herausoperiert" worden war.

48.1 Interpretieren Sie die Werte der Laboruntersuchung! An welche Ursachen denken Sie im Zusammenhang mit der Anamnese und klinischen Untersuchung?

48.2 Wie sichern Sie die Diagnose?

Bei der weiterführenden Diagnostik findet sich u. a. folgender Befund (s. Abb. 48.1).

48.3 Welche Diagnose stellen Sie?

48.4 Erläutern Sie die Pathogenese der Erkrankung!

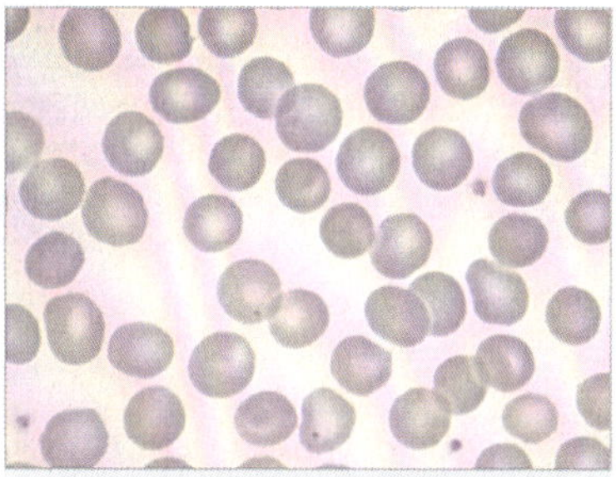

Abb. 48.1 Blutausstrich (Quelle: Arastéh K, Baenkler H, Bieber C et al. Duale Reihe Innere Medizin. 4. Auflage. Stuttgart: Thieme; 2018)

! **48.5 Wie kann man die Erkrankung behandeln? Was ist hierbei zu beachten?**

Antworten und Kommentar auf Seite 217

7-jähriges Mädchen mit Kopfschmerzen und Verhaltensauffälligkeiten

Eine Mutter stellt Ihnen ihre 7-jährige Tochter in der Notfallambulanz einer Kinderklinik vor. Seit 1 Woche erbreche das Mädchen gelegentlich, v. a. morgens nach dem Aufstehen. Seit dem Vortag habe sie nun schon 5-mal erbrochen und klage außerdem über Kopfschmerzen, die Temperatur sei auch leicht erhöht (38 °C). Der letzte Stuhlgang am Vortag sei von ganz normaler Konsistenz gewesen. Sie untersuchen das Mädchen und können folgende pathologische Befunde feststellen: Rachenring gerötet, Darmperistaltik sehr lebhaft. Sie vermuten zunächst einen banalen Infekt mit Beteiligung des Magen-Darm-Traktes. Sie verordnen Dimenhydrinat-Zäpfchen, reichlich Flüssigkeit sowie fettarme Diät und schicken Mutter und Tochter erst einmal wieder nach Hause.
In der Nacht sucht sie die Mutter mit ihrer Tochter nochmals auf. Das Erbrechen war trotz Dimenhydrinat-Gabe schlimmer geworden, das Mädchen erbrach immer wieder gallig. Das Kind sieht „elend" aus und wirkt kränker als am Morgen.

49.1 Sie untersuchen das Kind noch einmal ganz ausführlich. Worauf achten Sie besonders?

Im Anamnesegespräch erwähnt die Mutter jetzt auch ganz nebenbei, dass sich ihre Tochter in letzter Zeit ganz anders als sonst verhalte. Sie wäre immer recht lieb gewesen und sei nun häufig aggressiv und ungeduldig. Auch die Schulleistungen seien schlechter geworden, weil sie im Unterricht unkonzentriert sei. Zusätzlich fiel ihr eine Art Tollpatschigkeit auf. Ihre Tochter stolpere über ihre eigenen Füße, lasse häufig Gegenstände aus der Hand fallen oder stoße Dinge um.

49.2 An welche Differenzialdiagnosen denken Sie nun, nachdem Sie diese neuen Informationen erhalten haben? Durch welche diagnostischen Maßnahmen grenzen Sie die Differenzialdiagnosen voneinander ab?

49.3 Es wird eine Kernspintomografie des Schädels mit Kontrastmittelgabe durchgeführt. Beschreiben Sie den Befund!

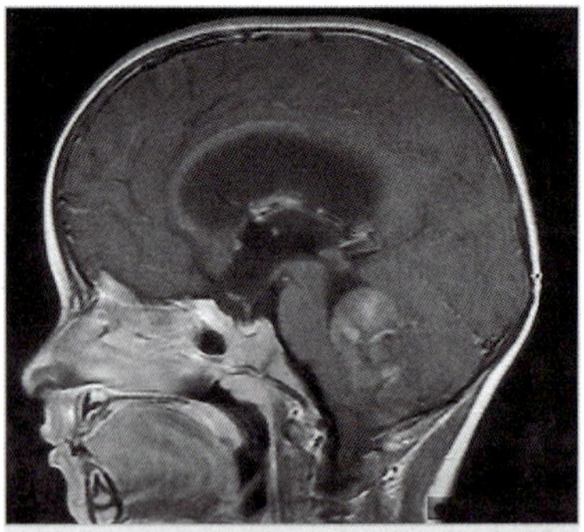

Abb. 49.1 MRT (Quelle: Masuhr K, Neumann M. Duale Reihe Neurologie. 7. Auflage. Stuttgart: Thieme; 2013)

49.4 Wie sieht die weitere Therapie aus?

Antworten und Kommentar auf Seite 220

4-jähriger Junge mit rechtsseitigem Unterbauchschmerz

Ein 4-jähriger Junge wird Ihnen von seinen Eltern in den frühen Morgenstunden in der Notfallambulanz vorgestellt. Der Junge leidet seit dem Vorabend akut unter starken Bauchschmerzen, Fieber bis 39 °C (rektal gemessen) und Erbrechen. Das Fieber ließ sich trotz symptomatischer Maßnahmen (Wadenwickel, Paracetamol) nicht senken, die Bauchschmerzen nahmen im Laufe der Nacht immer mehr zu. Eigentlich, so berichten die Eltern, sei der Junge sonst „gar nicht empfindlich". Er klage nur selten über Schmerzen, wirklich krank sei er bisher auch noch nie gewesen.

50.1 Versuchen Sie durch Befragung der Eltern und des Kindes die in Frage kommenden Ursachen zu reduzieren! An welche Ursachen denken Sie und wonach fragen Sie?

Der Junge gibt auf Ihr Nachfragen Schmerzen im gesamten Bauch an.

50.2 Welche diagnostischen Maßnahmen sollten Sie anschließend zur Diagnosefindung durchführen?

Sie untersuchen den kleinen Patienten, der gekrümmt auf der Untersuchungsliege liegt. Dabei berichtet die Mutter, dass die Bauchschmerzen besonders schlimm seien, wenn ihr Sohn Urin lasse. Sie untersuchen den Bauch ganz vorsichtig, verwickeln den Jungen dabei in ein Gespräch über seine Kindergartenfreunde, um ihn abzulenken. Dennoch scheint die Untersuchung schmerzhaft zu sein. Sie palpieren eine deutliche Abwehrspannung im Unterbauch, rechts etwas stärker als links. Die Peristaltik ist im gesamten Abdomen lebhaft auszukultieren. Bei der rektalen Untersuchung wehrt sich das Kind heftig, sie können nicht sicher feststellen, ob Schmerzen oder die unangenehme Untersuchung der Grund für die Gegenwehr des Jungen sind.

50.3 Wie gehen Sie nun weiter vor?

50.4 Mit welchen Komplikationen müssen Sie rechnen, falls es sich um eine akute Appendizitis handelt?

50.5 Welche Differenzialdiagnosen des akuten Bauchschmerzes müssten Sie zusätzlich berücksichtigen, wenn es sich um ein 15-jähriges Mädchen handeln würde?

Antworten und Kommentar auf Seite 222

4-jähriger Junge mit Schonhaltung des rechten Armes

Eltern stellen Ihnen ihren 4-jährigen Sohn in der Notfallambulanz vor, weil er seit 2 Stunden den rechten Arm nicht mehr bewegen möchte.
Auf gezieltes Nachfragen erfahren Sie, dass das Kind zuvor an der Hand der Mutter eine Treppe hinuntergegangen und dabei ausgerutscht sei. Die Mutter konnte das Kind noch an der Hand nach oben ziehen und somit den Sturz des Kindes verhindern.
Bei der Untersuchung scheint der Arm schmerzhaft zu sein und Sie können das Kind auch nicht mit einem Spielzeug zum Heben des Armes bewegen (s. Abb. 51.1).

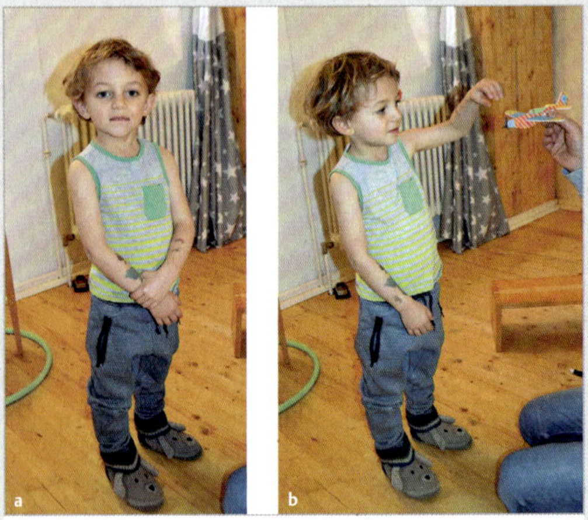

Abb. 51.1

51.1 **Begründen Sie anhand der Anamnese und des klinischen Bildes Ihre Verdachtsdiagnose!**

51.2 **An welche möglichen anderen Verletzungen sollten Sie denken? Wie können Sie diese von Ihrer Verdachtsdiagnose abgrenzen?**

51.3 **Erläutern Sie den Verletzungsmechanismus bei Ihrer Verdachtsdiagnose!**

51.4 **Wie gehen Sie weiter vor?**

Antworten und Kommentar auf Seite 225

10-Jähriger mit Kribbelparästhesien, Sprachstörung und Kopfschmerz

Ein 10-jähriger Junge wird von seinen Eltern in der Notfallambulanz, in der Sie gerade Dienst haben, vorgestellt. Sie erzählen Ihnen, dass ihr Sohn 1 Stunde zuvor, plötzlich über Sehstörungen mit Augenflimmern und ein Taubheitsgefühl, zuerst im rechten Arm, dann im rechten Bein, geklagt habe. Den Eltern wäre auch eine verwaschene, „lallende" Sprache aufgefallen. Nach wenigen Minuten seien diese Symptome wieder verschwunden, stattdessen klage der Junge nun über streng linksseitige, starke Kopfschmerzen und Übelkeit. Helles Licht empfinde er als unangenehm. Es handele sich um das erste Ereignis dieser Art. Anamnestisch berichten die Eltern, dass der Junge im Kleinkindesalter Fieberkrämpfe gehabt habe. Seine Entwicklung sei unauffällig verlaufen.

Sie untersuchen den Jungen, der noch immer über starke linksseitige Kopfschmerzen und Übelkeit klagt. Weitere Symptome bestehen nicht. Die neurologische und auch die übrige körperliche Untersuchung ist unauffällig.

52.1 **Welche Differenzialdiagnosen ziehen Sie in Erwägung? Welche Diagnose ist am wahrscheinlichsten? Begründen Sie dies!**

52.2 **Welche weiteren Untersuchungen halten Sie für sinnvoll?**

52.3 **Welche Behandlung leiten Sie ein?**

Antworten und Kommentar auf Seite 226

16 Monate alter Junge mit Maldescensus testis

Im Nachtdienst wird Ihnen ein 16 Monate alter Junge wegen eines fieberhaften Atemwegsinfekts vorgestellt.

Bei der körperlichen Untersuchung fällt neben einer Bronchitis als Nebenbefund auf, dass sich nur der linke Hoden im Skrotum befindet. Auf Nachfrage erfahren Sie, dass sich der rechte Hoden noch nie im Skrotum befunden habe, auch beim Baden wandere er nicht in den Hodensack. Eine Abklärung oder Therapie sei bislang nicht erfolgt.

53.1 Was halten Sie davon, dass bis jetzt keine Abklärung bzw. Therapie erfolgt ist? Was raten Sie den Eltern?

!

53.2 Was wollten Sie in Erfahrung bringen, als Sie die Eltern fragten, ob der Hoden sich beim Baden im Skrotum befindet?

53.3 Nennen und erläutern Sie die verschiedenen Formen des Maldescensus testis!

53.4 Welche Ursachen können einem Maldescensus testis zugrunde liegen?

53.5 Welche therapeutischen Möglichkeiten stehen zur Behandlung eines Maldescensus testis grundsätzlich zur Verfügung? Welche Behandlung empfehlen Sie den Eltern in diesem konkreten Fall?

Antworten und Kommentar auf Seite 229

8-jähriger Junge mit Bauchschmerzen und Gewichtsabnahme

In der Notfallambulanz wird Ihnen ein 8-jähriger Junge von seinen Eltern vorgestellt. Er habe seit 2 Tagen über Bauchschmerzen und Übelkeit geklagt, in der letzten Nacht habe er mehrfach erbrochen. Durchfall sei nicht aufgetreten, Fieber bestünde nicht. Nun sei er zunehmend schläfrig. Schon seit 2 Wochen fällt den Eltern auf, dass der Junge müde, abgeschlagen und übellaunig sei. Er habe in dieser Zeit gut 3 kg an Gewicht verloren, obwohl er mit gutem Appetit aß und sehr viel trank. Zudem beobachteten die Eltern, dass ihr Sohn ständig zur Toilette müsse, in der letzten Woche habe der Junge in 2 Nächten sogar wieder eingenässt.

54.1 Welche Verdachtsdiagnose stellen Sie aufgrund dieser Anamnese? Welche pathologischen Befunde könnten Sie bei der klinischen Untersuchung erheben, wenn Ihre Verdachtsdiagnose zutrifft?

Sie untersuchen den Jungen, der schläfrig ist, aber auf Ansprache reagiert. Er atmet auffällig tief und sein Atem riecht nach Azeton. Sie finden deutliche Anzeichen für eine Exsikkose: verminderter Hautturgor, trockene Haut und Schleimhäute, belegte trockene Zunge und eingesunkene Augäpfel. Das Abdomen ist eingefallen. Es tastet sich weich und ohne Abwehrspannung. Sie können weder vergrößerte Organe noch pathologische Resistenzen tasten. Die Peristaltik klingt normal. Die Auskultation von Herz und Lunge ergibt unauffällige Befunde. Die neurologische Untersuchung zeigt einen regelrechten Reflexstatus, es erfolgt eine prompte Pupillenreaktion auf Licht. Meningismuszeichen können Sie nicht feststellen. Die Ambulanzschwester misst noch Puls und Blutdruck: Herzfrequenz 110/min, RR 90/50 mmHg.

54.2 Welche Untersuchungen führen Sie durch, um die Diagnose zu sichern und welche Ergebnisse erwarten Sie jetzt, wo Sie den Jungen untersucht haben? Welche Diagnose kann nun gestellt werden?

54.3 Welche Akuttherapie leiten Sie ein? Wie sieht das weitere Vorgehen aus?

54.4 Erläutern Sie die Ätiologie des Krankheitsbildes!

! **54.5 Wie sollte die Ernährung des Kindes bei dieser Erkrankung aussehen? Erläutern und berechnen Sie den Energiebedarf des 8-jährigen Jungen!**

Antworten und Kommentar auf Seite 231

Frühgeborenes der 28. SSW mit Atemnot und druckschmerzhaftem Bauch

Auf der Frühgeborenenstation betreuen Sie ein extrem kleines Frühgeborenes. Der Junge wurde wegen eines HELLP-Syndroms (Sonderform der Präeklampsie) der Mutter nach 27 + 5 Schwangerschaftswochen (SSW) durch Kaiserschnitt geboren. Das Geburtsgewicht betrug 740 g, die Körperlänge 30 cm und der Kopfumfang 26 cm. Eine Lungenreifebehandlung war antenatal erfolgt.
Postnatal atmete der Junge spontan und passte sich zunächst gut an, war unter Sauerstoffvorlage rosig. Etwa 2 Stunden postnatal zeigte er dann zunehmende Tachypnoe mit Einziehungen, der Sauerstoffbedarf stieg an, er entwickelte eine Hyperkapnie (s. Abb. 55.1).

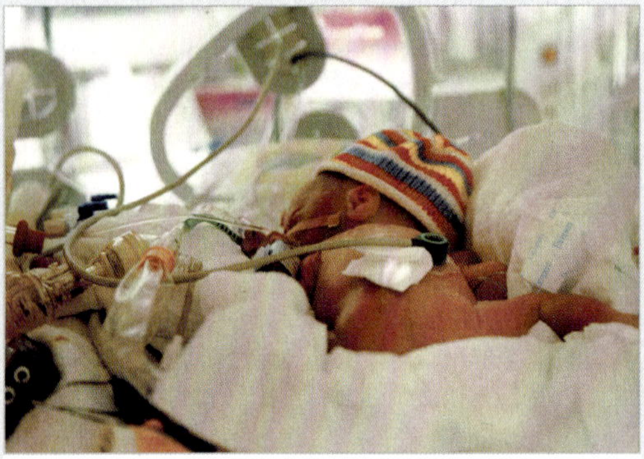

Abb. 55.1

55.1 Welche Symptome deuten auf ein Atemnotsyndrom hin? Erläutern Sie die Ätiopathogenese des Atemnotsyndroms!

55.2 Wie wird das Atemnotsyndrom therapiert?

Die Eltern haben gehört, dass es durch die Beatmung zu „Problemen mit den Augen" kommen kann.

55.3 Welche Erkrankung meinen die Eltern? Beschreiben Sie das Krankheitsbild!

10 Tage später hat sich der Allgemeinzustand des Kindes dramatisch verschlechtert. Das Kind wirkt septisch: graue, marmorierte Hautfarbe, die Rekapillarisierungszeit ist deutlich verlängert, der Beatmungs- und Sauerstoffbedarf ist angestiegen ($FiO_2 = 0,7$), der Bauch ist aufgetrieben. Das Kind erbricht wiederholt gallig und setzt blutig-schleimige Stühle ab. Die Palpation des Bauches verursacht offenbar Schmerzen.

55.4 Welche Erkrankung kommt am ehesten in Frage? Wie können Sie Ihre Verdachtsdiagnose sichern?

Antworten und Kommentar auf Seite 235

5-jähriger Junge mit starken Bauchschmerzen

Ein 5-jähriger Junge wird Ihnen von seinen Eltern in der Notfallambulanz wegen starker Bauchschmerzen und Schmerzen „am Po“ vorgestellt. Die Eltern erklären, dass der Junge seit 1 Woche keinen Stuhlgang gehabt habe und vor Schmerzen auch nicht mehr auf Toilette gehen könne. Erbrechen sei nicht aufgetreten. Gelegentlich würde ihr Sohn, v. a. tagsüber, auch noch einkoten, die Unterhose sei häufig verschmutzt. Es komme oft vor, dass das Kind über Tage keinen Stuhlgang habe, dann aber auch wieder Durchfall. Die Mutter kennt die Symptome schon, sie befürchtet wegen des häufigen Durchfalls eine Nahrungsmittelallergie. Mehr als einmal hatte sie den Jungen in den letzten 2 Jahren wegen Ausbleiben des Stuhlgangs beim Kinderarzt vorgestellt. Eine Abklärung der Beschwerden sei bislang noch nicht erfolgt.

Sie untersuchen den Jungen, der sich vor Bauchschmerzen „windet“, und erheben folgenden klinischen Untersuchungsbefund: Abdomen gebläht, diffus druckschmerzhaft, keine Abwehrspannung, Resistenzen im Unterbauch beidseits, Darmgeräusche rege, Anus perianal gerötet mit Kratzspuren; rektale Untersuchung: schmerzhaft, Ampulle weit und mit hartem Stuhl ausgefüllt, Eindringen des Fingers kaum möglich, guter Sphinktertonus; übriger körperlicher Untersuchungsbefund unauffällig.

56.1 **Erklären Sie der Mutter den Wechsel von Stuhlverhalt und Durchfällen. Worauf ist die verschmutzte Unterhose des Jungen zurückzuführen?**

56.2 **Welche Verdachtsdiagnose stellen Sie? Welche Ursachen können dieser Symptomatik generell zugrunde liegen?**

56.3 **Wie gehen Sie diagnostisch weiter vor?**

Bei der ausführlichen Diagnostik konnte keine Ursache für die Obstipation gefunden werden.

56.4 **Wie gehen Sie nun therapeutisch vor?**

Fragen

Antworten und Kommentar auf Seite 239

2-Jähriger mit hohem Fieber, Hautausschlag und Gelenkschwellung

Eine niedergelassene Kollegin weist einen 2-jährigen Jungen zu Ihnen in die Kinderklinik ein, der seit 10 Tagen mit hohem Fieber (ca. 39 °C), Appetitlosigkeit und einem leicht flüchtigen grobfleckigen Hautausschlag (s. Abb. 57.1) erkrankt ist. Seit dem Vortag wollte der Junge auch nicht mehr gehen, den Eltern fiel eine Schwellung des linken Sprunggelenks auf. Sie erfahren, dass ähnliche Symptome bis auf die Gelenkschwellung bereits 3 Monate zuvor aufgetreten seien. Die Beschwerden verschwanden unter der Therapie mit einem Antipyretikum (Ibuprofen) innerhalb einer Woche. Damals war der Verdacht auf Ringelröteln gestellt worden.

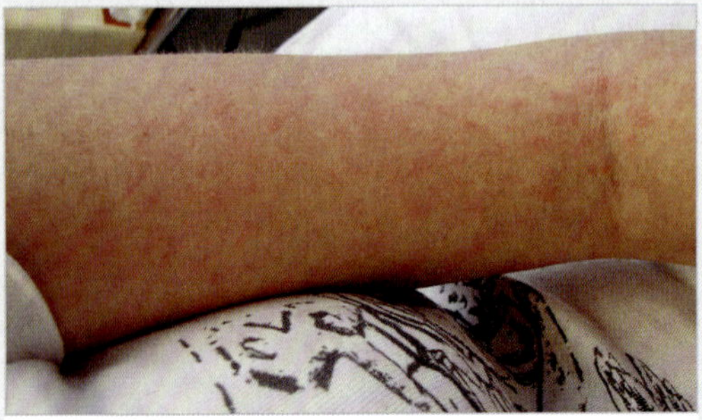

Abb. 57.1 (Quelle: Horneff G. Innovationen in der Behandlung der juvenilen idiopathischen Arthritis. Pädiatrie up2date 2022; 17(04): 337–353)

Bei der körperlichen Untersuchung des schwer krank wirkenden Jungen fallen Ihnen neben dem beschriebenen makulopapulösen Hautausschlag und einer überwärmten schmerzhaften Schwellung des linken Sprunggelenks eine generalisierte Lymphadenopathie sowie eine Hepatomegalie auf. Sie veranlassen eine Blutuntersuchung, die folgende Befunde erbringt: Hb 9,6 g/dl, Leukozyten 15 300/µl (Differenzialblutbild: Neutrophile 68 %, Stabkernige 11 %, Segmentkernige 13 %, Lymphozyten 8 %), Thrombozyten 635 000/µl, MCV 62 fl, MCH 20 pg, CRP 27 mg/dl (270 mg/l), BSG 120 mm in der 1. Stunde.

57.1 Welche Diagnose vermuten Sie? An welche Differenzialdiagnosen denken Sie?

57.2 Welche weiteren Untersuchungen sind sinnvoll?

57.3 Wie wird die von Ihnen vermutete Erkrankung allgemein behandelt?

Antworten und Kommentar auf Seite 242

4 Monate alter schreiender Säugling mit Leistenschwellung

Ein 4 Monate alter Junge wird Ihnen nachts von den Eltern vorgestellt, weil er seit 3 Stunden fast ununterbrochen schreie und nicht zu beruhigen sei.
Sie untersuchen das schreiende Kind und finden eine Schwellung im Bereich der rechten Leiste. Die übrige körperliche Untersuchung ergibt keine pathologischen Befunde.

58.1 Nennen und begründen Sie Ihre Verdachtsdiagnose! Welche Differenzialdiagnosen müssen Sie bei einer Schwellung im Bereich der Leiste berücksichtigen?

58.2 Es gibt 2 Formen dieser Erkrankung. Nennen Sie Unterschiede! Welche Form liegt bei dem Säugling am wahrscheinlichsten vor?

58.3 Wie gehen Sie weiter vor?

58.4 Nennen Sie Komplikationen dieser Erkrankung!

Antworten und Kommentar auf Seite 244

Fall 59

19 Monate altes Mädchen mit blutigen Durchfällen, Hämatomen und Anurie

Ein Notarzt bringt Ihnen ein schwer krankes, apathisches 19 Monate altes Mädchen in die pädiatrische Patientenaufnahme. Aus der Anamnese der Eltern erfahren Sie, dass das Mädchen seit 1 Woche unter Durchfall und Erbrechen leide und seit dem Vortag blutige Stühle absetze. Das Mädchen verweigerte im Laufe der Krankheitswoche zunehmend jegliche Nahrung und Flüssigkeit und scheidet nun auch keinen Urin mehr aus.

Bei der Untersuchung erheben Sie folgende Befunde: apathisches Mädchen mit fahl-blassem, ikterischem Hautkolorit, einzelne Hämatome und petechiale Hautblutungen am Stamm, langsam verstreichende Hautfalten, halonierte Augen, Abdomen ausladend, rege Peristaltik, Leber und Milz nicht vergrößert, keine Resistenzen palpabel, Herz: $^2/_6$-Systolikum mit p. m. über Erb, Lunge auskultatorisch unauffällig, kein Meningismus, Temperatur 36,5 °C, RR 90/50 mmHg, Puls 120/min.

59.1 Welche diagnostische(n) Maßnahme(n) halten Sie als Nächstes für sinnvoll? Begründen Sie diese!

Die von Ihnen veranlasste Laboruntersuchung erbrachte u. a. folgende Werte: Leukozyten 12 300/μl, Hb 8,5 g/dl, MCV 86 fl, MCH 30 pg, Thrombozyten 78 000/μl, Retikulozyten 16‰, Quick 79 %, PTT 20 s, LDH 480 U/l, Kalium 5,9 mmol/l, Gesamt-Bilirubin 5,3 mg/dl, Kreatinin 2,5 mg/dl, Harnstoff 22 mg/dl; Blutausstrich (s. Abb. 59.1).

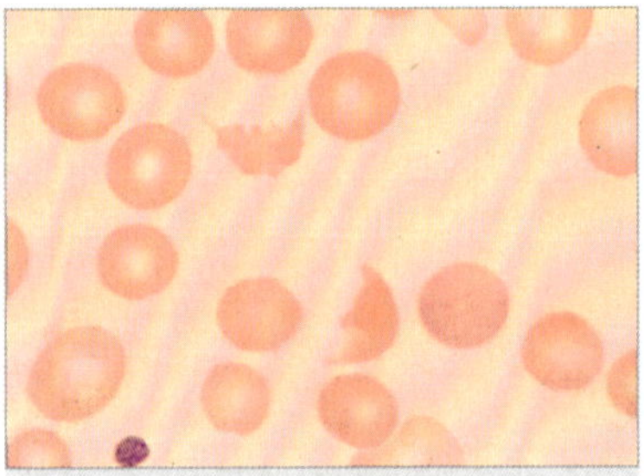

Abb. 59.1 Blutausstrich (Quelle: Kohse K. Taschenlehrbuch Klinische Chemie und Hämatologie. 9. Auflage. Stuttgart: Thieme; 2019)

59.2 Interpretieren Sie die Laborbefunde! Welche Diagnose stellen Sie?

59.3 Erläutern Sie die Pathogenese der Erkrankung!

59.4 Wie behandeln Sie die Patientin?

Antworten und Kommentar auf Seite 246

! Neugeborenes mit anhaltender Zyanose

Eine Gynäkologin ruft Sie mitten in der Nacht zu einem wenige Minuten alten, spontan geborenen weiblichen Neugeborenen, das bei guter Spontanatmung und gutem Tonus durch eine anhaltende Zyanose auffällt. Auch Sauerstoffgabe bringt keine Besserung. Sie untersuchen das Kind und bestätigen die Zyanose, äußerliche Fehlbildungen können Sie nicht feststellen. Das Kind zeigt eine etwas beschleunigte Atmung, aber keine Dyspnoe. Der übrige körperliche Untersuchungsbefund, insbesondere die Auskultation von Herz und Lunge, zeigt keine pathologischen Befunde.
Zur besseren Beobachtung legen Sie das Mädchen in einen Inkubator und leiten Sauerstoff ein. Doch ganz gleich, wie hoch Sie die Sauerstoffkonzentration wählen, die pulsoxymetrisch gemessene Sauerstoffsättigung steigt nicht über 85 %, das Kind bleibt weiter zyanotisch. Eine konnatale Pneumonie, an die Sie differenzialdiagnostisch wegen der Tachypnoe und des Sauerstoffbedarfs gedacht haben, konnten Sie radiologisch ausschließen. Schließlich informieren Sie Ihren Oberarzt, der Sie beauftragt: „Dann holen Sie schon mal das Ultraschallgerät, wir machen ein Echo!" (s. Abb. 60.1).

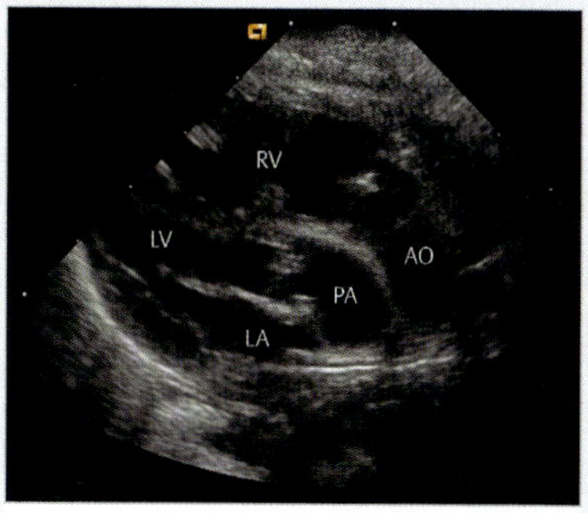

Abb. 60.1 Echokardiogramm (Quelle: Deeg K, Hofmann V, Hoyer P. Ultraschalldiagnostik in Pädiatrie und Kinderchirurgie. 5. Auflage. Stuttgart: Thieme; 2018)

60.1 **Welche Diagnose stellen Sie anhand des echokardiografischen Befundes?**

60.2 **Wie wird diese Fehlbildung behandelt?**

Einige Tage später führen Sie die Vorsorgeuntersuchung U2 bei einem 5 Tage alten Jungen durch. Der postnatale Verlauf war – laut Eltern und Kinderkrankenschwestern – bislang völlig unauffällig. Das Kind melde sich bei Hunger lautstark und trinke seine Mahlzeiten gut an der Brust. Bei der Auskultation des Herzens hören Sie ein recht lautes, zischendes systolisches Herzgeräusch mit p. m. im 4. Interkostalraum links parasternal und über dem Erb'schen Punkt.

60.3 **Wie gehen Sie weiter vor?**

Sie haben eine Echokardiografie durchgeführt (s. Abb. 60.2).

60.4 **Befunden Sie das Echokardiogramm! Was stellen Sie fest?**

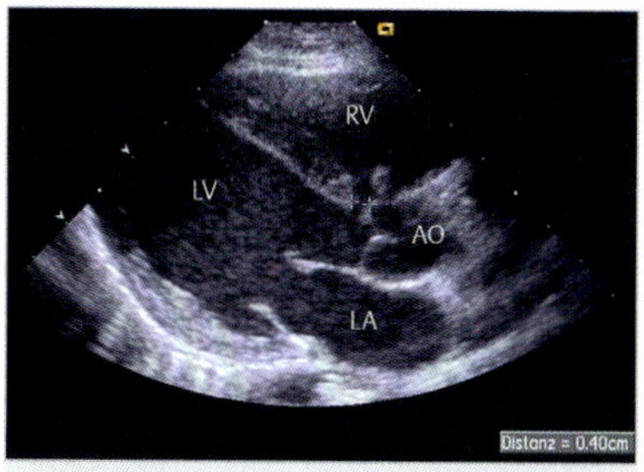

Abb. 60.2 Echokardiogramm (Quelle: Deeg K, Hofmann V, Hoyer P. Ultraschalldiagnostik in Pädiatrie und Kinderchirurgie. 5. Auflage. Stuttgart: Thieme; 2018)

60.5 **Bei vielen angeborenen Herzfehlern spricht man von einem erhöhten Endokarditisrisiko. Was versteht man in diesem Zusammenhang unter Endokarditisprophylaxe?**

Antworten und Kommentar auf Seite 248

Fall 61

4-jähriger Junge mit „rasselnder" Atmung und Hypersalivation

Ein 4-jähriger Junge wurde 2 Tage zuvor wegen einer fieberhaften Angina tonsillaris und dadurch bedingter kompletter Nahrungsverweigerung stationär aufgenommen. Eine i.v.-antibiotische Therapie mit Amoxicillin war eingeleitet worden.
Die Nachtschwester ruft sie nun zu dem Jungen, da er ihr durch eine „rasselnde" Atmung und starkes Speicheln aufgefallen war. Er klagt außerdem über Ohrenschmerzen im linken Ohr. Bei der Racheninspektion fällt Ihnen auf, dass sich die gerötete und eitrig belegte linke Tonsille und das Gaumensegel in den Rachenraum vorwölben, die Uvula wird nach rechts abgedrängt. Die Lymphknoten im Bereich des linken Kieferwinkels sind dick angeschwollen.

61.1 Welche Diagnose stellen Sie?

61.2 Wie gehen Sie weiter vor?

61.3 Nennen und erläutern Sie Komplikationen einer Streptokokkenangina!

61.4 Was versteht man unter den Diagnose-Kriterien nach Jones?

Antworten und Kommentar auf Seite 253

6-Jähriger mit Gedeihstörung und rezidivierenden pulmonalen Infekten

Ein 6-jähriger Junge leidet seit seiner Geburt an einer Gedeihstörung. Körpergewicht und -länge lagen bis jetzt immer unterhalb der 3. Perzentile. Aktuell wiegt er 17 kg und ist 108 cm groß. Im Rahmen der Abklärung dieser Gedeihstörung führt der niedergelassene Pädiater eine Sonografie des Abdomens durch und findet folgenden auffälligen Befund im Bereich der Leber (s. Abb. 62.1). Zur weiteren Abklärung weist er den Jungen in die Klinik für Kinder und Jugendliche ein. Sie sind die aufnehmende Kinderärztin.

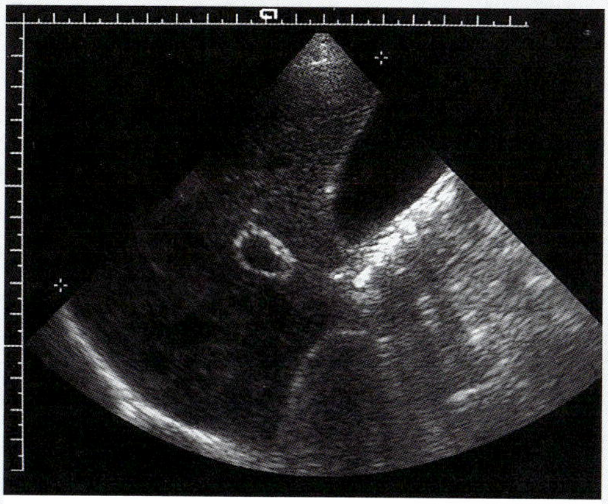

Abb. 62.1 Sonografie der Leber (Quelle: Deeg K, Hofmann V, Hoyer P. Ultraschalldiagnostik in Pädiatrie und Kinderchirurgie. 5. Auflage. Stuttgart: Thieme; 2018)

Während Ihrer ausführlichen Anamnese mit Eltern und Kind erfahren sie, dass sich der Junge bis auf seine Größe immer normal entwickelt habe. Seit 3 Jahren leide er jedoch immer wieder an Bronchitiden, eine Lungenentzündung sei auch schon einmal aufgetreten. Im Vorjahr wurde eine Hausstaubmilbenallergie festgestellt. Seitdem inhaliert der Junge regelmäßig mit einem Kombinationspräparat aus einem inhalativen Glukokortikoid und einem lang anhaltenden β-Sympathomimetikum. Die Eltern beschreiben außerdem, dass der Junge unter starken Blähungen und Bauchschmerzen leide.

!

62.1 **Beschreiben Sie die Auffälligkeiten des Ultraschallbefundes der Leber! Welche Erkrankung der Leber liegt hier wahrscheinlich vor?**

62.2 **An welcher Erkrankung leidet der Junge Ihrer Meinung nach? Begründen Sie dies!**

62.3 **Welche pathophysiologischen Veränderungen liegen diesem Krankheitsbild zugrunde? Welche Organe sind v. a. von den Veränderungen betroffen?**

62.4 **Welche weiteren Untersuchungen veranlassen Sie, um die Diagnose zu sichern?**

Nach Erhalt aller Untersuchungsergebnisse sehen Sie Ihre Verdachtsdiagnose bestätigt. Gemeinsam mit Ihrer Oberärztin teilen Sie den Eltern in einem Gespräch die Diagnose mit. Die Eltern sind sehr betroffen. Der Vater meint, die Diagnose könne nicht stimmen, denn im Neugeborenen-Screening in den ersten Lebenstagen sei ein Test auf Mukoviszidose durchgeführt worden und offensichtlich negativ gewesen. Diesen Test hatten die Eltern explizit durchführen lassen, denn das Kind einer Cousine des Vaters leide an Mukoviszidose.

62.5 **Erläutern Sie dem Vater, wieso Ihre Diagnose korrekt ist, obwohl die CF-Screening-Untersuchung unauffällig war.**

62.6 **Die Mutter des Jungen erwartet ihr 2. Kind. Wie groß ist die Wahrscheinlichkeit, dass dieses Kind ebenfalls erkrankt ist?**

Antworten und Kommentar auf Seite 256

14-jährige Schülerin nach Kollaps beim Klassenausflug

Ein Notarzt wurde zu einer Obstsaft-Kelterei gerufen, wo eine 14-jährige Schülerin während eines Klassenausflugs kollabiert war. Bei seinem Eintreffen schlief die Jugendliche tief und reagierte nur unzureichend auf Ansprache und Manipulation (Zwicken, Wange tätscheln, Kneifen). Es herrschte große Aufregung, niemand konnte so recht Auskunft geben, was überhaupt ganz genau passiert war. Der Kollege legte eine Infusion mit Ringerlösung an und brachte die Patientin im Rettungswagen zu Ihnen in die Notaufnahme einer Klinik für Kinder und Jugendliche. Während des Transportes war die Jugendliche aufgewacht. Sie befragen sie nach dem Ereignis, sie kann sich jedoch an nichts erinnern. Sie reagiert adäquat und die Vitalparameter wie Puls, Atmung, Sauerstoffsättigung und Blutdruck sind normal, der Blutzuckerwert mit 120 mg/dl normoglykämisch.

63.1 Der Notarzt meint: „Das war sicher ein Krampfanfall." An welche möglichen Ursachen denken Sie?

Mittlerweile treffen der Klassenlehrer und die beste Freundin der Patientin ein. Sie erzählt Ihnen, dass das Mädchen aufgeschrien habe und dann gestürzt sei. Sie habe sich dann ganz steif gemacht und anschließend kurze Zeit mit Armen und Beinen gezuckt, im Gesicht sei sie ganz blau gewesen. Es sei alles ganz schrecklich gewesen, sie habe ihre Freundin immer wieder beim Namen gerufen und ihr kaltes Wasser ins Gesicht geschüttet, ohne dass sie wach geworden sei. Das sei bestimmt ein Krampfanfall gewesen, sie habe so etwas schon einmal in einem „Youtube-Video" gesehen.

63.2 Um welchen Anfallstyp handelt es sich? Worauf achten Sie bei der körperlichen Untersuchung besonders?

63.3 Welche weiteren Maßnahmen schlagen Sie vor?

Antworten und Kommentar auf Seite 259

3-Jähriger mit Verschlechterung des Allgemeinzustandes bei Gastroenteritis

Im Nachtdienst werden Sie von einer Kinderkrankenschwester „angepiepst". Sie ruft Sie zu einem 3-jährigen Jungen, der 2 Tage zuvor mit plötzlich aufgetretenem hohem Fieber (bis 40 °C), kolikartigen Bauchschmerzen sowie blutigen Durchfällen stationär aufgenommen worden war. Bislang war er symptomatisch behandelt worden, d. h. das Fieber wurde mit Paracetamol-Saft gesenkt, er bekam fettarme Diät und orale Elektrolytlösung sowie eine begleitende Infusionstherapie, um den laufenden Flüssigkeitsverlust durch Durchfälle auszugleichen. Bei Eintreffen am Krankenbett des Jungen sehen Sie, dass sich sein Zustand gegenüber einigen Stunden zuvor deutlich verschlechtert hat. Der Junge ist sehr unruhig. Ihnen fällt eine ausgeprägte Lippenzyanose auf, die Haut am gesamten Körper ist marmoriert, die Kapillarfüllungszeit ist verlängert (4 s). Die Atmung ist beschleunigt. Ein Blick in die Fieberkurve des Kindes zeigt Ihnen Folgendes (s. Abb. 64.1).

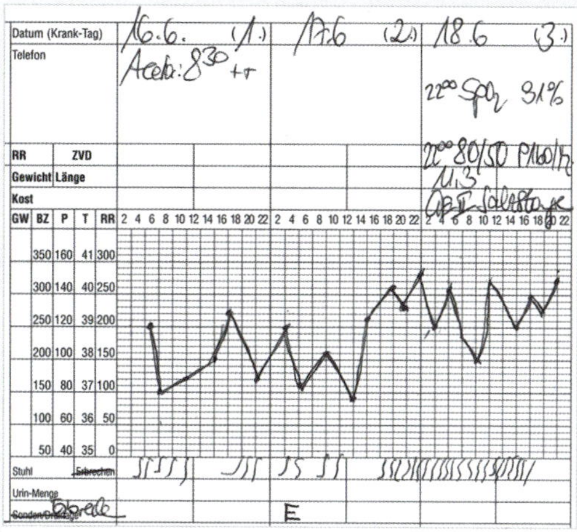

Abb. 64.1 Fieberkurve

64.1 Welche Informationen liefert Ihnen die Fieberkurve? Unter welcher Verdachtsdiagnose ist der Junge vermutlich aufgenommen worden?

Sie haben Blut abgenommen. Die pathologischen Befunde aus dem Notfalllabor liegen Ihnen mittlerweile vor (s. Abb. 64.2).

Mo	Mi	Analyt	Ref./Ther. Bereich	Einh.
		Hämatologie		
		Differentialblutbild		
66+	70+	Segmentkernige	45-65	%
9+	7	Stabkernige	2-8	%
23-	18-	Lymphozyten	25-40	%
2	3	Monozyten	2-10	%
	2	Eosinophile Granuloz	1-5	%
		Klinische Chemie		
136	129-	Natrium	135-150	mmol/l
3.6-	3.2-	Kalium	3,8-5,0	mmol/l
6.6+	47.3+	C-reaktives Protein	bis 0,8	mg/dl

Abb. 64.2 Laborbefunde

64.2 Interpretieren Sie die Laborwerte! Wie gehen Sie weiter vor?

Einen Tag später erreicht Sie der Befund der Stuhlkultur. Ihre Verdachtsdiagnose war ein „Volltreffer". Außerdem erhalten Sie den Anruf des mikrobiologischen Labors, dass in der Blutkultur „Stäbchenbakterien" gewachsen seien.

64.3 Erläutern Sie die Epidemiologie des Krankheitsbildes!

Der Vater des Jungen leidet an einer akuten myeloischen Leukämie. Seit einer Knochenmarktransplantation zwei Jahre zuvor befindet er sich in der Remissionsphase. Er nimmt aber weiterhin immunsuppressive Medikamente.

64.4 Besteht eine Ansteckungsgefahr? Was raten Sie dem Vater?

Antworten und Kommentar auf Seite 263

Gesundes Neugeborenes, das durch Kaiserschnitt geboren wurde

In der Klinik, in der Sie arbeiten, ist es üblich, dass die Geburtshelfer*innen zur Erstversorgung des Neugeborenen bei Kaiserschnitt und operativen Entbindungen einen Kinderarzt/eine Kinderärztin hinzuziehen. So ruft Sie heute die Hebamme zur Sectio: „II. Gravida/I. Para, Kind am Termin, Sectio bei Geburtsstillstand, Verdacht auf Missverhältnis, CTG unauffällig, Schnitt in 5 Minuten", lauten die Informationen, die Sie bekommen.

65.1 Was bedeuten die Informationen, die Ihnen die Hebamme gibt?

Sie machen sich auf den Weg in den OP. Die Mutter erhielt eine PDA (Periduralanästhesie), sie ist wach und bereits zur Operation gelagert. Der Vater wird beim Kaiserschnitt mit anwesend sein, er sitzt bereits am Kopfende neben seiner Frau. Sie überprüfen die Reanimationseinheit: Absaugvorrichtung und Beatmungsgerät funktionieren einwandfrei, der Ambubeutel ist an den Sauerstoff angeschlossen, der Heizstrahler ist eingeschaltet. Es fehlen vorgewärmte Tücher, die Sie sich rasch aus dem Wärmeschrank holen lassen. Nun richten Sie noch Laryngoskop und Tubus in der richtigen Größe. Die gynäkologischen Kollegen haben bereits angefangen, Sie hören das OP-Besteck klappern. Dann der erste Schrei des Neugeborenen. „Ein kräftiger Junge!", der Ausruf des Frauenarztes, da bringt Ihnen die Hebamme auch schon das schreiende, rosig aussehende Kind. Jetzt sind Sie an der Reihe.

65.2 Wie gehen Sie vor?

Einige Stunden später werden Sie in den Kreißsaal zu einer Geburt gerufen. Die Hebamme bringt Ihnen nach der Abnabelung einen reifgeborenen Jungen, der nicht schreit, sondern ganz schlaff in ihrem Arm liegt, die Hautfarbe des Kindes ist zyanotisch.

65.3 Wie gehen Sie jetzt vor?

Die Blutgasanalyse aus Nabelschnurblut (Nabelarterie) zeigt Ihnen folgenden Befund (s. Abb. 65.1).

65.4 Welchem Zweck dient die Blutgasanalyse aus Nabelarterien-Blut? Wie deuten Sie die Werte?

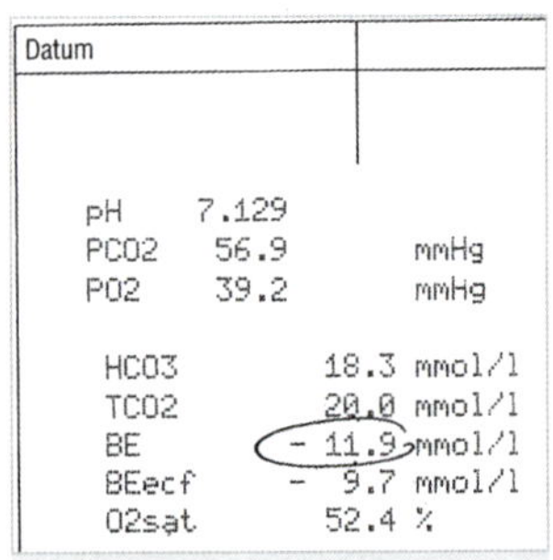

Abb. 65.1 Blutgasanalyse

Antworten und Kommentar auf Seite 265

11-jähriger Junge mit hohem Fieber und Gliederschmerzen

Es ist der erste Weihnachtsfeiertag, und Sie haben Bereitschaftsdienst. Die Notfallambulanz „brummt". Fast alle vorgestellten Patient*innen weisen ähnliche Symptome wie der 11-jährige Junge auf, der Ihnen gerade von seinem Vater vorgestellt wird. Er war am Abend zuvor plötzlich mit hohem Fieber bis 40 °C, Gliederschmerzen, Abgeschlagenheit und starkem Krankheitsgefühl erkrankt. Zusätzlich klagt er über brennende, schmerzende Augen, Kopf- und Halsschmerzen sowie trockenen Reizhusten.
Der Junge wirkt sehr krank. Er ist blass, die Konjunktiven sind gerötet, der Rachen ist hochrot. Die Auskultation der Lunge ergibt wie die übrige körperliche Untersuchung keinen pathologischen Befund. Auch die Mutter des Jungen liegt, wie der Vater berichtet, seit 3 Tagen mit hohem Fieber zu Hause im Bett.

66.1 Welche Erkrankung vermuten Sie hinter der „Epidemie"?

66.2 Was wissen Sie über die Ursache des Krankheitsbildes?

66.3 Welche Komplikationen der Erkrankung sind Ihnen bekannt?

66.4 Welche Therapie erscheint Ihnen sinnvoll?

Antworten und Kommentar auf Seite 272

Neugeborener Junge mit auffälligem Genitale

Ein Kollege aus der Gynäkologie bittet Sie, sich das Genitale eines neugeborenen Jungen anzusehen. Das Kind war kurz zuvor spontan geboren worden. Die postnatale Adaptation war problemlos verlaufen. Bei der U1, die der Kollege aus der Gynäkologie durchführte, fiel ihm eine Veränderung am äußeren Genitale des Jungen auf (s. Abb. 67.1).

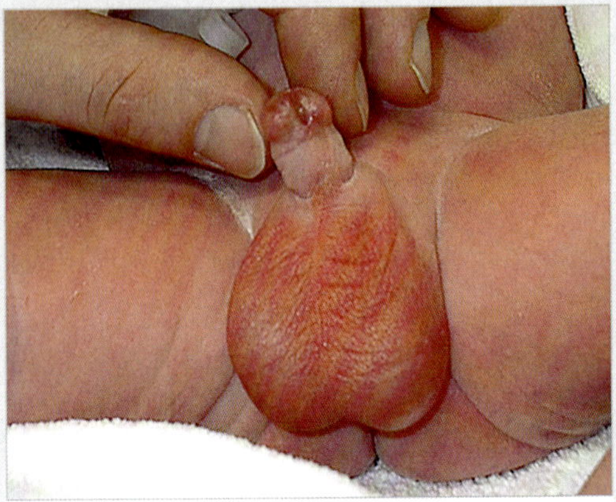

Abb. 67.1

67.1 Beschreiben Sie den Befund! Welche Diagnose stellen Sie?

67.2 Worauf achten Sie bei der klinischen Untersuchung besonders?

67.3 Welche weitere Diagnostik ist notwendig?

67.4 Welche Therapie empfehlen Sie? Wann sollte die Therapie erfolgen?

Antworten und Kommentar auf Seite 274

6-jähriges Mädchen mit auffälligem Erscheinungsbild

Eltern stellen Ihnen ihre 6-jährige Tochter (s. Abb. 68.1) zur stationären Aufnahme vor. Sie wurde vom Hals-Nasen-Ohren-Arzt zur Parazentese und Einlage von Paukenröhrchen bei rezidivierenden Otitiden eingewiesen. Sie als Kinderarzt/Kinderärztin sollen das Kind präoperativ untersuchen und die OP-Fähigkeit bestätigen.

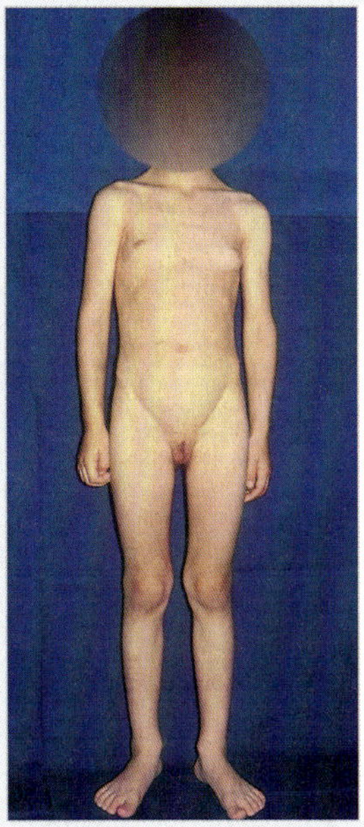

Abb. 68.1 (Quelle: Breckwoldt M, Gätje R, Karck U, Kaufmann M, Keck C, Pfleiderer A, Schneider H, Schuth W. Gynäkologie und Geburtshilfe. 5. Auflage. Stuttgart: Thieme; 2008)

68.1 **Was fällt Ihnen bei der Inspektion der Patientin auf?**

Bei der weiteren Untersuchung fällt Ihnen außerdem auf, dass im Pubesbereich bereits einzelne lange und dunkel pigmentierte Haare wachsen.

68.2 **Bestimmen Sie das Pubertätsstadium anhand der Tanner-Klassifikation!**

68.3 **Welche Erkrankungen müssen Sie differenzialdiagnostisch bedenken?**

68.4 **Welche weitere Diagnostik ist erforderlich?**

68.5 **Welche Therapie ist indiziert?**

Frühgeborenes mit akuter Verschlechterung des Allgemeinzustands

Ein Junge kam als 2. Kind einer 21-jährigen Frau in der 32. Schwangerschaftswoche als Sturzgeburt nach bis dahin unauffälligem Schwangerschaftsverlauf zur Welt. Körpergewicht 1880 g, Körperlänge 42 cm, Kopfumfang 31 cm, Apgar-Werte 9/9/10, Nabelarterien-pH 7,25.

Trotz der Frühgeburt konnte sich das Kind erstaunlich gut an die postnatalen Verhältnisse anpassen. Ein initial leichtes Atemnotsyndrom (Tachypnoe, Nasenflügeln) war mit einer CPAP-Atemhilfe (FiO_2 max. 0,35 über 3 Tage) therapiert worden. Auch der Nahrungsaufbau mit Frühgeborenennahrung gelang problemlos. Der Junge trank sogar schon Teile seiner Mahlzeiten selbstständig. Das Kind wurde am Monitor überwacht, Atmung, Herzfrequenz und die Blutdruckwerte waren stets im Normbereich.

Am 8. Lebenstag ruft Sie eine erfahrene Kinderkrankenpflegekraft im Nachtdienst zu dem Jungen. Das Kind „gefalle ihr gar nicht", seit kurzer Zeit fielen am Monitor Atempausen und Bradykardien auf und auch die Hautfarbe sei nicht so rosig wie sonst. Der Junge wolle auch nicht mehr trinken und habe die letzte Mahlzeit komplett erbrochen. Sie untersuchen das Kind. Ihnen fällt ein blass-graues, marmoriertes Hautkolorit auf, die Rekapillarisierungszeit ist auf mehr als 3 Sekunden verlängert, die Fontanelle gespannt. Weiterhin fällt Ihnen eine Stöhnatmung und Tachykardie auf. Lunge und Herz sind jedoch auskultatorisch unauffällig. Das Abdomen ist gebläht, die Peristaltik ist reduziert. Es sind keine Ödeme nachweisbar, der Hautturgor ist nicht vermindert. Die Körpertemperatur beträgt 37,2 °C. Dann beobachten Sie eine Serie von Atempausen, das Kind muss immer wieder stimuliert, schließlich sogar kurz mit dem Beutel beatmet werden.

69.1 Wie gehen Sie weiter vor?

Zu den Laborergebnissen s. Abb. 69.1 und Abb. 69.2. Der Urinstatus war bis auf eine erhöhte Urinosmolalität (860 mosmol/l) unauffällig. Blutgasanalyse: pH 7,23, pCO_2 57 mmHg, BE –8 mmol/l.

	Blutbild		
5.4	Leukozyten	6,0-17,5	/nl
4.03	Erythrozyten	3,0-5,4	/pl
15.0	Hämoglobin	13,3-16,5	g/dl
43.0+	Hämatokrit	28-42	%
37.2+	MCH	26-34	pg
34.9	MCHC	32-36	g/dl
107+	MCV	82-92	fl
107-	Thrombozyten	150-400	/nl
	Klinische Chemie		
121T	Natrium	135-150	mmol/l
6.3+	Kalium	3,8-5,0	mmol/l
4.4	Calcium	4,0-5,3	mval/l
93-	Chlorid	95-108	mmol/l
11.7+	C-reaktives Protein	bis 0,8	mg/dl

Abb. 69.1

	Gerinnung		
57-	Quick	70-120	%
1.59	INR		
45+	PTT	bis 42	s
16	PTZ	17-24	s
636+	Fibrinogen	200-400	mg/dl
30-	Antithrombin III	80-120	%
	Liquoruntersuchungen		
	Liquorstatus		
10400	Zellzahl i. Liquor		/3Zellen
<10	Glucose i. Liquor		mg/dl
461+	Protein i. Liquor	15-45	mg/dl
72+	Laktat i. Liquor	10-20	mg/dl

Abb. 69.2

69.2 Interpretieren Sie die Laborwerte!

Das Ergebnis der Blutkultur – β-hämolysierende Streptokokken der Gruppe B – erreicht Sie 3 Tage später.

69.3 Interpretieren Sie den Befund im Zusammenhang mit der bisherigen Krankengeschichte! Was wissen Sie über dieses Krankheitsbild?

! **69.4 Die Blutuntersuchung zeigte eine Hyponatriämie. Wie deuten Sie diese Elektrolytverschiebung, wenn Sie gleichzeitig feststellen, dass der Junge an Gewicht zunimmt und weniger ausscheidet?**

Antworten und Kommentar auf Seite 279

4-jähriges Mädchen mit Müdigkeit und Konzentrationsstörungen

In Ihrer Kinderarztpraxis stellen Ihnen Eltern ihre 4-jährige Tochter auf Anraten einer Erzieherin vor. Dieser war aufgefallen, dass das Mädchen im Kindergarten ständig müde sei, konzentriertes Spielen oder Basteln sei kaum möglich. Die ausgeprägte Müdigkeit und das erhöhte Schlafbedürfnis hatten die Eltern auch schon festgestellt. Ihre Tochter sei auch morgens schwer aufzuwecken. Sie können sich die Müdigkeit des Mädchens nicht erklären, eigentlich gehe sie abends schon um 8 Uhr zu Bett und schlafe auch rasch ein. Sie hätten lediglich bemerkt, dass ihre Tochter zeitweise während der Nacht recht stark schwitze. Die Eltern sind nun doch besorgt und wünschen Abklärung (s. Abb. 70.1).

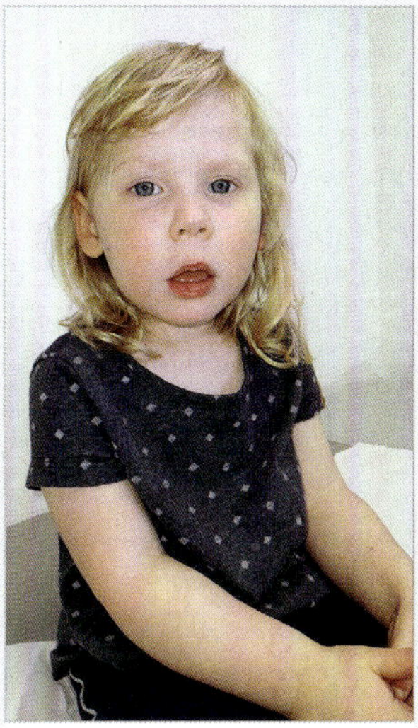

Abb. 70.1

70.1 Was fällt Ihnen bei der Inspektion des Mädchens auf? Welche anamnestischen Angaben interessieren Sie noch?

70.2 Stellen Sie eine Verdachtsdiagnose! Wie sichern Sie die Diagnose?

70.3 Erläutern Sie die Pathogenese des Krankheitsbildes!

70.4 Welche Therapie ist erforderlich?

Antworten und Kommentar auf Seite 282

Fall 71

„Entnervte" Eltern mit 8 Wochen altem „Schreikind" in der Notfallambulanz

Es ist 3 Uhr früh. Eltern bringen ihren schlafenden 8 Wochen alten Säugling in die Notfallambulanz. Das Kind sei den ganzen Tag über unruhig gewesen, seit dem frühen Abend habe es praktisch ununterbrochen geschrien und sich durch nichts wirklich beruhigen lassen. Die Eltern sind „mit den Nerven am Ende", wissen sich nicht mehr zu helfen und stellen das Kind deshalb in der Klinik vor. Auf der Autofahrt sei das Kind nun endlich eingeschlafen.
Auf Ihr Nachfragen erzählt die Mutter, dass der Säugling eigentlich schon seit der Geburt sehr unruhig sei. Einen Rhythmus habe das Kind weder beim Schlafen noch beim Trinken gefunden. Nachts wache es spätestens nach 2 bis 3 Stunden schreiend auf und schlafe erst nach vielem „Hin und Her" wieder ein. Auch tagsüber weine es viel und schlafe nur gelegentlich mal „für ein Stündchen" ein, um dann bald wieder schreiend zu erwachen. Die Nachbarn beschweren sich bereits, besonders wegen der gestörten Nachtruhe. Die Eltern haben schon viel ausprobiert, Tipps von den Großeltern, der Freundin und der Hebamme: Ein warmes Kirschkernsäckchen auf dem Bauch, Bauchmassagen mit „Winde-Öl" (Öl, das gegen Blähungen helfen soll), warme Bäder, Herumtragen auf dem Arm, Beruhigungssauger, Fencheltee usw. brachten zwar Linderung, aber keine wirkliche Lösung des Problems.

71.1 Wie beurteilen Sie die Situation der Eltern? Was würden Sie den Eltern raten?

Sie fragen nach der Ernährung des Kindes und erfahren, dass die Mutter ihr Kind eigentlich stillen wollte. Die Milchmenge erschien ihr jedoch nicht auszureichen, so dass sie ab der 2. Lebenswoche – auch auf Anraten der Hebamme – zunächst eine Pre-Nahrung zugefüttert habe.

71.2 Welche Vorteile hat das Stillen? Wie lange sollte voll gestillt werden? Gibt es Situationen, in denen vom Stillen abgeraten werden sollte?

Wegen einer „Brustentzündung" stillte die Mutter nach 4 Wochen schließlich ab. Die Pre-Nahrung schien das Kind nicht ausreichend zu sättigen, also wurde auf eine „1er-Nahrung" umgestellt. Von diesem Zeitpunkt an gab es Probleme mit dem Stuhlgang. Das Kind setzte nur noch etwa alle 3 Tage Stuhl ab. Die Kinderärztin empfahl, der Nahrung Milchzucker zuzusetzen. Der Stuhlgang wurde dadurch weicher und wieder regelmäßig. Das Kind blieb jedoch unruhig, zog beim Schreien auch immer wieder die Beine an den Bauch. Also wurde auf eine Spezialnahrung gegen Blähungen umgestellt. Besserung wurde dadurch nicht erreicht. Zurzeit füttern die Eltern eine Mischung aus „1er- und 2er-Nahrung" mit Zusatz von Milchzucker.

71.3 Was versteht man unter „Pre-, 1er- und 2er"-Nahrung? Wie unterscheiden sich diese Säuglingsnahrungen? Wie beurteilen Sie den bisherigen Nahrungsaufbau des Kindes? Was empfehlen Sie der Familie?

71.4 Wie sollte ein Ernährungsplan für das 1. Lebensjahr normalerweise aussehen?

71.5 Benötigen Säuglinge neben Muttermilch oder Flaschennahrung zusätzlich Nahrungsergänzungen?

Antworten und Kommentar auf Seite 284

5 Monate alter Säugling mit starkem Husten seit einigen Wochen

Eine Mutter aus Osteuropa stellt Ihnen ihren 5 Monate alten Säugling in der Notfallambulanz vor. Sie lebt erst seit wenigen Monaten in Deutschland und spricht kaum deutsch. Ein Nachbar begleitet sie und übersetzt. Mühsam erfahren Sie den Grund der Vorstellung.
Der Junge habe seit einigen Wochen einen immer stärker werdenden Husten. Er sei fast ständig müde und schlapp, trinke schlecht und erbreche beim Husten. In der Nacht sei das Kind häufig nass geschwitzt.

72.1 Welches sind Ihre nächsten Schritte bei der Diagnosefindung?

Bei der Diagnostik haben Sie u. a. ein Röntgenbild des Thorax (s. Abb. 72.1) anfertigen lassen.

72.2 Beschreiben Sie, was Ihnen auf der Röntgenaufnahme des Thorax auffällt! Welche Verdachtsdiagnose stellen Sie unter Berücksichtigung der Anamnese und wie können Sie sie bestätigen?

72.3 Schildern Sie kurz den Verlauf dieser Erkrankung!

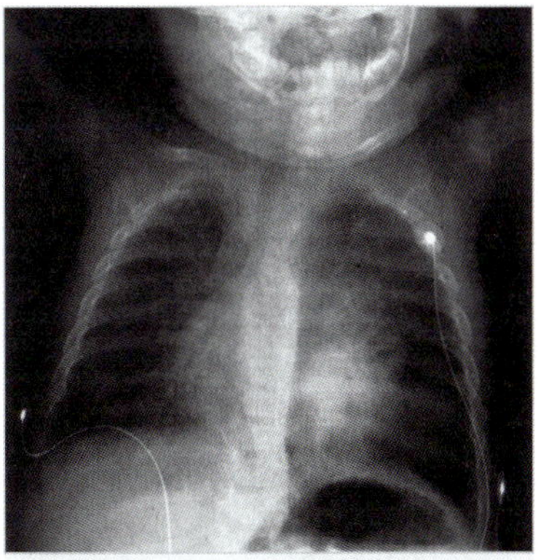

Abb. 72.1 Röntgen-Thorax

72.4 Was wissen Sie zur Therapie der Erkrankung?

Einige Tage später sucht eine Mutter mit ihrem 4-jährigen Sohn die Notfallambulanz auf, in der Sie wieder Dienst haben. Die Mutter ist völlig aufgelöst, weil ein Kind im Kindergarten ihres Sohnes an Tuberkulose erkrankt sei. Sie fordert von Ihnen, sofort diese Impfung durchzuführen, die „früher jeder bekommen hätte".

72.5 Welche Impfung meint die Mutter? Werden Sie das Kind impfen? Welche generellen Empfehlungen zur Prophylaxe dieser Erkrankung gibt es?

Antworten und Kommentar auf Seite 290

14-jähriges Mädchen mit rezidivierenden Bauchschmerzen

Eine 14-jährige Jugendliche wird Ihnen nachts von ihren Eltern in der Notfallambulanz vorgestellt. Sie kennen die Patientin schon, sie war in den vorangegangenen 3 Monaten bereits 2-mal in stationärer Behandlung in der Klinik für Kinder und Jugendliche. Wie die Male zuvor klagt die Jugendliche über starke Schmerzen im Epigastrium und periumbilikal. Vom Voraufenthalt wissen Sie noch, dass die Jugendliche seit gut einem halben Jahr immer wieder unter Bauchschmerzen leidet, sich jedoch hierfür keine Ursache finden ließ. Der Allgemeinzustand des Mädchens ist nicht wesentlich beeinträchtigt. Die Jugendliche wirkt ängstlich.

73.1 Erfragen Sie die „Red flags“, die auf eine organische Ursache der Bauchschmerzen hindeuten.

73.2 Worauf achten Sie bei der körperlichen Untersuchung?

73.3 Welche möglichen Ursachen kommen für die Beschwerden der Patientin in Frage?

73.4 Welche weiteren Untersuchungen halten Sie als „Basisuntersuchungen” für notwendig, um die Ursachen der Beschwerden zu differenzieren?

73.5 Auch dieses Mal können Sie keine organische Ursache der Beschwerden finden. Wie gehen Sie nun weiter vor?

Antworten und Kommentar auf Seite 296

13-jähriger Junge ohne Zeichen einer Pubertätsentwicklung

Sie haben Aufnahmedienst in einer Kinderklinik. Ein niedergelassener Hausarzt weist Ihnen einen 13-jährigen Jungen (s. Abb. 74.1) ein. Der Jugendliche besucht die 8. Klasse eines Gymnasiums. Er gehörte schon immer zu den Größten in seiner Klasse (Körperlänge 180 cm, Körpergewicht 94 kg). Nun zeigen die meisten seiner Klassenkameraden bereits Anzeichen einer Pubertätsentwicklung, bei dem 13-jährigen Jungen „tut sich in dieser Hinsicht noch wenig". Im Gegenteil, v. a. den Vater besorgt das nur sehr kleine Genitale des Jungen und eine offensichtliche Brustentwicklung, ein Stimmbruch habe auch noch nicht eingesetzt. Die Eltern sind besorgt, im Internet haben sie gelesen, Ursache könnte ein Testosteronmangel oder eine Störung in der Hirnanhangdrüse sein. Auch der Junge hat Sorgen wegen des kleinen Genitales und er leidet unter den „Hänseleien" seiner Mitschüler. Hausarzt und Familie wünschen daher Abklärung.

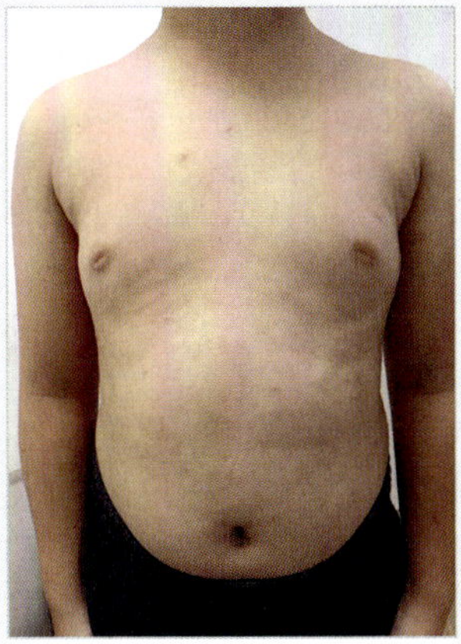

Abb. 74.1

Fragen

74.1 **Beschreiben Sie, was Ihnen am Habitus des 13-jährigen Jungen auffällt!**

74.2 **Was interessiert Sie anamnestisch besonders?**

74.3 **Berechnen Sie den BMI (Body-Mass-Index)! Wie beurteilen Sie das Ergebnis (vgl. Anhang)?**

74.4 **Worauf sollte bei der körperlichen Untersuchung besonders geachtet werden? Welche weiteren Untersuchungen halten Sie für notwendig?**

Bei den Laboruntersuchungen fallen gering erhöhte Transaminasen auf. Alle anderen Laborwerte, v. a. Blutfette, Blutzucker und Hba1c, Harnsäure, Schilddrüsen- und Kortisolwerte befinden sich im Normbereich. Auch die Messung der Blutdruckwerte ergibt unauffällige Werte. Bei der körperlichen Untersuchung fallen Ihnen neben der Pseudogynäkomastie Striae distensae an den Hüften und am Unterbauch auf, die Leber tasten Sie einen Querfinger unterhalb des Rippenbogens, im Genitalbereich sehen Sie einzelne schwarze Haare an der Peniswurzel und das Hodenvolumen entspricht etwa 4 ml bei leicht vergrößertem Skrotum, der Penis wirkt infantil. Außerdem sehen sie einzelne Komedonen auf der Nase und 2 Akne-verdächtige Pickel im Dekoltée. Sie führen nun noch eine Abdomensonografie durch. Dabei sehen Sie folgende Auffälligkeiten im Flankenschnitt rechts (s. Abb. 74.2).

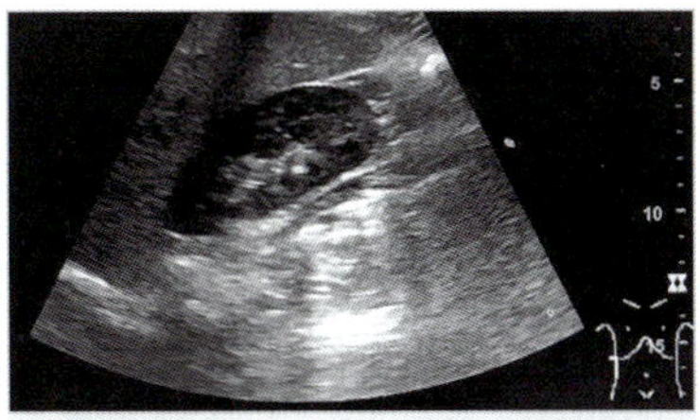

Abb. 74.2

74.5 **Beschreiben Sie die Auffälligkeiten im Ultraschallbild. Deuten Sie die Befunde in der Gesamtschau.**

74.6 **Welche Empfehlungen geben Sie dem Patienten und seinen Eltern? Nennen Sie Möglichkeiten, die Therapie besonders effektiv zu gestalten!**

Antworten und Kommentar auf Seite 302

Säugling nach Sturz vom Wickeltisch

Mitten in der Nacht bringen Eltern ihren 5 Monate alten Säugling zu Ihnen in die Notfallambulanz. Dieser war kurz zuvor vom Wickeltisch gefallen. „Florian hat sich noch nie alleine gedreht ...!", begründet die Mutter weinend den Unfall. Zum Glück sei das Kind in den Wäschekorb gefallen, der am Boden neben dem Wickeltisch stand. Es habe sich aber den Kopf am Rand des Korbes angeschlagen und schrecklich geschrien. Daraufhin haben die Eltern den Jungen in eine Decke gewickelt und sich sofort auf den Weg in die Notfallambulanz gemacht.
Sie untersuchen den Säugling, der Sie freundlich anstrahlt und damit beschäftigt ist, seine Füße irgendwie in den Mund zu stecken.

75.1 Worauf achten Sie bei der Untersuchung?

75.2 Ihre Untersuchung zeigt keine Auffälligkeiten. Was erklären Sie nun den Eltern? Was empfehlen Sie?

Die Mutter des Kindes ist Krankenschwester. Sie traut sich die Überwachung des Kindes zu Hause zu.

75.3 Ist eine Überwachung des Kindes zu Hause möglich? Begründen Sie Ihre Entscheidung! Worüber müssen Sie die Eltern aufklären, wenn sie das Kind zu Hause überwachen wollen?

Einige Tage später stellt Ihnen eine Mutter ihren 10 Wochen alten Säugling vor. Er war ebenfalls vom Wickeltisch gefallen. Die Mutter beschreibt, sie habe sich nur kurz umgedreht und „dann sei es auch schon passiert". Das Kind sei vom Tisch auf den Duschvorleger gestürzt und dort mit dem Bauch aufgekommen. Bewusstlos sei der Säugling nicht gewesen, aber gleich danach eingeschlafen. Dabei habe sich die Mutter noch nichts gedacht. Weil der Säugling aber nach 3 Stunden aus dem Schlaf heraus erbrochen habe, wollte die Mutter nun doch mal „nachsehen" lassen und stellt Ihnen das Kind vor.

Sie untersuchen den Säugling, der eigentlich ganz munter wirkt und stellen eine Prellmarke am Hinterkopf fest. Am Bauch entdecken Sie eine flächige Hautrötung von etwa 8 cm Durchmesser mit 5 strichförmigen Fortsätzen, die Sie an eine Hand erinnert. Am Gesäß finden sie 2 kleinere, offenbar schon etwas ältere Hämatome. Ihr „Gefühl" sagt Ihnen, dass da etwas nicht stimmt.

75.4 Was stört Sie an diesem Fall?

75.5 Wie gehen Sie nun weiter vor?

Antworten und Kommentar auf Seite 305

Kreißsaaleinsatz bei Neugeborenem mit Fehlbildung

Ihr „Dienstpiepser" ruft sie zu einem Kreißsaaleinsatz. Das Mädchen ist bereits geboren und schreit recht kräftig, als Sie den Kreißsaal betreten. „Gott sei Dank, dem Kind geht es gut ..." denken Sie noch, als Sie sehen, warum Sie gerufen wurden (s. Abb. 76.1).

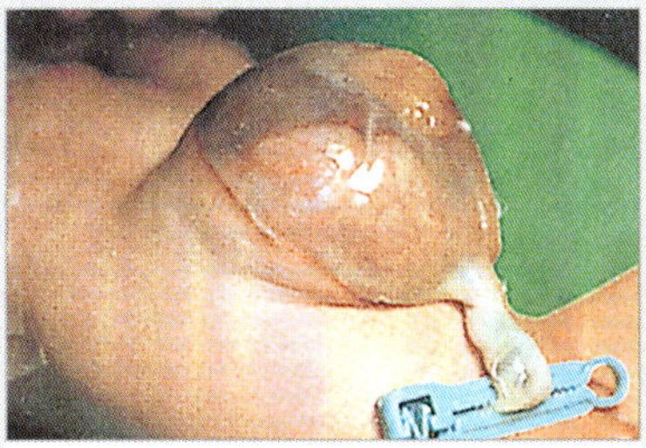

Abb. 76.1 (Quelle: Hirner A, Weise K. Chirurgie. 2. Auflage. Stuttgart: Thieme; 2008)

76.1 Welche Diagnose stellen Sie? Worum handelt es sich bei dieser Fehlbildung?

76.2 Welche Schritte unternehmen Sie als nächstes? Wie sieht die postnatale Versorgung des Kindes aus?

! **76.3** Diese Fehlbildung tritt gehäuft bei einem bestimmten syndromalen Krankheitsbild auf. Nennen und erläutern Sie dieses Krankheitsbild!

76.4 Nennen Sie eine weitere Fehlbildung aus dem gleichen Formenkreis!

Antworten und Kommentar auf Seite 309

In der 41. SSW geborenes Neugeborenes nach pathologischem CTG

Sie sind Stationsarzt einer Neu- und Frühgeborenenstation. Bei der Dienstübergabe am Morgen berichtet Ihnen der diensthabende Kollege, dass er in der Nacht ein Neugeborenes aufgenommen habe. Der Junge wurde wegen eines pathologischen CTGs nach 40 Schwangerschaftswochen (SSW) durch Kaiserschnitt geboren. Dem Kind gehe es gut, und es habe sich postnatal problemlos angepasst (Apgar-Werte 9/10/10). Das Körpergewicht beträgt 1830 g, die Körperlänge 46 cm, der Kopfumfang 33 cm.

77.1 Tragen Sie die erhobenen Werte in die Perzentilenkurve ein! Interpretieren Sie den Befund!

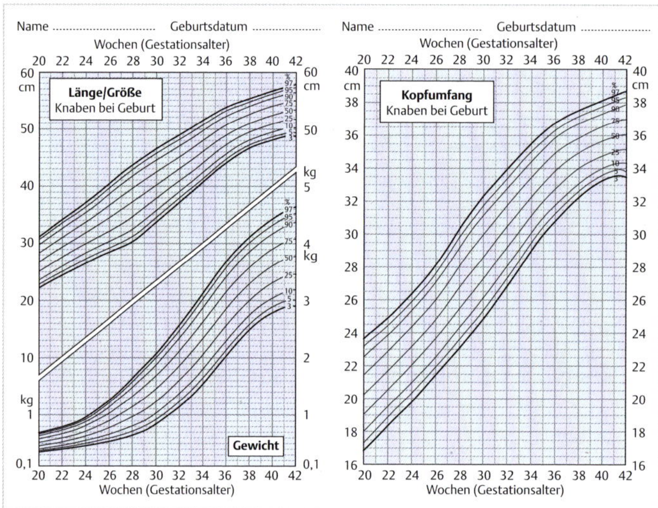

Abb. 77.1 (Quelle: Braegger C, Jenni OG, Konrad D, Molinari L. Neue Wachstumskurven für die Schweiz (2011). Paediatrica 22; 1:9–11; basierend auf Daten von Voigt M, Fusch C, Olbertz D et al. Analyse des Neugeborenenkollektivs der Bundesrepublik Deutschland. Geburtshilfe und Frauenheilkunde 2006; 66(10): 956–970)

Sie wissen, dass Ihr Chefarzt in der Frühbesprechung nach den Ursachen für den pathologischen Befund fragen wird. Deshalb besuchen Sie die Mutter des Kindes, um noch einmal ausführlich mit ihr zu sprechen und den Mutterpass einzusehen.

77.2 Wonach fragen Sie die Mutter? Welche Informationen suchen Sie im Mutterpass?

Die Mutter berichtet Ihnen, dass sie in der Schwangerschaft etwa 10 Zigaretten pro Tag geraucht habe. Sie habe das Rauchen zwar reduziert (vorher habe sie gut 1 Päckchen Zigaretten geraucht), aber nicht ganz damit aufgehört. Sie habe sich im Internet belesen und dort in verschiedenen Foren gefunden, dass der Entzug das Ungeborene schädigen könne.

77.3 Was denken Sie darüber?

77.4 Welche Probleme können im Zusammenhang mit dem Nikotinabusus postnatal bei dem Kind auftreten?

Ein besonderes Faible Ihres Chefarztes sind konnatale Virusinfektionen. Solche Infektionen können auch Ursache für den pathologischen Befund sein.

77.5 Nennen Sie die wichtigsten konnatalen Infektionen, deren Erreger und die typische klinische Symptomatik beim Neugeborenen!

Antworten und Kommentar auf Seite 311

Jugendlicher mit Herzklopfen, Leistungsminderung und Atemnot

Ein 15-jähriger Jugendlicher stellt sich bei Ihnen mittags in der Notfallambulanz vor. Er wird von seiner Mutter begleitet. Der Jugendliche geht nervös auf und ab, als er berichtet, was der Grund seiner Vorstellung ist: Seit etwa 5 Wochen fühle er sich schlechter belastbar als zuvor. Immer wieder verspüre er einen wenige Sekunden andauernden, stechenden Schmerz in seiner Brust. Bereits bei leichten Anstrengungen schlage sein Herz so stark, dass er es im Hals spüren könne. Der Puls, den er mehrmals täglich kontrolliere, sei dann auch immer so schnell. Die Werte lägen selten unter 90 Schlägen pro Minute. Der Hausarzt, den er wegen dieser Beschwerden schon mehrmals aufgesucht hatte, habe bereits ein EKG und ein Langzeit-EKG abgeleitet, sogar eine Ultraschalluntersuchung des Herzens durchgeführt. Zusätzlich seien Schilddrüsen- und Blutuntersuchungen durchgeführt worden. Aber eine Ursache hatte der Hausarzt nicht finden können. Am Morgen in der Schule habe er wieder solche Beschwerden gehabt, zusätzlich habe er auch nicht richtig Luft bekommen und so ein „Kribbeln" in den Händen gespürt. Ihm sei ganz schlecht geworden, so dass er seinen Klassenlehrer gebeten habe, seine Mutter zu verständigen.

78.1 Fassen Sie die Beschwerden des Jugendlichen zusammen! Was interessiert Sie anamnestisch noch?

78.2 Welche organischen Ursachen können für diese Beschwerden in Frage kommen? Wie gehen Sie weiter vor, um diese organischen Ursachen auszuschließen?

78.3 Wie schätzen Sie die Beschwerden des Jugendlichen ein?

78.4 Angenommen, die Untersuchungsergebnisse sind allesamt unauffällig. Wie erklären Sie dem Jugendlichen seine Beschwerden?

Antworten und Kommentar auf Seite 315

Fast 2 Jahre alter Junge mit Neurodermitis

In Ihrem Bekanntenkreis gibt es einen kleinen Jungen, der bereits im Säuglingsalter an Neurodermitis erkrankt ist. Im Alter von 4 Monaten trat das erste Mal „Milchschorf" auf. Sie können sich noch daran erinnern, wie sich das Ekzem auf den Oberkörper ausbreitete. Das Kind wirkte ständig unruhig und weinte viel, der Nachtschlaf war sehr gestört. Nicht selten fanden sich blutige Kratzspuren im Gesicht. Die Eltern wussten sich nicht zu helfen und stellten den Jungen bei verschiedenen Ärzten vor. Sie erhielten eine Vielzahl von Salben, Cremes, Badezusätzen und Diätplänen, aber nichts half wirklich. Kortison war noch nicht eingesetzt worden. Hier bestehen bei den Eltern Ängste wegen der Nebenwirkungen. Nun ist der Junge schon fast 2 Jahre alt, die Neurodermitis besteht weiterhin unverändert. Die Eltern wenden sich nun hilfesuchend an Sie.

79.1 **Wie gehen Sie weiter vor, um herauszufinden, warum sich trotz multipler Therapieversuche noch keine Besserung eingestellt hat?**

79.2 **Welche Therapie empfehlen Sie Ihren Bekannten?**

79.3 **Die Eltern haben Angst vor Kortison-Nebenwirkungen. Wie stehen Sie zum Einsatz von Kortiosonpräparaten?**

Antworten und Kommentar auf Seite 317

Ein junger Kollege bei der pädiatrischen Aufnahmeuntersuchung

Beim Mittagessen treffen Sie einen jungen Kollegen, der seit 3 Wochen mit Ihnen zusammen in der Kinderklinik arbeitet. Er wirkt recht erschöpft und schlecht gelaunt. Sie fragen Ihn vorsichtig, warum er so müde und enttäuscht aussieht. Daraufhin erzählt er Ihnen, dass er gerade eine anstrengende „Aufnahmeprozedur" hinter sich habe. Ein kleiner 11 Monate alter Säugling habe „wie ein Löwe gekämpft" und sich gegen die Untersuchung gewehrt. Weder Auskultation noch Abdomenpalpation oder Inspektion der Gehörgänge waren möglich, denn „der Junge schrie, dass es in den Ohren klingelte".
Dann ging es an die Blutentnahme. Die Venen am Handrücken konnte er eher erahnen als sehen. Er wagte den Versuch trotz allem und scheiterte. Als der 2. Versuch wieder misslang, platzte dem Vater der Kragen. Der junge Kollege fürchtete um sein Leben ...
Bei der nächsten Aufnahmeuntersuchung begleiten Sie den Kollegen, um ihn zu unterstützen. Sie sehen ein 2-jähriges Mädchen mit ihrer Puppe im Arm, welches auf gar keinen Fall vom Arm der Mutter heruntermöchte.

80.1 Wie gehen Sie vor?

Gemeinsam schaffen Sie es tatsächlich, dass die kleine Patientin bei der Untersuchung mitarbeitet.

80.2 Beschreiben Sie, wie Sie das Kind untersuchen! Worauf achten Sie besonders?

Zum Schluss kommt noch die Blutentnahme an die Reihe. Das kleine Mädchen ahnt schon, was da auf es zukommt und klammert sich verzweifelt an ihre Mutter. Es schreit und strampelt und die Mutter weiß auch nicht so recht, wie sie sich verhalten soll.

80.3 Welche Tipps geben Sie Ihrem Kollegen für die Blutentnahme ?

Bei Säuglingen und Kleinkindern läuft die pädiatrische Untersuchung prinzipiell nach dem gleichen Schema ab. Unterschiede gibt es jedoch bei der neurologischen Untersuchung. Gerade beim Neugeborenen und kleinen Säugling gibt es Reflexe, die sich später nicht mehr nachweisen lassen.

80.4 Beschreiben Sie die wichtigsten Neugeborenenreflexe!

Antworten und Kommentar auf Seite 322

Fragen

5 Monate alter Junge mit therapieresistenten Durchfällen

Sie haben Aufnahmedienst in der Notfallambulanz. Ein niedergelassener Kollege ruft Sie an, und berichtet Ihnen von einem 5 Monate alten Säugling, den er in seiner Sprechstunde gesehen habe. Die Eltern hatten das Kind wegen rezidivierender Durchfälle vorgestellt. Zunächst habe er an eine akute Gastroenteritis gedacht und entsprechend therapiert. Eine Besserung sei aber nicht eingetreten, so dass er nun eine Sonografie des Abdomens durchgeführt habe. Dabei sei ihm die inhomogene Echostruktur der Leber aufgefallen. Er habe das Kind daraufhin umgehend eingewiesen.
Kurze Zeit später treffen die Eltern mit dem kleinen Jungen in der Notfallambulanz ein.
Bei der körperlichen Untersuchung tasten Sie die Leber des Kindes gut 2 cm unterhalb des Rippenbogens, die Milz ist nicht vergrößert, auch Lymphknoten sind nicht tastbar. Weitere pathologische Untersuchungsbefunde können Sie nicht feststellen.
Gemeinsam mit Ihrem Oberarzt führen Sie zunächst eine Abdomensonografie durch. Dabei finden Sie im longitudinalen Flankenschnitt rechts folgenden Befund (s. Abb. 81.1):

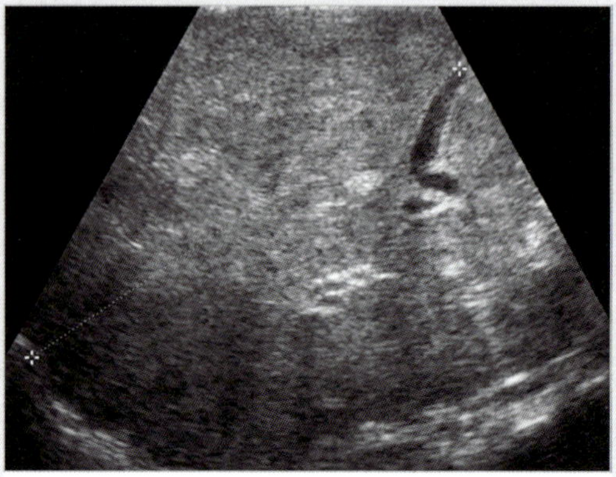

Abb. 81.1 Sonografie, Flankenschnitt rechts (Quelle: Staatz G. Referenz Radiologie – Kinderradiologie. 1. Auflage. Stuttgart: Thieme; 2021)

81.1 **Ihr Oberarzt fragt Sie, welche Differenzialdiagnosen Sie bei diesem Befund in Betracht ziehen müssen.**

Der Oberarzt ist der Meinung, dass es sich bei den Auffälligkeiten in der Leber in Zusammenhang mit der geschilderten klinischen Symptomatik (therapieresistente Durchfälle) am ehesten um die Metastasen eines Neuroblastoms handeln könnte.

81.2 **Was versteht man unter einem Neuroblastom? Welche weiteren Untersuchungen müssen Sie veranlassen, um Ihre Verdachtsdiagnose zu bestätigen?**

81.3 **Welche klinischen Symptome kann ein Neuroblastom verursachen? Können auch die anhaltenden Durchfälle auf das Neuroblastom zurückgeführt werden?**

Nachdem alle Untersuchungsergebnisse vollständig sind, steht fest, dass der Junge an einem Neuroblastom im Stadium 4 S leidet.

81.4 **Welche therapeutischen Konsequenzen ergeben sich aus dem Tumorstadium? Wie sieht die Prognose des kleinen Patienten aus? Gibt es Faktoren, die die Prognose beeinflussen?**

Antworten und Kommentar auf Seite 326

13-jährige Schülerin mit Petechien in schlechtem Allgemeinzustand

Sie haben gerade den Dienstpiepser von Ihrem Kollegen übernommen, als Sie ein Anruf der Rettungsleitstelle erreicht. Ihnen wird eine 13-jährige Patientin ankündigt, die bei einer Party kollabiert sei. Als die Patientin in Notarztbegleitung eintrifft, sehen Sie auf den ersten Blick, dass sie sich in sehr schlechtem Allgemeinzustand befindet. Der Notarzt berichtet, dass der Jugendlichen während einer Party plötzlich schlecht geworden sei. Sie habe sich übergeben und sei dann kollabiert. Die Gastgeber der Party riefen sofort den Rettungswagen. Bei Eintreffen der Sanitäter war die Jugendliche noch immer bewusstlos. Sie war tachykard mit 120 Schlägen/min, der Blutdruck war mit 110/80 mmHg stabil, die Körpertemperatur betrug 40,1 °C (im Ohr gemessen). Noch vor Ort legte der Notarzt einen venösen Zugang. Zur Kreislaufstabilisierung bekam sie eine Infusion mit Ringer-Lösung, zur Fiebersenkung erhielt sie Paracetamol.
Sie untersuchen die Jugendliche. Sie ist unruhig und reagiert spontan, dämmert aber immer wieder weg. Sie ist blass, tachykard (110/min) und tachypnoisch (25/min). Die rektale Körpertemperatur beträgt 39,1 °C, die perkutane Sauerstoffsättigung 97 %. An der Haut finden Sie Petechien, besonders ausgeprägt an Armen und am Gesäß. Die Auskultation von Herz und Lunge sowie die Palpation des Abdomens zeigen keinen pathologischen Befund. Kein Hinweis auf Meningismus. Bei der Racheninspektion bemerken Sie neben einem leicht geröteten Rachenring Petechien auch am Gaumen.
Petechien, rasanter Verlauf, schlechter Allgemeinzustand und Fieber lassen Sie sofort an ein bestimmtes, sehr gefürchtetes Krankheitsbild denken.

82.1 **Welches Krankheitsbild ist gemeint? Bitte geben Sie eine kurze Definition und nennen Sie Ursache und Prognose des gesuchten Krankheitsbildes!**

82.2 **Welche wichtigen Differenzialdiagnosen kommen in Frage? Wie gehen Sie nun weiter vor?**

Kurze Zeit später erhalten Sie aus dem Notfall-Labor folgende Blutwerte: Leukozyten 4900/µl, CRP 50 mg/l, Thrombozyten 132 000/µl, Quick 27 %, PTT 135 s, Fibrinogen 129 mg/dl, Antithrombin III 72 %.

82.3 **Bitte deuten Sie die Blutwerte. Welche ergänzenden Untersuchungen müssen noch durchgeführt werden?**

Die Nachricht von der schweren Erkrankung der Patientin spricht sich schnell herum. Noch in der gleichen Nacht erreichen Sie zwei Anrufe von besorgten Eltern, deren Kinder die gleiche Party besucht haben. Die Eltern möchten wissen, ob sich ihre Kinder angesteckt haben könnten.

82.4 **Gibt es Maßnahmen, um eine weitere Verbreitung der Erkrankung zu verhindern?**

Antworten und Kommentar auf Seite 331

Fall 83

Fragen

14 Monate alter Junge mit anhaltendem Nasenbluten und Hämatomen

Eine Pflegemutter stellt Ihnen im Wochenenddienst in der Notfallambulanz ihr 14 Monate altes Pflegekind vor, das seit 10 Tagen in der Pflegefamilie lebt. Der kleine Junge leidet seit fast 1 Stunde an Nasenbluten, nachdem er bei einem Laufversuch gestürzt ist und sich die Nase an einem Sessel angeschlagen hat. Trotz eines kalten Waschlappens im Nacken kommt das Nasenbluten nicht zum Stillstand.
Bei der Aufnahme geht es dem Jungen gut, er ist rosig und guter Dinge. Die Nase blutet aus dem linken Nasenloch. An Armen und Beinen bemerken Sie neben zahlreichen Petechien Hämatome unterschiedlichen Alters, zwei kleinere befinden sich an Stamm und Schädel frontal rechts. Der Rachenring und das rechte Trommelfell sind leicht gerötet, im Kieferwinkel tasten Sie leicht vergrößerte Lymphknoten. Die übrigen Lymphknotenstationen sind unauffällig, palpatorisch können Sie keine Milzvergrößerung feststellen. Auch die Untersuchung des weiteren Abdomens zeigt keine Auffälligkeiten.
Als Sie nach der Ursache der Hämatome fragen, berichtet Ihnen die Pflegemutter, dass ihr die vielen „blauen Flecken" auch schon aufgefallen seien. Anfangs habe sie die Hämatome auf Misshandlungen zurückgeführt, die dem Kind möglicherweise widerfahren sein könnten. Im Verlauf konnte sie allerdings beobachten, dass der Kleine auch nach Bagatelltraumen Blutergüsse entwickle.
Sie versorgen die blutende Nase, indem Sie zunächst Xylometazolin-Nasentropfen in die Nase tropfen und anschließend das linke Nasenloch mit einem Tupfer tamponieren, den Sie zuvor mit etwas Panthenolsalbe präpariert haben. Einen Eisbeutel im Nacken toleriert das Kind nur kurz, das Nasenbluten lässt unter diesen Maßnahmen nach. Die Anamnese und Symptome des Jungen machen Sie allerdings misstrauisch.

83.1 **An welche wichtigen Differenzialdiagnosen müssen Sie in diesem Fall denken?**

Sie entschließen sich zunächst zu einer Blutentnahme, um Blutbild und Blutgerinnung zu überprüfen. Treffer! Im Blutbild lässt sich eine isolierte Thrombozytopenie von 30 000/µl nachweisen, Leukozyten, Hämoglobin, Erythrozyten und die Gerinnungsparameter (Quick, PTT) sind im Normbereich. Sie nehmen den Jungen zur stationären Abklärung auf.

83.2 **Welche Ursachen von Thrombozytopenien kennen Sie? Welche weiteren Untersuchungen sind notwendig?**

83.3 **Lassen sich die Symptome – anhaltendes Nasenbluten und Hämatome – auf die verminderte Thrombozytenzahl zurückführen? Welche Symptome können generell bei einer Thrombozytopenie auftreten?**

83.4 **Die idiopathische thrombozytopenische Purpura (ITP) ist die häufigste Ursache einer Thrombozytopenie im Kindesalter. Sagen Sie bitte kurz etwas zu Ätiologie, Therapie und Prognose der ITP!**

Antworten und Kommentar auf Seite 334

6-jähriger Junge mit aggressivem Verhalten

Die Aufnahmeschwester meldet Ihnen über den Dienstfunk, dass in der Ambulanz ein 6-jähriger Junge mit seiner Mutter warte, der mit einer Einweisung vom Kinderpsychiater komme. „Bitte kommen Sie gleich, der Kleine nimmt hier sonst alles auseinander", fügt sie noch schnell hinzu. Schon von Weitem können Sie die lautstarke Auseinandersetzung zwischen Mutter und Sohn hören. Der Junge beschimpft seine Mutter lautstark, tritt und schlägt aggressiv gegen Türen und Untersuchungsliege. Die Ambulanzschwester drückt Ihnen den Einweisungsschein in die Hand, auf dem nur „Erbitte Diagnostik vor Methylphenidat-Therapie" vermerkt ist. Als Sie den Untersuchungsraum betreten, blickt Ihnen die Mutter hilflos entgegen.

84.1 **Was können Sie tun, um Ruhe in die Situation zu bringen?**

Sie konnten den Jungen so weit beruhigen, dass er mit den Beschimpfungen und seinem aggressiven Verhalten aufhört, und nutzen die Gelegenheit, mit der Mutter zu reden. Nach wie vor ist der Kleine unruhig, er klettert auf die Untersuchungsliege, hüpft wieder hinunter, untersucht den Schreibtisch, öffnet alle Schubladen, schiebt den Drehstuhl durchs Zimmer ...

Die Mutter berichtet Ihnen, dass ihr Sohn schon im Kindergarten durch ständige Umtriebigkeit, verminderte Konzentrationsfähigkeit und Wutanfälle aufgefallen sei. Nun besuche der Junge seit einem halben Jahr die Schule und schon mehrmals seien sie und ihr Mann zum Gespräch gebeten worden. Der Junge störe den Unterricht, spiele den Klassenclown und falle durch aggressives Verhalten den Mitschüler*innen gegenüber auf. Zu Hause gestalte sich das Leben zunehmend schwieriger, es vergehe kein Tag, an dem es nicht Auseinandersetzungen und Geschrei gebe, besonders die Hausaufgaben seien ein täglicher Kampf.

84.2 **Welche Störung liegt hier vermutlich vor? Bitte definieren Sie das Krankheitsbild.**

84.3 **Wie wird die Diagnose gestellt?**

84.4 **Welche therapeutischen Möglichkeiten stehen zur Verfügung?**

84.5 **Die Großmutter des Jungen hält Hyperaktivität für „neumodischen Quatsch". Das Verhalten des Jungen sei nur auf falsche Erziehung zurückzuführen. Was denken Sie über diese Aussage?**

Antworten und Kommentar auf Seite 337

Fragen

12-jähriger Junge mit schmerzhafter Schwellung des rechten Fußes

Sie werden zu einem 12-jährigen Jungen in die Patientenaufnahme gerufen, der über Schmerzen im rechten Fuß klagt. Als er Ihnen in das Untersuchungszimmer folgt, bemerken Sie, dass der Junge den Fuß nicht belasten kann, er hüpft auf dem gesunden Bein hinter Ihnen her. Er erzählt, dass die Schmerzen seit dem Vortag bestünden und jetzt immer stärker würden. Verletzt habe er sich nicht, eigentlich habe er in den letzten Tagen überhaupt keinen Sport getrieben. Sie untersuchen seinen rechten Fuß. Die Schmerzen sind im Bereich des Sprunggelenkes und der Ferse lokalisiert, allein die Berührung an dieser Stelle bereitet dem Jungen Schmerzen. Die Region erscheint Ihnen leicht gerötet und geschwollen. Die passive Bewegung des Gelenkes ist schmerzhaft und nur eingeschränkt möglich. Ein Hämatom oder Verletzungsstellen der Haut können Sie nicht feststellen. Auch die übrige körperliche Untersuchung zeigt keinen auffälligen Befund. Allerdings ist die Körpertemperatur mit 38,3 °C erhöht.

85.1 Ein Trauma schließt der Junge aus. Was könnte sonst die Ursache der Beschwerden sein? Wie gehen Sie nun weiter vor?

Die begleitende Mutter bittet Sie um ein Gespräch unter vier Augen. Sie folgen Ihr vor die Tür. Dort berichtet Sie Ihnen, dass bei einem Klassenkameraden des Jungen vor wenigen Wochen Knochenkrebs festgestellt worden sei. Nun sei die Angst groß, dass hinter den Beschwerden ihres Sohnes auch ein Knochentumor stecken könnte.

85.2 Ist die Angst der Mutter berechtigt? Geben Sie bitte einen kurzen Überblick über die beiden häufigsten bösartigen Knochentumoren.

Mittlerweile liegen die Ergebnisse der Laboruntersuchungen vor. Die Leukozytenzahl ist auf 17 600/µl erhöht, das übrige Blutbild ist unauffällig. Der CRP-Wert beträgt 7 mg/dl, die BSG liegt in der 1. Stunde bei 70 mm, Leber- und Nierenwerte sind im Normbereich. Die von Ihnen angeforderte Röntgenaufnahme zeigt keine Auffälligkeiten.

Sie besprechen den Fall mit Ihrem Oberarzt. Er rät Ihnen, eine Kernspintomografie des rechten Fußes anfertigen zu lassen. Dabei zeigt sich Ihnen folgender Befund (s. Abb. 85.1).

85.3 Bitte beschreiben und deuten Sie die Auffälligkeiten des Befundes! Welche Diagnose stellen Sie nun? Müssen noch weitere Untersuchungen durchgeführt werden?

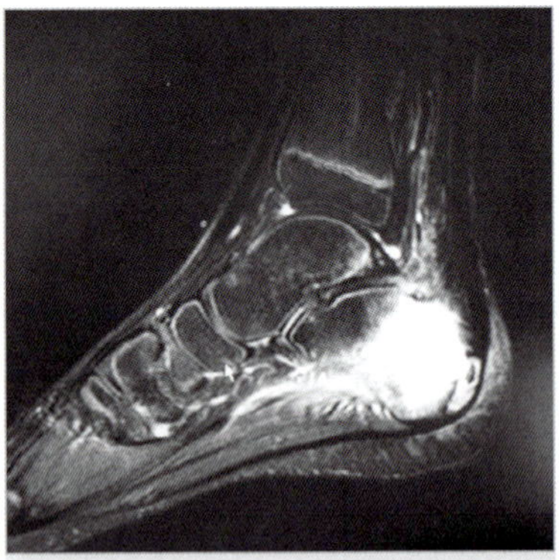

Abb. 85.1 MRT, rechter Fuß

85.4 Wie wird die Erkrankung behandelt?

Antworten und Kommentar auf Seite 341

Kind mit juckendem Hautausschlag

Es ist Wochenende, nach einer anstrengenden Arbeitswoche haben Sie ein freies Wochenende. Sie sind auf ein Familienfest eingeladen und treffen dort Ihre Cousine, die mit ihren beiden 4 Jahre und 10 Monate alten Kindern ebenfalls das Fest besucht. „Ich weiß, du bist gerade nicht im Dienst, aber darf ich dich mal was Medizinisches fragen?", spricht sie Sie an. Sie erzählt Ihnen dann, dass ihr vierjähriger Sohn seit etwa 3 Wochen einen stark juckenden Hautausschlag hat, er in der Nacht deshalb gar nicht schlafen kann. Der behandelnde Kinderarzt hat Neurodermitis diagnostiziert und verschiedene Pflegecremes aufgeschrieben. So richtig besser werde es damit aber nicht. Sie fragt sich, ob nicht vielleicht eine Allergie dahinterstecken kann, immerhin ist der Vater des Jungen Allergiker. Oder könnte es vielleicht auch mit dem Schwimmkurs zusammenhängen, den der Junge seit kurzem besucht? Sie bittet Sie, einen Blick darauf zu werfen. Die Haut des Jungen fühlt sich gut gepflegt an, Sie finden viele Kratzspuren und kleine rote Papeln verteilt am Körper. Besonders ausgeprägt sind die Effloreszenzen an den Füßen (s. Abb. 86.1).

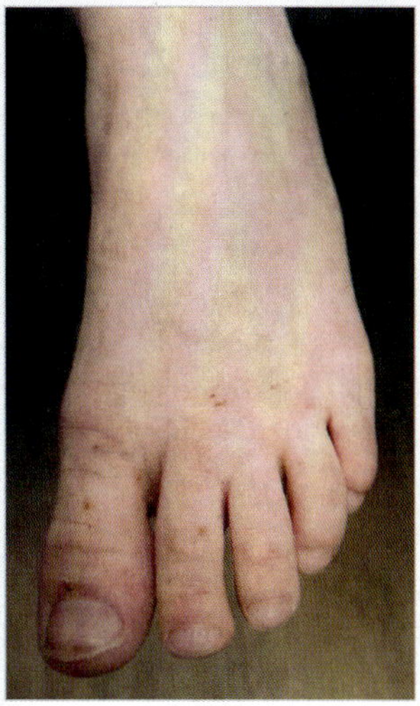

Abb. 86.1

86.1 Beschreiben Sie bitte die Hautveränderungen! Welche Differenzialdiagnosen fallen Ihnen ein? Begründen Sie!

Ihre Cousine erzählt dann weiter, dass seit wenigen Tagen nun auch die kleine Tochter einen seltsamen Ausschlag in der Achselhöhle entwickelt hat. Auch sie hat offenbar Juckreiz. Sie kratzt sich, sobald man sie auszieht und auch ihr Nachtschlaf ist gestört. Sie haben einen Verdacht und schauen sich die Haut der Kleinen genau an (s. Abb. 86.2).

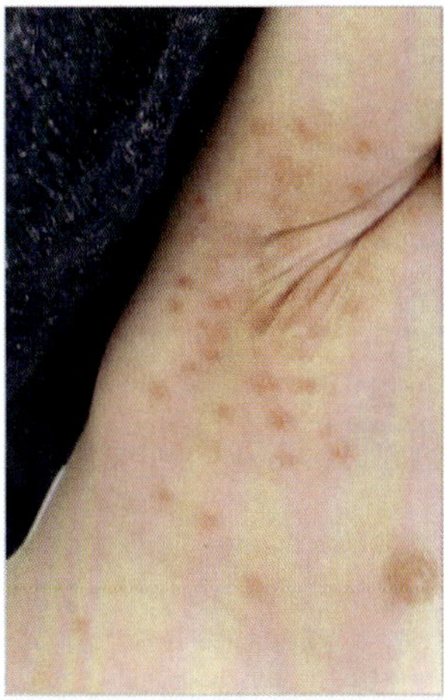

Abb. 86.2

86.2 Worauf achten Sie? Welche zusätzlichen Informationen brauchen Sie von der Mutter, um Ihren Verdacht zu bestätigen?

Bei der erneuten Inspektion der Haut finden Sie, wonach Sie suchen.

86.3 Sie sind sich nun sicher, worum es sich handelt. Erklären Sie der Mutter das Krankheitsbild.

86.4 Wie wird die Erkrankung behandelt? Worauf muss man achten?

Fall 87

Fragen

2 Kinder mit Leukokorie

Sie sind Weiterbildungsassistentin in der Praxis einer niedergelassenen Kollegin. Heute sollen Sie eine U3 durchführen, zum ersten Mal alleine, Ihre Kollegin schaut Ihnen dabei über die Schulter. Der 4 Wochen alte Säugling kam reif zu Welt, er ist das zweite Kind der Familie. In der Anamnese erfahren Sie, dass Schwangerschaft, Geburt und die ersten Wochen ohne Probleme vergangen sind. Im Vorsorgeheft sind auch keine Besonderheiten eingetragen. Auf Ihre Frage „Gibt es etwas, was Ihnen Sorgen macht?“, berichtet, der Vater, dass ihm vor einiger Zeit eine Art Schleier in den Augen des Kleinen aufgefallen sei. Nach Aussage der Hebamme sei dies aber nichts Besonderes.

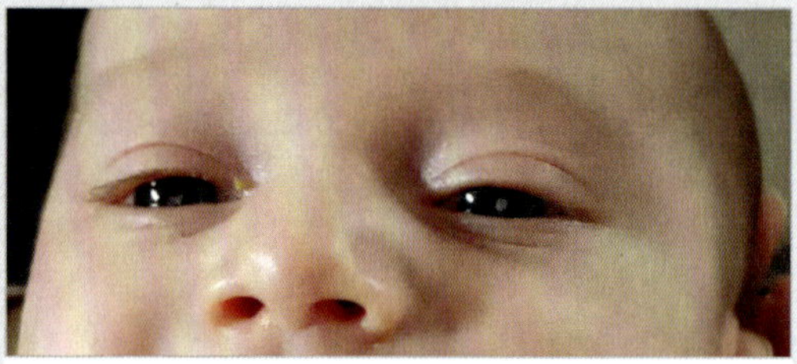

Abb. 87.1

Nach Wiegen und Vermessen des Säuglings beginnen Sie mit der Untersuchung. Sie haben Glück, der Kleine ist entspannt, schaut umher. Sie nutzen die Gelegenheit und inspizieren als Erstes die Augen des Jungen. Dabei fällt Ihnen folgender Befund auf (s. Abb. 87.1).

87.1 Beschreiben Sie bitte die Auffälligkeiten. Stellen Sie eine Verdachtsdiagnose! Welche Untersuchung können Sie durchführen, um Ihren Verdacht zu erhärten?

Weil Sie die Eltern nicht umsonst beunruhigen wollen, reichen Sie das Ophthalmoskop an Ihre Kollegin weiter. Sie untersucht die Augen des Jungen und bestätigt Ihnen mit einem Kopfnicken Ihren Verdacht.

87.2 Erklären Sie den Eltern nun, welchen dringenden Verdacht Sie haben. Erläutern Sie das Krankheitsbild, gehen Sie kurz auf Ursachen und Therapie ein.

Im weiteren Verlauf des Vormittags wird Ihnen ein fröhliches 3-jähriges Mädchen vorgestellt. Sie kommt zur U7a. Ihre medizinische Fachangestellte berichtet Ihnen, dass der Sehtest, den sie gerade schon durchgeführt hat, am rechten Auge auffällig war. Sie erfragen die Anamnese, die keine Besonderheiten ergibt und beginnen mit der Untersuchung. Wegen des auffälligen Sehtests führen Sie als erstes einen Brückner-Test durch.

87.3 Wie wird eigentlich der Brückner-Test durchgeführt? Bitte erläutern Sie kurz!

Tatsächlich zeigt sich schon wieder eine Auffälligkeit: Die Pupille des rechten Auges leuchtet weiß, nicht rot. Sie wiederholen den Test, sowohl aus der Nähe als auch aus Entfernung. Wieder leuchtet die rechte Pupille katzenaugenartig auf (s. Abb. 87.2).

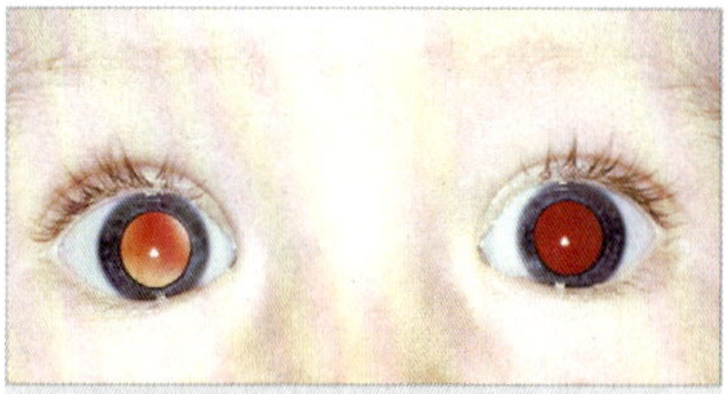

Abb. 87.2 (Quelle: Lang G, Esser J, Gareis O et al. Augenheilkunde. 6. Auflage. Stuttgart: Thieme; 2019)

87.4 Auf welches Krankheitsbild deutet diese Leukokorie hin? Erläutern Sie das Krankheitsbild kurz, nennen Sie dabei bitte weitere Symptome und gehen Sie kurz auf Diagnostik und Therapie ein!

Antworten und Kommentar auf Seite 347

Frühgeborenes mit entfärbtem Stuhl

Sie kommen nach Nachtdienstfrei und einem freien Wochenende zum Frühdienst auf der Neugeborenen-Intensivstation. Mit der Stationsschwester gehen Sie über die Station und lassen sich kurz berichten, was es Neues gibt: „Wir hatten 3 Neuaufnahmen am Wochenende, 2 reife Neugeborene mit Neugeboreneninfektion, ganz stabil bislang, da vorne an den Beatmungsplätzen eine 32. Woche am CPAP, 35 % Sauerstoff im Moment. Den Zwillingen aus der 29. SSW geht's übrigens gut, sie sind jetzt ohne Sauerstoff. Dort vorne im Wärmebett liegt noch ein Frühchen von 34 + 5 SSW. Es ist heute 7 Tage alt, Fototherapie bis vorgestern wegen Hyperbilirubinämie, ansteigendes direktes Bilirubin, gestern 1,9 mg/dl. Es soll heute Morgen nochmal eine Blutentnahme haben. Ach so, da müssen Sie sich bitte den Stuhl anschauen, der sieht komisch aus.", berichtet sie im Schnelldurchgang. Dieses Kind wollen Sie sich gleich anschauen und informieren sich schon mal in der Patientenkurve. Sie lesen, dass es das 4. Kind einer 34-Jährigen ist, die Schwangerschaft kompliziert verlaufen sei mit Frühgeburtsbestrebungen ab der 30. SSW, bei zunehmender Gestose dann nicht mehr zu stoppende Geburtsbestrebungen und rasche Spontangeburt nach 34 + 5 SSW, Geburtsgewicht mit 1970 g knapp unter der 10. Perzentile, postnatal gute Adaptation, suffiziente Spontanatmung, problemloser Nahrungsaufbau mit Muttermilch, teilsondiert. Ikterus beginnend am 2. Lebenstag, Fototherapie ab 4. Lebenstag für 2 Tage, keine Infektionszeichen, keine Hämolyse, γ-GT recht deutlich erhöht, Stoffwechselscreening abgenommen.

88.1 Worauf können die erhöhten Werte des konjugierten (direkten) Bilirubins hindeuten? Welche wichtigen Erkrankungen sollten Sie rasch ausschließen?

Sie untersuchen das Frühgeborene und erheben folgende Befunde: ikterisches Hautkolorit, deutlicher Sklerenikterus, Muskeltonus leicht hypoton, Hautturgor aber gut, Fontanelle im Niveau, Rekapillarisierungszeit 1 s, Herz und Lunge auskultatorisch unauffällig, Pulse seitengleich tastbar, Abdomen weich, Leber und Milz sind anstoßend palpabel, Nabel unauffällig, Greifreflexe auslösbar, keine syndromalen Stigmata.
Die Krankenschwester hat Ihnen die letzte Windel mit Stuhl zur Stuhlvisite bereitgelegt: Der Stuhl hat eine weißlich-graue Farbe, ähnlich wie Haferbrei, er ist also deutlich acholisch (s. Abb. 88.1).

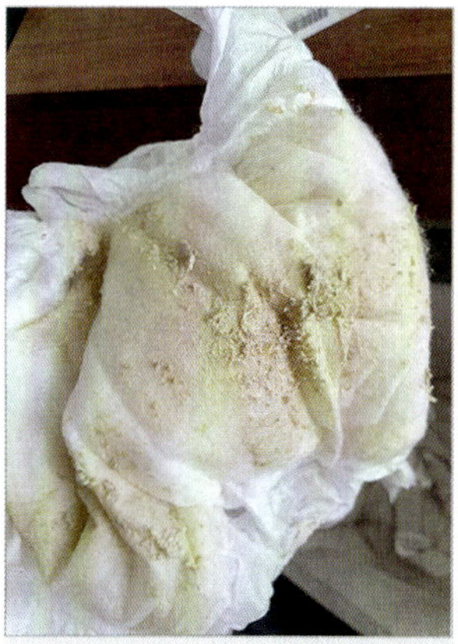

Abb. 88.1 (Quelle: Klucker E, Lurz E. Abklärung erhöhter Aminotransferasen (ALT und AST) im Kindesalter. Pädiatrie up2date 2022; 17(03): 217–233)

88.2 Welche weiteren Untersuchungen sind erforderlich?

Gemeinsam mit Ihrer Oberärztin führen Sie eine Sonografie des Abdomens durch. Eine Gallenblase lässt sich dabei nicht darstellen, obwohl das Kind für die Untersuchung 4 Stunden nüchtern gelassen wurde.

88.3 Welcher dringende Verdacht ergibt sich nun? Erläutern Sie bitte das Krankheitsbild.

88.4 Wie gehen Sie nun weiter vor? Welche Therapie muss nun veranlasst werden?

Antworten und Kommentar auf Seite 349

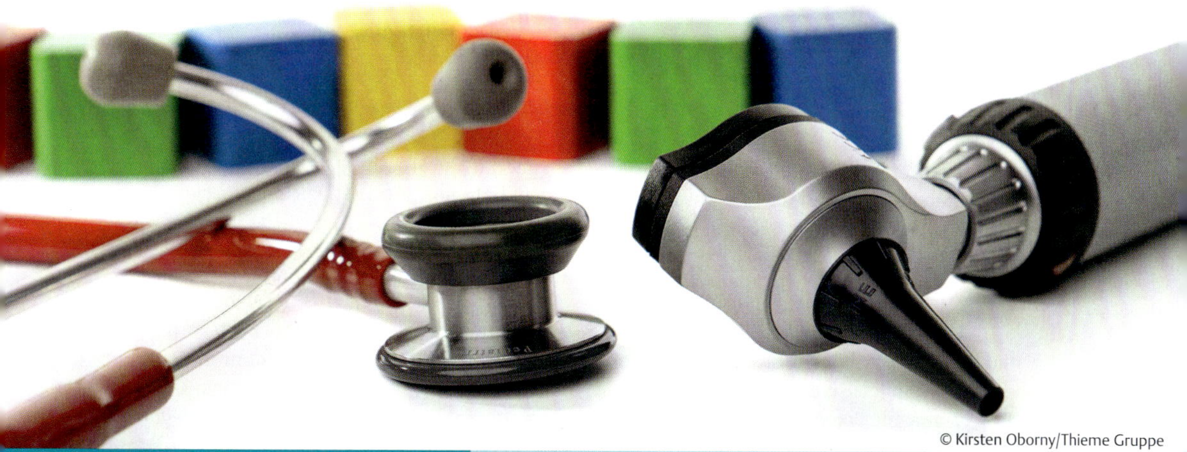

Antworten und Kommentare

Fall 1 Meningitis

1.1 Worauf achten Sie besonders bei der klinischen Untersuchung zur Abklärung des hohen Fiebers, der Kopf- und Nackenschmerzen und des Erbrechens?

- **Fieber**: Allgemeinzustand beurteilen (Hinweise auf akute schwere Infektion, Sepsis, Dyspnoe), Puls und Blutdruck (Schock), Haut (Turgor, Kolorit, Temperatur, Rekapillarisierungszeit, Marmorierung, Effloreszenzen, Petechien), Lymphknoten (vergrößert, druckdolent), Inspektion des Rachens (Rötung, Enanthem, Beläge, Tonsillenschwellung, Schleimstraße), Inspektion der Gehörgänge und Trommelfelle (Rötung, Gefäßinjektion, Vorwölbung, Retraktion, Tragusschmerz, Sekret), Thorax (Anhalt für Bronchopneumonie, z. B. Dyspnoe, Tachypnoe, Husten, feuchte Rasselgeräusche), Herz (Anhalt für Endokarditis, z. B. pathologische Geräusche), Abdomen (Druckschmerz, [schmerzhafte] Resistenzen, Nierenlagerklopfschmerz, Peritonismus, Organvergrößerungen, Darmgeräusche), Gelenke (Bewegungseinschränkung, Schwellung, Rötung)
- **Kopf- und Nackenschmerzen**: Inspektion (Kopfhaltung, Beweglichkeit, Schonhaltung, Lymphknotenschwellungen, Prellmarken, Pupillen), Druckschmerz (Mastoid bei V. a. Mastoiditis, Nervenaustrittpunkte des N. trigeminus bei V. a. Sinusitis, Muskelverspannungen), Klopfschmerz, Vorwölbungen, Stufen bzw. Eindellungen der Kalotte (Hämatom, Trauma), Meningismus-Prüfung (Brudzinski-Zeichen, Kernig-Zeichen, Lasègue-Zeichen, Nackensteifigkeit)
- **Erbrechen**: Qualität des Erbrochenen (Blut-/Schleim-/Gallebeimengungen), Abdomen (Druckschmerz, Resistenzen, Darmperistaltik), Hirndruckzeichen (Meningismus, Vigilanz, Pupillendifferenz, Pupillenreaktion auf Licht), Anzeichen für Dehydratation (Hautturgor, Feuchte der Schleimhäute, halonierte Augen, Lidschlagfrequenz), Azetongeruch in der Ausatemluft (Hinweis auf azetonämisches Erbrechen als Differenzialdiagnose des Erbrechens: schlanke Kinder neigen bei Infekten [u. a. durch schlechtes Ess- und Trinkverhalten] zur Ketonkörperbildung [„Hungerstoffwechsel"]. Die Acetonämie löst Erbrechen [„Azetonämisches Erbrechen"] aus. Aceton kann man in der Ausatemluft riechen und im Urin nachweisen.)

1.2 Interpretieren Sie den Befund! Welche Verdachtsdiagnose stellen Sie, welche Differenzialdiagnosen kommen in Betracht?

- In der Abbildung ist eine Überprüfung des Meningismus (**Brudzinski-Zeichen**) dargestellt. Hierbei wird der Kopf passiv nach vorn gebeugt, bei meningitischer Reizung kommt es schmerzreflektorisch (Meningen werden sensibel innerviert) zu einer Flexion in den Hüft- und Kniegelenken (positives Brudzinski-Zeichen, s. Abb. 1.1 Fallbeispiel). Hohes Fieber, Erbrechen, Kopf- und Nackenschmerzen sowie das positive Brudzinski-Zeichen legen die Verdachtsdiagnose **Meningitis** nahe.
- **Differenzialdiagnosen**: Enzephalitis; meningeale Reizung, z. B. bei benachbarten Infektionen (Otitis media, Sinusitis, Mastoiditis) oder Sonnenstich; intrakranielle Blutung; intrazerebrale Raumforderung.

1.3 Welche Untersuchungen führen Sie durch, um die Diagnose zu sichern?

- **ggf. kraniales CT oder MRT** bei Hinweisen auf erhöhten Hirndruck wie fokale neurologische Defizite, Krampfanfall, Bewusstseinstrübung, weite lichtstarre Pupillen, Lähmungen des III./VI. Hirnnerven, Hemiparese, pathologische Atmung, z. B. Apnoephasen oder Cheyne-Stokes-Atmung → Erhöhter Hirndruck kann während der Punktion zur Einklemmung der Kleinhirntonsillen und der Medulla oblongata im Foramen magnum mit lebensbedrohlicher Störung der Vitalfunktionen führen.
- **Lumbalpunktion**: wichtigste diagnostische Maßnahme; **keine** Durchführung bei erhöhtem Hirndruck, Blutgerinnungsstörung (Thrombopenie < 50 000/µl, Quick < 50 %, INR < 1,8, deutlich pathologische PTT), kardiovaskulärer Instabilität! Zur Technik der Punktion s. Kommentar. Typische Befunde s. Antwort zur Frage 1.5.
- **Liquordiagnostik**:
  - Beurteilung des Aspekts: Farbe (z. B. eitrig bei bakterieller Infektion, Blutbeimengung [z. B. artefiziell, Z. n. Hirnblutung → Dreigläserprobe zur Differenzierung]), Trübung (bakterielle Infektion, Proteinerhöhung), Gerinnsel (bei Z. n. Hirnblutung), Färbung (z. B. xanthochrom bei Z. n. Hirnblutung)
  - Bestimmung der Zellzahl

- Liquorzytologie: mikroskopische Untersuchung des Liquors, bei V. a. bakterielle Meningitis Gram-Färbung zur Differenzierung des Erregers
- Pandy-Test: qualitativer Nachweis von Eiweiß im Liquor
- Bestimmung von Liquorzucker (Liquorglukose/ Blutglukose-Relation [Normwert > 0,5]), Elektrolyten, Laktat (Normwert bis 1,9 mmol/l)
- Anlage einer Liquorkultur: Erregerdiagnostik, Antibiogramm

- **Labor**: Blutbild (Leukozytose mit Linksverschiebung bei bakterieller Infektion; Leukozytopenie mit Lymphozytose bei viraler Infektion), Entzündungsparameter (CRP, BSG bei bakterieller Infektion erhöht), Blutzucker, Elektrolyte, Blutgerinnung, Blutkultur (Nachweis bakterieller Erreger), Virusserologie.

1.4 Nennen Sie die verschiedenen Formen der Erkrankung und deren Ursachen!

- **eitrige (bakterielle) Meningitis (Meningitis purulenta):**
  - Neugeborene: B-Streptokokken, E.coli, selten Listerien
  - Säuglinge und Kleinkinder: Meningokokken, Pneumokokken, Haemophilus influenzae
  - Schulkinder, Jugendliche: Meningokokken, Pneumokokken
- **seröse (abakterielle) Meningitis (Meningitis serosa):**
  - Viren: häufig Echo- und Coxsackieviren (Enteroviren); selten Mumps-, FSME-, Adeno-, Polioviren u. a.
  - Bakterien: Borrelia burgdorferi, Mykobakterium tuberculosis
  - Pilze, Protozoen
  - Arzneimittelnebenwirkungen, wie z. B. nichtsteroidale Antiphlogistika, Kontrastmittel, verschiedene Antibiotika
- **sekundäre Meningitis:** bei fortgeleiteter eitriger Sinusitis, Otitis, Mastoiditis, Liquorfisteln nach Schädel-Hirn-Trauma, Hirnabszess; verschiedene Erreger.

1.5 Nennen Sie typische Liquorbefunde zur Unterscheidung der verschiedenen Formen!

s. Tab. 1.1

Tab. 1.1 Typische Liquorbefunde bei bakterieller und seröser Meningitis

	bakterielle Meningitis	**seröse Meningitis**
Aussehen	eitrig-trüb	klar
Zellzahl	meist > 1000/µl, v. a. neutrophile Granulozyten	meist < 1000/ µl, v. a. mononukleäre Zellen (Lymphozyten)
Eiweiß	↑ > 1 g/l (Pandy-Test positiv)	(meist) ↓ (Pandy-Test negativ)
Liquor-/ Blutglukose-Relation	< 0,5	meist ≥ 0,5; bei Tuberkulose, Borreliose, Listeriose
Laktat	↑	normal

Kommentar

Definition und Formen: Bei einer Meningitis handelt es sich um eine durch Bakterien, Viren, Pilze oder andere Erreger hervorgerufene akute Entzündung der Meningen an der Gehirnoberfläche. Man unterscheidet Meningitis purulenta, Meningitis serosa sowie sekundäre Meningitiden (s. Antwort zur Frage 1.4).

Ätiopathogenese: Je nach Alter des Kindes ist die Häufigkeit bestimmter Erreger unterschiedlich (s. Antwort zur Frage 1.4). Das Erregerspektrum kann bei Patient*innen mit bestimmten Dispositionsfaktoren (z. B. Immunsuppression, Asplenie) abweichen. So finden sich z. B. bei Patient*innen mit Asplenie v. a. bekapselte Bakterien wie Pneumokokken, Meningokokken und Haemophilus influenzae Typ B als Auslöser oder bei Patient*innen mit ventrikuloperitonealem Shunt Staphylococcus aureus und epidermidis. Bei den meisten bakteriellen Meningitiden handelt es sich um primäre (hämatogene) Meningitiden. Häufig geht der bakteriellen Meningitis ein respiratorischer Infekt voraus. Nach Besiedlung des Nasopharynx erfolgt die Invasion der Erreger ins Blut mit Absiedlung ins ZNS. Aber auch von anderen Infektionsherden (z. B. Osteomyelitis, Endokarditis) kann die hämatogene Streuung erfolgen. Sekundär bakterielle Meningitiden entstehen posttraumatisch

(z. B. nach Schädel-Hirn-Trauma), postoperativ (z. B. nach neurochirurgischen Eingriffen) oder als fortgeleitete Meningitiden (z. B. bei Mastoiditis, Sinusitis).

Klinik: Die typischen klinischen Symptome sind **Fieber**, **reduzierter Allgemeinzustand**, **Kopfschmerzen**, **Erbrechen** und **Nackensteifigkeit**. Weitere Symptome können sein: allgemeine Berührungsempfindlichkeit, Lichtscheu, Bewusstseinstrübung, Krampfanfälle, Hirnnervenlähmungen, evtl. auch Hautblutungen, bei Säuglingen eine vorgewölbte Fontanelle, Sepsis-Symptome.

Die Symptomatik kann schleichend, perakut oder akut einsetzen. Neugeborene, Patient*innen mit einer Abwehrschwäche oder nach neurochirurgischen Operationen zeigen oft geringe oder atypische Symptome.

Diagnostik: Neben der allgemeinen klinischen Untersuchung erfolgt die Überprüfung der Meningismus-Zeichen. Neben dem **Brudzinski-Zeichen** (s. Antwort zur Frage 1.2) kann das **Kernig-Zeichen** (Beugung der gestreckten Beine im Hüftgelenk führt zu reflektorischer Kniebeugung) positiv sein. Das **Lasègue-Zeichen** ist positiv, wenn eine Beugung des gestreckten Beins im Hüftgelenk bis 90° wegen Schmerzen nicht möglich ist. Stützt sich das sitzende Kind mit beiden Armen nach hinten ab („Dreibein") ist das **Amoss-Zeichen** positiv. Säuglinge zeigen evtl. eine opisthotone Körperhaltung (Kopf wird nach hinten überstreckt), Meningismus-Zeichen können beim Säugling aber auch gänzlich fehlen.

Zur Sicherung der Diagnose muss schon bei Verdacht auf eine Meningitis eine **Lumbalpunktion** durchgeführt werden (s. Antwort zur Frage 1.3).

Die Punktion wird am liegenden oder sitzenden Kind durchgeführt, nachdem die Punktionsstelle (zwischen L4 und L5) vorher, z. B. durch ein Pflaster mit anästhesierender Salbe, betäubt wurde. Das Unangenehmste an der Lumbalpunktion ist nicht unbedingt die Punktion, sondern die Körperhaltung, in der das Kind gehalten wird. Je nach Alter des Kindes (älteren Kindern bzw. Jugendlichen kann man das Vorgehen besser erklären) oder bei großer Angst des Kindes kann deshalb eine Sedierung kurz vor der Punktion (z. B. Chloralhydrat 10–30 mg/kg KG rektal als ED) den Eingriff für Kind – und Untersucher*in – erträglicher machen. Eine erfahrene Person sollte das Kind halten (s. Abb. 1.2). Hierbei ist wichtig, dass die Wirbelsäule ohne Seitabweichung gehalten wird. Erneut ertastet man sich die Punktionsstelle (gedachte Linie zwischen den beiden Darmbeinkämmen schneidet die Wirbelsäule in Höhe L3/L4, einen Interspinalabstand tiefer liegt die optimale Punktionsstelle) und markiert sie z. B. mit dem Fingernagel. Dann wird unter möglichst sterilen Bedingungen (sterile Handschuhe, Mundschutz, Punktionsstelle am besten mit gefärbtem Desinfektionsmittel und sterilen Tupfern 3-mal großzügig [von innen nach außen] desinfizieren) punktiert, d. h. die Punktionsnadel wird in Richtung Nabel vorgeschoben. Beim Durchstechen des Ligamentum flavum spürt man evtl. ein „Ploppen". Danach wird der Mandrin zurückgezogen und der Liquor üblicherweise in 3 sterile Röhrchen aufgefangen (ein Röhrchen für Liquorkultur und Gram-Färbung, ein Röhrchen für klinisch-chemische Analysen und Mikroskopie und ein Röhrchen für evtl. weitere Untersuchungen wie Serologien, PCR etc.). Bereits während der Punktion erhält man wichtige Informationen: Farbe, evtl. Trübung des Liquors. Diese Informationen helfen zusammen mit der mikroskopischen Untersuchung (Zellzahl, Differenzierung der Zellen, Nachweis von Bakterien), der Bestimmung der Liquorzucker-Blutzucker-Relation und dem Pandy-Test (Eiweißnachweis) zu entscheiden, ob es sich um eine bakterielle oder seröse Meningitis handelt (s. Antwort zur Frage 1.5). Es gibt auch bakterielle Meningitiden mit nur geringer Pleozytose. Erreger sind dann meist Borrelien, Mykobakterien u. a. Hier findet sich oft (v. a. bei Mykobakterien) ein stark erniedrigter Liquorzucker.

Da Pandy-Reagens hochgiftig ist, kann man auch einen Albuminteststreifen zum Nachweis des Eiweiß benutzen.

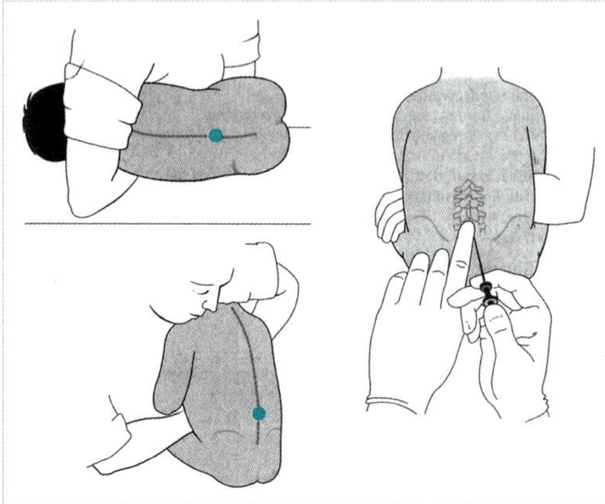

Abb. 1.2 Halten eines Klein- oder Schulkindes in liegender oder sitzender Position zur Lumbalpunktion (Quelle: nach Kerbl R, Kurz R, Roos R, Wessel L, Reiter K. Checkliste Pädiatrie. 5. Auflage. Stuttgart: Thieme; 2015)

Therapie: Bei **eitriger Meningitis** muss neben der Stabilisierung der Vitalfunktionen **sofort (!)** eine **antibiotische Behandlung** mit einem Breitbandantibiotikum, z.B. Ceftriaxon oder Cefotaxim, über mindestens 7 Tage eingeleitet werden. Bei Neugeborenen muss die Antibiotikatherapie neben B-Streptokokken auch Listerien und gram-negative Erreger erreichen. Deshalb ist die Kombination eines Cephalosporins der 3.Generation (Cefotaxim) mit Ampicillin oder Piperacillin sowie einem Aminoglykosid zu erwägen. Nach Vorliegen des Antibiogramms erfolgt ggf. eine Umstellung der Therapie.

Die Gabe von Dexamethason sollte 10–15 Minuten vor Beginn der Antibiotikatherapie erfolgen, um eine mögliche Jarisch-Herxheimer-Reaktion abzufangen. Sie dient außerdem als Hirnödemprophylaxe. Einheitliche Empfehlungen gibt es hierfür nicht. In klinischen und tierexperimentellen Studien ließ sich durch Kortisongabe ein positiver Effekt für die Hirndurchblutung und somit eine Verminderung der neurologischen Defizite (v.a. Hörschäden) insbesondere bei einer Meningitis durch Haemophilus influenzae Typ B nachweisen.

Die symptomatische und supportive Therapie erfolgt unter Intensivüberwachung mit Antipyretika (z.B. Paracetamol), Infusionstherapie und ggf. Antikonvulsiva. Die **abakterielle** oder **seröse Meningitis** wird **symptomatisch** durch Bettruhe, ggf. Antipyretika und Analgetika behandelt. Bei Nachweis von Herpesviren wird Aciclovir eingesetzt.

Meldepflicht: Verdacht, Erkrankung und Tod an einer Meningokokkenmeningitis sind laut Infektionsschutzgesetz namentlich innerhalb 24 Stunden an das zuständige Gesundheitsamt zu melden. Für Hib- oder Pneumokokkenmeningitis besteht keine Meldepflicht.

Prognose: Die Letalität bei eitriger Meningitis beträgt beim Neugeborenen 15%, bei älteren Kindern 5%. Bei Neugeborenen kommt es in 30%, bei älteren Kindern in bis 15% der Fälle zu Defektheilungen mit Folgeerkrankungen wie Krampfanfällen, Schwerhörigkeit, Hydrozephalus, Intelligenzminderungen.

Zusatzthemen für Lerngruppen

- Jarisch-Herxheimer-Reaktion
- Komplikationen der Meningitis
- Prophylaxe (Schutzimpfungen, Infektionsprophylaxe von Kontaktpersonen)
- Enzephalitis

Fall 2 Krupp-Syndrom

2.1 Welche Diagnose stellen Sie? An welche wichtige Differenzialdiagnose denken Sie?

- **Diagnose**: Krupp-Syndrom; Begründung: klinische Charakteristika (beim Erwachen bellender Husten, inspiratorischer Stridor, inter-/subkostale Einziehungen, kein Fieber)
- **Differenzialdiagnose**: akute Epiglottitis (Syn.: Laryngitis **supra**glottica).

2.2 Erläutern Sie die Ätiologie der Erkrankung und grenzen Sie sie zur Differenzialdiagnose ab!

- **Krupp-Syndrom**: meist **Virus**infektion (Parainfluenza-, Influenza-, RS-, Rhino- oder Adenoviren) mit entzündlicher, stenosierender Schwellung der Atemwegsschleimhaut der Stimmbänder und kaudal davon
- **akute Epiglottitis**: meist durch **Haemophilus influenzae Typ B** ausgelöste akute Entzündung der Epiglottis (s. Kommentar).

2.3 Beschreiben Sie die verschiedenen Schweregrade der Erkrankung! Welche Therapie ist jeweils indiziert?

s. Tab. 2.2.

Kommentar

Definition und Ätiopathogenese: Unter dem sog. „Krupp" verstand man früher die membranöse Laryngotracheitis bei Diphtherie. Alle anderen Kruppformen, wie z.B. die Laryngitis subglottica, wurden unter dem Begriff „Pseudokrupp" zusammengefasst. Seit die Diphterie durch Einführung der Impfung in den westlichen Industrienationen so gut wie nicht mehr auftritt, fasst man unter dem Krupp-Syndrom im Wesentlichen 3 akute Erkrankungen zusammen:

- viraler Krupp
- spasmodischer bzw. rezidivierender Krupp
- maligne Laryngotracheobronchitis (bakterielle Tracheitis, pseudomembranöse Laryngotracheobronchitis).

Tab. 2.2 Schweregrade des Krupp-Syndroms

Stadium	Symptome	Therapie
I	bellender Husten, ggf. Heiserkeit, leiser inspiratorischer Stridor, der bei Aufregung zunimmt	**Beruhigung, Kaltluftzufuhr** (z. B. **frische kalte Luft**, Eis aus dem Eisschrank holen und schlecken lassen)
II	Ruhestridor, beginnende Dyspnoe, juguläre Einziehungen, ängstlicher Gesichtsausdruck, periorale Blässe	**Beruhigung**, Kaltluftzufuhr, Gabe von Prednisolon (z. B. 100 mg rektal) oder Dexamethason oral 0,15 mg/kg KG; bei ausbleibender Besserung Inhalation von Adrenalin (1:1000; 2 ml in 2 ml NaCl 0,9 % über Feuchtverneblung)
III	Dyspnoe in Ruhe, ausgeprägte inter- und subkostale Einziehungen, Tachykardie	**ab Stadium III Krankenhauseinweisung**, Therapie sonst wie Stadium II, evtl. Sauerstoffgabe
IV	hochgradige Dyspnoe mit Zyanose und beginnender Ateminsuffizienz bis hin zur Bradykardie und Somnolenz, Erstickungsgefahr	zusätzlich Sedierung (*cave*: Atemdepression!), Intubation

Ihnen gemeinsam sind die Symptome **bellender Husten, Heiserkeit** und **inspiratorischer Stridor**. Ursache ist eine entzündliche Schwellung der Luftwegsschleimhaut, die vorwiegend subglottisch von den Stimmbändern bis in die Trachea reicht. Erreger s. Antwort zu Frage 2.2. Im Bereich des Ringknorpels, der ohnehin engsten Stelle der kindlichen oberen Luftwege, ist die Schwellung am stärksten ausgeprägt. Begünstigend (aber nicht auslösend!) können starke Luftverschmutzung, Witterungseinflüsse und passives Rauchen sein. Eine sekundäre bakterielle Superinfektion ist möglich. Am häufigsten sind Kinder im Vorschulalter betroffen, Kinder unter 6 Monate oder über 6 Jahre erkranken selten. Eine jahreszeitliche Häufung wird in den Monaten Oktober bis März beobachtet.

Klinik: Der **virale Krupp** beginnt meist mit Allgemeinsymptomen eines Luftweginfektes wie Fieber, Halsschmerzen, Schnupfen und Abgeschlagenheit. Diese Symptome können aber auch fehlen. Die entzündliche Schleimhautschwellung führt meist akut – überwiegend in den frühen Morgenstunden aufgrund des sinkenden Kortisolspiegels in der Nacht – zu den typischen Symptomen bellender Husten, Heiserkeit und inspiratorischem Stridor. Je nach Schwere der Luftwegsobstruktion (Einteilung in Schweregrade I bis IV, s. Antwort zu Frage 2.3) kommen Dyspnoe mit jugulären, sub- und intercostalen Einziehungen hinzu. Der Übergang in ein lebensbedrohliches Krankheitsbild mit Erstickungsgefahr ist zwar selten, aber dennoch jederzeit möglich. Tagsüber bessern sich die Symptome oder verschwinden sogar ganz, kehren in der folgenden Nacht allerdings erneut zurück. Die Erkrankung dauert zwischen 3 und 7 Tagen.

Der seltener auftretende **spasmodische oder rezidivierende Krupp** ist durch rezidivierendes Auftreten (3 bis 50 Attacken) der Symptome ohne Zeichen eines Virusinfektes charakterisiert. Auch hier treten die Attacken besonders nachts auf und dauern zwischen 1 und 6 Stunden. Überdurchschnittlich häufig kann man bei den betroffenen Kindern ein hyperreagibles Luftwegssystem, Atopie und Übergang zum Asthma bronchiale nachweisen.

Die seltene **maligne Laryngotracheobronchitis** wird bakteriell (Staphylococcus aureus, Haemophilus influenzae, Pneumokokken, Streptokokken) verursacht und ist durch eine massive Schleimhautschwellung mit mukopurulentem Exsudat und gelegentlichen pseudomembranösen Belägen an der Trachealschleimhaut charakterisiert. In 5–10 % der Fälle kann diese Erkrankung letal verlaufen.

Diagnostik: Die Diagnose ist anhand der klinischen Zeichen meist ohne Schwierigkeiten zu stellen.

Differenzialdiagnosen: Die wichtigste Differenzialdiagnose ist die **akute Epiglottitis**, die meist durch **Haemophilus influenzae Typ B** ausgelöst wird. Sie ist seit Einführung der Hib-Impfung sehr selten geworden. Aber auch bei geimpften Kindern kann die akute Epiglottitis auftreten, da auch andere Erreger wie Staphylococcus aureus, Pneumokokken und hämolysierende Streptokokken dieses Krankheitsbild hervorrufen können. Beim schwer kranken, meist **hoch fiebernden** Kind finden sich inspiratorischer Stridor, **Schluckstörungen** mit Speichelfluss, kloßige Sprache und zunehmende Dyspnoe. Das Kind ist dabei auffallend ruhig und blass, **bellender Husten fehlt meist**. Das Kind muss zügig in sitzender Position mit Sauerstoffinsufflation in die nächste Kinderklinik transportiert werden. Die Inspektion des Rachens sollte nur in Reanimations- und Intubationsbereitschaft erfolgen, da ein hohes Risiko für einen reflektorischen Herzstillstand bzw. Erstickungsgefahr besteht. Bei gesicherter Diagnose erfolgt die Intubation, ggf. ist sogar eine Tracheotomie notwendig, sowie eine antibiotische Behandlung (z.B. mit Cefotaxim).

Die **Kehlkopf-Diphtherie** („echter Krupp"), ausgelöst durch Corynebacterium diphtheriae, ist eine weitere Differenzialdiagnose. Sie ist in Europa seit Einführung der Impfung sehr selten geworden. Charakteristisch sind zunehmende Heiserkeit, bellender Husten, Dyspnoe mit inspiratorischem Stridor, Zyanoseanfälle sowie ausgeprägte Unruhe. Abgelöste Pseudomembranen (= konfluierende, schwer ablösbare, grau-weiße Beläge auf den Tonsillen) können den Kehlkopfeingang verlegen und so zu lebensbedrohlichen Erstickungsanfällen führen. Neben der antibiotischen Behandlung mit Penicillin über 14 Tage muss **sofort** eine Behandlung mit **Diphtherie-Antitoxin** begonnen werden, um die lebensgefährlichen Organkomplikationen (z.B. Myokarditis, Polyneuritis, Nephritis, Gefäßschäden mit diffuser Blutungsneigung) zu verhindern.

Therapie: Die Therapie richtet sich nach dem Schweregrad der Erkrankung (s. Antwort zur Frage 2.3). Grundsätzlich sollte man versuchen **ruhig** zu bleiben sowie Kind und Eltern zu beruhigen. Ein sehr aufgeregtes Kind muss evtl. auch sediert werden (z.B. mit Chloralhydrat).

Schon vor Eintreffen des Arztes/der Ärztin beim Kind kann den Eltern für zu Hause empfohlen werden, das Kind kühle Luft einatmen zu lassen, indem die Eltern das Kind warm einpacken und sich mit ihm ans weit geöffnete Fenster stellen. Man kann z.B. auch vom Kind ein Eis aus der Kühltruhe holen lassen. Eisessen wirkt beruhigend auf das Kind, das **Einatmen der kalten Luft bringt Linderung**.

Invasive Maßnahmen (Racheninspektion, Blutentnahme usw.) sollten vermieden werden, denn jede Aufregung (fast jedes Kind weint und wehrt sich gegen Racheninspektion und Blutentnahme) verstärkt die Atemnot des Kindes. **Glukokortikoide und inhalatives Adrenalin** zum Abschwellen der Schleimhäute sind **Mittel der Wahl**. Die Wirkung des vernebelten Adrenalins oder Epinephrins setzt nach etwa 10 Minuten ein, lässt aber bereits nach etwa 30 Minuten wieder nach. Es kann also innerhalb der ersten Stunden nach dem Krupp-Anfall zu erneuter Symptomatik kommen. Daher ist die Indikation zur stationären Behandlung großzügig zu stellen!

Bei begleitender Rhinitis erweisen sich abschwellende Nasentropfen als vorteilhaft. Die erhöhten Atemanstrengungen bei verlegter Nasenatmung verstärken die Krupp-Symptomatik durch Kollaps der ohnehin schon entzündlich eingeengten oberen Luftwege. Dieser Pathomechanismus lässt sich durch abschwellende Nasentropfen verhindern.

Bei Hinweisen auf eine bakterielle Superinfektion sollte eine antibiotische Behandlung, z.B. mit Amoxicillin, erfolgen.

Prognose: Die Prognose ist gut, sofern die Behandlung rechtzeitig und adäquat erfolgt. Intubation und Beatmung sind seit der routinemäßigen Behandlung mit Glukokortikoiden und Adrenalininhalationen sehr selten geworden.

Zusatzthemen für Lerngruppen

- Diphtherie

Fall 3 Fieberkrampf

3.1 Welche Verdachtsdiagnose stellen Sie? Was haben Sie den Eltern erklärt, um sie zu beruhigen?

- **Fieberkrampf:** Begründung: Alter des Patienten, hohes Fieber, tonisch-klonischer Krampfanfall
- **Aufklärung und Beratung der Eltern**: Man erklärt den Eltern zunächst, dass es sich um einen Fieberkrampf handelt. Es ist immer wichtig, die Diagnose zu benennen und zu erläutern! Da sich „Krampf" für die Eltern jedoch schrecklich anhört und sie sofort an schwer behinderte Kinder denken lässt, ist Beruhigung ganz wichtig: Fieberkrämpfe sind in der Regel harmlos. Die Krampfschwelle sinkt bei hohem Fieber. Kinder, die eine Bereitschaft dazu haben, können einen Krampfanfall erleiden. Dieser tritt meist im schnellen (!)

Fieberanstieg auf, oft ist er sogar das erste Symptom für das Fieber! Fieberkrämpfe verlaufen in den seltensten Fällen schwer oder kompliziert. Sie sistieren fast immer spontan nach wenigen Minuten und bleiben in der Regel folgenlos!

3.2 Welche Sofortmaßnahmen ergreifen Sie?

- **bei anhaltendem Krampfgeschehen oder fortbestehender Krampfbereitschaft** (= unruhiges Kind, welches auf Ansprache nicht adäquat reagiert, starr in die Ferne blickt, nestelt, schmatzende Laute von sich gibt – individuell sehr unterschiedlich und schwer zu definieren, merkt man aber instinktiv sofort, v. a. hellhörig werden, wenn die Eltern meinen, sie würden ihr Kind noch nicht wiedererkennen!):
  - Gabe von Antipyretika, z. B. Paracetamol Supp (10–15 mg/kg KG; Tageshöchstdosis 60 mg/kg KG)
  - Gabe von Antikonvulsiva, z. B. Diazepam rektal (5 mg bei Kindern < 15 kg KG, 10 mg bei Kindern > 15 kg KG; 2. Gabe nach 10 Minuten möglich)
  - falls Anfall nach 5 min nicht sistiert: Clonazepam i. v. (0,01–0,05 mg/kg KG; 2. Gabe nach 10 Minuten möglich) oder Lorazepam i. v. (0,05 mg/kg KG; 2. Gabe nach 10 Minuten möglich)
  - falls Therapie weiterhin erfolglos: Therapie wie bei Status epilepticus (Levetiracetam 40 mg/kg KG i. v. als Kurzinfusion oder Phenobarbital 15 mg/kg KG i. v.)
- **bei bereits sistiertem Anfall**: immer **rektal** Fieber messen! Temperatur > 38,5 °C **Fieber senken**:
  - **Paracetamol**: 10–15 mg/kg KG rektal oder als Saft; höchstens alle 6 Stunden, da sonst die Gefahr einer Paracetamolintoxikation besteht; sollte das Kind zusätzlich an einer Gastroenteritis erkrankt sein, ist Saft günstiger; sollte die letzte Paracetamolgabe kürzer als 6 Stunden zurückliegen, alternativ **Ibuprofengabe** (8–10 mg/kg KG als Saft, Tageshöchstdosis 30 mg/kg KG)
  - lockere Kleidung, leichte Decke.

3.3 Welche diagnostischen Maßnahmen sollten eingeleitet werden?

- **Stationäre Aufnahme**, da das Wiederholungsrisiko innerhalb der ersten 48 h am höchsten ist (v. a. im Fieberanstieg, den erkennen die meisten Eltern zu spät, außerdem stehen sie noch unter „Schock") und adäquate Diagnostik nur so möglich ist!
- Nach **Fieberursache suchen!** Körperliche Untersuchung (u. a. **Meningismus prüfen!**) und Anamnese (Fremdanamnese: ähnliche Ereignisse)
- **Labor**: Entzündungsparameter (CRP, BSG), Blutbild, Blutzucker, Elektrolyte, Blutgasanalyse; evtl. Blutkultur; Harn (Teststreifen, Infektion)
- **Lumbalpunktion**: bei Säuglingen, kompliziertem Fieberkrampf (s. Frage 3.4), Meningismus, anhaltender Bewusstseinsstörung, fehlenden Impfungen (v. a. Hib, Pneumokokken, Meningokokken) zum Ausschluss einer entzündlichen Erkrankung des ZNS
- **EEG**: beim unauffälligen Kind und unkomplizierten Fieberkrampf nicht unbedingt erforderlich, kann aber zur Beruhigung der Eltern sinnvoll sein; dann am besten erst 2 bis 3 Wochen postiktal (zum Ausschluss einer zugrundeliegenden Epilepsie); *Ausnahme*: komplizierte Fieberkrämpfe (zum Ausschluss eines Herdbefundes), hier sofort EEG.

3.4 Man unterscheidet 2 Formen dieses Krankheitsbildes. Erläutern Sie diese!

- **einfacher Fieberkrampf**:
  - generalisierter, tonisch-atonischer oder tonisch-klonischer Krampfanfall bei Fieber
  - Dauer ≤ 15 min
  - Häufigkeitsgipfel zwischen 14. und 18. Lebensmonat
- **komplizierter Fieberkrampf** (mindestens 1 Kriterium muss erfüllt sein):
  - fokaler Krampfanfall oder fokaler Beginn des Krampfanfalls
  - zerebrale Vorschädigung
  - Dauer > 15 min
  - postiktal Paresen
  - > 1 Anfall innerhalb von 24 h
  - > 4 Rezidivanfälle
  - persistierende EEG-Veränderungen
  - Alter < 6 Monate oder > 6 Jahre.

Kommentar

Definition und Formen: Fieberkrämpfe zählen zu den **epileptischen Gelegenheitsanfällen**, die im Säuglings- und Kleinkindesalter auftreten und mit Fieber verbunden sind. Formen s. Antwort zur Frage 3.4.

Ätiopathogenese: Die Pathogenese ist bislang ungeklärt. **Fieber erniedrigt die individuelle Krampfschwelle.** Diese Krampfschwelle ist altersabhängig und vermutlich auch genetisch determiniert, da eine familiäre Häufung von Fieberkrämpfen beobachtet

Lösungen

werden kann. Bei etwa 4% der Fälle entwickelt sich im weiteren Verlauf eine Epilepsie.

Klinik: s. Antwort zur Frage 3.4.

Diagnostik: s. Antwort zur Frage 3.3. Nicht alle zerebralen Krampfanfälle, die mit Fieber einhergehen, sind Fieberkrämpfe. Ausgeschlossen werden müssen v. a. symptomatische Krampfanfälle bei entzündlichen Erkrankungen des ZNS (Meningitis, Enzephalitis). Daher muss hier bei Verdacht eine **Lumbalpunktion** erfolgen. Bei einem Fieberkrampf im **1. Lebensjahr** muss **immer** eine Lumbalpunktion zum Ausschluss einer Meningitis durchgeführt werden, da Säuglinge nicht immer spezifische Meningismus-Symptome zeigen!

Therapie und Prophylaxe: Fieberkrämpfe sistieren meist spontan nach wenigen Minuten. Eine kausale Therapie ist nicht bekannt. Fieber und Fieberursache werden **symptomatisch** behandelt. Den Anfall unterbricht man durch Gabe von Diazepam rektal, ggf. mit Clonazepam oder Lorazepam (s. Antwort zur Frage 3.2).

Für **zu Hause** empfiehlt man den Eltern, **frühzeitig fiebersenkende Maßnahmen** (medikamentös, s. Antwort zur Frage 3.2) zu ergreifen. Dies ist jedoch oft nicht möglich, da **Krampfanfälle häufig das erste Symptom** eines schnellen Fieberanstiegs darstellen. Diazepam-Rectiolen für den Notfall verordnet der Kinderarzt/die Kinderärztin. Bei rezidivierenden oder komplizierten Fieberkrämpfen und pathologischem Korrelat im EEG sollte über eine antikonvulsive Prophylaxe nachgedacht werden.

Prognose: Die Prognose ist in der Regel gut, nach dem 6. Lebensjahr treten Fieberkrämpfe nur noch sehr selten auf. Das Wiederholungsrisiko eines Fieberkrampfes beträgt etwa 30% und ist bei positiver Familienanamnese, Anfällen im 1. Lebensjahr und Veränderungen im EEG erhöht. In 3–4% der Fälle entwickelt sich eine Epilepsie. Ein erhöhtes Risiko findet sich bei positiver Familienanamnese, zerebraler Vorschädigung, komplizierten und wiederholten Fieberkrämpfen sowie konstant pathologischen EEG-Veränderungen.

Zusatzthemen für Lerngruppen

- Epilepsie (fokale, generalisierte Anfälle; Therapie)
- EEG
- Meningitis, Enzephalitis
- Lumbalpunktion (Technik; Liquordiagnostik)

Fall 4 Schwere Exsikkose bei akuter Gastroenteritis

4.1 Welche Diagnose stellen Sie?

Schwere Exsikkose bei akuter Gastroenteritis; Begründung: massiver Flüssigkeitsverlust durch rezidivierendes Erbrechen, wässrige Durchfälle und Fieber: hierdurch trockene Haut/Schleimhäute, blass-graues, marmoriertes Hautkolorit, verlängerte Rekapillarisierungszeit (> 3 s), halonierte Augen, Gewichtsverlust, Apathie, seltener Lidschlag, stehende Hautfalten, Tachykardie, Blutdruck vermindert, Hypernatriämie, Hämatokrit erhöht, Oligurie.

4.2 Erläutern Sie die verschiedenen Formen und Schweregrade dieses Krankheitsbildes! Welche Form und welcher Schweregrad liegt bei dem Säugling vor?

- **Formen der Dehydratation**:
  - *isotone Dehydratation*: Verlust von Wasser und Elektrolyten im Verhältnis wie im Serum, z. B. bei Gastroenteritis, Blutverlusten → Natriumwerte im Normbereich
  - *hypotone Dehydratation*: Elektrolytverlust größer als Flüssigkeitsverlust, z. B. bei Mukoviszidose, präterminaler Niereninsuffizienz, adrenogenitalem Syndrom, akuter Gastroenteritis, inadäquater Infusionstherapie → Hyp**o**natriämie (Na < 132 mmol/l)
  - *hypertone Dehydratation*: Wasserverlust größer als Elektrolytverlust, z. B. bei Nahrungsverweigerung, Hyperpyrexie, Diabetes mellitus, Diabetes insipidus, mangelnder Ernährung/Flüssigkeitszufuhr → Hyp**er**natriämie (Na > 145 mmol/l)
- **Schweregrade der Dehydratation**:
  - *leichte Dehydratation*: Gewichtsverlust < 5% des Körpergewichts; Klinik: Durst, Hautturgor normal bis ↓, Schleimhäute noch feucht
  - *mittelschwere Dehydratation*: Gewichtsverlust 5–9% des Körpergewichts; Klinik: reduzierter Allgemeinzustand, Hautturgor deutlich vermindert, Schleimhäute trocken, halonierte Augen, Oligurie

Tab. 4.1 Klinischer Dehydratations-Scale für Kinder (CDS for children)

Besonderheiten	0	1	2
allgemeines Erscheinungsbild	normal	durstig, unruhig oder lethargisch, aber Reaktion auf Berührung	schläfrig, schlaff, kalt, oder verschwitzt, ± komatös
Augen	normal	leicht eingesunken	sehr eingesunken
Schleimhäute, Zunge	feucht	klebrig	trocken
Tränen	Tränen	Tränen nachlassend	Tränen fehlend

0 = keine Dehydratation, 1–4 = leichte Dehydratation, 5–8 = moderate/schwere Dehydratation
CDS = clinical dehydration scale
Quelle: Benoit B, Bravel J, Goldman RD et al. External Validation of the Clinical Dehydration Scale for Children With Acute Gastroenteritis. Acad Emerg Med 2010; 17 (6): 583–588 (eigene Übersetzung)

- *schwere Dehydratation*: Gewichtsverlust ≥ 10 % des Körpergewichts; Klinik: Schock (Blutdruck ↓, Tachykardie), Somnolenz bis Bewusstseinsverlust, stehende Hautfalten, Schleimhäute sehr trocken, Oligurie bis Anurie
- Zur Einschätzung des Schweregrades der Dehydratation kann der CDS (clinical dehydratation scale) herangezogen werden (siehe Tab. 4.1). Er gilt für Kinder von 0 bis 8 Jahren.
- Bei dem Säugling liegt eine hypertone, schwere Dehydratation vor, da die Natriumkonzentration > 150 mmol/l ist und der Gewichtsverlust mehr als 10 % und der CDS 7 beträgt.

4.3 Welche Therapie leiten Sie ein?

- **Infusionstherapie: Basisbedarf + Defizit + anhaltende Verluste**
  - **Basisbedarf**: abhängig vom Gewicht des Kindes; addiert sich aus den einzelnen Empfehlungen
    - für die ersten 10 kg: 100 ml/kg KG/d
    - für die nächsten 10 kg: zusätzlich 50 ml/kg KG/d
    - ab dem 20. kg: zusätzlich 20 ml/kg KG/d
    - z. B. 25 kg Körpergewicht: 1000 ml + 500 ml + 100 ml = 1600 ml
  - **Defizit**: bei milder Dehydratation 50 ml/kg KG/d, bei schwerer Dehydratation 100 ml/kg KG/d
  - **anhaltende Verluste**:
    - Fieber: pro 1 °C (> 37 °C) zusätzlich 10 ml/kg KG/d
    - Diarrhoe/Erbrechen: pro Erbrechen oder wässrigen Durchfall 10 ml/kg KG
- Hieraus ergibt sich folgende Berechnung für den Patienten im vorliegenden Fallbeispiel:
  - Basisbedarf: 8,2 kg · 100 ml/kg KG/d = **820 ml/d**
  - Defizit: schwere Dehydratation: 8,2 · 100 ml = 820 ml; *cave:* Wasserverlust langsam ausgleichen (s. Antwort zur Frage 4.4), daher diese Menge auf 48 h verteilen, d. h. 820 ml : 2 = **410 ml/d**
  - anhaltende Verluste: 10 ml/kg KG/d/1 °C Temperaturerhöhung = 82 ml · 2 = **164 ml**; bei anhaltendem Erbrechen/Diarrhoe: 10 ml/kg KG pro Erbrechen/wässrigem Durchfall
  - **insgesamt 1394 ml/d.** Aufgerundet wird man 1400 ml/d ersetzen.
- **Behandlung der Gastroenteritis bei milchernährten Säuglingen:** voll gestillte Säuglinge werden weiter an der Brust gestillt, denn Muttermilch wird auch bei Gastroenteritis gut vertragen; Flaschen-ernährte Säuglinge erhalten ihre normale Säuglingsmilch. Der Kostaufbau soll frühzeitig innerhalb der ersten 4 bis 6 Stunden nach Rehydratationsbeginn begonnen werden, denn prolongierte Diät schädigt die Darmschleimhaut weiter, ein Postenteritis-Syndrom mit chronischen Durchfällen und Gedeihstörung droht. Die Rehydratisierung erfolgt oral, bei mittelschwerer und schwerer Dehydratation wird zusätzlich i. v. Flüssigkeit substituiert (Elektrolyt-Glukose-Lösungen).
- **Erregeridentifikation** (= Streitfrage von Klinik zu Klinik): jedoch
  - immer, wenn der Säugling nicht isoliert in der Klinik untergebracht werden kann
  - immer bei Blutauflagerungen auf dem Stuhl

- immer, wenn der Säugling die Enteritis während des Aufenthalts auf der Intensivstation entwickelt und vorher mit anderen Kindern im Zimmer lag.
- **Antibiotikatherapie:** nur in Ausnahmefällen indiziert, z. B. schwerer septischer Verlauf bei Salmonelleninfektion, bei Nachweis von Campylobacter, Shigellen, Amöben und Gardia lamblia im Stuhl bei Kindern mit Immundefekten. Die Auswahl des Antibiotikums richtet sich nach dem Antibiogramm. Bei Salmonellen und Shigellen wird in der Regel Ceftriaxon oder Azithromycin, bei Campylobacter Azithromycin und bei Nachweis von Gardia lamblia Metronidazol eingesetzt.

4.4 Worauf müssen Sie bei der Rehydratisierung achten?

- Ausgleich der Wasser- und Elektrolytverluste innerhalb von 48 h anstreben, nicht schneller! *cave*: zur Vermeidung eines Hirnödems bei hypernatriämischer Dehydratation Wasserverlust nur relativ langsam ausgleichen, Natriumserumkonzentration soll um 0,5–0,6 mmol/l/h absinken; daher initial isotone Kochsalzlösung infundieren (NaCl 0,9 %), im Therapieverlauf halb-isotone Kochsalzlösung (NaCl 0,9 % : Glukose 5 % = 1 : 1) bis zur Normalisierung der Natriumwerte
- Laborkontrollen (Elektrolyte, BGA) alle 4–8 h bei schwerer Exsikkose/Azidose
- Kaliumsubstitution (falls erforderlich) erst ab Beginn der Urinausscheidung!

Kommentar

Definition und Einteilung: Unter einer **Dehydratation** versteht man den Verlust von Körperwasser durch gesteigerte renale, gastrointestinale, pulmonale oder perkutane Ausscheidung ohne entsprechende Zufuhr. Eine **Toxikose** ist die schwerste Form des Säuglingsdurchfalls mit **Dehydratation**, **Azidose** und **Bewusstseinstrübung**. Dehydratationszustände werden nach Form und Schweregrad beurteilt (s. Antwort zur Frage 4.2).

Ätiologie: s. Antwort/Beispiele zur Frage 4.2. Ursachen akuter Durchfälle im Kindesalter sind gastrointestinale Infektionen mit Viren (z. B. Rota-, enterale Adenoviren, Noro-Viren), Bakterien (z. B. darmpathogene E. coli, Salmonellen, Shigellen) oder Parasiten (z. B. Cryptosporidium). Weiterhin können sie bei Lebensmittelvergiftungen (Toxine von z. B. Staphylococcus aureus, Clostridium perfringens), gestörter Darmflora nach antibiotischer Therapie, eosinophiler Gastroenteritis, alimentär bedingt (z. B. hyperosmolare Getränke, Fruchtsäfte) sowie begleitend bei fokalen (z. B. Osteomyelitis, Mastoiditis) oder Allgemeininfektionen (z. B. Respirationstrakt, Urogenitaltrakt) auftreten.

Pathogenese: Neugeborene, Säuglinge und Kleinkinder sind durch eine akute Dehydratation besonders gefährdet, da sie täglich einen relativ großen Wasserumsatz haben. Daher reagieren sie auf Flüssigkeitsverluste (z. B. Diarrhoe, Erbrechen, Polyurie, Fieber) oder verminderte Flüssigkeitszufuhr (z. B. Trinkverweigerung) sehr schnell mit klinischen Symptomen.

Eine Hypovolämie kann zum **Schock** führen. Hierbei führt der Volumenverlust mit Verringerung des Herzminutenvolumens über eine vermehrte Katecholamin-Ausschüttung kompensatorisch zu peripherer Vasokonstriktion, Tachykardie, Tachypnoe und Umverteilung des verbleibenden Blutvolumens von Muskulatur, Splanchnikusgebiet, Haut und Nieren zugunsten von Herz und Gehirn (Makrozirkulationsstörung, Stadium der **Zentralisation**). In der Folge kommt es zur peripheren Gewebehypoxie und -azidose. Ohne adäquate Therapie geht diese erste Schockphase in die zweite Schockphase, das Stadium der Mikrozirkulationsstörung über. Die Gewebeazidose bedingt eine präkapilläre Vasodilatation sowie eine erhöhte Gefäßpermeabilität mit konsekutivem Verlust von Flüssigkeit, Proteinen und Elektrolyten in das Interstitium (Gewebeödem). Dies führt zur Verstärkung der Zellhypoxie und Hypovolämie (**Circulus vitiosus**) mit Blutdruckabfall, Herzinsuffizienz, Bewusstseinsstörungen und gestörter Nierenfunktion. Es entwickelt sich eine Schocklunge (ARDS) mit Lungenödem und respiratorischer Insuffizienz. Unbehandelt entsteht hieraus die dritte und irreversible Schockphase mit Multiorganversagen.

Klinik: Typische Symptome der Toxikose sind **Gewichtssturz**, **halonierte Augen**, **trockene Haut und Schleimhäute**, langsam verstreichende oder stehende Hautfalten, blasses Hautkolorit, **Olig- bis Anurie**, evtl. **Tachykardie** mit Blutdruckabfall bis hin zum Schock, beim Säugling zusätzlich eine eingesunkene Fontanelle. Bei länger bestehender Erkrankung entwickelt sich eine Azidose mit tiefer thorakaler Atmung (sog. Kussmaul-Atmung). Die Bewusstseinseintrübung ist erkennbar an starrem Blick in die Leere mit seltenem Lidschlag, herabgesetzter Reaktion auf äußere Reize, aber auch schrillem Schreien, Hypo- oder Hyperreflexie sowie Krampfbereitschaft.

Diagnostik: Neben der **Anamnese** und der klinischen Untersuchung, bei der insbesondere **Haut** (Turgor, Farbe, Rekapillarisierungszeit) und **Schleimhäute**, **Kreislaufparameter** (Puls, Blutdruck) und **Bewusstseinslage** beurteilt werden, bestimmt man den Schweregrad der Dehydratation am besten durch den **Gewichtsverlust**, die Form der Dehydratation durch die **Serum-Natrium-Konzentration**.

Im **Labor** sollten Elektrolyte (Na, K, Cl), Hämatokrit, Kreatinin, Blutgase und Blutzucker bestimmt werden, bei Gastroenteritiden erfolgt ggf. der Versuch der mikrobiologischen Erregeridentifikation.

Therapie: Bei milchernährten Säuglingen s. Antwort zur Frage 4.3. Bei **leichter Exsikkose** (Gewichtsverlust < 5 %) steht die **orale Rehydratisierung** mit Elektrolytlösungen im Vordergrund. Bei Trinkverweigerung kann die Rehydratisierung auch über eine Ernährungssonde erfolgen. Besonders bei Säuglingen erfordert die praktische Durchführung der oralen Rehydratation Aufmerksamkeit und Geduld. Die Rehydratationslösung sollte am besten gekühlt sein und löffelweise alle paar Minuten zugeführt werden. Auch wenn das Kind während der Rehydratation erbrechen muss, ist es wichtig, weiterzumachen, da im Magen trotz des Erbrechens Flüssigkeit resorbiert wird. Hausmittel wie z. B. Cola-Getränke sind nicht zu empfehlen, da Cola hyperosmolar ist und dem Körper weiteres Wasser entzieht. Die **mittelschwere und schwere Exsikkose** bedarf zusätzlich einer **Infusionstherapie unter stationären Bedingungen**. Dabei muss darauf geachtet werden, dass der Flüssigkeitsmangel langsam ausgeglichen wird (s. Antwort zur Frage 4.4). Eine zu schnelle Rehydratisierung kann durch den schnellen Wassereinstrom zum Anschwellen der Gehirnzellen mit Ausbildung eines Hirnödems führen (Klinik: Bewusstseinsverlust, zerebrale Krampfanfälle). **Noch unter der Rehydratation** (nach etwa 4 bis 6 Stunden) erfolgt zügig (zur Vermeidung eines Mukosaschadens mit Postenteritissyndrom) der orale Kostaufbau mit normaler, altersgerechter Kost.

Unterstützend können Probiotika gegen den Durchfall wirksam sein: Saccharomyces boulardii (ein Stamm der Bäckerhefe) hat sich in klinischen Studien als wirksam u. a. in der Verhinderung der Antibiotika-assoziierten Diarrhoe gezeigt. Das Milchsäurebacterium Lactobacillus GG verkürzt die Dauer des Durchfalls (in Studien mit an Rotavirus-Gastroenteritis erkrankten Kindern) um 1 Tag, senkt die Stuhlfrequenz und verkürzt die Ausscheidung des Rotavirus mit dem Stuhl.

Die Basis der **Schocktherapie** ist neben der Behandlung der Ursache des Schocks die Volumensubstitution, um die Pumpleistung des Herzens zu erhalten und dadurch eine ausreichende Zirkulation und Sauerstoffversorgung der Gewebe sicherzustellen. Dazu wird ein möglichst **großer venöser Zugang** benötigt. Die Anlage eines venösen Zugangs ist auch beim gesunden Kind schon schwierig, durch die schockbedingte Vasokonstriktion kann sie unmöglich werden. Die Anlage eines zentralvenösen Zugangs über die Vv. subclaviae und jugulares ist beim Kind v. a. in der Notfallsituation komplikationsträchtig (Pneumothorax!) und zudem zeitraubend. Gelingt es nicht einen peripheren Venenzugang in maximal 5 (!) Minuten zu schaffen, wird die **intraossäre Infusionstherapie** empfohlen. Das Knochenmark ist gut durchblutet, eine schnelle Rehydratation und auch Medikamentengabe ist so möglich. Die optimale Punktionsstelle liegt an der proximalen Tibia medial ca. 2 cm unterhalb der Tuberositas tibiae, alternativ am Malleolus medialis der Tibia. Mit einer intraossären Nadel oder auch einer Knochenmarkpunktionsnadel bohrt man sich unter drehenden Bewegungen und mit zunehmendem Druck im 45°-Winkel durch die Kortikalis. Bei Erfolg ist dunkelrotes Knochenmark zu aspirieren. Die Nadel sitzt fest, über sie können nun Medikamente injiziert und Flüssigkeit bzw. Elektrolyte substituiert werden. Volumensubstitution und Kreislaufstabilisierung erfolgen dann über die Gabe kristalliner Lösungen (z. B. isotonische Kochsalzlösung oder Ringer-Lösung, 20–40 ml/kg KG über 15–30 min, ggf. wiederholt). *Merke*: Reanimation ohne Flüssigkeitsersatz ist völlig sinnlos! Zusätzlich ergreift man supportive Maßnahmen wie Schocklagerung (Kopf tief, Beine hoch), ggf. kann auch eine Intubation und Beatmung notwendig werden. Ist durch die alleinige Volumengabe keine Kreislaufstabilisierung zu erreichen, muss eine medikamentöse Therapie mit Katecholaminen wie Dopamin (2–5 µg/kg KG/min), Dobutamin (5–10 µg/kg KG/min), (Nor-) Adrenalin (0,01–2 µg/kg KG/min) erfolgen. Katecholamine dürfen nur über einen zentralen Zugang oder intraossär verabreicht werden!

Prognose: Die Prognose ist gut. Die meisten mit diesem Krankheitsbild aufgenommenen Kinder erholen sich rasch. Bei Patient*innen im Schockzustand hängt die Prognose von den Komplikationen wie Hirnödem, Krampfanfälle ab.

Zusatzthemen für Lerngruppen

- Hyperhydratationszustände
- Azidosen, Alkalosen
- Störungen des Elektrolythaushalts (z. B. des Kaliumstoffwechsels)
- Schock
- akute hyperpyretische Toxikose

Fall 5 Invagination

5.1 Welche Verdachtsdiagnose stellen Sie?

Invagination, Begründung: plötzlich auftretende Schmerzattacken/Erbrechen; im freien Intervall apathisches Kind; tastbarer walzenförmiger Tumor im Mittelbauch; vorangegangene Gastroenteritis, Sonografie (**pathologische Doppelkokarde** im Querschnitt, wobei die unterschiedlichen Strukturen schießscheibenähnlich umeinander gelagert sind; zentral invaginierte Darmschlinge, außen aufnehmende Darmschlinge [s. Abb. 5.2]).

5.2 Welche weiteren Maßnahmen ergreifen Sie?

- stationäre Aufnahme und Infusionstherapie (Elektrolyt-Glukose- oder Ringerlösung) zum Ausgleich des Flüssigkeitsdefizits (Berechnung der Infusionsmenge s. Fall 4)
- Versuch der hydrostatischen Reposition unter sonografischer oder radiologischer Kontrolle (Sedierung!), s. Kommentar
- chirurgische Intervention: bei Versagen der konservativen Therapie Laparotomie und manuelle Reposition, bei Infarzierung Darmteilresektion.

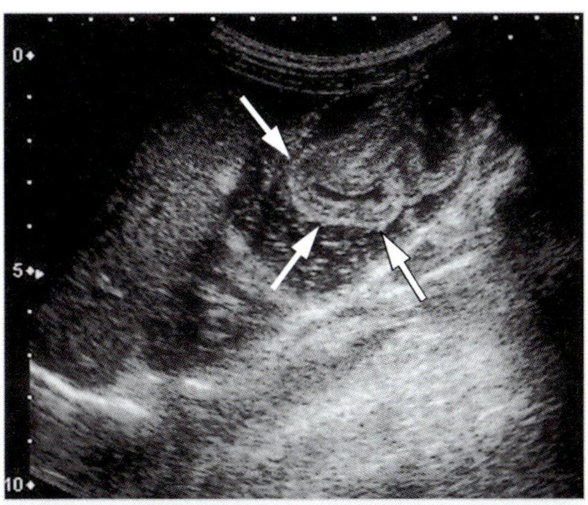

Abb. 5.2 Sonografie Abdomen, rechter Mittelbauch

5.3 Welche Komplikationen müssen Sie befürchten?

- Schock
- Darminfarzierung mit konsekutiver Darmgangrän
- Perforation und Peritonitis bei zu später Diagnosestellung
- Perforationsgefahr bei der hydrostatischen Reposition.

Kommentar

Epidemiologie: Die Inzidenz der Invagination ist mit 3 auf 1000 Kinder relativ hoch. 90 % der Fälle treten bis zum Ende des 3. Lebensjahres auf.

Ätiopathogenese: In 80–90 % der Fälle bleibt die Ursache der Invagination unklar. Häufig findet sich jedoch in der Vorgeschichte eine (meist virale) Gastroenteritis (s. Fall) oder ein Atemwegsinfekt, aber auch mechanische Hindernisse (z. B. Lymphome, Meckel-Divertikel, Polypen, Stuhlsteine) sowie die Purpura Schoenlein-Henoch (IgA-Vaskulitis) können Auslöser sein.

Bei einer Invagination stülpt sich ein proximaler Darmabschnitt in einen distalen. Durch die Eigenperistaltik des Darms wird das Invaginat weiter nach anal gezogen; ein Ileus tritt auf. Prädilektionsstelle ist der Ileozäkalpol, hier stülpt sich das Ileum in das Zäkum. Häufig wird auch das Mesenterium miteinbezogen, so dass es zur Kompression der Mesenterialgefäße kommt. Der venöse Stau führt hierbei zu Schleimhautödem und Schleimhautblutungen, der arterielle zu Ischämie mit Darmwandnekrose sowie evtl. Perforation und Peritonitis.

Klinik: Die klinische Symptomatik wurde im vorliegenden Fallbeispiel recht klassisch beschrieben. Die Kinder können sich aber auch zwischen den Attacken völlig normal verhalten, spielen und sogar lachen.

Rektaler Abgang von blutigem Schleim stellt ein Spätsymptom dar.

Diagnostik und Therapie: Die **Sonografie des Abdomens** ist nach Anamnese und klinischer Untersuchung (immer rektal-digitale Untersuchung: bei länger bestehender Invagination Blutspur am Fingerling!) der nächste Schritt zur Diagnosestellung. Häufig fallen hierbei zunächst viele, v. a. flüssigkeitsgefüllte Darmschlingen mit nur wenig Eigenperistaltik auf (durch die entzündliche Mitbeteiligung des Darms und evtl. Ileus). Das Invaginat stellt sich als **kokardenartige Doppelstruktur** („Pseudo-Kidney") meist im rechten Mittel- oder Unterbauch dar (s. Abb. 5.2). *Merke*: Sieht man bei der Sonografie viel (und nicht nur Luft), dann sollte man nach einer Invagination suchen!

Bereits bei der Sonografie kann eine hydrostatische Devagination durch Instillation von z. B. Ringer-Laktat-Lösung (2–3 l, vorgewärmt) über einen ins Rektum eingelegten und geblockten Blasenkatheter versucht werden. Das Kind muss dafür sediert (z. B. mit Midazolam) oder sogar narkotisiert werden. Sonografisch lässt sich der Therapieerfolg meist gut verfolgen. Zunächst sollte immer die sonografische Devagination angestrebt werden. Ist diese erfolglos, kann mittels der **Kolondarstellung mit wasserlöslichem Kontrastmittel** das Invaginat als zapfenförmiger Abbruch der Kontrastmittelsäule dargestellt und der Kontrasteinlauf therapeutisch genutzt werden, um das Invaginat zu reponieren. *Cave*: Beim Versuch der hydrostatischen Devagination besteht Perforationsgefahr, daher unbedingt vorher Chirurgie informieren!

Sollte die Reposition nicht gelingen oder kommt es beim Repositionsversuch zur Perforation, bleibt nur noch die Laparotomie mit manueller Reposition. Eine Darmteilresektion kann dabei nicht immer vermieden werden.

Manchmal löst sich die Invagination spontan, dann lässt sich trotz klassischer Anamnese sonografisch kein Invaginat mehr darstellen. Hier besteht Rezidivgefahr, eine sorgfältige stationäre Beobachtung für 2 bis 3 Tage ist daher dringend anzuraten.

Prognose: Die Prognose ist gut, es besteht jedoch eine hohe Rezidivgefahr (10 % in den ersten 48 Stunden). Hier ist dann meist eine Laparotomie notwendig!

Zusatzthemen für Lerngruppen

- Differenzialdiagnosen Bauchschmerz im Kindesalter
- Ileus im Kindesalter
- Volvulus
- Purpura Schoenlein-Henoch (IgA-Vaskulitis)
- Meckel-Divertikel

Fall 6 Vorsorgeuntersuchungen und das „Gelbe Heft"

6.1 Welchem Zweck dienen die „U"-Untersuchungen? Was versteht man unter dem „Gelben Heft"?

- Vorsorgeuntersuchungen dienen zur:
  - **Krankheitsfrüherkennung** (Erkennung von Krankheiten, die die körperliche und geistige Entwicklung in nicht geringem Maße gefährden könnten)
  - Gesundheitsberatung (z. B. Impfen, Ernährung, Unfallverhütung)
  - Berücksichtigung sozialpädiatrischer Aspekte (z. B. Verhaltensstörungen, Prävention von Kindesmisshandlung durch Erkennung von Überlastungs-Situationen der Eltern, Misshandlungsanzeichen etc.)
- Das „Gelbe Heft" dient der Dokumentation der durchgeführten Früherkennungsuntersuchungen und enthält wichtige Informationen über die bisherige Entwicklung oder Erkrankungen des Kindes.

6.2 Erläutern Sie, wie eine Vorsorgeuntersuchung in der Regel abläuft!

- Erheben der Körpermaße (Körperlänge/-gewicht, BMI, Kopfumfang) und Eintragen in Perzentilenkurven zur Beurteilung der körperlichen Entwicklung des Kindes
- Erfragen von Befunden (vgl. Anhang/„Gelbes Heft") zur Beurteilung der bisherigen motorischen und geistigen Entwicklung sowie des Sozialverhaltens
- sorgfältige Beobachtung des Kindes während der gesamten Untersuchung, um Hinweise auf Verhalten und Bewegungsmuster zu erhalten
- Beobachten der Mutter-/Vater-Kind-Interaktion
- gründliche körperliche inklusive neurologische Untersuchung des Kindes, um Organerkrankungen zu erkennen
- Brückner-Test (U2–U7): orientierende Untersuchung zur Erkennung von Augenerkrankungen

(z. B. Schielen, starke Fehlsichtigkeit, Linsentrübung, Fundusveränderungen)
- altersentsprechende Hör- und Sehprüfung
- Sprachtest zur Detektierung behandlungsbedürftiger Sprachentwicklungsverzögerungen
- Tests zur Beurteilung des Entwicklungsstandes (z. B. Münchner funktionelle Entwicklungsdiagnostik, Denver-Test etc.)
- Urinuntersuchung (U8/U9)
- Überprüfung des Impfstatus
- Erfragen von Vitamin-D-/Fluoridprophylaxe (bis zur U6).

6.3 Wie schätzen Sie den Entwicklungsstand des Jungen ein?

- Beurteilt werden immer **(Grob- und Fein-)Motorik, Sozial- und Spielverhalten sowie Sprachentwicklung**. Im Alter von 12 Monaten sollte ein Kind Folgendes beherrschen:
  - Motorik: Grobmotorik: Stehen mit Festhalten, sich selbstständig zum Stehen hochziehen können, freies Sitzen im Langsitz; Feinmotorik: Pinzettengriff
  - Sozialverhalten: Zuneigung gegenüber vertrauten Personen zeigen, „Fremdeln"
  - Spielverhalten: Gegenstände schütteln, klopfen und werfen
  - Sprachentwicklung: Imitation von Sprachlauten, Bildung von spezifischen Doppelsilben wie „mamam", „papap", die einer bestimmten Person, einem bestimmten Gegenstand (z. B. „hammnam" dem Essen) zugeordnet werden können
- Teilweise zeigt der Junge altersentsprechende Fähigkeiten, besonders in der motorischen Entwicklung finden sich aber Defizite. Hier ist besonders der fehlende Unterarmstütz (dieser sollte mit etwa 6 Monaten beherrscht werden) zu bemerken. Der Junge bildet zwar Doppelsilben, diese sind aber nicht spezifisch. Einschätzung des Entwicklungsstandes:
  - Motorik: ca. 9 Monate
  - Sozialverhalten: ca. 12 Monate
  - Spielverhalten: ca. 12 Monate
  - Sprachentwicklung: ca. 9 Monate.

6.4 Was meinen Sie dazu, dass die Mutter die physiotherapeutische Behandlung nicht so durchführt, wie Sie verordnet hatten?

- **Physiotherapie nach Vojta**: Durch Stimulation bestimmter Druckpunkte in bestimmten Körperpositionen werden reflexartige Bewegungen der Extremitäten ausgelöst. Diese reflexartigen Bewegungen bringen das Kind in eine Art „Zwangslage", es muss mit einer physiologischen – für das entwicklungsgestörte Kind aber ungewöhnlichen – Bewegung aktiv reagieren. Dies verursacht Unbehagen, welches mit Schreien und Abwehr kommentiert wird. Die Methode gilt als sehr effektiv bei spastisch gelähmten Kindern, Kindern mit orthopädischen Problemen oder statomotorischer Entwicklungsverzögerung. Eltern fällt es jedoch aufgrund der Gegenwehr des Kindes oft schwer, diese Therapie „durchzuhalten".
- **Physiotherapie nach Bobath**: Training zur Normalisierung des Muskeltonus und Unterdrückung pathologischer Reflexmechanismen, Einübung bestimmter Bewegungs- und Haltungsreflexe; Kinder tolerieren diese – eher **passive –** Behandlung in der Regel gut; die Behandlung ist aber nicht ganz so effektiv wie die Vojta-Behandlung
- Um erfolgreich zu sein, erfordert Physiotherapie die Mitarbeit der Eltern. Die beste Methode hat keinen Effekt, wenn nicht **regelmäßig zu Hause** geübt wird!
- D. h. bezogen auf das Fallbeispiel: Das Kind benötigt Physiotherapie, um die motorischen Defizite aufzuholen. Vojta-Therapie wäre effektiver, aber die Bobath-Therapie wird besser toleriert und deshalb regelmäßiger durchgeführt. Die Entscheidung der Eltern kann daher so akzeptiert werden.

Kommentar

Allgemeines: Das „Gelbe Heft" dient der Dokumentation der Vorsorgeuntersuchungen, einem freiwilligen Krankheitsfrüherkennungsprogramm für Kinder und Jugendliche. Für alle Kinder und Jugendliche sind bis zur Vollendung des 14. Lebensjahres 11 Untersuchungen (U1 bis U9, J1) zur **Früherkennung von Krankheiten** vorgesehen, welche die normale körperliche und geistige Entwicklung eines Kindes in besonderem Maße gefährden.

Die Untersuchungen erfolgen in vorgegebenen Zeitabständen. Im Rahmen der Untersuchung findet auch eine Gesundheitsberatung statt, Fragen zur Ernährung, Impfungen usw. können geklärt werden. So führt man neben sekundärer – Krankheitserkennung zum frühestmöglichen Zeitpunkt – auch primäre Prävention (Förderung der optimalen Gesundheit, Krankheitsvorbeugung) durch. Ebenso spielen sozialpädiatrische Aspekte bei den Vorsorgeuntersuchungen eine wichtige Rolle.

Die Akzeptanz der Vorsorgeuntersuchungen in der Bevölkerung ist gut, da die Untersuchungen einerseits von der Krankenkasse gezahlt werden, d. h. den Eltern keine zusätzlichen Kosten entstehen, andererseits die meisten Eltern an der besten Entwicklung ihres Kindes und Nutzung aller Chancen für ihr Kind interessiert sind.

Praktisches Vorgehen: Normalerweise werden die „U-Vorsorgetermine" immer in der selben Kinder- und Jugendarztpraxis wahrgenommen, d. h., man kennt sich gegenseitig, es besteht eine gewisse Vertrauensbasis zwischen Kind und Arzt/Ärztin. Diese/r kennt Schwächen und Stärken bzw. Vorlieben und Ängste des Kindes noch aus den vorangegangenen Untersuchungen. So kann mit „Tricks" auf die Besonderheiten des Kindes eingegangen und der Untersuchungsablauf dadurch positiv beeinflusst werden. Insbesondere die beim letzten Besuch bemerkten Auffälligkeiten sollten mit dem aktuellen Entwicklungsstand verglichen werden. Das Kind wiederum kennt Räumlichkeiten und Untersucher*in. Dadurch hat es weniger Berührungsängste und weiß, dass ihm nichts „Böses" widerfährt. Die Untersuchung findet meist in einem Raum der Praxis statt, der extra dafür mit entsprechendem Spielzeug und dem notwendigen Untersuchungsmaterial (z. B. Sortierbox mit geometrischen Figuren, Holzpuzzle, Ball, Bauklötze, altersentsprechende Sichttafeln mit Tieren oder Symbolen) ausgestattet ist.

Jede Vorsorgeuntersuchung läuft dann nach einem standardisierten Schema ab (s. Antwort zur Frage 6.2). Neben einer gründlichen **körperlichen Untersuchung** und der sorgfältigen **Beobachtung des Kindes** werden auch bestimmte Befunde (z. B. Krampfanfälle, vgl. Anhang/„Gelbes Heft") erfragt. Besonderes Augenmerk wird auch auf die Mutter-/Vater-Kind-Interaktion gelegt, um Hinweise auf eine Bindungsstörung zu entdecken. Die körperliche Entwicklung wird beurteilt, Körpermaße bestimmt und in Perzentilenkurven eingetragen. Als grobe Richtwerte für die normale Gewichtsentwicklung gelten hierbei, dass ein Kind sein Geburtsgewicht nach einem halben Jahr verdoppelt, zum Ende des 1. Lebensjahres verdreifacht, zum Ende des 6. Lebensjahres versechsfacht und mit 12 Jahren verzwölffacht haben sollte.

Den psychomotorischen Entwicklungsstand eines Kindes zu beurteilen, erfordert viel Erfahrung und gute Beobachtung. Viele Faktoren nehmen Einfluss auf die kindliche Entwicklung. Innerhalb verschiedener Bereiche kann ein Kind unterschiedlich weit entwickelt sein. Daher werden recht große Spannbreiten der Untersuchungsbefunde vorgegeben. Einzelne Auffälligkeiten dürfen nicht überbewertet werden. Kurzfristige Kontrollen sind erlaubt und sinnvoll. Trotzdem dürfen frühzeitige Hinweise auf Störungen nicht übersehen werden. Der Entwicklungsstand des Jungen im Fallbeispiel ist ein Beispiel dafür. Gerade bei ehemaligen Frühgeborenen sind Entwicklungsrückstände gewissermaßen physiologisch. Es gibt bis jetzt keine klaren Ansichten darüber, bis zu welchem Zeitpunkt die Rückstände aufgeholt sein müssen. Im Allgemeinen geht man davon aus, dass sich die Entwicklung bis zum Schulalter an die reifgeborener Kinder angeglichen haben sollte.

Schließlich gehört zur Vorsorgeuntersuchung auch immer die Beratung der Eltern zu wichtigen Themen wie z. B. der Prävention des plötzlichen Säuglingstodes, zur Rachitis- und Kariesprophylaxe, zur Vermeidung von Unfällen und zur altersgerechten Ernährung. Die Vorsorgeuntersuchung ist auch eine gute Gelegenheit, auf Probleme z. B. mit dem Schlafverhalten oder der Erziehung einzugehen.

Impfungen sind in den Vorsorgeuntersuchungen nicht enthalten, aber es erfolgt die Kontrolle des Impfstatus und die Beratung der Eltern bzgl. empfohlener Impfungen im Rahmen der Gesundheitsaufklärung. Oft werden auch Impftermine mit Vorsorgeuntersuchungen kombiniert.

Zu den verschiedenen Zeitpunkten der kindlichen Entwicklung lassen sich ganz bestimmte (anamnestische) Befunde erheben. Aus diesem Grund wird auf diese **„Meilensteine der Entwicklung"** ein besonderes Augenmerk gelegt. Im Folgenden werden die einzelnen Vorsorgeuntersuchungen mit den wichtigsten Befunden der psychomotorischen und geistigen Entwicklung sowie den zusätzlichen Untersuchungen vorgestellt.

U1 (1. Lebenstag): Sie wird im Alter von wenigen Lebensminuten durchgeführt. Geachtet wird v. a. auf Geburtsverletzungen, Fehlbildungen und postnatale Adaptation von Kreislauf und Atmung. Bei der U1 werden den Eltern weitere wichtige Screening-Untersuchungen des Neugeborenen in den nächsten 3 Tagen empfohlen. Dazu gehört neben dem Pulsoxymetrie-Screening (zur Erkennung hämodynamisch relevanter Herzfehler), der Ableitung otoakustischer Emissionen (zur Erkennung sprachentwicklungsrelevanter Hörstörungen) auch das **Neugeborenenscreening**. Hierbei werden im Alter von 36 bis 72 Stunden wenige Tropfen Blut aus der Ferse entnommen und auf eine Trockenblutkarte getropft. Getestet wird dabei u.a. auf Hypothyreose, Phenylketonurie und klassische Galaktosämie.

Die **angeborene Hypothyreose** beruht auf einer ungenügenden Bildung von Schilddrüsenhormonen (z.B. durch Agenesie, Enzymdefekte, Jodmangel, fehlende Stimulation durch zentrale Hormone). Eine nicht erkannte und deshalb nicht behandelte Hypothyreose führt zu Intelligenzdefekten, Kleinwuchs, Taubheit und neurologischen Störungen. Um diese schwerwiegenden Folgen zu verhindern und eine normale geistige Entwicklung zu gewährleisten, ist ein möglichst früher Behandlungsbeginn (Substitution von Schilddrüsenhormon) unbedingt notwendig.

Die **Phenylketonurie** (PKU) ist die häufigste autosomal-rezessiv vererbte Störung des Aminosäurestoffwechsels und beruht auf einem Mangel an Phenylalaninhydroxylase. Hierdurch ist die Umwandlung von Phenylalanin zu Tyrosin gestört. Phenylalanin häuft sich vermehrt im Blut an und wird im Urin ausgeschieden. Typisch ist ein mäuseartiger Uringeruch. Unbehandelt führt die PKU zu psychomotorischer Retardierung, zerebralen Krampfanfällen, Pigmentstörungen und Hautausschlägen. Bei frühem Behandlungsbeginn – möglichst vor Ablauf der 2. Lebenswoche (!) – durch spezielle Diät (phenylalaninarm, tyrosinangereichert) entwickeln sich die Kinder körperlich und geistig normal.

Bei der autosomal-rezessiv vererbten **klassischen Galaktosämie** fehlt das Enzym Galaktose-1-Phosphat-Uridyltransferase im Galaktose-Abbauweg. Galaktose und Galaktose-1-Phosphat häufen sich an und schädigen v.a. Leber und Gehirn. Unbehandelt führt die Erkrankung in den meisten Fällen zum Tod. Die Behandlung besteht in lebenslanger, laktosefreier Diät.

Mittlerweile ist es möglich, auch seltenere Stoffwechselstörungen (z.B. Fettsäureoxidationsstörungen, Amino- und Organoazidurien) im erweiterten Screening durch Tandem-Massenspektrometrie nachzuweisen. Aktuell werden im Neugeborenenscreening 19 Erkrankungen untersucht, hauptsächlich Stoffwechselerkrankungen, aber auch Endokrinopathien (angeborene Hypothyreose, adrenogenitales Syndrom) sowie schwere kombinierte Immundefekte (SCID), Sichelzellkrankheit, 5q-assoziierte spinale Muskelatrophie und Mukoviszidose.

U2 (3.–10. Lebenstag): Bei der **klinischen Untersuchung** (Auskultation, abdominelle Untersuchung, Untersuchung von Augen, Gehörgängen und Mund, Genitale, Schädel, Bewegungsapparat) wird v.a. auf Anzeichen hämodynamisch relevanter Herzfehler

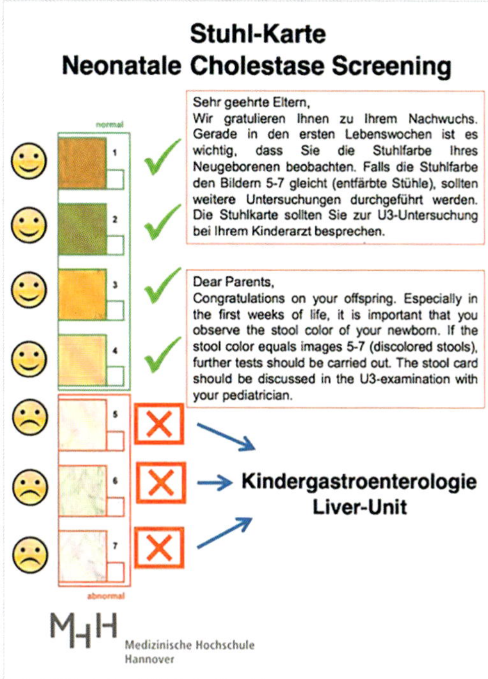

Abb. 6.1 Stuhlfarbenkarte (Quelle: Medizinische Hochschule Hannover; mit freundlicher Unterstützung der Techniker Krankenkasse)

und Herzinsuffizienzzeichen (Trinkschwierigkeiten, Gewichtszunahme statt -abnahme) geachtet. Außerdem wird nach Geburtsverletzungen (wie z.B. Kephalhämatom, Klavikulafraktur, Armplexusparese etc.), angeborenen Erkrankungen und äußerlichen Fehlbildungen gesucht. Man bespricht die Rachitis- und Kariesprophylaxe mit den Eltern und erklärt, wie dem plötzlichen Säuglingstod vorgebeugt werden kann.

U3 (4.–6. Lebenswoche): Bei der U3 werden **erste Verhaltensmuster** im Sozialverhalten (Antwort mit Lächeln, wenn der Säugling angelächelt wird), im Spielverhalten (fixiert und verfolgt Gegenstände, die sich in seinem Gesichtsfeld bewegen) und in der Sprache (seufzende und stöhnende Laute in zufriedenem und gesättigtem Zustand) kontrolliert. Der Säugling kann in Bauchlage den Kopf zur Seite und in Rückenlage den Kopf hin und her drehen. Es erfolgt die Überprüfung der Primitivreflexe (z.B. Moro-, Schreitreaktion, s. Fall 80), des Muskeltonus und der Spontanmotorik (Bewegungen symmetrisch?). Mit der Stuhlfarbenkarte (siehe Abb. 6.1) wird die Farbe des Stuhls erfragt (Screening auf Cholestase) und die

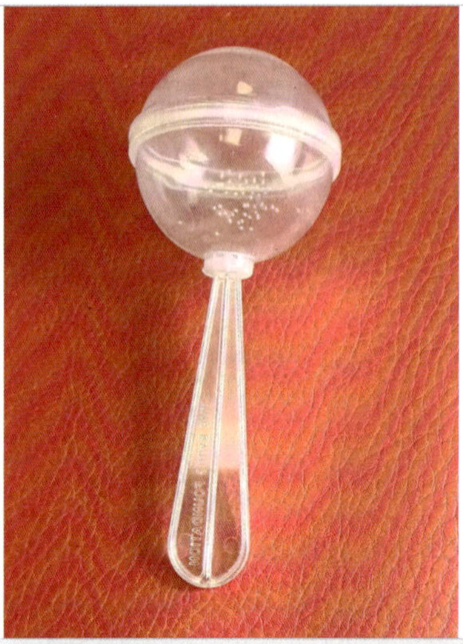

Abb. 6.2 Hochtonrassel

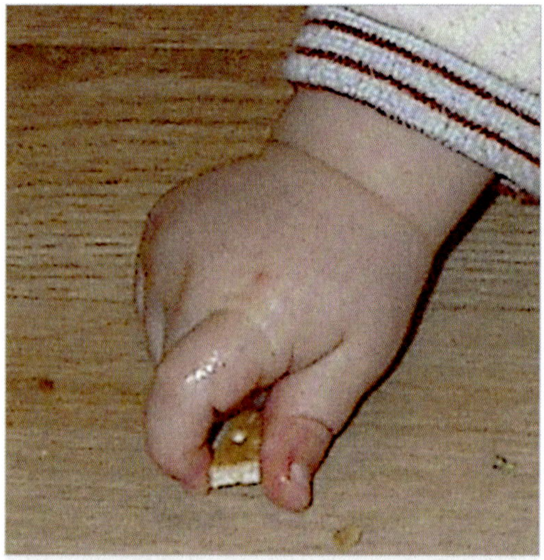

Abb. 6.3 Pinzettengriff

Durchführung der Vitamin-D- und Fluoridprophylaxe wird überprüft. Des Weiteren werden die Hüften des Säuglings sonografisch untersucht, um eine behandlungsbedürftige Hüftdysplasie zu entdecken.

Im Rahmen der U3 kann dann auch eine erste Beratung zu den von der STIKO empfohlenen Impfungen erfolgen.

U4 (3.–4. Lebensmonat): Das Kind kann den Kopf in Bauchlage kontrollieren, es lächelt und vokalisiert spontan. Es interessiert sich für seine Hände, bringt sie vor dem Gesicht zusammen und spielt mit den Fingern. Bei der Untersuchung muss besonders auf den **Muskeltonus** und **Koordinationsstörungen** geachtet werden damit bei Auffälligkeiten rechtzeitig eine physiotherapeutische Behandlung eingeleitet werden kann. Außerdem werden das Seh- (Fixieren von Gegenständen und Personen) und Hörvermögen (Hochtonrassel [s. Abb. 6.2], Klatschen, Papierknittern) überprüft. Es sollte eine Ernährungsberatung über Beikost und Zufüttern erfolgen.

U5 (6.–7. Lebensmonat): Im Vordergrund steht die **Suche nach zerebralen Bewegungsstörungen** und die **Beurteilung der geistigen Entwicklung**. Das Kind zeigt Interesse an seiner Umgebung (Blickkontakt mit der Mutter, stimmhaftes Lachen, variationsreiches Lautieren und erste Silbenketten [da-da-da], Reaktion auf akustische Reize, gezieltes Greifen nach Gegenständen aus der Umgebung und deren aufmerksames Betrachten sowie Wechseln zwischen den Händen und orale Exploration), kann die Kopfhaltung in jeder Lage kontrollieren, sich von der Rücken- in die Bauchlage drehen und umgekehrt, sich in Bauchlage auf den Händen abstützen und federn, wenn man es auf die Füße stellt.

U6 (10.–12. Lebensmonat): Hier wird insbesondere nach **Störungen der Sinnes-** (z. B. Schielen, Hörstörungen) und **Sprachentwicklung** gefahndet. Das Kind muss längere Silbenketten und Doppelsilben bilden können, auf leise Geräusche reagieren und mit Interesse Einzelheiten von Spielsachen untersuchen. Das Kind sitzt stabil im Langsitz, krabbelt, zieht sich zum Stand hoch und greift mit dem sog. Pinzettengriff (Zeigefinger und opponiertem Daumen, s. Abb. 6.3). Bei dieser Untersuchung muss auch gezielt nach dem **„Fremdeln"** gefragt werden, einem wichtigen Meilenstein in der Sozialentwicklung. Der Impfstatus sollte überprüft werden, die Masern-Mumps-Röteln-Varizellen-Impfung wird besprochen.

U7 (21.–24. Lebensmonat): Bei der U7 und den folgenden Vorsorgeuntersuchungen ist ein besonderes Augenmerk auf die **Beurteilung der Sinnes- und weiteren körperlichen Entwicklung** zu legen. Auf Asymmetrien, Schiefhaltungen und Bewegungseinschränkung der Gelenke muss besonders geachtet werden. Das Kind kann über längere Zeit sicher gehen, steigt Treppen mit Festhalten, steigt mindestens 3 Treppen mit Festhalten herab, kann sich bücken und aufrichten aus der Hocke. Das Kind gebraucht mindestens 20 Worte sinngemäß und versteht und befolgt einfache Aufträge. Es zeigt oder blickt auf

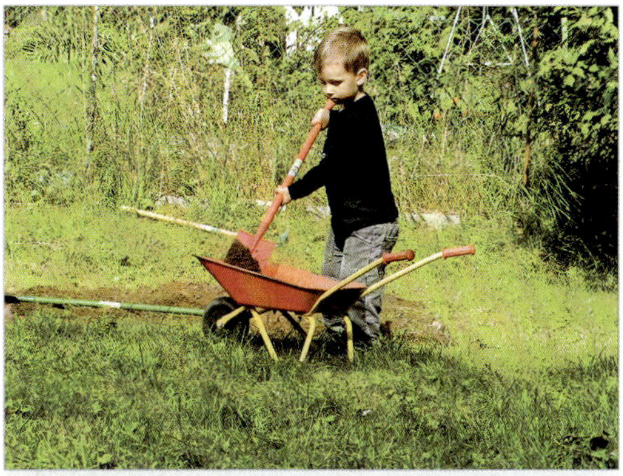

Abb. 6.4 Imitation von Erwachsenenhandlungen von einem 2-jährigen Kind

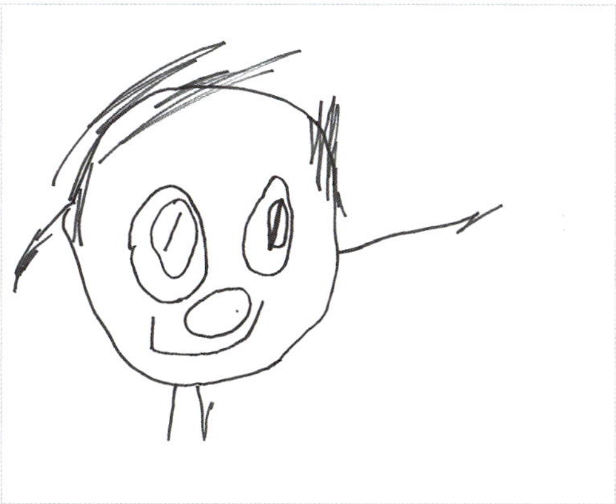

Abb. 6.5 Kopffüßler

mindestens 3 benannte Körperteile. Außerdem imitiert das Kind einfache alltägliche Handlungen Erwachsener (s. Abb. 6.4). Es teilt mit anderen und versucht, sich durchzusetzen. Das Kind kann Türme aus 3–6 Klötzen bauen, schaut gerne Bilderbücher an und zeigt das sog. repräsentative Spiel (füttert die Puppe mit dem Löffel).

U7a (33.-36. Lebensmonat): Bei der U7a steht neben dem Erkennen von Entwicklungsstörungen v. a. das Erkennen von Sehstörungen auf dem Plan. Dazu wird das Auge sorgfältig inspiziert, mittels Hornhautreflexbildchen und Stereotest nach Strabismus gefahndet und auch ein Sehtest (nonverbaler Formwiedererkennungstest) zur Bestimmung der Sehstärke durchgeführt.

Bei der körperlichen Untersuchung ist auf **orthopädische Probleme** wie Deformierungen der Wirbelsäule, auffälliges Gangbild, Beckenschiefstand, ausgeprägte X- oder O-Beine zu achten. Nach Verhaltensauffälligkeiten (z. B. Schlafstörungen, Wutanfälle, Sprachstörungen) muss gezielt gefragt werden. Das Kind muss frei rück- und vorwärts gehen, Treppen mit Festhalten steigen, von der untersten Stufe hüpfen können. Kleine Gegenstände werden problemlos mit dem Dreifinger-Spitz-Griff (Daumen, Zeige- und Mittelfinger) manipuliert.

Das Kind kennt seinen Namen, spricht mindestens Dreiwortsätze und benennt sich selbst mit „ich". Die Trennung von den Eltern gelingt über einige Stunden, gemeinsames Spiel mit anderen Kindern ist nun möglich.

U8 (43.–48. Lebensmonat): Die körperliche Untersuchung verläuft ähnlich wie die U7a. Noch mehr Wert wird auf die **Beurteilung** (und ggf. Behandlung) **von Verhaltensstörungen** (z. B. massive Trotzreaktionen, Stereotypien, Aggressivität) gelegt. Auch auf orthopädische Probleme (Beckenschiefstand, X- und O-Beine, Fußgewölbeanomalien, Skoliose) wird besonders geachtet. Einen wichtigen Teil nehmen **Hör- und Sehprüfung** in Anspruch. Eine **Urinuntersuchung** mittels Urin-Stix auf Glukose, Eiweiß usw. gehört routinemäßig zur U8. Das Kind benutzt Personalpronomen, Singular und Plural richtig, erzählt Erlebnisse und kann sich mit anderen unterhalten, fragt „warum". Es kann Treppen freihändig mit Beinwechsel hinauf- und hinabsteigen und mindestens 3 Sekunden lang auf einem Bein stehen. Es führt konzentriert Rollen- und Illusionsspiele („so tun, als ob") durch, sucht Freundschaft und Kooperation mit Gleichaltrigen. Ein Fahrrad o. Ä. kann bewegt werden. Der Stift wird korrekt gehalten, beim „Mann-Zeichen-Test" werden Kopffüßler (s. Abb. 6.5) gezeichnet. An- und Auskleiden gelingt mittlerweile.

U9 (60.–64. Lebensmonat): Die U9 läuft ähnlich wie die U8 ab, insbesondere die **„Schulreife"** wird festgestellt. Besonderen Wert wird auf Verhaltensstörungen oder -auffälligkeiten gelegt. Die Aussprache ist praktisch fehlerfrei, lediglich geringe grammatikalische Fehler können noch auftreten. Das Kind weiß seinen vollen Namen. Es kann mindestens 5 Sekunden frei auf einem Bein stehen, mindestens 3-mal auf einem Bein hüpfen, Kreis, Quadrat und Dreieck fehlerfrei abzeichnen und mit der Schere an einer geraden Linie entlang schneiden. Das Kind spielt ausdauernd und konstruktiv intensive Rollenspiele, hält sich an Regeln und kooperiert mit Spielgefährt*innen, die es auch zu sich einlädt (und vice versa). Es sollte Stuhlgang und Urin tags und nachts kontrollieren können. Eine Blutdruckmessung gehört zum Basisprogramm der U9! Der Impfstatus sollte kontrolliert und komplettiert werden.

J1 (12.–14. Lebensjahr): Die J1 umfasst eine umfangreiche Anamnese mit dem Jugendlichen. Erfragt werden **chronische und seelische Probleme**, **schulische Entwicklung**, **Familiensituation**, **soziale Eingliederung** sowie **Sexualhygiene**. In diesem Rahmen sollte auch eine **Jugendgesundheitsberatung** (Sexualberatung, Suchtprävention, Gesprächsangebot bei Problemen und Konflikten) durchgeführt werden. Bei der körperlichen Untersuchung wird v. a. die **Pubertätsentwicklung** beurteilt (s. Fälle 68 und 78). Es erfolgt die Überprüfung des Impfstatus, die Messung des Blutdrucks sowie bei Hinweisen auf eine familiäre Hypercholesterinämie die Bestimmung des Cholesterins.

Zusatzthemen für Lerngruppen

- Impfungen/Impfkalender
- Kinderkrankheiten

Fall 7 Lyme-Borreliose

7.1 Um welches Krankheitsbild handelt es sich am wahrscheinlichsten? Wie bezeichnet man den abgebildeten Hautbefund?

Lyme-Borreliose, Begründung: Erythema migrans (sich ringförmiges ausbreitendes Erythem), Myalgien, Arthralgien, Oligoarthritis (Gelenkschwellung). Die Hautveränderungen (hier am Ohrläppchen), die im Rahmen der Lyme-Borreliose auftreten, bezeichnet man als **Lymphozytoma cutis benigna** (= „Lymphozytom" mit umschriebener Schwellung und Rötung). Prädilektionsstellen sind Ohren, Mamillen und Skrotum.

7.2 Mit welchen weiteren Symptomen muss man bei dieser Erkrankung rechnen?

Die Erkrankung verläuft in 3 Stadien. Sie kann sich jedoch auch erst in fortgeschrittenen Stadien klinisch manifestieren.

- **Stadium I (lokalisierte Frühinfektion der Haut)**: Durchschnittlich Tage bis Wochen nach der Infektion, Erythema migrans (ringförmiges Erythem mit zentraler Abblassung und zentrifugaler Ausbreitung), Borrelien-Lymphozytom, selten grippeähnliche Symptome (Fieber, Müdigkeit, Übelkeit, Arthralgien). Spontanheilung in 99% der Fälle.
- **Stadium II (Disseminierte Frühinfektion)**: Einige Wochen nach der Infektion, multiple Erythema migrantia, multiple Lymphozytoma cutis benigna, manchmal begleitet von grippeähnlichen Symptomen (Fieber, Müdigkeit, Übelkeit, Arthralgien), frühe Neuroborreliose mit neurologischen Symptomen wie z. B. Fazialisparese, lymphozytäre Meningitis oder Meningo-Radikulo-Neuritis Bannwarth, kardiale Manifestationen (Myokarditis), wandernde (oder „springende") Arthralgien und Myalgien, akute intermittierende Lyme-Arthritis (Oligoarthritis, oft Gonarthritis mit Ergussbildung), Augenbeteiligung (Chorioretinitis). Spontane Heilung bei ⅔ der Patient*innen.
- **Stadium III (Spätinfektion mit Organmanifestation)**: Beschwerden persistieren länger als 6 Monate nach der Infektion, chronisch-rezidivierende Arthritiden, Gelenkbeschwerden und Muskelschmerzen, neurologische Symptome (chronische Enzephalomyelitis mit Para- und Tetraparesen, periphere Neuropathie), ganz selten (meist erst im Erwachsenenalter) Acrodermatitis chronica atrophicans (chronische Hautentzündung mit rötlich-livider, zunächst ödematöser, dann atrophisch verdünnter Haut, meist an Akren beginnend, allmählich proximale Ausbreitung). Chronisch-entzündliche Prozesse stehen im Vordergrund, Spontanheilung nicht mehr möglich.

7.3 Welche Therapie schlagen Sie für den Patienten vor?

Der Patient befindet sich im Stadium II der Erkrankung, der disseminierten Frühinfektion. Hier ist die Antibiotikagabe mit Doxycyclin (4 mg/kg KG/d in 1–2 ED p. o.) über 21 Tage indiziert, bei Kindern unter 8 Jahren ist Amoxicillin (50 mg/kg KG/d in 3 ED p. o.) das Mittel der Wahl. Alternativ kann Cefuroximaxetil (30 mg/kg KG in 2 ED p. o.) verwendet werden.

Kommentar

Ätiopathogenese: Der Erreger der Lyme-Borreliose ist **Borrelia burgdorferi**, eine vorwiegend von Zecken (in Mitteleuropa Ixodes ricinus, s. Abb. 7.2) auf den Menschen übertragene Spirochäte. Die Borrelien gelangen über die Haut in Lymphbahnen, dann in regionale Lymphknoten und in die Blutgefäße. Sie siedeln sich u. a. in Leber, Milz, Gelenken, ZNS und anderen Organen ab und können dort Monate bis Jahre persistieren. Die **Arthritis** ist die **häufigste Form** der Borreliose.

Epidemiologie: Borrelien-infizierte Zecken sind in ganz Mitteleuropa verbreitet, ein Nord-Süd-Gefälle wird beobachtet. In Deutschland sind bis zu 40 % der Zecken infiziert. Das Infektionsrisiko steigt mit der Dauer des Saugaktes (effiziente Übertragung erst nach mehreren Stunden Saugdauer). Nur etwa 5 % der Infizierten erkranken tatsächlich.

Klinik: s. Antwort zur Frage 7.2.

Diagnostik: Die Diagnose der Borreliose wird anhand der **Anamnese** (Zeckenstiche sind jedoch nur in 50 % der Fälle erinnerlich!) und der typischen **klinischen Symptome** (s. Antwort zur Frage 7.2) gestellt. Bei unklaren oder atypischen Befunden sollte eine serologische Untersuchung durchgeführt werden. Spezifische IgM- und IgG-Antikörper gegen Borrelia burgdorferi lassen sich in den ersten Wochen nach Infektion nur in 50 % der Fälle, später in 80 % der Fälle nachweisen. Bei klinisch relevanter Symptomatik sollte jedoch eine serologische Untersuchung von Blut, Liquor oder Gelenkpunktat erfolgen. Bei Spätformen findet man hohe IgG-Titer. Die Laborbefunde müssen immer im Zusammenhang mit der klinischen Symptomatik interpretiert werden. *Cave*: Laborbefunde sind nur untereinander zu vergleichen, wenn sie im selben Labor erhoben worden sind! Daher Serumproben immer zum selben Labor schicken!

Therapie: Die Therapie richtet sich nach dem klinischen Stadium. Im lokalisierten oder auch disseminierten Frühstadium ist in der Regel eine **orale antibiotische Behandlung** (Mittel der Wahl bei Kindern < 8 Jahre Amoxicillin 50 mg/kg KG/d p. o.; bei Kindern ≥ 8 Jahre Doxycyclin 4 mg/kg KG/d [max. 200 mg/d] p. o.) über mindestens 10–14 Tage (im disseminiertem Stadium 21 Tage!) ausreichend. Im **Spätstadium** wird eine **parenterale Antibiotikagabe** über 14 bis 21 Tage empfohlen. Mittel der Wahl sind hier Ceftriaxon (50 mg/kg KG/d) oder und Cefotaxim (100–150 mg/kg KG/d).

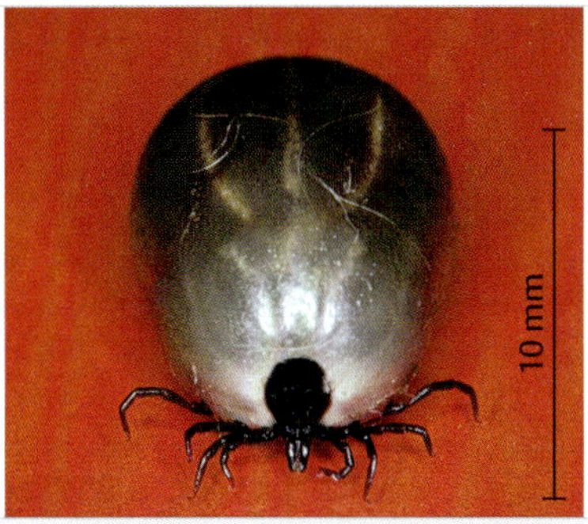

Abb. 7.2 Ixodes ricinus (vollgesogenes Weibchen) (Quelle: Kayser F, Böttger E, Depazes P, Haller O, Roers A. Taschenlehrbuch Medizinische Mikrobiologie. 14. Auflage. Stuttgart: Thieme; 2022)

Prophylaxe: Zeckenstiche lassen sich am effektivsten durch hautbedeckende Kleidung (lange Hosen, Pullover mit langen Ärmeln, festes Schuhwerk) vermeiden. Die Zecken fallen nicht – wie allgemein angenommen wird – von Bäumen, sondern sitzen v. a. in hohem Gras und werden beim Vorbeilaufen abgestreift. Empfohlen wird weiterhin das Einreiben mit Insektenschutzmitteln mit Zeckenabwehr, über Kinderwagen sollte ein Moskitonetz gehängt werden. Nach Aufenthalt im Wald sollten Kinder und auch Erwachsene unbekleidet am ganzen Körper und dem behaarten Kopf auf Zecken hin abgesucht werden. Bei Zeckenstich sollte die Zecke so schnell wie möglich entfernt werden (Übertragung von Erregern meist erst nach mehreren Stunden Saugzeit!). In Apotheken gibt es spezielle Zeckenzangen, -schlingen oder -karten – es geht aber auch mit jeder Pinzette. Die Zecke sollte möglichst am Kopf gepackt, dabei nicht gequetscht werden, und unter leichtem Zug entfernt werden. Auf keinen Fall sollte die Zecke vorher mit Alkohol, Öl oder Klebstoff betupft werden! Sollten Teile des Kopfes oder Beißwerkzeuge in der Haut verbleiben, so ist das nicht weiter schlimm. Eine Übertragung von Borrelien kann darüber nicht mehr erfolgen. Die Eltern sollten über die Harmlosigkeit aufgeklärt werden. Nach Entfernen der Zecke sollte die Hautstelle desinfiziert werden. Trauen sich Eltern die Zeckenentfernung nicht zu oder haben sie Angst, die Zecke nicht vollständig entfernen zu können, sollte auf jeden Fall ein Arzt/eine Ärztin aufgesucht werden. Eine prophylaktische Antibiotikagabe ist nicht indiziert, allerdings sollte die Stichstelle über 6 Wochen beobachtet werden und die Eltern über mögliche Frühsymptome der Borreliose (s. Antwort zur Frage 7.2) aufgeklärt werden.

Prognose: Die Prognose der Lyme-Borreliose ist umso günstiger, je früher sie diagnostiziert und therapiert wird. Defektheilungen sind möglich. Die Erkrankung hinterlässt keine Immunität, Reinfektionen sind möglich.

Während für Borreliose in ganz Deutschland eine Infektionsgefährdung besteht, wird die zweithäufigste durch Zecken übertragene Erkrankung, die **FSME** (= **Frühsommermeningoenzephalitis**) nur in Endemiegebieten übertragen. Hierbei handelt es sich um eine Virusinfektion des zentalen Nervensystems mit dem FSME-Virus. FSME-übertragende Zecken sind in einem großen Teil der osteuropäischen Länder, in Finnland und Schweden und auch in bestimmten Regionen Deutschlands (v. a. Baden-Württemberg, Bayern, Südhessen und Teilen Thüringens, aktuelle Karte unter www.rki.de) verbreitet. In der Regel verläuft die Erkrankung biphasisch: Sie beginnt nach einer Inkubationszeit von 7 bis 14 Tagen mit grippeähnlichen Symptomen (leichtes Fieber, Kopfschmerzen, Erbrechen und Schwindel). Nach einem etwa 1-wöchigen symptomfreien Intervall entwickelt sich bei etwa 10% der Infizierten eine Meningoenzephalitis mit hohem Fieber, Kopfschmerzen und Erbrechen. Auch Krampfanfälle und Bewusstseinsstörungen bis hin zum Koma können auftreten. Im Kindesalter verläuft die Erkrankung meist gutartig, schwere Enzephalitiden mit Defektheilung und sogar tödlichem Ausgang sind äußerst selten. Die Therapie erfolgt symptomatisch, eine kausale Therapie ist nicht verfügbar.

Aber: keine Panik verbreiten! Für Menschen, die in Endemiegebieten leben oder dorthin reisen, steht ein gut verträglicher FSME-Impfstoff zur Verfügung.

Zusatzthemen für Lerngruppen

- Differenzialdiagnosen
- Frühsommermeningoenzephalitis (FSME)

Lösungen

Fall 8 Purpura Schoenlein-Henoch (IgA-Vaskulitis)

8.1 Welche Diagnose ist am wahrscheinlichsten?

Purpura Schoenlein-Henoch (IgA-Vaskulitis), Begründung: makulo-papulöses Exanthem mit einzelnen flohstichartigen und ekchymatösen Hautblutungen v. a. an den Streckseiten der Unterschenkel und am Gesäß; Bauchschmerz; vorangegangener Atemwegsinfekt.

8.2 Welche Differenzialdiagnosen ziehen Sie in Erwägung? Charakterisieren Sie kurz diese Erkrankungen!

- **idiopathische thrombozytopenische Purpura** (ITP): autoimmun bedingte Thrombozytopenie (Thrombozyten < 20 000/µl), oft nach viralen Infekten, Autoantikörper gegen Thrombozyten → Abbau der antikörperbeladenen Thrombozyten im RES der Milz (s. Fall 83)
- **Purpura simplex hereditaria**: autosomal-rezessiv vererbte Vasopathie, petechiale Hautblutungen ohne therapeutische Konsequenzen
- **Seidelmayer'sche Kokardenpurpura**: Vaskulitis in Folge banaler Infekte, gekennzeichnet durch „kokardenartige", z. T. erhabene Hauterscheinungen vorwiegend im Gesicht und an den Extremitäten, heilt spontan nach 1–2 Wochen ab
- **Waterhouse-Friderichsen-Syndrom**: fulminant verlaufende Meningokokkensepsis mit Verbrauchskoagulopathie, Hautblutungen und Mikrothromben, Hautnekrosen (s. Fall 82).

8.3 Welche Therapie leiten Sie ein?

- **Keine kausale Therapie möglich!** Hohe Spontanheilungsrate. Bettruhe wird bei leichten Verläufen nicht mehr empfohlen.
- bei schwerem Verlauf: Bettruhe; Analgetika (z. B. Paracetamol), bei Gelenkbeteiligung Antiphlogistika (z. B. Ibuprofen)
- bei abdominellen Beschwerden (z. B. blutige Stühle, Koliken): Prednisolon 1–3 mg/kg KG/d p. o. bis zur Beschwerdefreiheit
- bei Nephritis s. Kommentar.

Kommentar

Definition und Epidemiologie: Bei der Purpura Schoenlein-Henoch (IgA-Vaskulitis) handelt es sich um eine **generalisierte leukozytoklastische Vaskulitis der kleinen Gefäße**. Sie ist die häufigste Vaskulitis im Kindesalter und tritt mit einer Häufigkeit von 15–20 pro 100 000 Kinder auf. Klein- und Schulkinder sind am häufigsten betroffen.

Die Diagnose wird anhand folgender **Diagnosekriterien** gestellt:

Palpable Purpura und eins oder mehrere der folgenden Kriterien:

- diffuse kolikartige Bauchschmerzen
- akute Arthritis oder Arthralgie
- Nierenbeteiligung
- Gewebebiopsie mit leukozytoklastischer Vaskulitis und dominanter IgA-Ablagerung.
- Bei typischer Klinik und unkompliziertem Verlauf kann auf die Hautbiopsie verzichtet werden.

Ätiopathogenese: Die Erkrankung tritt oft nach viralen Infekten auf. Es kommt zu einer Immunreaktion Typ III (Arthus-Reaktion) mit subendothelialer Ablagerung IgA-haltiger Immunkomplexe in den kleinen Gefäßen und Aktivierung des Komplementsystems.

Klinik: Die Erkrankung verläuft **schubweise** oft über Wochen. Typisch sind ein **makulo-papulöses, palpables Exanthem**, **Petechien** und **Ekchymosen v. a. an den abhängenden Körperpartien (Streckseiten der Unterschenkel und Gesäß)**. Bei Befall des Gastrointestinaltrakts führen Schleimhautödem und -blutungen zu kolikartigen Bauchschmerzen. Teerstühle und Invaginationen treten hierbei gehäuft auf! Eine Orchitis kann zu Hodenschmerzen führen. Gelenkbefall ist häufig und betrifft v. a. Sprung-, Knie- und Handgelenke. In einem Drittel der Fälle sind die Nierengefäße mitbefallen. Selten entwickelt sich ein nephritisches Syndrom (Mikro- oder Makrohämaturie, Proteinurie, Ödeme, arterielle Hypertonie) in Folge einer Glomerulonephritis. Krampfanfälle und Bewusstseinsstörungen sind Symptome eines (sehr seltenen) Befalls der Hirngefäße.

Diagnostik: Anhand von **Anamnese** (vorangegangener Infekt) und **Klinik** (**Purpura bei normalen Gerinnungs- und Thrombozytenwerten**, Gelenkbeteiligung, abdominelle Beschwerden, okkultes Blut im Stuhl usw.) lässt sich die Diagnose stellen. Im Labor finden sich nur unspezifische Veränderungen. Bei Nierenbeteiligung findet sich eine Mikro- oder Makrohämaturie sowie Proteinurie. Sie kann auch noch innerhalb von 6 Monaten nach Erkrankungsbeginn auftreten. Bei Hinweisen auf eine Glomerulonephritis sollte in Zusammenarbeit mit der Kindernephrologie eine Nierenbiopsie erfolgen. Bei Bauchschmerzen immer auch an die Möglichkeit einer Invagination denken und sonografisch ausschließen!

Therapie: s. Antwort zur Frage 8.3. Eine kausale Therapie ist nicht bekannt, die Erkrankung **heilt meist spontan** innerhalb von 4 bis 6 Wochen aus.

Auffällige Urinbefunde aufgrund einer Nierenbeteiligung finden sich recht häufig. Bei unkomplizierten Verläufen ist keine Therapie notwendig.

Sehr selten mündet eine Glomerulonephritis in eine terminale Niereninsuffizienz. Ein gesichertes Therapiekonzept gibt es dann nicht. Es sollte auf eine kohlenhydratreiche, eiweiß- und salzarme Diät sowie Flüssigkeitsbilanzierung geachtet werden. Ödeme und Hypertonie werden mit Diuretika und Antihypertensiva behandelt. Aufgrund des Autoimmunprozesses werden am besten in Zusammenarbeit mit einem kindernephrologischen Zentrum Glukokortikoide und Immunsuppressiva (Cyclophosphamid) eingesetzt.

Prognose: Die Prognose ist meist sehr gut, außer bei rasch verlaufender Glomerulonephritis (terminale Niereninsuffizienz). Sehr selten ist der Tod aufgrund akuter gastrointestinaler Komplikationen oder akuten Nierenversagens.

Zusatzthemen für Lerngruppen

- weitere Vaskulitiden
- immunologische Reaktionstypen nach Coombs und Gell
- Invagination

Fall 9 Hypertrophische Pylorusstenose

9.1 Beschreiben Sie, was Sie auf dem abgebildeten Ultraschallbild sehen!

Es zeigt sich ein im Querschnitt verdickter Muskeldurchmesser und im Längsschnitt ein verlängerter Pyloruskanal (s. Abb. 9.2).

9.2 Erläutern Sie die Pathogenese!

Es handelt sich um eine muskuläre Hypertrophie von Pylorus und pylorusnahen Antrumanteilen, aus welcher eine Entleerungsstörung des Magens resultiert.

9.3 Nennen Sie die typischen Symptome!

- Erbrechen im Schwall nach jeder Mahlzeit
- sichtbare Magenperistaltik („peristaltische Welle")
- Gedeihstörung: Gewichtsabnahme, „greisenhaftes" Aussehen
- Exsikkose, Elektrolytverschiebung; Labor: hypokaliämische, hypochlorämische Alkalose
- Unruhe, evtl. Bewusstseinseintrübung
- Pseudoobstipation
- Oberbauchmeteorismus.

9.4 Welche Behandlung schlagen Sie vor?

- Ausgleich der Exsikkose und Elektrolytverschiebung
- Pyloromyotomie nach Weber-Ramstedt (s. Kommentar).

Kommentar

Definition und Epidemiologie: Durch Hypertrophie der Ringmuskulatur des Pylorus und angrenzender Magenanteile nach der Geburt kommt es zur Obstruktion des Pyloruskanals und damit zu Entleerungsstörungen des Magens. Die hypertrophische Pylorusstenose tritt mit einer Häufigkeit von 1:500 auf. Jungen sind etwa 4-mal häufiger betroffen als Mädchen. Die Diagnose wird meist zwischen der 3. und 8. Lebenswoche gestellt.

Klinik: s. Antwort zur Frage 9.3. Die Säuglinge sind hungrig, unruhig, trinken gierig, sehen gequält und „greisenhaft" aus. Nach der Mahlzeit führt eine schmerzhafte Hyperperistaltik des Magens – diese ist manchmal als „peristaltische Welle" im Oberbauch zu sehen – zu schwallartigem Erbrechen, das nie gallig ist. Dabei kann das Kind bis zu 2 Meter weit spucken!

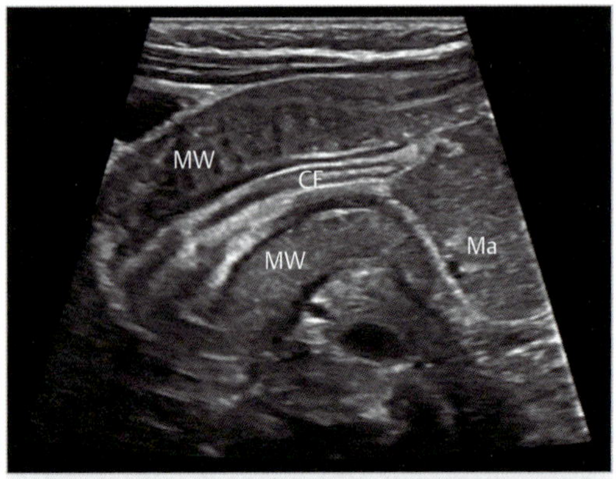

Abb. 9.2 Sonografie bei hypertropher Pylorusstenose: Darstellung der deutlich verdickten Muskelwand (MW), des deutlich verlängerten Pylorus und des hochgradig eingeengten Canalis egestorius (CE). Ma = Magenausgang (Quelle: Kerbl R, Kurz R, Roos R, Wessel L, Reiter K. Checkliste Pädiatrie. 5. Auflage. Stuttgart: Thieme; 2015)

Diagnostik: Die Diagnose wird bei **typischer Anamnese** und **Klinik** sonografisch bestätigt. Der Pylorus stellt sich dabei verdickt (> 3 mm) und verlängert (> 14 mm) dar, der Magen ist auch Stunden nach der Mahlzeit gut gefüllt. Im Labor findet man Elektrolytverschiebungen, charakteristischerweise eine hypochlorämische, metabolische Alkalose. Bei nicht eindeutigem Befund müssen andere Obstruktionen des Magen-Darm-Trakts (z. B. Polypen, Pancreas anulare, Malrotation, rezidivierende Invaginationen) radiologisch durch eine obere Magen-Darm-Passage mit wasserlöslichem Kontrastmittel ausgeschlossen werden.

In der Ambulanz kann ein Provokationsversuch mit 50 ml Tee erfolgen! Bei der Palpation des Abdomens kann man eventuell im rechten Oberbauch eine olivenartige Struktur (= Pylorus) ertasten.

Differenzialdiagnosen: systemische Infektion (z. B. Urosepsis), Gastroenteritis, Hirndrucksymptomatik, Duodenal- oder Jejunalatresie, gastroösophagealer Reflux, adrenogenitales Syndrom mit Salzverlust, Kuhmilchproteinintoleranz.

Therapie: Nach Ausgleich von Exsikkose und Elektrolytverschiebungen durch Infusionstherapie ist die Therapie der Wahl die **Pyloromyotomie nach Weber-Ramstedt**. Dabei wird die Pylorusmuskulatur extramukös vollständig durchtrennt. Die Operation hat bei geringem Risiko eine hohe Erfolgsrate.

In ganz seltenen Fällen verschwindet die Pylorusobstruktion meist nach der 12. Woche spontan. Bei leichten Verläufen kann daher versucht werden, mit konservativer Therapie (Spasmolytika vor den Mahlzeiten, Hochlagerung, Sedierung, Infusionstherapie, häufige und kleine Mahlzeiten) eine Operation zu umgehen.

Prognose: Nach postoperativem Nahrungsaufbau ist eine normale Ernährung möglich, der Säugling gedeiht gut!

Zusatzthemen für Lerngruppen

- Klinik, Diagnostik und Therapie der Differenzialdiagnosen

Fall 10 Asthma bronchiale

10.1 Welche Diagnose stellen Sie?

- **Diagnose**: akuter Asthmaanfall bei wahrscheinlich allergisch bedingtem Asthma bronchiale; Begründung: Allergieanamnese, zunehmende Atemnot, trockener Reizhusten, Giemen, juguläre und subcostale Einziehungen, „silent chest".

10.2 Welche Akuttherapie leiten Sie ein?

- Einschätzen des Schweregrades das Asthmaanfalls (vgl. Tab. 10.1): erschwertes Sprechen, Distanzgiemen, erhöhte Atemfrequenz, kaum Atemgeräusch auskultierbar („silent chest"), O_2-Sättigung < 92 %, normaler RR → schwerer Asthmaanfall
- **Oberkörperhochlagerung**, **Patientin beruhigen**, Anwendung bzw. Anleitung von **atemerleichternden Stellungen** und **Lippenbremse**
- **Gabe von Sauerstoff** (2 l/min) über Nasensonde oder Maske (nur bei O_2-Sättigung < 90 %), Zielsättigung > 94 %, (*Cave*: Evtl. ist die Hypoxämie der einzige Atemantrieb, durch unkontrollierte Sauerstoffgabe kann dieser genommen werden, Gefahr des Atemstillstandes!)
- **Inhalation eines kurz wirksamen β_2-Sympathomimetikums** (z. B. Salbutamol), 2–4 Hübe alle 10 bis 20 Minuten über eine Inhalierhilfe, beim schweren Asthma-Anfall **zusätzlich evtl. Ipratropiumbromid**, 2–4 Hübe alle 6 bis 8 Stunden. Alternativ Feuchtinhalation mit Salbutamol (1 Trpf. pro Lebensjahr [max. 10 Trpf.]), evtl. zusätzlich Kombination mit Anticholinergikum (z. B. Ipratropiumbromid, 2 Trpf. pro Lebensjahr), verdünnt mit 2 ml 0,9 %-iger Kochsalzlösung. Bei ausbleibender Besserung kann Salbutamol auch unverdünnt unter Überwachung der Herzfrequenz auch als Dauerverneblung erfolgen.
- Anlage einer Verweilkanüle zur **Infusionstherapie** (Flüssigkeitssubstitution, **Sekretolyse), dabei Blutentnahme (Blutgasanalyse, Entzündungsparameter [CRP, BSG, Leukozyten])**
- bei ausbleibender Besserung **Glukokortikoide i. v.**, z. B. Prednisolon als Bolus i. v. (1–2 mg/kg KG), dann alle 6 h 1–2 mg/kg KG. Die Dauer der Steroidtherapie richtet sich nach den klinischen Symptomen. In der Regel kann sie bereits nach wenigen Tagen beendet werden. Sollte die Therapiedauer 7 Tage überschreiten, muss das Steroid ausgeschlichen werden. Inhalative Glukokortikoide haben im akuten Asthmaanfall keine Wirkung!
- ggf. **Magnesium 25–50 mg/kg KG/d (max. 2 g) über 20–30 min. i. v.**
- **ggf. Sedierung mit Ketamin** (z. B. Ketanest S 0,5 mg/kg KG/Dosis i. v., bei Bedarf schrittweise bis 2,5 mg/kg KG) unter Monitorüberwachung; Ketanest wirkt zusätzlich stark bronchodilatatorisch; *cave*: Atemdepression! Immer in Intubationsbereitschaft auf Intensivstation!
- Bei Verschlechterung **Intensivtherapie**, ggf. Beatmung.

10.3 Beschreiben Sie den Röntgenbefund! Was fällt Ihnen auf?

- **Röntgen-Thorax**: massive Lungenüberblähung mit vermehrter Transparenz, tiefstehenden (zwischen 10. und 11. Rippe), abgeflachten Zwerchfellen; schmaler Herzsilhouette; geringe Zeichnungsvermehrung im Bereich des Lungenhilus rechts (= prominenter Hilus, aber kein pneumonisches Infiltrat, sog. Infekthilus; Hinweis auf möglicherweise infektgetriggertes [infektexazerbiertes] Asthma).

Tab. 10.1 Einschätzung des Schweregrades eines Asthmaanfalls

	leichter bis mittelschwerer Asthmaanfall	schwerer Asthmaanfall	lebensbedrohlicher Asthmaanfall
Sprechen	Sprechen fällt schwer	Sprechen fällt schwer	Erschöpfung, Verwirrung
Atemfrequenz	<30/min	2–5 Jahre: >40/min >5 Jahre: >30/min	2–5 Jahre: >40/min >5 Jahre: >30/min aber auch Apnoe/Bradypnoe möglich
Atemmuster	verlängertes Exspirium Einziehungen (subcostal, jugulär), Nasenflügeln Auskultation: Giemen und Brummen		verlängertes Exspirium Einziehungen (subcostal, jugulär), Nasenflügeln Auskultation: Giemen und Brummen, auch fehlendes Atemgeräusch „silent chest“ möglich
Pulsoxymetrie	Sauerstoffsättigung ≥92 %	Sauerstoffsättigung <92 %	Sauerstoffsättigung <92 %
Peakflow	<80 % und >50 % des persönlichen Bestwertes	<50 % des persönlichen Bestwertes	nicht messbar
Blutdruck	normoton	normoton	hypoton

Quelle: nach Leitlinie der Bundesärztekammer (BÄK), Kassenärztliche Bundesvereinigung (KBV), Arbeitsgemeinschaft der Wissenschaftlichen Medizinischen Fachgesellschaften (AWMF). Nationale VersorgungsLeitlinie Asthma – Langfassung, 4. Auflage. Version 1. 2020. DOI: 10.6101/AZQ/000469. www.asthma.versorgungsleitlinien.de, www.leitlinien.de, www.awmf.org

10.4 Erläutern Sie die Pathogenese dieser Erkrankung!

- Asthma bronchiale ist durch **anfallsweise** auftretende, spontan oder durch Behandlung **reversible Atemwegsobstruktionen**, die auf einer Überempfindlichkeit der Bronchialschleimhaut beruhen, gekennzeichnet. Atemnot, pfeifende (giemende) Atemgeräusche, Engegefühl in der Brust und (oft anfallsartiger) Husten sind die klassischen Symptome, die in ihrer Intensität variieren können. Ursache der **bronchialen Hyperreagibilität** ist eine chronische Entzündung der Bronchien. Auslöser dafür sind meist Allergene, aber auch andere Reize wie z. B. Infekte, gastroösophagealer Reflux, Zigarettenrauch, chemische Reizstoffe, kalte Luft, körperliche Anstrengung, emotionaler Stress wirken als Triggerfaktoren.
- Der Kontakt zum auslösenden Agens führt über eine IgE-vermittelte Degranulation von Mastzellen zur **Freisetzung von Entzündungsmediatoren wie Histamin, ECF-A, Bradykinin und Leukotrienen** (Sofortreaktion vom Typ I, „immediate reaction“). 6 bis 12 Stunden nach der Sofortreaktion kann IgG-vermittelt zusätzlich eine Spätreaktion auftreten. Folgen sind **Spasmus der glatten Muskulatur**, **Schleimhautschwellung** und **Dyskrinie** (Virchow-Trias), die zur Enge der Atemwege, vorwiegend im Bereich der mittleren und kleinen Bronchien führen.
- Es kommt zur Einwanderung von Entzündungszellen ins Gewebe (T-Lymphozyten und Eosinophile) und Freisetzung von Entzündungsmediatoren.
- Die chronische Entzündung ist nicht nur an der Entwicklung der Hyperreagibilität beteiligt, sie kann auch das sog. Airway-Remodelling, also einen dauerhaften Umbau der Atemwege induzieren.

10.5 Welche Dauertherapie halten Sie für sinnvoll?

- **Allergenkarenz, soweit möglich!**
  - **rauchfreie Umgebung** bzw. bei Jugendlichen Hinweis auf Rauchverzicht
  - **Asthmaschulung** – ambulant oder stationär – von Patient*in und Eltern. Ziele sind **Aufklärung und Beratung** (Was ist Asthma? Wie reagiere ich im Notfall? Was kann ich tun, um einen Anfall zu vermeiden? Wie schätze ich meine Asthmasituation ein [Peakflow, Asthma-Tagebuch]? usw.), um die **Angst vor der Erkrankung zu reduzieren, den richtigen Umgang mit der Erkrankung zu erlernen und damit die bestmögliche Langzeittherapie** zu erreichen. Dabei ist die enge Zusammenarbeit von Ärzt*innen, Pflegepersonal, Physiotherapeut*innen, Psycholog*innen usw. mit der Familie sehr wichtig.
- **medikamentöse Stufentherapie**: s. Tab. 10.2 , zu den einzelnen Medikamenten s. Kommentar
- **Bedarfsmedikation** immer dabei haben!
- **Sport und körperliche Bewegung** stellen eine wesentliche Basis der Asthmatherapie dar. Ausdauer, gezielte Atemgymnastik, atemerleichternde Übungen (Einsatz der Atemhilfsmuskulatur, Lippenbremse) und spezielle Dehnübungen für den „Notfall" sollten erlernt und regelmäßig geübt werden.
- **regelmäßige Überprüfung des Peakflows und Führen eines Asthma-Tagebuches** (s. Abb. 10.2)
- ggf. **Hyposensibilisierung**, wenn wenige spezifische Allergene bekannt sind und Patient*in > 6 Jahre alt ist: alle 1–2 Wochen subkutane Injektion oder sublinguale Applikation von spezifischen Antigenlösungen in steigender Dosierung. *Cave*: Durchführung nur von geschulten Allergolog*innen unter sorgfältiger Überwachung!
- **Berufswahl**: Meiden von Berufen, die eine Übererregbarkeit des Bronchialsystems begünstigen (z. B. Bäcker*in, Friseur*in)

Tab. 10.2 Medikamentöse Stufentherapie des Asthma bronchiale

Stufe	Dauertherapie	Bedarfstherapie
I	keine	kurz wirksames Betamimetikum *oder* ab 12 J.: Fixkombination aus ICS niedrigdosiert + Formoterol
II	ICS niedrigdosiert *oder* Leukotrienantagonist oder ab 12 J.: bedarfsorientierte Fixkombination aus ICS niedrigdosiert + Formoterol	kurz wirksames Betamimetikum, falls Fixkombination aus ICS niedrigdosiert + Formoterol: keine weitere Bedarfstherapie
III	ICS mitteldosiert	kurz wirksames Betamimetikum
IV	ICS mitteldosiert + lang wirksames Betamimetikum *oder* ICS mitteldosiert + Leukotrienantagonist *oder* ICS mitteldosiert + Leukotrienantagonist + lang wirksames Betamimetikum *bei unzureichender Kontrolle:* ICS mitteldosiert + lang wirksames Betamimetikum + Leukotrienantagonist + lang wirksames Anticholinergikum	kurz wirksames Betamimetikum *oder* ab 12 J.: Fixkombination aus ICS niedrigdosiert + Formoterol

Tab. 10.2 Medikamentöse Stufentherapie des Asthma bronchiale

Stufe	Dauertherapie	Bedarfstherapie
V	ICS hochdosiert + lang wirksames Betamimetikum *oder* ICS hochdosiert + Leukotrienantagonist *oder* ICS hochdosiert + Leukotrienantagonist + lang wirksames Betamimetikum *oder* ICS hochdosiert + lang wirksames Betamimetikum + lang wirksames Anticholinergikum *oder* ICS hochdosiert + lang wirksames Betamimetikum + Leukotrienantagonist + lang wirksames Anticholinergikum	kurz wirksames Betamimetikum *oder* ab 12 J.: Fixkombination aus ICS niedrigdosiert + Formoterol
VI	*zusätzlich zu Stufe V:* Anti-IgE-Antikörper *oder* Anti-IL4-R-Antikörper *oder* Anti-IL5-Antikörper *Alternative in begründeten Fällen:* orale Corticosteroide (zusätzlich oder alternativ)	kurz wirksames Betamimetikum *oder* ab 12 J.: Fixkombination aus ICS niedrigdosiert + Formoterol

Quelle: nach Leitlinie der Bundesärztekammer (BÄK), Kassenärztliche Bundesvereinigung (KBV), Arbeitsgemeinschaft der Wissenschaftlichen Medizinischen Fachgesellschaften (AWMF). Nationale VersorgungsLeitlinie Asthma – Langfassung, 4. Auflage. Version 1. 2020. DOI: 10.6101/AZQ/000469. www.asthma.versorgungsleitlinien.de, www.leitlinien.de, www.awmf.org

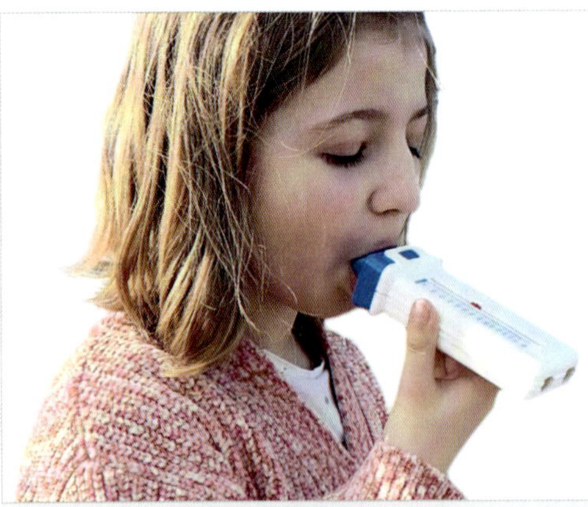

Abb. 10.2 Peakflow-Messung

Kommentar

Definition: Asthma bronchiale ist eine chronisch-entzündliche Erkrankung der Atemwege mit bronchialer Hyperreaktivität und variablen Atemwegsobstruktionen. Sie steht meist im Zusammenhang mit einer atopischen Disposition. Die Verengung der Atemwege ist in der Regel spontan oder nach Behandlung reversibel.

Ätiopathogenese: s. Antwort zur Frage 10.4. Wie die allergische Rhinitis und die Neurodermitis gehört das Asthma bronchiale zum Formenkreis der atopischen Erkrankungen. In mehr als 90 % der Fälle ist Asthma mit Allergien assoziiert. Meist handelt es sich allerdings um ein **Mischasthma,** ausgelöst durch Allergene, Infekte und unspezifische Reize. Häufige Allergene sind Pollen, Tierepithelien und

Hausstaubmilben. Neben zahlreichen unspezifischen Reizen (z. B. kalte Luft, Zigarettenrauch, Staub, Ozon) können auch psychischer (z. B. Schule, Familie, Freunde) und physischer Stress (Sport, Treppensteigen) sowie endokrine Ursachen (z. B. Hyperthyreose, Menstruation) und Medikamente (z. B. Analgetika) zur bronchialen Hyperreaktion führen.

Klinik und Einteilung: **Leitsymptome** sind die **anfallsweise** auftretende **Atemnot mit exspiratorischem Giemen**, das z. T. sogar ohne Stethoskop bereits auf Distanz hörbar ist (Distanzgiemen, s. Fall) sowie **Husten** und **Dyskrinie**. Im akuten Asthmaanfall sitzt der Patient/die Patientin aufrecht, setzt die Atemhilfsmuskulatur ein, ist ängstlich und kaltschweißig. Nach dem Grad der Symptomkontrolle werden verschiedene Schweregrade des Asthmas unterschieden. Mit Hilfe des „Asthma-Kontrolltestes" (siehe https://www.asthmacontroltest.com/de-de/welcome/), der die aktuellen Symptome aus Sicht des Kindes und des Erwachsenen erfasst, wird in die Stufen „Gut kontrolliertes Asthma", „Teilweise kontrolliertes Asthma" und „Unkontrolliertes Asthma" eingeteilt. Ist das Asthma kontrolliert, kann die Therapiestufe reduziert („Step down") werden. Bei teilweise kontrolliertem oder unkontrolliertem Asthma ist es wichtig, zu überprüfen, ob die Therapie auch richtig durchgeführt wird (Inhalationstechnik?, korrekte Dosis?, Compliance?), es andere Faktoren gibt, die das Asthma verschlechtern (z. B. Medikamente, Komorbiditäten). Ggf. muss auch die Diagnose „Asthma" per se überprüft werden. Bei teilweise kontrolliertem Asthma wird eine Erhöhung der Therapiestufe erwogen, bei unkontrolliertem Asthma wird die Stufe in jedem Fall erhöht („Step up").

Diagnostik: Die **Diagnose eines akuten Asthmaanfalls** wird immer **klinisch** (Atemnot, verlängertes Exspirium, Reizhusten, Einsatz der Atemhilfsmuskulatur, massives exspiratorisches Giemen, Brummen und Pfeifen über der Lunge, Tachykardie, Zyanose, in schweren Fällen abgeschwächtes Atemgeräusch [= „silent chest", „stumme Lunge"]) gestellt. Die **Blutgasanalyse** zeigt zu Beginn häufig eine Hyperkapnie, im Verlauf eine zunehmende Hypoxie. Bei schweren Verläufen kann im fortgeschrittenen Stadium eine globale Ateminsuffizienz mit Hypoxie und Hyperkapnie auftreten. Eine Röntgenaufnahme des Thorax erfolgt nach Stabilisierung der Patient*innen. Sie ist besonders dann erforderlich, wenn anamnestisch oder klinisch der Verdacht auf eine Begleiterkrankung, z. B. Pneumonie, Atelektase oder Pneumothorax besteht. Folgende Auffälligkeiten finden sich beim Röntgenbefund im akuten Asthmaanfall: Lungenüberblähung, d. h. vermehrte Transparenz, Zwerchfelltiefstand, schmale Herzsilhouette, perihiläre Zeichnungsvermehrung (s. Abb. 10.1 Fallbeispiel).

Zur **Diagnose „Asthma bronchiale"** führen **typische Anamnese** (z. B. Familienanamnese, saisonales Auftreten der Beschwerden) und Untersuchungsbefunde. Hierzu gehören bei der Auskultation **verlängertes Exspirium**, **exspiratorisches Giemen**, **Pfeifen** und **Brummen**. Bei der Perkussion lässt sich ein **hypersonorer Klopfschall** aufgrund der alveolären Überblähung feststellen. Bei hochgradiger Obstruktion kann das Atemgeräusch so leise sein, dass es kaum zu hören ist („stumme Lunge"). Mit **Lungenfunktionstests (Spirometrie, Ganzkörperplethysmografie)** lassen sich ein erhöhter Atemwegswiderstand bzw. eine Überblähung der Lunge sowie die Reversibilität einer Obstruktion objektivieren. Bei latenter Symptomatik kann eine unspezifische bronchiale Provokation hilfreich sein (Methacholin[MCH]-Provokationstest, Laufbelastung). Mit dem **Hauttest** (Prick-Test) können sich Hinweise auf die pathogenetische Bedeutung eines Allergens ergeben, allergenspezifische IgE-Antikörper können im **RAST-Test** nachgewiesen werden. Im **Labor** können sich erhöhte Werte für Gesamt-IgE und eine Eosinophilie im Differenzialblutbild finden. Zum Ausschluss anderer Lungenerkrankungen sollte eine **Röntgenaufnahme des Thorax** angefertigt werden.

Differenzialdiagnostisch müssen Erkrankungen wie Mukoviszidose, Ziliendyskinesie, gastroösophagealer Reflux, Immunmangelsyndrome und stattgehabte Aspirationsereignisse bedacht und ausgeschlossen werden.

Therapie: Zur Akuttherapie s. Antwort zur Frage 10.2. Zur Stufentherapie s. Antwort zur Frage 10.5. Ziel der Therapie ist die Anfallshäufigkeit zu reduzieren, die bronchiale Hyperreagibilität zu dämpfen und die Patient*innen vor Spätschäden (z. B. Entwicklungs- und Gedeihstörung, Cor pulmonale, Airway-Remodelling) zu schützen. Das **wichtigste** Therapieprinzip ist das Meiden von Asthmaauslösern: **Allergenkarenz** (z. B. milbendichte Matratzenüberzüge, Verzicht auf Teppichboden bei Hausstaubmilbenallergie, keine Haustiere bei Tierhaarallergie etc.), Meiden unspezifischer Reizstoffe wie z. B. aktives und passives Rauchen. Eltern und Patient*innen sollten durch sog. Asthmaschulungen den richtigen Umgang mit der Krankheit erlernen. Körperliches Training (bevorzugt Ausdauersportarten, insbesondere Schwimmen) ist zur Erhaltung und Verbesserung der Lungenfunktion ein weiterer wichtiger Pfeiler der Asthmatherapie.

Ziel der **medikamentösen Therapie** ist, die Entzündung und damit die Empfindlichkeit der Bronchialschleimhaut zu reduzieren. Zu den antiinflammatorischen Medikamenten zählen **v.a. inhalative und orale Glukokortikoide** (z.B. Budesonid, Beclometason, Fluticason) und **orale Leukotrien-Rezeptor-Antagonisten** (=LTRA, Antileukotriene, z.B. Montelukast). Als Bronchodilatatoren finden kurz wirksame und lang wirksame β_2-Sympathomimetika und Anticholinergika Anwendung. Die Therapie erfolgt nach einem an den Schweregrad des Asthmas angepassten Stufenschema (vgl. Tab. 10.2). Dabei sollten immer nur so viele Medikamente verordnet werden, wie zur bestmöglichen Asthmakontrolle notwendig sind.

Inhalieren ist ein wichtiger **Grundbaustein der Therapie**. Hierbei muss besonders auf die richtige Durchführung geachtet werden, damit die Wirkstoffe intrabronchial und nicht nur im Nasen-Rachen-Raum deponiert werden. Die höchste Wirkstoffkonzentration in der Lunge wird durch die Feuchtinhalation erreicht. Pulver- oder Aerosolinhalationen gehen rasch und erhöhen deshalb die Compliance. Dabei sollte aber eine Inhalationshilfe verwendet werden (s. Abb. 10.3). Nach der Inhalation von inhalativen Glukokortikoiden sollte der Mund ausgespült bzw. etwas gegessen oder getrunken werden, um einen Soor zu vermeiden!

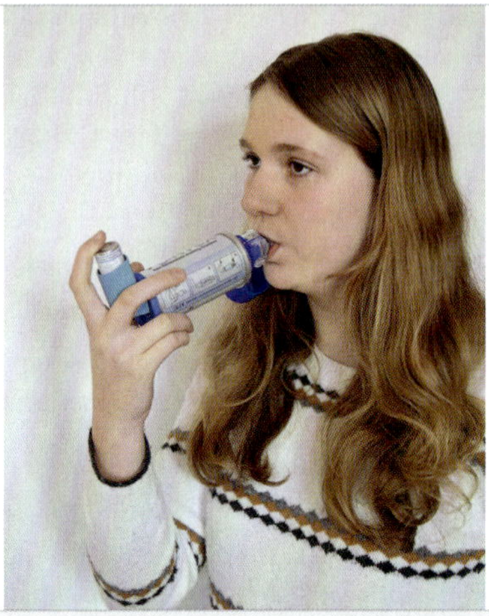

Abb. 10.3 Inhalation mittels Inhalationshilfe

Prognose: Asthma ist eine chronische Erkrankung. Mit einer an den Schweregrad der Krankheit angepassten und regelmäßig kontrollierten (Dauer-) Therapie, sorgfältiger Schulung und (Ausdauer-)Sport lässt sich Asthma in der Regel gut kontrollieren, die Lebensqualität ist dann kaum eingeschränkt. Remissionen in oder um die Pubertät kommen in weniger als 50% der Fälle vor. Oft bleibt eine residuale Luftwegshyperreaktivität bestehen und es treten später erneut Asthmasymptome auf. Möglich ist der Übergang in die chronisch-obstruktive Lungenerkrankung (COPD) des Erwachsenen.

Fall 11 Akute Otitis media

11.1 Beschreiben Sie den otoskopischen Befund! Welche Diagnose stellen Sie?

- **otoskopischer Befund**: Trommelfell gerötet, vorgewölbt und mit Fibrin belegt
- **Diagnose**: Otitis media dextra; Begründung: Schlafstörung (Vorstellung des Kindes nachts in der Notfallambulanz), unruhiges Kind, eitriges Sekret im Gehörgang, häufiges Anfassen des Kleinkindes am Ohr als Hinweis auf Ohrenschmerzen, Tragusdruckschmerz, Lymphknotenschwellung Kieferwinkel rechts, otoskopischer Befund (s.o.) bei Infekt der oberen Atemwege (seröse Rhinitis, Fieber, geröteter Rachenring).

11.2 Nennen Sie die häufigsten Ursachen dieser Erkrankung!

- meist Virusinfektion (RSV, Parainfluenza, Influenza), evtl. bakterielle Superinfektion
- häufige Erreger bei Superinfektion: **Streptococcus pneumoniae**, **Haemophilus influenzae**, Moraxella catarrhalis
- seltene Erreger bei Superinfektion: Streptococcus pyogenes, Staphylococcus aureus, Pseudomonas aeruginosa, Escherichia coli.

11.3 Welche gefürchteten Komplikationen dieser Erkrankung kennen Sie?

Hörminderung bei Mittelohrerguss mit konsekutiv verzögerter Sprachentwicklung, Innenohrbeteiligung (z.B. Labyrinthitis mit Schwindelsymptomatik), Mastoiditis, chronisch-rezidivierende Otitis, Fazialisparese, Durchwanderungsmeningitis, intrakranielle Abszesse, Sinusvenenthrombose.

11.4 Welches therapeutische Vorgehen halten Sie hier für sinnvoll?

- Bei dem Kleinkind liegt eine bakterielle Infektion (eitriges Sekret, hohes Fieber) vor, daher sollte **antibiotisch** behandelt werden. Mittel der 1. Wahl: Amoxicillin (50(–90) mg/kg KG/d in 3 ED p. o.), Ausweichantibiotika bei Allergie/Unverträglichkeit: Makrolid (z. B. Clarithromycin 15 mg/kg KG/d in 2 ED p. o.) oder orales Cephalosporin (z. B. Cefixim 8 mg/kg KG in 1 ED) für 5–7 Tage
- Xylometazolin-Nasentropfen 0,025 % 3 × tgl. zum Abschwellen der Schleimhaut, v. a. vor dem Schlafengehen
- ausreichend Flüssigkeit zur Sekretolyse
- Analgesie/Fiebersenken mit Ibuprofen (8–10 mg/kg KG p. o., max. 3-mal tgl.) oder Paracetamol Supp. (10–15 mg/kg KG, max. 3-mal tgl.).

Kommentar

Definition: Bei der Otitis media acuta handelt es sich um eine ein- oder beidseitige **seröse bis eitrige Entzündung des Mittelohrs**. Meist liegt begleitend ein Infekt der oberen Atemwege (Rhinopharyngitis) vor (s. Fall).

Epidemiologie und Ätiopathogenese: Vor allem **Säuglinge und Kleinkinder** erkranken häufig an einer Otitis media. Ursache hierfür sind die immunologisch bedingte erhöhte Infektanfälligkeit dieser Altersgruppe sowie anatomische Besonderheiten. Die kurze und meist weite Tuba auditiva erleichtert den Keimübertritt aus dem Nasen-Rachen-Raum in das Mittelohr. Außerdem liegen häufig vergrößerte Rachenmandeln (Adenoide) vor.

Atemwegsinfekte gehen mit einem Schleimhautödem der Tuba auditiva einher. Hieraus resultiert eine Tubenfunktionsstörung (sog. Tubenkatarrh) mit Minderbelüftung des Mittelohres. Dies erleichtert die bakterielle Sekundärinfektion einer meist primär viralen Otitis media. Erreger s. Antwort zur Frage 11.2.

Klinik: s. Fallbeispiel und Antwort zur Frage 11.1. Komplikationen s. Antwort zur Frage 11.3.

Diagnostik: Neben der Anamnese erfolgt die körperliche Untersuchung mit Überprüfung u. a. des **Tragusdruckschmerzes** und der **Meningismuszeichen** sowie der **Palpation der Lymphknoten und des Mastoids**. Bei der **Otoskopie** zeigt sich das Trommelfell gerötet, geschwollen, evtl. vorgewölbt oder retrahiert bzw. perforiert mit Sekret. Die Otoskopie gestaltet sich oft schwierig: Kinder haben Angst und tolerieren die Untersuchung nur schlecht, erst recht, wenn auch der äußere Gehörgang von der Entzündung mitbetroffen ist. Dann macht der typische Tragusdruckschmerz die Inspektion des Ohres schmerzhaft. Ein Ablenkungsversuch mit „Meinst Du, in Deinem Ohr sitzt ein Mäuschen?" oder Ähnliches hilft manchmal. Sinnvoll ist auch, zuerst das gesunde Ohr zu inspizieren, damit das Kind merkt, dass die Untersuchung nicht so unangenehm ist, wie es annimmt. In der Praxis endet es jedoch häufig damit, dass Eltern und Pflegepersonal das Kind zur Otoskopie festhalten müssen. Bei der Otoskopie ist es wichtig, das Otoskop in der rechten Hand (Linkshänder in der linken Hand) zu halten, mit Daumen und Zeigefinger zu fixieren, mit Mittelfinger am Gesicht des Patienten/der Patientin in Höhe des Jochbeins abzustützen sowie mit der linken Hand die Ohrmuschel sanft nach oben, außen zu ziehen, um den Gehörgang zu begradigen und eine bessere Sicht auf das Trommelfell zu bekommen (s. Abb. 11.2). Zur Sitzposition des Kindes bei der Otoskopie s. Fall 80.

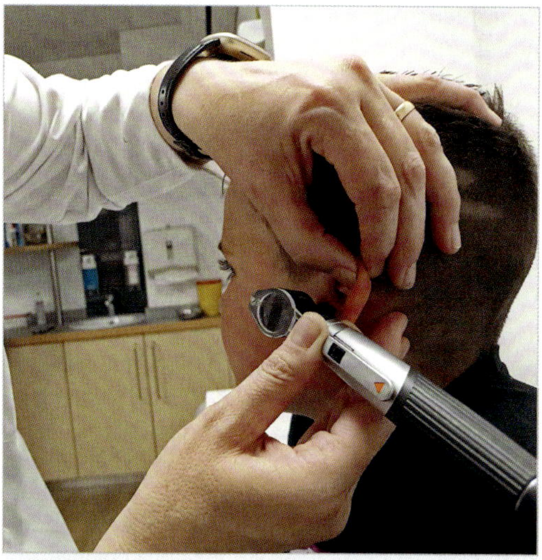

Abb. 11.2 Otoskopie beim Kind

Weitere Untersuchungen wie Abstrich oder Labor sind bei eindeutiger Klinik und otoskopischem Befund nicht notwendig. Bei zusätzlichen Symptomen wie Exsikkose und Meningismus sollte eine stationäre Aufnahme mit ausführlicher Diagnostik und adäquater Therapie erfolgen.

Therapie: s. Antwort zur Frage 11.4. Nasentropfen mit abschwellender Wirkung regulieren die Belüftungsstörung. Da Mittelohrentzündungen oft sehr schmerzhaft sind, sollten systemisch Analgetika verabreicht werden. Paracetamol wird in der Regel gut vertragen und hat bei angemessener Dosierung relativ geringe Nebenwirkungen. Mit Ibuprofen ist eine noch effektivere Analgesie zu erreichen, außerdem hat Ibuprofen auch eine entzündungshemmende Wirkung. Anästhesierende Ohrentropfen sind bei akuter Mittelohrentzündung wirkungslos. Sie finden bei einer Otitis externa Anwendung.

Eine Antibiotikatherapie sollte erfolgen bei Kindern unter 6 Monaten, bei beidseitiger Otitis media, bei schweren Krankheitsbildern mit hohem Fieber und reduziertem Allgemeinzustand sowie bei Otorrhoe. Bei Kindern mit Risikofaktoren wie Immunsuppression, Down-Syndrom oder mit Cochlea-Implantat sollte die Indikation zur Antibiotikagabe großzügig gestellt werden. Bei allen anderen Fällen wartet man die Spontanheilung unter engmaschigen Kontrollen („wait and see") ab. Solange keine eindeutigen Zeichen (z. B. Fieber, eitriger Erguss und Lymphknotenschwellung) einer bakteriellen (Sekundär-)Infektion vorliegen, behandelt man symptomatisch mit Schmerzmitteln, bei verlegter Nasenatmung zur Wiederherstellung der Belüftung des Mittelohres sind zusätzlich Xylometazolin-Nasentropfen sinnvoll. Erst bei Verschlechterung oder eindeutigem Nachweis einer bakteriellen Infektion sollte antibiotisch behandelt werden. Amoxicillin ist wegen des Erregerspektrums Mittel der Wahl, bei Rezidiv oder schwerem Verlauf in Kombination mit Clavulansäure. Cephalosporine oder Makrolide sind ebenfalls gut wirksam. Die Behandlung erfolgt über 7 Tage.

Bei rezidivierenden Otitiden sollten mögliche Ursachen, wie z. B. adenoide Vegetationen, beseitigt werden. Ein persistierender Mittelohrerguss wird durch Parazentese (Inzision des Trommelfells im hinteren oder vorderen unteren Quadranten) und ggf. Einlage eines Paukenröhrchens behandelt.

Prognose: Die Abheilung erfolgt meist unkompliziert innerhalb von 10 bis 14 Tagen. Bei Perforation des Trommelfells verschließt sich der Defekt selbständig.

Zusatzthemen für Lerngruppen

- Differenzialdiagnosen mit Abgrenzungskriterien zur Otitis media acuta
- Anatomie und Physiologie des Ohrs, der Nase und der Nasennebenhöhlen
- weitere HNO-Erkrankungen (z. B. akute Sinusitis, Rhinopharyngitis, Tonsillitis, Adenoide)

Fall 12 Varizellen (Windpocken)

12.1 Erklären Sie den Eltern die typischen Symptome der Erkrankung!

- selten Prodromi (Fieber, Abgeschlagenheit, Kopfschmerzen)
- innerhalb weniger Stunden Auftreten von Hautveränderungen an Haut (auch Kopfhaut) und Schleimhaut (v. a. Mundhöhle, Konjunktiven, Genitale); Handteller und Fußsohlen sind meist nicht befallen
- Diese meist stark juckenden Effloreszenzen liegen gleichzeitig in unterschiedlichen Entwicklungsstadien vor (sog. **Sternenhimmel**, s. Abb. 12.1), d. h. rote Flecken, Papeln, Bläschen, Pusteln.
- Bläschen und Pusteln reißen auf, trocknen, verkrusten und die Borken fallen nach etwa 2 Wochen ab.
- häufig katarrhalische Begleitsymptome mit und ohne Fieber.

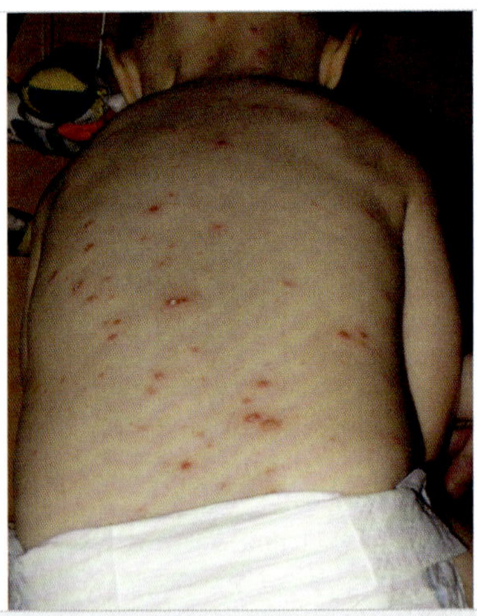

Abb. 12.1 Varizellen-Exanthem (Rücken mit Effloreszenzen in unterschiedlichen Entwicklungsstadien – „Sternenhimmel")

12.2 **Wie könnte sich der Junge Ihrer Meinung nach angesteckt haben? Ab wann würden Sie mit ersten Symptomen rechnen?**

- **Tröpfcheninfektion** bei Kontakt zu Erkrankten, möglicherweise auch Übertragung mit der Luft („Windpocken"); Kontagiosität 1–2 Tage vor Ausbruch des Exanthems bis zum 5.–7. Tag nach Auftreten des Exanthems ("bis das letzte Bläschen verkrustet ist")
- **Inkubationszeit**: etwa 2 Wochen (8–21 Tage).

12.3 **Bestehen Gefahren für Mutter oder Kind zum derzeitigen Zeitpunkt der Schwangerschaft? Müssten Sie mit Komplikationen rechnen, falls die Mutter sich in einem anderen Abschnitt der Schwangerschaft befände?**

- **generell**: bei bestehender Immunität der Mutter (durchgemachte Infektion oder Impfung vor der Schwangerschaft) → keine Gefahr, Antikörper im mütterlichen Blut fangen Varizella-zoster-Viren ab, verhindern die Infektion des Ungeborenen
- **bei Erstinfektion**:
  - **im 3. Trimenon bis 5 Tage vor der Geburt**: Eine intrauterine Infektion führt meist auch zur Infektion des Fetus, die Krankheit verläuft aufgrund der von der Mutter akut produzierten Antikörper, die diaplazentar auch auf das Ungeborene übergehen gutartig. D. h. im Fallbeispiel besteht die Gefahr, dass die Mutter an Windpocken erkrankt, falls sie keine Immunität besitzt. Die Infektion des Ungeborenen ist bei mütterlicher Infektion wahrscheinlich, sie wird aber keine schwerwiegenden Auswirkungen auf das Ungeborene haben.
  - **im 1. und 2. Trimenon:** sehr selten Varizellenembryopathie (konnatales Varizellensyndrom) möglich mit Hautdefekten (Narben), Skelett- und Muskelhypoplasien, Augen- (Chorioretinitis, Mikrophthalmus, Katarakt und Anisokorie) sowie ZNS-Fehlbildungen (kortikale Atrophie, Ventrikeldilatation, Kleinhirnhypoplasie); asymptomatische Verläufe in 75–97 % der Fälle; eine Schwangerschaftsunterbrechung ist wegen des geringen fetalen Risikos nicht indiziert; Schwangere erhält Varizella-zoster-Immunglobulin, sorgfältige Überwachung der Schwangerschaft (wiederholte Ultraschalluntersuchungen)
  - **peripartal, d. h. 5 Tage vor der Geburt bis 2 Tage nach der Geburt:** Gefahr der konnatalen Varizellen (mütterliche Antikörper können nicht mehr auf das Kind übertragen werden), Verlauf und Schweregrad sind sehr variabel (einzelne Effloreszenzen bis hin zu schweren Organmanifestationen wie Pneumonie, Enzephalitis), Ausbruch zwischen 10. und 12. Lebenstag, Letalität bis zu 30 %; daher bei V. a. peripartale Infektion immer stationäre Überwachung des Neugeborenen, evtl. i.v.-Gabe von Aciclovir oder passive Impfung, dabei immer aktuelle Vorgabe der DGPI (= Deutsche Gesellschaft für Pädiatrische Infektiologie, www.dgpi.de) beachten!

12.4 **Gibt es die Möglichkeit einer Impfung?**

- **aktive Immunisierung**: Lebendvakzine; empfohlene Impfung der STIKO für Kinder im Alter von 11 bis 14 Monaten in Kombination mit der 1. MMR-Impfung; Auffrischimpfung einmal kombiniert mit 2. MMR-Impfung im Alter von 15 bis 23 Monaten
- **passive Immunisierung nach Exposition innerhalb von 72 Stunden**: Varizella-zoster-Immunglobulin (Indikationen: seronegative Schwangere bei Varizellenkontakt; Neugeborene, deren Mütter 4–7 Tage vor bzw. 2 Tage nach der Entbindung an Varizellen erkrankt sind bzw. Varizellenkontakt hatten; Neugeborenes in den ersten Lebenstagen mit Varizellenkontakt; immundefiziente Patient*innen).

Kommentar

Definition und Epidemiologie: Varizellen sind eine **akute, hochkontagiöse Viruskrankheit**. Schubweise tritt ein **generalisiertes, vesikuläres Exanthem** auf. 90 % aller Kinder werden bis zum 14. Lebensjahr infiziert (sog. Kinderkrankheit). Säuglinge im 1. Lebenshalbjahr erkranken wegen des sog. Nestschutzes (falls die Mutter schon einmal an Varizellen erkrankt war oder ein Impfschutz gegen Varizellen besteht) meist nicht.

Ätiopathogenese: Der Erreger der Windpocken ist das **Varizella-zoster-Virus**, welches zur Gruppe der humanpathogenen Herpesviren gehört. Erregerreservoir ist ausschließlich der Mensch. Zu Übertragungsweg/Kontagiosität/Inkubationszeit s. Antwort zur Frage 12.2. Das Virus tritt über die Schleimhaut des Respirationstrakts in den Körper ein. Es kommt zur Virämie mit hämatogener Aussaat in Haut und Schleimhäute mit dem klinischen Bild der Windpocken. Danach persistiert das Virus in den sensorischen Ganglienzellen und kann, z. B. bei Immunschwäche, Stress, im Alter, bei malignen

Erkrankungen, reaktiviert werden. Es entsteht der Herpes zoster (sog. Gürtelrose), eine sehr schmerzhafte Neuritis mit gruppiert angeordneten Bläschen in einem oder mehreren Dermatomen, selten tritt er generalisiert auf.

Klinik: s. Antwort zur Frage 12.1. **Komplikationen** der Erkrankung sind bakterielle Superinfektionen meist durch Staphylokokken oder Streptokokken. Mögliche Folgen sind Impetigo, Abszess, Phlegmone, nekrotisierende Fasziitis, Narbenbildung. Weitere Komplikationen sind möglich im ZNS (Zerebellitis, Enzephalitis, Meningitis, Guillain-Barré-Syndrom) und in weiteren Organen (Myokarditis, Hepatitis, (Glomerulo-) Nephritis, Arthritis, Thrombozytopenie mit Hämorrhagien). Bei abwehrgeschwächten Patient*innen sind teilweise lebensbedrohliche Verläufe mit Enzephalitis, schwerer Pneumonie, Hepatitis und Pankreatitis möglich.

Diagnostik: Es handelt sich um eine **klinische** Diagnose. Im Zweifelsfall kann man spezifische Antikörper oder den Erreger nachweisen.

Differenzialdiagnosen: Disseminierter Herpes simplex, Insektenstiche, Strophulus infantum (Prurigo simplex), Hand-Fuß-Mund-Krankheit, Erythema exsudativum multiforme.

Therapie: Bei unkomplizierten Verläufen kommen **lokal juckreizstillende Zink-Schüttelmixturen** zum Einsatz. Sie fördern das Abtrocknen der Effloreszenzen und lindern über eine Kühlung (dazu im Kühlschrank aufbewahren) den Schmerz und Juckreiz und können somit eine bakterielle Superinfektion verhindern. Zusätzlich kann zur Linderung des Juckreizes ein Antihistaminikum eingesetzt werden, z. B. Cetirizin (2–6 Jahre: 5 mg/d p. o. in 1–2 ED; > 6 Jahre: 10 mg/d p. o. in 1–2 ED). Bei Fieber kommen ggf. zusätzlich **Antipyretika** (z. B. Paracetamol) zum Einsatz – jedoch nie ASS wegen der Gefahr eines Reye-Syndroms! Bei Patient*innen mit Risikofaktoren (z. B. immunsupprimierte Patient*innen), schweren Verlaufsformen, Neugeborenen mit konnataler Varizelleninfektion oder erkrankten Frühgeborenen ist eine antivirale Behandlung mit Aciclovir i. v. indiziert. Sie sollte innerhalb der ersten 4 Tage nach Exposition bzw. sofort bei Auftreten der ersten Effloreszenzen begonnen werden. Bakterielle Superinfektionen müssen antibiotisch, z. B. mit Erythromycin oder Cephalosporinen, über mindestens 7 Tage behandelt werden.

Prophylaxe: Ein Kind mit Varizellen, V. a. Varizellen bzw. Varizellenkontakt muss während eines stationären Aufenthaltes isoliert werden. Dies gilt auch für Neugeborene von Müttern mit Varizellen. Neugeborene mit konnatalem Varizellensyndrom müssen dagegen nicht isoliert werden!

Kinder mit unkomplizierten Windpocken dürfen den Kindergarten wieder besuchen, wenn das kontagiöse Stadium beendet ist. Eine kinder- und jugendärztliche „Unbedenklichkeitsbescheinigung" muss hierzu vorliegen.

Ungeimpfte Kinder mit Varizellenkontakt müssen für 16 Tage (mittlere Inkubationszeit) isoliert werden.

Zur aktiven und passiven Immunisierung s. Antwort zur Frage 12.4.

Prognose: Varizellen heilen meist gut ab. Häufig kommt es wegen aufgekratzter Bläschen allerdings zur Narbenbildung. Komplikationen wie ZNS-Befall und Varizellen-Pneumonie haben bei früher Therapie ebenfalls eine gute Prognose.

Zusatzthemen für Lerngruppen

- **weitere virale Infektionskrankheiten (Röteln, Masern, Mumps usw.)**

Fall 13 Lymphadenitis colli

13.1 Nennen Sie mögliche Ursachen von Schwellungen der Halslymphknoten!

- häufig Begleiterscheinung bei banalen Infekten der oberen Atemwege
- lokale Infektionen, z. B. an Mundschleimhaut/Zähnen, im HNO-Bereich, an Haut- und Kopfhaut; (meist) einseitige Lymphknotenschwellung bei bakteriellen Infektionen mit Streptokokken, Staphylokokken
- generalisierte Infektionen wie Katzenkratzkrankheit, Toxoplasmose, Infektionen mit EBV, CMV, Masern, Röteln, nicht tuberkulösen Mykobakterien u. a. mit generalisierter Lymphknotenschwellung
- mukokutanes Lymphknotensyndrom (Kawasaki-Syndrom)
- Lymphome, Malignome
- Lymphknotentuberkulose (selten).

13.2 Welche weiteren Untersuchungen veranlassen Sie bei diesem Mädchen?

- **Labor**: (Differenzial-)Blutbild, Entzündungsparameter (CRP, BSG)
- **Rachenabstrich**: Erregerdiagnostik
- **Sonografie der Lymphknotenschwellung**: Größe, Ausdehnung, Einschmelzung.

13.3 Welche Therapie leiten Sie ein?

- antibiotische Behandlung (stapylokokken-/streptokokkenwirksam), s. Kommentar
- ggf. stationäre Aufnahme: je nach Ausprägung der Lymphadenitis colli und Veränderung der Laborparameter; aber eher großzügige Indikation, da eine orale Antibiotikagabe nicht so effektiv ist und sich häufig schnell eine Abszedierung entwickelt
- bei Abszedierung Inzision.

! 13.4 Welchen pathologischen Befund können Sie feststellen? Welche Behandlung muss sich nun anschließen?

- **mikrobiologischer Befund**: säurefeste Stäbchen
- wahrscheinlichste Diagnose: Lymphadenitis colli durch **nicht tuberkulöse Mykobakterien**; Begründung: trotz adäquater Behandlung fortbestehende Lymphadenitis colli, einseitiger Befall, nicht beeinträchtigter Allgemeinzustand, mikrobiologischer Befund s. o.
- Differenzialdiagnose: Lymphknotentuberkulose (im Kindesalter sehr selten)
- **Therapie der nicht tuberkulösen Mykobakteriose**:
  - Antibiogramm erstellen lassen
  - möglichst komplette chirurgische Entfernung des Lymphknotens und aller Fistelgänge
  - bei inkompletter Entfernung: Behandlung mit Clarithromycin (15–30 mg/kg KG/d p. o.) oder Azithromycin (10–12 mg/kg KG/d p. o.) in Kombination mit Rifampicin (350 mg/m² KOF/d p. o.) über 6 Monate erwägen, ggf. Umstellung nach Erhalt des Antibiogramms.

Kommentar

Definition: Eine **entzündliche** Schwellung der regionalen Halslymphknoten bezeichnet man als Lymphadenitis colli. Nichtentzündliche Schwellungen bezeichnet man als Lymphadenopathien.

Ätiopathogenese: s. Antwort zur Frage 13.1. Bei vielen gesunden Kindern sind jederzeit bis bohnengroße Halslymphknoten tastbar, die in Folge der häufigen Infektionen im Hals-Nasen-Ohren-Bereich anschwellen. Nicht jeder tastbare Lymphknoten ist also pathologisch!

Auch bei malignen Erkrankungen (z. B. Leukämien, soliden Tumoren) sowie generalisierten Infektionen, z. B. mit lymphotropen Viren wie EBV oder CMV, bei Toxoplasmose (Erreger Toxoplasma gondii) oder der Katzenkratzkrankheit (Erreger Bartonella henselae) treten – meist jedoch generalisierte – Lymphknotenschwellungen auf.

Einseitige Lymphknotenschwellungen mit Abszedierung entstehen in der Regel lymphogen. Erreger sind häufig Staphylokokken oder Streptokokken im Rahmen von Infektionen im HNO-Bereich, der Zähne oder der Haut. Gelegentlich wird eine einseitige Lymphadenitis colli durch nicht tuberkulöse Mykobakterien (non tuberculous mycobacteria = NTM) verursacht. In 80 % der Fälle lässt sich Mycobacterium avium nachweisen. Der Infektionsweg ist noch ungeklärt, eine Übertragung von Mensch zu Mensch ist jedoch ausgeschlossen. Die Erreger lassen sich in Leitungswasser, Erdreich, bei Wild- und Haustieren nachweisen.

Klinik: Schwellungen der Halslymphknoten können ein- oder beidseitig auftreten, schmerzhaft und verschieblich sein, bei Übergreifen der Entzündung auf die Umgebung jedoch mit dieser verbacken. Rötung und Infiltration der Haut können auftreten. Das Allgemeinbefinden kann erheblich beeinträchtigt sein. Eine Lymphadenitis colli durch nicht tuberkulöse Mykobakterien entwickelt sich in der Regel langsam und nur einseitig, das Allgemeinbefinden der Patient*innen ist hierbei nicht beeinträchtigt.

Diagnostik und Therapie: Wichtig ist eine gründliche körperliche Untersuchung mit **Beurteilung aller Lymphknotenstationen** sowie der Leber- und Milzgröße (Hepatosplenomegalie v. a. bei EBV-Infektion). Besonders gründlich sollte man v. a. den HNO-Bereich und die Zähne untersuchen.

Bei Verdacht auf Tuberkulose (s. Fall 72) sollte neben einer ausführlichen Anamnese, bei der v. a. nach Kontakt zu an Tuberkulose Erkrankten oder Risikopopulationen gefragt werden sollte, auch ein Tuberkulintest erfolgen. Weiterhin muss ein Röntgenbild des Thorax angefertigt werden.

Bei einer lokalen Infektion sollte versucht werden, den **Erreger zu identifizieren** (z. B. durch Abstriche), da eine **gezielte antibiotische Behandlung** erfolgen muss. Das Wirkungsspektrum des Antibiotikums muss auch Staphylokokken umfassen, d. h. Penicillin allein ist nicht ausreichend. Ausgeprägte Befunde behandelt man durch intravenöse Antibiotikagabe (z. B. mit Cefazolin 50 mg/kg KG/d in 3 ED oder Cefuroxim 100 mg/kg KG/D in 3 ED), um eine ausreichend hohe Wirkstoffkonzentration im Gewebe zu erreichen.

Eine chirurgische Intervention kann dadurch aber nicht immer verhindert werden. Bei abszedierender Infektion erfolgt dann die Abszessspaltung. Bei Verdacht auf mykobakterielle Genese sollte der Abszess mit allen Fistelgängen in toto entfernt werden. Eine histologische und bakteriologische Aufarbeitung des Resektats muss erfolgen. Kann der Abszess bei nachgewiesener NTM-Infektion nicht komplett entfernt werden, sollte eine tuberkulostatische Behandlung (s. Antwort zur Frage 13.4) über 6 Monate erwogen werden.

Eine chirurgische Therapie ist auch dann notwendig, wenn die Vergrößerung der Lymphknoten in einem Zeitraum von 2–4 Wochen trotz Therapie nicht zurückgeht oder sogar zunimmt, um ein Malignom auszuschließen.

Zusatzthemen für Lerngruppen

- Komplikationen der akuten Lymphadenitis colli
- Differenzialdiagnosen
- Tuberkulose, andere NTM-Infektionen

Fall 14 Bronchiolitis

14.1 An welche Ursachen für diese Symptomatik denken Sie? Was sind Ihre nächsten Schritte?

- **mögliche Erkrankungen**: Bronchiolitis, Pneumonie, schwere Bronchitis, Fremdkörperaspiration
- **nächste Schritte**:
  - Kind möglichst wenig aufregen! Ggf. Sedierung (z. B. Chloralhydrat 25–50 mg/kg KG/d in 3–4 ED rektal/p. o.)
  - Pulsoxymetrie: bei pO_2 < 90 % Sauerstoffvorlage (Anreicherung der Atemluft des Kindes mit Sauerstoff über Nasenbrille/-maske/-trichter oder Einleitung in Wärmebett)
  - BGA: Hypoxie, Hyperkapnie
  - Legen eines i.v.-Zugangs, dabei Blutentnahme zur Bestimmung der Entzündungsparameter (Blutbild mit Differenzialblutbild, CRP, BSG)
  - Röntgen-Thorax: Infiltrate, Verschattung.

14.2 Welche Diagnose stellen Sie anhand des Röntgenbildes im Zusammenhang mit der Anamnese? Beschreiben Sie die für dieses Krankheitsbild typischen radiologischen Veränderungen!

- **Diagnose**: Bronchiolitis; Begründung: Beginn der Erkrankung mit unspezifischem Atemwegsinfekt, Tachypnoe, Dyspnoe, Nasenflügeln, abgeschwächtes Atemgeräusch, vereinzelt feinblasige Rasselgeräusche
- **typische radiologische Veränderungen** (s. Abb. 14.1 Fallbeispiel):
  - **erhebliche Überblähung beider Lungenflügel** (flach stehende Zwerchfelle, vermehrte Transparenz)
  - verstärkte Bronchialzeichnung im perihilären Bereich
  - evtl. kleine minderbelüftete Areale (Atelektasen).

14.3 Nennen Sie den häufigsten Erreger dieser Erkrankung!

In 80% der Fälle Respiratory-Syncytial-Virus (Syn.: **RS-Virus**, RSV).

14.4 Welche therapeutischen Möglichkeiten stehen zur Verfügung?

- **stationäre Aufnahme**: Jeder Säugling mit Bronchiolitis sollte stationär überwacht werden. Die Atemsituation verschlechtert sich gerade in den frühen Morgenstunden dramatisch (minimale körpereigene Glukokortikoid-Produktion); häufig Nahrungs-, zumindest Flüssigkeitssubstitution mittels Magensonde erforderlich, da jede zusätzliche Belastung den Säugling erheblich gefährdet. Bei jungen Säuglingen mit Bronchiolitis ist das Risiko für Apnoen erhöht.
- **symptomatische Therapie**: Minimal Handling, Sauerstoffgabe z. B. über Nasenbrille oder Atemunterstützung durch nasale High-Flow-Therapie, Anfeuchten der Atemluft mittels Kaltluftvernebler, Sedierung, Flüssigkeitszufuhr (Magensonde oder i. v.), Monitorüberwachung, Absaugen der Nase
- **Inhalationstherapie bei bronchialer Obstruktion**: Therapieversuch mit Inhalation von Bronchodilatatoren wie Salbutamol (Richtdosis 1 Trpf. [= 0,25 mg] pro Lebensjahr, mindestens 3 Trpf., höchstens 10 Trpf. in 2 ml NaCl 0,9 %; je nach klinischem Befund 4–6 [8–10] × tgl.); bei ausbleibender klinischer Besserung oder gar Verschlechterung Beenden der Inhalationstherapie
- nur bei V. a. bakterielle Superinfektion (Blutbild, CRP) **antibiotische Behandlung**
- bei Anzeichen einer respiratorischen Insuffizienz (steigende pCO_2-Werte, ausgeprägte Tachypnoe [> 100/min] oder Apnoen) Versuch mit CPAP, bei Versagen Intubation und Beatmung.

Kommentar

Definition und Epidemiologie: Bei der Bronchiolitis handelt es sich um eine **akute virale und obstruierende Entzündung der Bronchiolen**, die fast ausschließlich im ersten Lebensjahr auftritt. Die Kinder erkranken gehäuft in den Wintermonaten.

Ätiopathogenese, Klinik und Diagnostik: RS-Viren, seltener auch Parainfluenza-, Influenza-, Rhino- und Adenoviren, befallen den gesamten Respirationstrakt und führen zu einer schweren Entzündung der unteren Atemwege. Nach **3 bis 5 Tagen** mit **Erkältungssymptomen** (Prodromalstadium) entwickeln die Kinder zunehmend **Tachypnoe**, Nasenflügeln, Einziehungen, **in- und exspiratorische Dyspnoe**, **Husten**, **Kreislaufzentralisation** und **Trinkschwäche**.

Schlechter Allgemeinzustand, (auskultatorisch) **„geräuschlose" Tachypnoe** („silent chest") **und Dyspnoe** bei radiologisch eindeutigen Zeichen einer **Lungenüberblähung** sprechen für eine Bronchiolitis.

Die klinische Symptomatik im Fallbeispiel lässt auch an eine schwere Pneumonie denken. Hierbei würden sich im Röntgenbild aber pneumonische Infiltrate finden lassen.

Therapie: Eine kausale Therapie ist nicht bekannt. Die Behandlung erfolgt daher ausschließlich **symptomatisch** (s. Antwort zur Frage 14.4).

Prophylaxe: Gefährdete Kinder (z. B. Säuglinge mit Herzfehlern, bronchopulmonaler Dysplasie, Immundefizienz, Frühgeborene) sollten in den Wintermonaten des 1. Lebensjahres durch passive Immunisierung mit monoklonalen Antikörpern (Palivizumab) geschützt werden. Ein aktiver Impfstoff steht bislang noch nicht zur Verfügung.

Prognose: In den ersten Monaten bis Jahren nach einer RSV-Infektion besteht eine erhöhte Anfälligkeit für bronchopulmonale Infekte v. a. mit obstruktiver Symptomatik. Auch die Asthma-Prävalenz ist nach RSV-Infektion erhöht.

Zusatzthemen für Lerngruppen

- Fremdkörperaspiration
- Pneumonie
- Asthma bronchiale
- Lungenfehlbildungen

Fall 15 Infektiöse Mononukleose

15.1 Welche Verdachtsdiagnose stellen Sie?

Infektiöse Mononukleose; Begründung: Alter der Patientin (sog. kissing-disease bei Jugendlichen), hohes Fieber, Müdigkeit, Abgeschlagenheit, Halsschmerzen, Schluckbeschwerden, Druckgefühl im Oberbauch, flüchtiges Exanthem.

15.2 Welche Untersuchungsbefunde erwarten Sie bei Ihrer Verdachtsdiagnose?

- Pharyngitis und Tonsillitis mit flächenhaften, schmierigen Belägen (Angina lacunaris) und evtl. unangenehmem Foetor ex ore (s. Abb. 15.1)
- vorwiegend symmetrisch ausgeprägte, oft multilokale Lymphknotenschwellungen; am stärksten im Halsbereich
- Hepato- und Splenomegalie
- evtl. Ikterus; livides, fein- bis mittelfleckiges Exanthem.

15.3 Nennen Sie mögliche Komplikationen dieser Erkrankung!

- **Tonsillen**: sekundäre bakterielle Infektion der Tonsillen meist durch Streptokokken; ausgeprägte Tonsillenhyperplasie („kissing tonsils") → obstruktive Apnoen möglich
- **Immunsystem**: Hepatitis, Milzruptur, Lymphome, Hypo-/Hypergammaglobulinämie, Bildung von Autoantikörpern
- **hämatopoetisches System**: Thrombozytopenie, Anämie, Granulozytopenie; bei Immundefizienz oft schwere, auch letal verlaufende lymphoproliferative Krankheitsbilder
- **Herz**: Myokarditis, Perikarditis
- **Zentralnervensystem**: Meningoenzephalitis, Guillain-Barré-Syndrom
- **Haut**: leicht flüchtiges makulo-palpulöses Exanthem, Urtikaria, Vaskulitis, Ampicillinexanthem (bei Ampicillingabe → juckendes, masernähnliches Exanthem)
- **weitere Organbeteiligungen**: Pneumonie, Nephritis
- **EBV-assoziierte Malignome**: Burkitt-Lymphom, Morbus Hodgkin, T-Zell-Lymphome, Nasopharynxkarzinome.

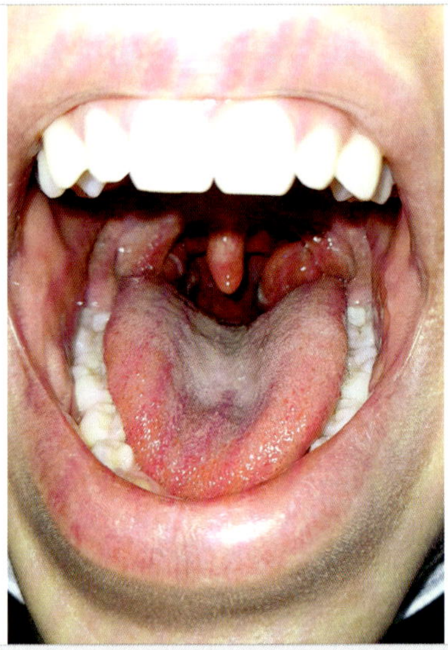

Abb. 15.1 Pharyngitis und Tonsillitis mit schmierigen Belägen

15.4 Was raten Sie der Patientin? Wann wird sich die Symptomatik wieder bessern?

- Es gibt **keine kausale** Therapie! Virostatika und Antibiotika sind wirkungslos.
- **symptomatisch**: körperliche Schonung, Antipyretika (Ibuprofen, kein Paracetamol wegen der hepatischen Beteiligung), weiche (oder flüssige) Kost, ggf. Infusionstherapie zur Flüssigkeitssubstitution
- antibiotische Therapie bei Superinfektion (z. B. Makrolide), **Ampicillin kontraindiziert!** (s. Antwort zur Frage 15.3)
- **Besserung der Symptomatik**: Symptome über mehrere Wochen möglich; häufig Fatigue.

Kommentar

Ätiopathogenese und Epidemiologie: Die infektiöse Mononukleose (Syn.: Pfeiffer-Drüsenfieber, Studentenkrankheit) wird durch das **Epstein-Barr-Virus (EBV)** aus der Gruppe der Herpesviren ausgelöst. Die Übertragung erfolgt durch infizierten Speichel. Deshalb spricht man auch von der „kissing-disease". Am häufigsten erkranken Jugendliche. Die Durchseuchungsrate nach dem 30. Lebensjahr beträgt über 80 %.

Klinik: Nach einer **Inkubationszeit von 10 bis 50 Tagen** kommt es bei Erstinfektion durch EBV bei immunkompetenten älteren Kindern, Jugendlichen und Erwachsenen zum Krankheitsbild der infektiösen Mononukleose mit **Fieber**, **Lymphknotenschwellungen**, **schwerer Angina**, **Hepatosplenomegalie** und **Exanthem** (s. Fall). Gelegentlich besteht auch ein Ikterus. Bei kleinen Kindern sind meist asymptomatische oder atypische (leichte grippale Symptome) Verläufe möglich. Bei immundefizienten Patient*innen können schwere lymphoproliferative Krankheitsbilder (z.B. malignes B-Zell-Lymphom) ausgelöst werden. Komplikationen s. Antwort zur Frage 15.3.

Diagnostik: Die Diagnose lässt sich anhand der **typischen klinischen Symptomatik** (s. Fall und Antwort zur Frage 15.2) sowie **charakteristischer Veränderungen im Blutbild** (s. Abb. 15.2) stellen. LDH und Transaminasen sind infolge der begleitenden Hepatitis fast immer erhöht.

Der **Paul-Bunnell-Test** (Syn.: Monospot, Mononukleose-Schnelltest), mit dem sich infektionstypische heterophile IgM-Antikörper nachweisen lassen, kann bei älteren Kindern und Jugendlichen die Diagnosestellung erleichtern. Bei Kindern unter 5 Jahren fällt der Test wegen der noch mangelnden Antikörperbildung in der Regel falsch negativ aus. Beweisend ist der **EBV-Antikörpernachweis**. Bei einer frischen Infektion finden sich Antikörper gegen das Viruskapsid (Anti-VCA[=Viruskapsidantigene]-IgM) sowie Anti-EA(=Early-Antigen)-IgG. Abgelaufene Infektionen sind durch Anti-EBNA (=kernassoziierte Antigene) nachweisbar (s. Tab. 15.1).

Therapie: s. Antwort zur Frage 15.4.

Prognose: Die Prognose ist in der Regel gut. Bei immunkompetenten Patient*innen handelt es sich um eine sich selbstlimitierende Krankheit. EBV persistiert lebenslang in den B-Lymphozyten und kann v.a. bei Immunschwäche oder immunsuppressiver Therapie reaktiviert werden. Verschiedene Lymphome, z.B. das Burkitt-Lymphom, werden mit EBV assoziiert.

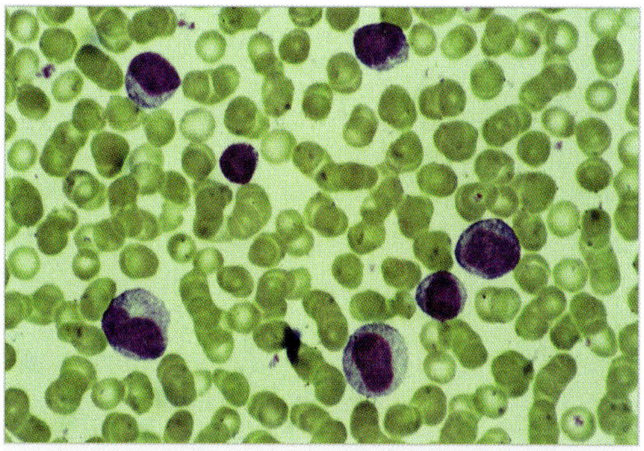

Abb. 15.2 Blutbild bei infektiöser Mononukleose (atypische Lymphozyten mit ovalem oder bohnenförmigem Kern und feinvakuolisiertem Plasma, z.T. an Monozyten erinnernd, sog. „Pfeiffer-Zellen") (Quelle: Gortner L, Meyer S. Duale Reihe Pädiatrie. 5. Auflage. Stuttgart: Thieme; 2018)

Tab. 15.1 EBV-Antikörper

EBV-Antikörper	Primärinfektion	frühere Infektion	Reaktivierung/chron. aktive Infektion
Anti-VCA-IgM	+	-	+
Anti-VCA-IgG	+	+	+
Anti-EA-IgG	+	-	+
Anti-EBNA-IgG	-	+	+

Zusatzthemen für Lerngruppen

- weitere Ursachen von Tonsillopharyngitiden
- Differenzialdiagnosen der Hepatitis

Fall 16 Fremdkörperaspiration

16.1 Welche typischen klinischen Symptome und Untersuchungsbefunde erwarten Sie, falls es sich wirklich um eine Fremdkörperaspiration handelt?

- typische Anamnese: Hustenanfall
- meist Atemnot, mit konsekutiver Tachypnoe; evtl. Zyanose
- Auskultation: abgeschwächtes Atemgeräusch auf der betroffenen Seite, manchmal bizarre Nebengeräusche, in- und/oder exspiratorischer Stridor, evtl. feuchte Rasselgeräusche
- Perkussion (erst bei Kindern ab 5 Jahre zuverlässige Befunde): hypersonorer Klopfschall.

16.2 Sie veranlassen ein Röntgenbild des Thorax. Beschreiben Sie die Auffälligkeiten!

- deutliche Überblähung des linken Lungenflügels (vermehrte Transparenz und Zwerchfelltiefstand links)
- Mediastinalverlagerung nach rechts
- kein Fremdkörper sichtbar (s. Abb. 16.1 Fallbeispiel).

16.3 Welche Therapie leiten Sie ein, falls wirklich eine Aspiration vorliegt?

Eine bronchoskopische Fremdkörperentfernung.

Kommentar

Definition und Ätiopathogenese: Die Aspiration von Fremdkörpern ist im Kleinkindalter ein häufiger Unfall. Neben kleinen Gegenständen aus den verschiedensten Materialien (z. B. Spielzeug) werden häufig auch feste Nahrungsteile wie Erdnüsse, Apfel- oder Karottenstückchen aspiriert.

Im Neugeborenen- und Säuglingsalter muss man v. a. bei gastroösophagealem Reflux auch an (rezidivierende) Aspirationen von Milchnahrung denken.

Der Ventilmechanismus entsteht durch eine Ventilstenose bei Bronchusverlegung. Hierbei gelangt während der Inspiration Luft in tiefer gelegene Lungenabschnitte, welche bei Exspiration nicht mehr entweichen kann. In der Folge kommt es zu Überblähung und Mediastinalverlagerung zur Gegenseite.

Der rechte Hauptbronchus ist wegen seines steileren Abgangs häufiger betroffen als der linke.

Klinik: Die im Fall beschriebene Symptomatik ist typisch für eine Fremdkörperaspiration. Nicht immer folgt der Aspiration Atemnot, oftmals bleibt der **Hustenanfall** der einzige Hinweis auf ein stattgefundenes Aspirationsereignis. Falls der aspirierte Fremdkörper nicht entfernt wird, kann es zur Entzündung der hinter dem Aspirat liegenden minderbelüfteten Bereiche kommen. Eine chronische Bronchitis oder Pneumonie kann sich entwickeln, auch die Ausbildung von Bronchiektasen ist möglich. Deshalb sollte man bei lang andauerndem Husten immer an eine mögliche Fremdkörperaspiration denken und in der Anamnese gezielt danach fragen!

Diagnostik: Bei der Auskultation lässt sich ein asymmetrisches Atemgeräusch feststellen, meist ist es auf der Aspirationsseite abgeschwächt. Perkutorisch findet sich aufgrund der Überblähung infolge des Ventilmechanismus ein hypersonorer Klopfschall.

Nur in etwa 10 % der Fälle sind die aspirierten Fremdkörper röntgendicht, so dass v. a. indirekte Zeichen, nämlich **Ventilmechanismus** (80 %) und **Atelektasen** (20 %), auf eine Aspiration hinweisen. Durch den Ventilmechanismus kommt es zur Überblähung der betroffenen Lungenhälfte (vermehrte Transparenz, tiefstehendes Zwerchfell), z. T. mit Mediastinalverlagerung (s. Antwort zur Frage 16.2). Bei der Durchleuchtung des Thorax kann man v. a. die verminderte Beweglichkeit des Zwerchfells der betroffenen Seite sehen.

Fremdkörper können so klein sein, dass sie weder in In- noch in Exspiration eine Obstruktion verursachen und somit mit der herkömmlichen Röntgendiagnostik nicht erfasst werden können. Bei begründetem Verdacht (Anamnese, klinischer Befund) ist dann eine **Bronchoskopie** erforderlich. Diese erfolgt immer in Narkose.

Therapie: Prinzipiell sind Klopfen auf den Rücken, Heimlich-Handgriff, Kind an den Beinen hochnehmen usw. nicht verkehrt, bringen aber meist nicht den gewünschten Erfolg. Im akuten Erstickungsanfall sollte man versuchen, beruhigend auf das Kind einzuwirken und **sofort** den Notarzt alarmieren.

Fremdkörper sollten möglichst sofort **bronchoskopisch** entfernt werden, um Atelektasen und entzündliche Gewebereaktionen zu verhindern.

Prophylaxe: Prinzipiell gilt, dass Kleinkinder weder kleine feste Nahrungsteile (z. B. Nüsse, Apfel, rohe Karotten) essen, noch mit sehr kleinen Gegenständen (z. B. kleine Knöpfe, Erbsen, kleines Spielzeug) spielen sollten. Aber selbst bei größter Vorsicht und maximaler Behütung kann man ein Aspirationsereignis nicht immer verhindern.

Prognose: Bronchoskopische Fremdkörperentfernungen beim Kind sind fast immer erfolgreich. Komplikationen können dann auftreten, wenn z.B. eine Erdnuss bei der Entfernung zerbröselt und sich sekundär eine Pneumonie entwickelt. Dies passiert aber sehr selten. Die Kinder können meist am Tag nach dem Eingriff das Krankenhaus wieder verlassen.

Zusatzthemen für Lerngruppen

- Differenzialdiagnosen des chronischen Hustens

Fall 17 Hodentorsion

17.1 Welche Verdachtsdiagnose stellen Sie? Welche Differenzialdiagnosen kommen in Betracht?

- Verdachtsdiagnose: **Hodentorsion**; Begründung: Alter des Patienten, Hoden schmerzhaft, rötlich-livide verfärbt, derb geschwollen
- **Differenzialdiagnosen**: Orchitis, Hydatidentorsion, Epididymitis, direktes Trauma, inkarzerierte Leistenhernie, Hodentumoren.

17.2 Wie sichern Sie die Diagnose?

Farbkodierte Duplex-Sonografie (FKDS) des Hodens: Nachweis einer fehlenden oder Minderperfusion des Hodens. *Cave*: Bei geringstem Verdacht auf eine Hodentorsion **sofort operieren** (nur etwa 6 h Zeit vom Schmerzbeginn bis zur Infarzierung der Samenkanälchen, 12 h bis zur Infarzierung der Leydig-Zellen – dies ist allerdings deutlich abhängig von der noch vorhandenen Restperfusion)**!** – FKDS ist nicht beweisend, da bei Nachweis einer Perfusion immer noch eine Hydatidentorsion oder eine inkomplette Torsion vorliegen kann, bei der der Hoden trotzdem vital gefährdet ist. Die Indikation zur diagnostischen Operation wird daher großzügig gestellt!

17.3 Was sind Ihre nächsten Schritte?

- Labor: Blutbild, Differenzialblutbild, CRP, BSG (Entzündungsparameter zur Abgrenzung von den Differenzialdiagnosen Orchitis, Epididymitis). Sorgfältige Anamnese bezüglich Gerinnungsstörungen, Blutungsneigung, um Blutungskomplikationen perioperativ zu vermeiden.
- Kinderchirurgie/-urologie bzw. Urologie informieren
- Anästhesie (Prämedikation) informieren
- operative Freilegung des Hodens, Detorquierung und Orchidopexie (Fixierung des Hodens am Skrotum)
- falls keine Reperfusion erfolgt (livide Verfärbung nicht rückläufig): Semikastration
- immer prophylaktische Orchidopexie des kontralateralen Hodens, meist aber erst in einer späteren Zweit-OP.

Kommentar

Definition und Ätiopathogenese: Die Drehung des Hodens um seine Längsachse und den Ductus deferens führt zur Unterbrechung von Blutzufuhr und Blutabfluss des Hodens. Folge ist eine hämorrhagische Infarzierung. Ursache der Hodentorsion ist häufig eine abnorme Beweglichkeit des Hodens in seinen Hüllen aufgrund einer Anomalie der Tunica vaginalis testis oder des Mesorchiums. Diese liegt dann meist beidseitig vor.

Klinik: Eine Hodentorsion tritt v.a. im **Säuglingsalter** und in der **Pubertät** auf. Aus völligem Wohlbefinden setzen **stärkste Schmerzen im Hoden** und in der Leiste ein. Der Säugling schreit meist aus völligem Wohlbefinden heraus, macht einen gequälten Eindruck und lässt sich auch nicht durch gewohnte Maßnahmen beruhigen. Er mag meist auch nicht mehr an der Brust trinken. Manchmal kommt es zu Übelkeit und Erbrechen aufgrund peritonealer Reizung.

Die Skrotalhaut verfärbt sich rötlich-livide, der Hoden ist geschwollen und druckdolent.

(Differenzial-)Diagnostik: Die Abgrenzung zur Differenzialdiagnose Orchitis gelingt durch ausführliche Anamnese, klinischen Verlauf und farbkodierte Duplex-Sonografie (FKDS) des Hodens. Ein **plötzlich einsetzender Beginn der Symptomatik** ist typisch für eine Hodentorsion. Eltern kommen meist schon kurze Zeit nach Beginn in die Ambulanz, weil sie das Schreien des Kindes nicht beurteilen und das Kind nicht beruhigen können.

Die **Orchitis** , die meist in der Adoleszenz und dem jungen Erwachsenenalter auftritt, ist häufig mit einer Mumpsinfektion vergesellschaftet. Es findet sich hier ein Prodromalstadium mit Abgeschlagenheit und Müdigkeit gefolgt von der typischen Mumpssymptomatik mit Schwellung einer oder beider Parotiden sowie Fieber. In der Sonografie sieht man evtl. eine Vergrößerung des betroffenen Hodens. Er stellt sich echoarm, homogen und glatt begrenzt dar. Zusätzlich kommt es zur Skrotalwandverdickung und begleitender Hydrozele. In der FKDS sieht man eine vermehrte Durchblutung mit hyperämischen Flussprofilen. Bei einer Orchitis sind zusätzlich die serologischen Entzündungsparameter (CRP, BSG) erhöht.

Das sog. **Prehn-Zeichen** kann bei der klinischen Untersuchung einen weiteren Hinweis geben. Schmerzverstärkung beim Anheben des Hodens deutet auf eine Hodentorsion hin, nimmt der Schmerz eher ab, spricht dies für eine Orchitis.

Therapie: s. Antwort zur Frage 17.3. Es handelt sich bei der Hodentorsion um einen **urologischen Notfall!** Die Diagnose muss rasch gestellt werden, da die Ischämiezeit des Hodens nur etwa 6 Stunden beträgt. Wird diese überschritten, kommt es zum Untergang der Keimzellen mit konsekutiver Hodenatrophie und Verlust der Zeugungsfähigkeit (Infertilität).

Spontane Detorquierungen können selten vorkommen. Die Gefahr eines Rezidivs ist sehr hoch, so dass auch hier eine geplante Operation zur Fixierung erfolgen sollte.

Prognose: Die Prognose hängt vom Zeitpunkt der Operation ab. Erfolgt diese rechtzeitig und fixiert man den anderen Hoden in einer Zweit-Operation, bleiben keine Folgeschäden zurück.

Zusatzthemen für Lerngruppen

- Anatomie des Hodens
- Leitsymptom Leisten- und Hodenschmerz
- Epididymitis, Orchitis

Fall 18 Poststreptokokken-Glomerulonephritis

18.1 Welche Ursachen für Makrohämaturie kennen Sie? Welche weiteren Ursachen gibt es für „roten Urin"?

Unter **Makrohämaturie** versteht man die sichtbare Rotfärbung des Urins durch Ausscheidung von Erythrozyten. Bereits 0,5 ml Blut in 500 ml Urin färben den Urin rot! Man unterscheidet:

- **glomeruläre Hämaturie** bei Glomerulonephritis (= GN), z. B. Poststreptokokken-GN, systemische GN (Purpura Schoenlein-Henoch [IgA-Vaskulitis], Lupus erythematodes u. a.), familiäre GN
- **nicht-glomeruläre Hämaturie**, z. B. bei Konkrement, Harnwegsinfektion, Trauma, Fremdkörper, Tumor, hämorrhagischer Diathese (Thrombozytopenie, hämolytische Anämie u. a.).

Weitere Ursachen für „roten Urin" sind z. B.

- Lebensmittel (z. B. rote Beete, Brombeeren, Rhabarber, Lebensmittelfarbstoffe [Anilin])
- Medikamente (z. B. Rifampicin, Ibuprofen, Metronidazol, Phenytoin)
- sog. Ziegelmehl (in saurem Harn vorkommendes gelb-rotes Heminatrium-Urat)
- Hämoglobinurie bei Hämolyse (z. B. Marschhämoglobinurie [langes Marschieren führt durch starke Fußbeanspruchung zur Mikrotraumatisierung und damit Zerstörung von Erythrozyten], hämolytische Krisen bei hämolytischen Anämien, Inkompatibilität bei Bluttransfusionen)
- Myoglobinurie (Untergang von Muskelgewebe, z. B. nach schweren muskulären Verletzungen).

18.2 Welche Verdachtsdiagnose stellen Sie?

Poststreptokokken-Glomerulonephritis; Begründung: vorangegangene eitrige Angina, Makrohämaturie, arterielle Hypertonie.

18.3 Wie gehen Sie diagnostisch vor?

- **Labor** (pathologische Befunde bei Poststreptokokken-GN ergänzt):
  - Blut/Serum: BSG ↑, Blutbild, Harnstoff, Kreatinin ↑, Elektrolyte, **ASL** ↑ (Antistreptolysin), **Komplement** (v. a. C_3) ↓, Immunkomplexe, evtl. ANA, Immunglobuline, Albumin
  - Urin: Erythrozyturie (mikro- und makroskopisch), Erythrozytenzylinder, Leukozyturie, Proteinurie, spezifisches Gewicht, Urinkultur, Urinmenge, GFR ↓
  - Rachenabstrich: Nachweis von Streptokokken
- **Sonografie der Nieren**: vergrößerte Nieren, unscharfe Parenchym-Pyelon-Grenze, Echogenität leberähnlich.

18.4 Wie behandeln Sie den Jungen?

- Es gibt keine kausale Therapie!
- **symptomatische Therapie**: Flüssigkeitsrestriktion (700–1000 ml/1,7 m² KOF und Tag), Bettruhe
- bei nachgewiesener Infektion antibiotische Behandlung nach Antibiogramm; bei Nachweis von Streptokokken Penicillin 50000–100000 IE/kg KG/d p.o. für 7 Tage
- Kontrolle: tgl. Gewicht, pathologische Laborbefunde, RR
- Behandlung möglicher Komplikationen:
  - schwere arterielle Hypertonie: Antihypertensiva, z.B. mit Kalziumkanalblockern (z.B. Nifedipin) und ACE-Hemmern (z.B. Captopril)
  - Oligurie und Ödeme: Diuretika, z.B. Furosemid
  - Anurie: Dialyse, Hämofiltration
  - Herzinsuffizienz: Digitalisierung mit Digoxin
  - Enzephalopathie: bei Krampfanfällen Diazepam, ggf. Dauersedierung mit Phenobarbital.

Kommentar

Definition und Formen: Bei einer **Glomerulonephritis** (GN) handelt es sich um eine Entzündung der Glomeruli durch Ablagerung von Immunkomplexen oder Autoantikörperbildung sowie Komplementaktivierung. Man unterscheidet hierbei die akute Poststreptokokken-GN von chronischen GN (z.B. bei Autoimmunerkrankungen).

Ein **nephritisches Syndrom** ist gekennzeichnet durch die Symptome Hämaturie, milde Proteinurie (1,5–3 g/d), eingeschränkte Nierenfunktion mit Ausbildung von Ödemen und arterieller Hypertonie. Entwickelt sich zusätzlich eine große Proteinurie (> 3,5 g/d bzw. ≥ 40 mg/m² KOF/h, d.h. ≥ 1 g/m² KOF/d"), spricht man vom **nephrotischen Syndrom** (s. Fall 47).

Ätiopathogenese: 1–2 Wochen nach einer Tonsillitis oder Hautinfektion durch β-hämolysierende Streptokokken der Gruppe A (sog. nephritogene Streptokokken) kann es zu einer entzündlichen Reaktion an den Glomeruli kommen. Dies ist trotz zuvor adäquat behandelter Streptokokkeninfektion möglich. Bakterielle Antigene bilden unter Verbrauch von Komplement C_3 Immunkomplexe (**Immunkomplexnephritis**), die sich am Mesangium ablagern. Typisch sind mikroskopische Anhäufungen subepithelialer Immunaggregate (= **„humps"**). Symptome einer GN zeigen maximal 80% der Patienten, etwa 20–50% bleiben asymptomatisch und fallen nur zufällig durch eine Mikrohämaturie auf. Die Poststreptokokken-GN ist die häufigste Ursache für ein nephritisches Syndrom. Eine Prophylaxe ist nicht möglich!

Klinik: Neben Allgemeinsymptomen wie Blässe, Appetitlosigkeit, Erbrechen und Kopfschmerzen finden sich typische Symptome wie **Makrohämaturie**, **Oligurie, Proteinurie** und **Ödeme** (nur bei stark eingeschränkter Nierenfunktion, v.a. im Bereich der Augenlider und prätibial). Mögliche Komplikationen (etwa 5% der Fälle) sind Blutdruckanstieg bis hin zu hypertensiven Krisen mit zerebralen Krampfanfällen, akutes Nierenversagen, Enzephalopathie und Herzinsuffizienz.

Diagnostik: s. Antwort zur Frage 18.3.

Therapie und Prognose: Unter symptomatischer Therapie (s. Antwort zur Frage 18.4) bilden sich in 95% der Fälle die Symptome innerhalb weniger Tage bis Wochen zurück. Eine Mikrohämaturie kann für Wochen bis Monate persistieren und sich bei fieberhaften Infektionen und unter Belastung verstärken, ohne dass eine ungünstige Prognose abzuleiten wäre. 5% der Fälle werden niereninsuffizient und damit dialysepflichtig. Enzephalopathie und Herzinsuffizienz lassen sich durch adäquate Therapie (s. Antwort zur Frage 18.4) vermeiden.

Eine Tonsillektomie ist nur bei rezidivierenden antibiotikapflichtigen Tonsillitiden indiziert, eine Poststreptokokken-GN stellt keine Indikation dar.

Zusatzthemen für Lerngruppen

- nephrotisches Syndrom
- hämolytisch-urämisches Syndrom

Fall 19 Zöliakie

19.1 Wozu dienen Perzentilenkurven? Was sind Somatogramme? Welche wichtigen Informationen liefern sie?

- **Perzentilenkurve**: Messergebnisse von Körpergröße, Körpergewicht und Kopfumfang werden z. B. bei jeder Vorsorgeuntersuchung (U1–U9) in das „gelbe" Vorsorgeheft eingetragen. Man erhält somit einen Eindruck von der körperlichen Entwicklung des Kindes im Verlauf und im Vergleich zum Normkollektiv. Messergebnisse, die zwischen der 3. und 97. Perzentile liegen, sind normal. Laufen die Messergebnisse ober- oder unterhalb dieser beiden Perzentilen oder schneiden sie andere Perzentilen, muss nach einer Erkrankung gesucht werden, ebenso, wenn nur eine der Größen im Vergleich zu den anderen auffällig ist. Es gibt entsprechende Perzentilenkurven für unterschiedliche ethnische Gruppen.
- **Somatogramm**: aktuelles Alter, Größe und Gewicht des Kindes werden in einer vorgegebenen Kurve nebeneinander aufgetragen; dabei sollte sich ein etwa waagrechter Strich ergeben; es wird schon bei Aufnahme des Kindes angelegt, um sich schnell einen Eindruck über dessen körperliche Entwicklung verschaffen zu können.

19.2 Welche Aussage entnehmen Sie den Perzentilenkurven des 11 Monate alten Jungen?

- Körperlängen- und Körpergewichtsentwicklung bis etwa zum 6. Lebensmonat normal (etwa auf der 50. Perzentile verlaufend)
- Ab dem 6. Monat stagniert die Entwicklung (Körperlänge/-gewicht „laufen aus den Perzentilen heraus", jetzt unter 10. Perzentile), kein Wachstum/keine Gewichtszunahme seit dem 6. Lebensmonat mehr. Es liegt eine **Gedeihstörung** vor.

19.3 Welche Verdachtsdiagnose stellen Sie anhand der Anamnese, der Wachstums- und Gewichtsentwicklung sowie des äußeren Habitus des Jungen? Welche Differenzialdiagnosen müssen Sie bedenken?

- Verdachtsdiagnose: **Zöliakie**; Begründung: Gedeihstörung (s. Antwort zur Frage 19.2), geringes subkutanes Fettgewebe, mehrmals täglich saure, voluminöse Stühle, aufgetriebener Bauch, Tabakbeutelgesäß, Appetitlosigkeit, Misslaunigkeit; Interpretation: wahrscheinlich bis etwa zum 6. Lebensmonat ausschließlich Muttermilchernährung; da Muttermilch kein Gliadin enthält, ist die Entwicklung normal verlaufen; mit Beginn der Zufütterung von Getreidebreien u. Ä. [enthalten Gliadine] ab dem 6. Monat stagniert die Entwicklung
- **Differenzialdiagnosen**:
  - andere Malabsorptions- oder Maldigestionssyndrome: Mukoviszidose, Kuhmilchproteinunverträglichkeit/-allergie, Fehlernährung, angeborene intestinale Enzymdefekte
  - chronische Erkrankungen: HIV (HIV-Enteropathie), Herzinsuffizienz, Nierenerkrankungen, Colitis ulcerosa, Morbus Crohn, Tuberkulose, Malignome u. a.
  - Störungen des sozialen Umfelds/psychiatrische Störungen: Vernachlässigung, Kindesmisshandlung, Essstörungen u. a.

19.4 Welche weiteren Befunde erwarten Sie bei Ihrer Verdachtsdiagnose bei der körperlichen Untersuchung?

- „Tabaksbeutelgesäß" (tabaksbeutelähnliche Hautfalten am Gesäß durch fehlendes Fettgewebe)
- Meteorismus und reichlich flüssigkeitsgefüllte Darmschlingen
- Muskelhypotonie, Muskelschwäche
- Blässe durch Anämie
- evtl. Ödeme durch Eiweißmangel.

19.5 Wie sichern Sie Ihre Verdachtsdiagnose?

- typische Anamnese und Untersuchungsbefund (s. Antworten zu Fragen 19.3 und 19.4), Symptombeginn mit Einführung getreidehaltiger Ernährung
- **Labor**:
  - **TGA2-IgA (Gewebstransglutaminase-IgA-Antikörper)**; *wichtig:* nur unter glutenhaltiger Ernährung aussagekräftig!
  - **Gesamt-IgA** (bei selektivem IgA-Mangel können die Tests falsch negativ ausfallen!)
  - **bei IgA-Mangel**: IgG-basierte Antikörper TGA2- (Gewebstransglutaminase-), EMA- (Endomysium-) und dGP- (deaminierte Gliadinpeptid-)IgG
  - **zusätzliche Laborwerte**: Blutbild zum Ausschluss einer Anämie, Eisen, Ferritin und Transferrin zum Ausschluss eines Eisenmangels, Leberwerte und AP, Albumin und Gesamteiweiß (Hypoproteinämie), Gerinnung (möglicher Vitamin-K-Mangel), Schilddrüsenwerte

- **bei positiven serologischen Tests evtl. Dünndarmbiopsie**: 4 bis 5 Biopsien aus verschiedenen Bereichen der Pars descendens des Duodenums und 1 bis 2 Proben aus dem Bulbus duodeni und histologische Beurteilung nach modifizierter Marsh-Oberhuber-Klassifikation (**totale Zottenatrophie**, flache Dünndarmmukosa, hyperplastische und tiefe Krypten, lymphozytäre Infiltrationen).

Kommentar

Definition und Pathogenese: Die Zöliakie (Syn.: glutensensitive Enteropathie) ist eine immunologisch bedingte Systemerkrankung bei Menschen, die eine genetische Prädisposition (HLA-DQ2- und HLA-DQ8-positiv) dazu haben. Sie beruht auf einer Unverträglichkeit des Klebereiweißes Gluten, das Bestandteil einheimischer Getreidearten wie Weizen, Gerste, Roggen, Dinkel, Emmer, Einkorn u.a. ist. Die Zöliakie ist charakterisiert durch die Bildung zöliakiespezifischer Antikörper gegen Gewebstransglutaminase 2 (TGA2) und das Endomysium (EMA). **Entzündlich bedingt kommt es zur Schädigung der Darmmukosa mit Atrophie der Darmzotten, die sich unter glutenfreier Ernährung regeneriert**. Die klassischen Symptome „chronische Durchfälle, Fettstühle und Gedeihstörung" treten nur bei einer Minderheit der Patient*innen auf. Auch Adipositas oder chronische Verstopfung schließen eine Zöliakie nicht aus. Es gibt viele auch extraintestinale Symptome, im Prinzip kann jedes Organ betroffen sein. Auch Symptome wie chronische Müdigkeit, Kopfschmerzen, Myalgien, Arthritiden, Anämie, Transaminasenerhöhung, Pubertas tarda u.a. müssen an eine Zöliakie denken lassen. An der Haut manifestiert sich eine Zöliakie als Dermatitis herpetiformis Duhring, aber auch Urtikaria, atopische Dermatitis, Rosacea und Alopezia areata werden beobachtet. Außerdem ist die Prävalenz der Zöliakie bei Trisomie 21, Turner-Syndrom, Hashimoto-Thyreoiditis, Diabetes mellitus Typ 1 und Morbus Addison deutlich erhöht.

Epidemiologie und Ätiologie: Die Prävalenz der Erkrankung liegt in Mitteleuropa bei etwa 1:100. Zöliakie tritt nur bei genetischer Prädisposition auf (Assoziation mit HLA-DQ2 bei mehr als 90% der Betroffenen, HLA-DQ8 bei bis 10%). Als Auslöser kommen dann sehr frühe und hohe Belastung mit Gluten, gastrointestinale Infektionen und Störungen des Mikrobioms in Frage.

Klinik: Die meisten Kinder erkranken zwischen dem 6. Lebensmonat und dem 2. Lebensjahr, d.h., die Symptome treten mit Beginn der getreidehaltigen Ernährung auf. Rückblickend findet sich häufig ein „Perzentilenknick". Nur bei 10–20% der Patient*innen mit Zöliakie treten die klassischen Symptome auf. Die Erkrankung manifestiert sich meist im Kindesalter, kann aber grundsätzlich in jedem Alter beginnen. Zur typischen Klinik s. Fall und Antworten zu den Fragen 19.3 und 19.4.

Nach der Oslo-Klassifikation unterscheidet man

- **klassische Zöliakie**: Manifestation mit Beginn glutenhaltiger Kost, Symptome: voluminöse, übelriechende, fettige Stühle, Malabsorption, Gedeihstörung, aufgetriebenes Abdomen, Muskelhypotonie, „schlechte Laune", Weinerlichkeit
- **symptomatische Zöliakie**: eher unspezifische und oft nur dezente Symptome wie gastrointestinale Symptome, Meteorismus, Verstopfung, Bauchschmerzen, Müdigkeit, Leistungsminderung, Eisenmangelanämie
- **subklinische Zöliakie**: positive Serologie und Zottenatrophie ohne spezifische Symptome, eventuell zusätzlich auffällige Laborbefunde wie Eisenmangelanämie, Transaminasenerhöhung, radiologische Hinweise auf Osteopenie, kaum Veränderungen durch glutenfreie Diät
- **potenzielle Zöliakie**: positive Serologie ohne entsprechende Histologie
- **refraktäre Zöliakie**: persistierende Malabsorption und Zottenatrophie sowie schwere intestinale Symptome trotz strikter glutenfreier Diät über 12 Monate, kommt im Kindesalter praktisch nicht vor.

Komplikationen: Bei unbehandelter Zöliakie ist das Risiko für ulzerierende Jejunitis, das Enteropathie-assoziierte T-Zell-Lymphom (EATL) und Adenokarzinome des Dünndarms erhöht.

Diagnostik: s. Antwort zur Frage 19.5. Damit die Diagnostik auch zu einem zuverlässigen Ergebnis führt, ist es unabdingbar, dass der Patient/die Patientin Gluten regelmäßig und in ausreichend hoher Menge aufgenommen hat. Dies muss gezielt erfragt und auch dokumentiert werden! Zur Diagnose führt neben dem positiven Nachweis der Gewebstransglutaminase 2 (nach Ausschluss eines IgA-Mangels) die histologische Untersuchung der **Dünndarmmukosa**. Dazu werden bei einer Gastroduodenoskopie mindestens 5 bis 6 Biopsien aus verschiedenen Bereichen des Duodenums gewonnen.

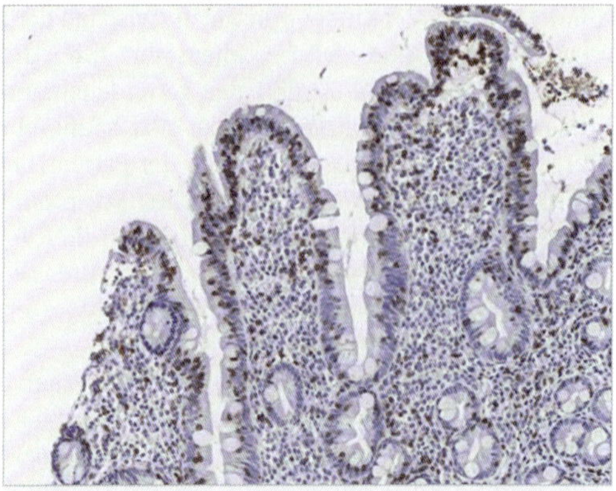

Abb. 19.3 Zöliakie (MARSH 3a); CD3-Färbung (20-fache Vergrößerung): ausgeprägte Villusatrophie mit Kryptenhyperplasie und deutlicher Infiltration von Lymphozyten in die Lamina propria und das Epithelium (Quelle: Farrag K, Stein J. Zöliakie. In: Riemann J, Fischbach W, Galle P, Mössner J. Referenz Gastroenterologie. 1. Auflage. Stuttgart: Thieme; 2019)

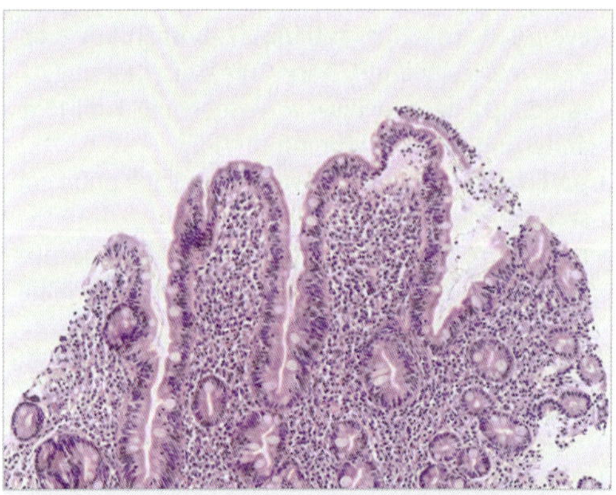

Abb. 19.4 Zöliakie (MARSH 3a); HE-Färbung (20-fache Vergrößerung) (Quelle: Farrag K, Stein J. Zöliakie. In: Riemann J, Fischbach W, Galle P, Mössner J. Referenz Gastroenterologie. 1. Auflage. Stuttgart: Thieme; 2019)

Sollten die Werte der Gewebstransglutaminase mehr als zehnfach erhöht sein, kann in Absprache mit einem Kindergastroenterologen/einer Kindergastroenterologin eventuell auf eine Dünndarmbiopsie verzichtet werden. Dann sollten zusätzlich auch noch die Endomysium-IgA-Antikörper bestimmt werden.

Die histologische Untersuchung der Dünndarmmukosa zeigt neben einer totalen Zottenatrophie eine Hyperplasie der Krypten mit lymphoplasmozytärer Infiltration der Lamina propria und des Epithels (s. Abb. 19.3 und Abb. 19.4).

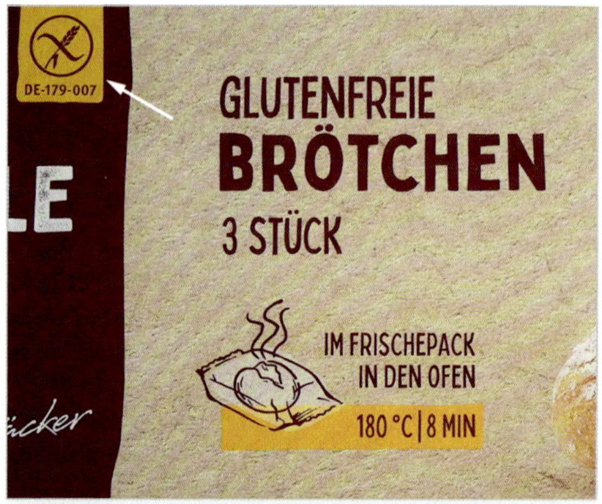

Abb. 19.5 Europäisches Symbol für glutenfreie Produkte (Pfeil)

Therapie: Zöliakie ist nicht heilbar, aber sehr gut zu behandeln. Die Therapie besteht in einer konsequenten, lebenslang glutenfreien Diät! Verboten sind glutenhaltige Nahrungsmittel wie Weizen, Roggen, Hafer, Gerste, Dinkel und Grünkern, Einkorn, Malz. Auch geringste Mengen glutenhaltiger Nahrungsmittel sind zu meiden. *Cave*: Verstecktes Gluten befindet sich auch in Fertigprodukten! „Glutenfrei" wird durch den international anerkannten Codex Alimentarius definiert als Lebensmittel mit maximal 20 mg/kg Gluten. Am sichersten sind Produkte, die das europäische Symbol der durchgestrichenen Ähre tragen (s. Abb. 19.5).

Erlaubt sind Reis, Mais, Hirse, Buchweizen, Amaranth, Chiasamen, Hanf, Soja und Kartoffeln. Unter dieser Therapie regeneriert sich die Schleimhaut innerhalb von 6 bis 12 Monaten. Der Erfolg der Behandlung zeigt sich in einer Stimmungsaufhellung des Kindes, rascher Gewichts- und Körpergrößenzunahme sowie Verschwinden der Durchfälle. Zu Beginn der Therapie sollte zusätzlich eine Vitamin- und Eisensubstitution erfolgen.

Um Diätfehler zu vermeiden, ist es sinnvoll, Eltern und Patient*in durch Ernährungsberater*innen beraten zu lassen, die in der Behandlung der Zöliakie erfahren sind. Kompetente Informationen finden Betroffene auch auf der Homepage der Deutschen Zöliakie Gesellschaft e. V. (www.dzg-online.de)

Prognose: Bei konsequenter Diät ist die Prognose gut und ein gesundes Leben möglich.

Zusatzthemen für Lerngruppen

- Symptome, Diagnostik und Therapie weiterer Malabsorptionsstörungen (z. B. Kuhmilchproteinintoleranz)
- chronisch entzündliche Darmerkrankungen
- Wachstums- und Gewichtsentwicklung im Kindesalter

Fall 20 Geburtstraumatische Schäden

20.1 Worum könnte es sich bei der weichen Schwellung am Kopf handeln? Nennen Sie eine typische Differenzialdiagnose und grenzen Sie beide Krankheitsbilder voneinander ab!

- Es könnte sich bei der weichen Schwellung hochparietal rechts am Kopf um ein **Caput succedaneum** (Geburtsgeschwulst) handeln, welches gehäuft nach protrahierter Geburt vorkommt. Es entsteht am führenden Kopfteil des Kindes durch Druck und Stauung von Blut- und Lymphgefäßen. Bei vaginaler Entbindung aus Beckenendlage kann die Geburtsgeschwulst auch am Gesäß oder an Vulva oder Skrotum auftreten.
- Eine wichtige Differenzialdiagnose der Geburtsgeschwulst am Kopf ist das **Kephalhämatom**. Die unter der Geburt auf den Kopf wirkenden tangentialen Kräfte führen zur Abscherung des Periosts vom Knochen. Es kommt zum Einriss kleiner Gefäße mit subperiostaler Blutung. Manchmal liegt begleitend eine Schädelfraktur vor. Das Hämatom kann, v. a. bei Gerinnungsstörungen, zu großem Blutverlust mit Anämie oder zur therapiebedürftigen Hyperbilirubinämie führen.
- Das Caput succedaneum wird klinisch und sonografisch vom Kephalhämatom abgegrenzt (s. Tab. 20.1 und Abb. 20.2).

20.2 Wodurch ist die Armhaltung bei dem Neugeborenen am wahrscheinlichsten bedingt?

Die Armhaltung bei dem Neugeborenen ist am ehesten durch eine **obere Plexuslähmung** (Erb-Duchenne) bedingt. Es handelt sich hierbei um eine geburtstraumatische Schädigung der Nervenfasern der Segmente **C5** und **C6** mit Lähmung der entsprechenden Muskeln sowie Sensibilitäts- und Schweiß-

Tab. 20.1 Typische Merkmale von Caput succedaneum und Kephalhämatom

Schwellung	Caput succedaneum	Kephalhämatom
Konsistenz	weich, teigig-ödematös, nicht fluktuierend	prall-elastisch, fluktuierend
Lokalisation	zwischen Galea aponeurotica und Schädelkalotte (subkutan)	meist parietale, subperiostale Blutung
Begrenzung auf Schädelnähte	nein	ja
Prognose	keine Therapie, Rückbildung innerhalb weniger Tage	meist keine Therapie, Rückbildung innerhalb von Tagen bis Wochen, kann verkalken; Kinder entwickeln oft eine Hyperbilirubinämie (Hämatomabbau → Hämoglobin ↑ → Abbau in Leber → Leber „überfordert“ aufgrund Unreife → Bilirubin ↑); regelmäßige Bilirubinkontrollen und ggf. Fototherapie

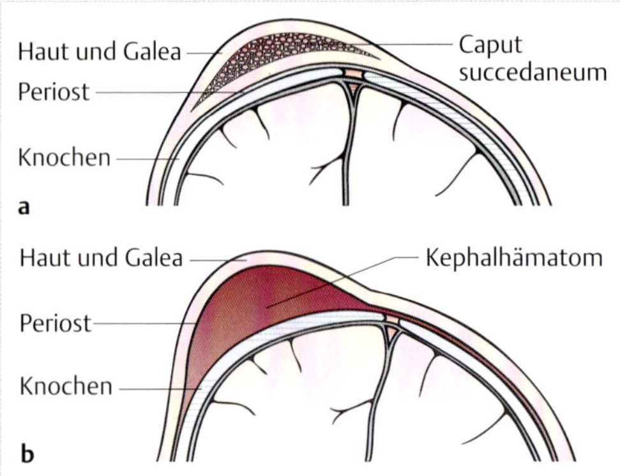

Abb. 20.2 Caput succedaneum (a) und Kephalhämatom (b) (Quelle: Weyerstahl T, Stauber M. Duale Reihe Gynäkologie und Geburtshilfe. 4. Auflage. Stuttgart: Thieme; 2013)

sekretionsstörungen der betroffenen Regionen. Kraft und Sensibilität der Hand sind unbeeinträchtigt, der Handgreifreflex ist erhalten. Typisch für die obere Plexuslähmung ist, dass der Arm schlaff, adduziert, proniert und innenrotiert am Körper hängt („Kellnerhand"). Besonders auffällig zeigt sich die Symptomatik bei Überprüfung des Moro-Reflexes und der Muskeleigenreflexe des Armes (Bizepssehnenreflex und Radius-Periost-Reflex). Diese sind nicht auslösbar. Ist der N. phrenicus mitbetroffen (selten), findet sich eine Zwerchfelllähmung mit Dyspnoe.

20.3 Nennen Sie weitere Geburtsverletzungen!

Klavikulafraktur, untere Plexuslähmung (Klumpke-Lähmung), Fazialisparese, Tortikollis (Schiefhals), Epiphysenlösung und/oder Diaphysenfraktur des Humerus, sehr selten Verletzungen innerer Organe (z. B. Nebennierenblutung, Leberkapsel- oder Milzrupturen).

Kommentar

Allgemeines: Geburtsverletzungen werden nach (traumatisierenden operativen) Entbindungen beim protrahierten aber auch beim normalen Geburtsverlauf beobachtet. Im Folgenden werden die wichtigsten vorgestellt.

Caput succedaneum (Geburtsgeschwulst): s. Antwort zur Frage 20.1.

Kephalhämatom: s. Antwort zur Frage 20.1.

Schädigungen des Plexus brachialis: Sie können durch Zug am Arm oder Kopf hervorgerufen werden. Je nachdem, welche Segmente betroffen sind, unterscheidet man eine obere von einer unteren Plexuslähmung.

Zur **oberen Plexuslähmung** (Erb-Duchenne-Lähmung) s. Antwort zur Frage 20.2.

Die seltenere **untere Plexuslähmung** (Klumpke-Lähmung) betrifft die Segmente **C7**, **C8** und **Th1**. Charakteristisch ist eine Lähmung der Hand- und Fingermuskeln (sog. Pfötchenstellung). Bei Beteiligung der sympathischen Fasern des Segmentes Th1 beobachtet man ipsilateral ein Horner-Syndrom (Miosis, Ptosis, Enophthalmus). Die **Therapie der Plexusparesen** besteht in einer Lagerung von Arm und Hand in Mittelstellung, um einer Überdehnung von Muskeln und Gelenkkapsel vorzubeugen, sowie Physio- und Bewegungstherapie (Beginn nach etwa 10 Tagen). Hiermit lassen sich die meisten Fälle gut behandeln. Persistiert die Parese länger als 3–6 Monate (sehr selten), muss der Nervenplexus neurochirurgisch rekonstruiert werden.

Klavikulafraktur: Die Klavikulafraktur ist eine Geburtsverletzung, weil bei der Entwicklung der Schulter auch beim normalen Geburtsverlauf starke Kräfte auf die Klavikula einwirken. Sie tritt v. a. bei makrosomen Kindern auf. Bei den Neugeborenen findet sich eine Schonhaltung des Armes der betroffenen Seite, der Moro-Reflex fehlt oder ist abgeschwächt. Die Palpation der Klavikula ist schmerzhaft, manchmal kann Krepitieren oder eine Stufe getastet werden. Oft wird die Fraktur allerdings erst nach 2 bis 3 Wochen erkannt, wenn durch die Kallusbildung eine palpable Verdickung getastet werden kann. Die Prognose ist gut, in der Regel ist keine spezielle Therapie erforderlich.

Torticollis: Ein **Torticollis** (Schiefhals) entsteht durch eine Verletzung des M. sternocleidomastoideus unter der Geburt mit Hämatombildung. Die Abheilung dieses Hämatoms führt zu einer narbigen Verkürzung des Muskels. Der Kopf ist zur kranken Seite geneigt und zur gesunden Seite gedreht. Therapeutisch sind Krankengymnastik und korrigierende Lagerungen indiziert. Nur sehr selten ist eine operative Korrektur notwendig.

Fazialisparese: Die **Fazialisparese** ist die häufigste geburtstraumatische Schädigung peripherer Nerven. Sie wird durch eine Kompression des N. facialis, z. B. durch das mütterliche Promontorium oder die Zange bei einer Zangengeburt, verursacht und fällt durch

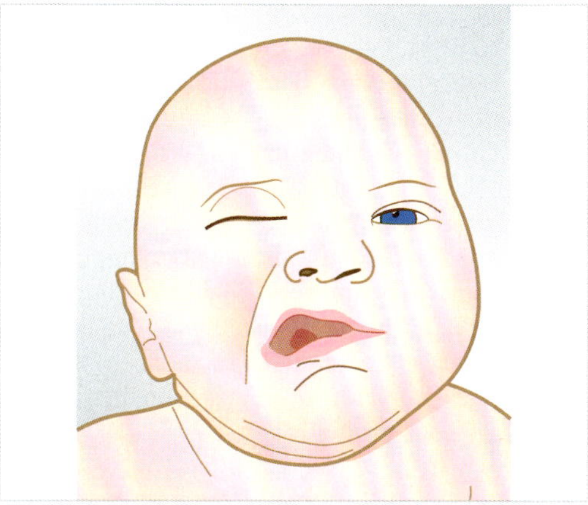

Abb. 20.3 Fazialisparese (Quelle: Geburtsverletzungen beim Kind (Stand 07.09.2022). Lernmodul in viamedici.thieme.de. ©2023 Georg Thieme Verlag KG)

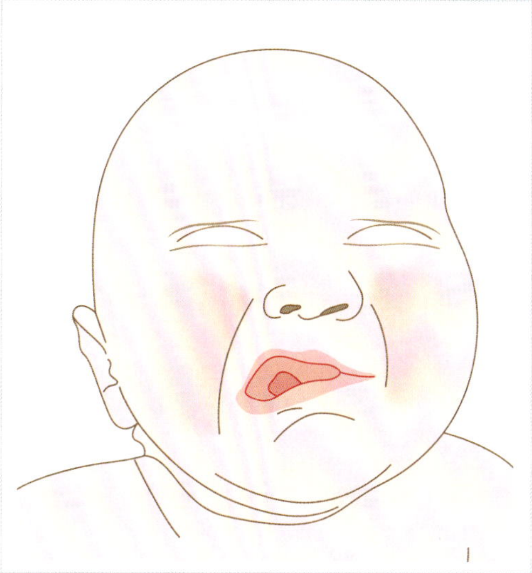

Abb. 20.4 „Schiefes Schreigesicht" (In Ruhe unauffälliges Erscheinungsbild. Beim Schreien oder Weinen wird der rechte Mundwinkel herabgezogen und die betreffende Hälfte der Unterlippe nach außen gewendet. Die Nasolabialfalte auf der nicht verzogenen Seite ist eindeutig ausgeprägt. Eine Fazialisparese liegt nicht vor. Ursache ist ein Fehlen des M. depressor anguli oris links.)

einen fehlenden Lidschluss und eine verstrichene Nasolabialfalte auf der betroffenen Seite sowie eine Verziehung des Mundes (z. B. beim Schreien) zur gesunden Seite hin auf (s. Abb. 20.3). Bei unvollständigem Lidschluss muss das Auge mit Salben (z. B. Dexpanthenol-Salbe) bzw. Augentropfen vor Austrocknung geschützt werden. Die Prognose ist gut, in 90 % der Fälle bilden sich die Symptome innerhalb weniger Wochen zurück.

Differenzialdiagnostisch kommt bei der Fazialisparese auch das harmlose **„schiefe Schreigesicht"** in Frage, welches nicht durch eine Lähmung, sondern durch eine einseitige Aplasie des M. depressor anguli oris bedingt ist. Die Abgrenzung erfolgt klinisch, indem man das Kind beim Schreien und in Ruhe beobachtet. Bei der Fazialisparese ist die Lähmung auch beim Nichtschreien vorhanden, der Lidschluss ist unvollständig. Beim „schiefen Schreigesicht" ist der Lidschluss unauffällig, die Nasolabialfalte beim Schreien nicht verstrichen (s. Abb. 20.4).

Zusatzthemen für Lerngruppen

- **normaler und pathologischer Geburtsablauf**
- **Neugeborenenreflexe**

Fall 21 Akute Sinusitis

21.1 Welche Verdachtsdiagnose stellen Sie?

Akute Sinusitis; Begründung: Rhinitis, Husten, sekundär hohes Fieber, starke frontale Kopfschmerzen mit Verstärkung beim Vorbeugen.

21.2 Welche weiteren Symptome bei der körperlichen Untersuchung würden Ihre Verdachtsdiagnose bestätigen?

- behinderte Nasenatmung
- eitriges oder blutiges Nasensekret
- Schleimstraße an der Rachenhinterwand
- Klopfschmerz über den Sinus frontalis und/oder maxillaris
- schmerzhafte Nervenaustrittspunkte (N. supraorbitalis, N. infraorbitalis)
- evtl. Lymphknotenschwellung im Kieferwinkel und jugulär
- evtl. Schwellung der Wangen, des Nasenrückens
- Unterlidödeme.

21.3 Nennen Sie die häufigsten Ursachen der Erkrankung!

Häufig handelt es sich um eine Begleitsinusitis einer viralen Rhinitis. Die bakterielle Superinfektion erfolgt meist durch Pneumokokken, Haemophilus influenzae oder Moraxella catarrhalis.

21.4 Wie gehen Sie weiter vor?

- Bestimmung der Entzündungszeichen (CRP, Leukozytenzahl)
- antibiotische Therapie (z. B. Amoxicillin oder Cefuroxim) falls Entzündungszeichen erhöht sind
- Sekretolyse, z. B. medikamentös mit Phytotherapeutika (Wirkstoffmischung BNO 1016 oder Eukalyptusextrakte), ausreichende Trinkmenge, Inhalationen mit Wasserdampf
- abschwellende Nasentropfen (z. B. Xylometazolin 0,025 % oder 0,05 % 3 × tgl. 1 Tropfen pro Nasenloch) verbessern Belüftung und Sekretabfluss; jedoch nicht länger als 7 Tage wegen Rebound-Effekt mit Schleimhautödem
- Antipyretika/Analgetika (z. B. Paracetamol, Ibuprofen).

Kommentar

Definition und Epidemiologie: Bei einer Sinusitis handelt es sich um eine entzündliche Reaktion der Schleimhaut der Nasennebenhöhlen (Sinus paranasales [Siebbeinzellen, Kieferhöhle, Stirnhöhle, Keilbeinhöhle]) auf infektiöse, allergische oder toxische Reize. Von einer chronischen Sinusitis spricht man ab einer Dauer von 3 Monaten. Auch jüngere Kinder können bereits an einer akuten Sinusitis erkranken.

Ätiopathogenese: Entzündungen der Siebbeinzellen (Labyrinthus ethmoidalis) sind bereits im Säuglingsalter möglich, da diese Nasennebenhöhlen von Geburt an pneumatisiert sind. Die Kieferhöhlen (Sinus maxillares) sind mit etwa 3 Jahren angelegt (Kieferhöhlenentzündungen ab dem 3. Lebensjahr), die Keilbeinhöhlen (Sinus sphenoidales) um das 6. Lebensjahr (Keilbeinhöhlenentzündung ab dem 6. Lebensjahr), die Stirnhöhlen (Sinus frontales) um das 8. Lebensjahr (Stirnhöhlenentzündungen ab dem 8. Lebensjahr). Meist kommt es im Rahmen einer viralen Rhinitis zur begleitenden Entzündung der sinusidalen Schleimhäute. Behinderte Belüftung der Sinus und Sekretstau durch Abflussbehinderung (z. B. Adenoide) sind Wegbereiter der bakteriellen Superinfektion, die dann, wie im geschilderten Fall, zu Fieber und Verschlechterung des Allgemeinzustandes führt. Bei der akuten Sinusitis typischerweise beteiligte Bakterien sind Pneumokokken, Haemophilus influenzae und Moraxella catarrhalis. Bei der chronischen Sinusitis lässt sich am häufigsten Staphylococcus aureus nachweisen, aber auch Streptokokken und Anaerobier können beteiligt sein.

Bei rezidivierenden Sinusitiden sollte man an hypertrophe Rachenmandeln (Adenoide) und Allergien denken, auch eine Verlegung der Ostien durch Fremdkörper sollte in Betracht gezogen werden. Immundefekte und Mukoviszidose sind hier weitere wichtige, wenn auch seltene Ursachen.

Klinik und Komplikationen: s. Antworten zu Fragen 21.1 und 21.2. Es finden sich katarrhalische Symptome wie **Husten**, **Schnupfen** und **Halsschmerzen**, aber auch starke **(Kopf-)Schmerzen** und **Fieber**.

Komplikationen treten durch Fortleitung der Entzündung nach intrakraniell auf. Selten, aber gefürchtet, sind Orbitalphlegmone, Stirnbeinosteomyelitis, Meningitis und Sinusvenenthrombose.

Rezidivierende Sinusitiden können auch im Kindesalter zum sinubronchialen Syndrom führen und damit Ursache von chronischen Bronchitiden und Bronchiektasien sein.

Diagnostik: Die Diagnose wird in der Regel **klinisch** gestellt. Sekretansammlungen in den Sinus frontales und maxillares lassen sich recht gut sonografisch nachweisen. Andere bildgebende Verfahren sind in der Regel nicht indiziert.

Therapie und Prognose: s. Antwort zur Frage 21.4. Die Spontanheilungsrate der akuten Sinusitis ist hoch. Bei bakterieller Besiedelung, erkennbar an eitriger Rhinitis, Fieber und Lymphknotenvergrößerung nach katarrhalischem Beginn, sollte jedoch antibiotisch mit Amoxicillin (50–90 mg/kg KG in 2–3 ED p. o.) oder Cephalosporinen (z. B. Cefuroximaxetil 30 mg/kg KG in 2 ED p. o.) über 7 Tage behandelt werden. Außerdem kann die Anwendung von topischen Kortikoiden (z. B. Fluticason-Nasenspray 1–2 Sprühstöße/d [50–100 µg/d] pro Nasenloch) erwogen werden, v. a. bei rezidivierender bzw. chronischer Sinusitis oder bei allergischer Genese.

Zusatzthemen für Lerngruppen

- Adenoide
- Mukoviszidose
- Anatomie des Gesichtsschädels

Fall 22 Kinderkrankheiten: Scharlach, Masern, Mumps, Pertussis

22.1 Welche Verdachtsdiagnose stellen Sie? Begründen Sie diese! Beschreiben Sie typische Symptome, Inkubationszeit und Therapie der Erkrankung!

- **Verdachtsdiagnose**: Scharlach
- **Begründung**: Beginn mit hohem Fieber aus völligem Wohlbefinden heraus; Halsschmerzen; feinfleckiges, leicht erhabenes „sandpapierartiges", blass-rotes Exanthem mit Betonung der Leistenbeugen und Oberschenkelinnenseiten, periorale Aussparung; gerötete Mundschleimhaut und Tonsillen; Himbeerzunge; Lymphknotenschwellung
- **Symptome**:
  - *Prodromalstadium*: hohes Fieber, Halsschmerzen, Tonsillopharyngitis, beeinträchtigtes Allgemeinbefinden
  - *nach 2–3 Tagen*: makulo-papulöses Exanthem (Beginn in Leistenregion, Aussparung des Munddreiecks), Enanthem, „Himbeerzunge", submandibuläre Lymphknotenschwellung
  - *nach 1–3 Wochen*: lamelläre Hautschuppung an Handtellern und Fußsohlen
- **Inkubationszeit**: 2–5 Tage
- **Therapie**: Antibiotika
  - Mittel der Wahl: **Penicillin V** (50 000 IE/kg KG/d in 2–3 ED p.o.) für 7 Tage, bei Erbrechen bzw. Schluckunvermögen Penicillin G i.v.
  - bei Penicillinallergie: Makrolid, z.B. Clarithromycin (15 mg/kg KG/d in 2 ED für 7 Tage).

22.2 Die Schwester vermutete „Masern". Welche Symptome sind charakteristisch für Masern?

Typischer zweiphasiger (Fieber-)Verlauf:
- *Prodromalstadium (2 Tage)*: katarrhalische Symptome wie Konjunktivitis, Schnupfen, Halsschmerzen; Enanthem am Gaumen und Koplik- (kalkspritzerartige) Flecken an der Wangenschleimhaut; Fieber
- *nach 3–4 Tagen*: erneuter Fieberanstieg mit Exanthemausbruch (makulo-papulös, Beginn hinter den Ohren und im Gesicht); Exanthem blasst nach 7 Tagen wieder ab.

22.3 Warum kann es sich bei der Erkrankung nicht um Mumps handeln? Nennen Sie die wichtigsten Symptome, Inkubationszeit und Therapie der Mumps!

- Mumps ist **keine exanthematische Kinderkrankheit**!
- **Symptome**: subfebrile Temperaturen, meist ein- oder beidseitige (schmerzhafte) Parotisschwellung, evtl. mit Beteiligung von Pankreas, Hoden, Ovarien, ZNS, keine Halsschmerzen
- **Inkubationszeit**: 12–25 Tage
- **Therapie**: keine kausale Therapie bekannt! symptomatisch Analgetika/Antipyretika (z.B. Paracetamol), evtl. warme oder kalte Umschläge zur Schmerzlinderung, breiige Diät, Mundpflege.

22.4 Eine weitere Kinderkrankheit ist der Keuchhusten. Welche klinische Symptomatik kennzeichnet den Keuchhusten? Wie lange dauert die Inkubationszeit? Wie würden Sie therapeutisch vorgehen?

- **Symptome**: Verlauf in 3 Phasen
  - *Stadium catarrhale oder incrementi* (Dauer 1–2 Wochen): grippeähnliche Symptome wie Husten, Schnupfen, leichtes Fieber
  - *Stadium convulsivum* (Dauer 4–6 Wochen): typische stakkatoartige Hustenanfälle v.a. nachts, inspiratorischer Stridor, Zyanose, Auswurf und Erbrechen von zähem, farblosem Schleim, häufig konjunktivale Einblutungen; bei Neugeborenen statt Husten bedrohliche Apnoeanfälle mit Risiko für plötzlichen Tod
  - *Stadium decrementi*: Abklingen der Symptome (Dauer unbehandelt 6–10 Wochen)
- **Inkubationszeit**: 7–14 (20) Tage
- **Therapie**: Clarithromycin p.o. (15 mg/kg KG/d in 2 ED) für 7 Tage; verkürzt nur im Prodromalstadium die Erkrankungsdauer; unterbricht in allen Stadien immer die Kontagiosität.

Kommentar

Kinderkrankheiten: Kinderkrankheiten sind Infektionskrankheiten, die eine langdauernde Immunität hinterlassen und von den meisten Menschen bereits im Kindesalter überstanden werden. Zu den typischen exanthematischen Kinderkrankheiten zählen Varizellen, Masern, Röteln, Scharlach, Ringelröteln (Exanthema infectiosum) und Dreitagefieber

(Exanthema subitum). Typische nicht exanthematische Kinderkrankheiten sind Mumps und Pertussis. Übersichtstabelle, siehe Anhang Tab. 89.1 .

Merke: Eltern sollten zu folgenden Punkten informiert werden, wenn ihr Kind an einer Kinderkrankheit erkrankt ist:

- Ansteckungsgefahr (wie lange?)
- Einnahme verordneter Medikamente (wie? wann?)
- Besuch eines Kindergartens/Schule oder anderer Kindereinrichtungen möglich bzw. ab wann wieder möglich
- Kontakt zu Geschwistern
- Gefahr für schwangere Kontaktpersonen
- Möglichkeit der Impfung (z. B. Mumps, Masern, Röteln, Pertussis)
- mögliche Komplikationen/Probleme (z. B. Exsikkose bei hohem Fieber), damit die Eltern bei entsprechender Symptomatik einen Arzt/eine Ärztin aufsuchen.

Scharlach: s. Antwort zur Frage 22.1. Das im Fallbeispiel geschilderte Krankheitsbild entspricht am ehesten dem Scharlach. Erreger sind verschiedene **exotoxinbildende β-hämolysierende Streptokokken der Gruppe A**. Es kann immer nur eine Immunität gegen ein Toxin aufgebaut werden, so dass Infektionen mit anderen exotoxinbildenden Streptokokken zu einer erneuten Scharlachinfektion führen können. Die Erkrankung wird über Tröpfcheninfektion übertragen, die Kontagiosität ist sehr hoch. Die Krankheit beginnt meist mit einer eitrigen Angina tonsillaris, aber auch Wundinfektionen sind als Ausgangsort des Scharlachs (sog. Wundscharlach) möglich. Das Exanthem wird auch als „sandpapierartig" beschrieben, da es sich wie feinkörniges Sandpapier anfühlt, wenn man mit der Hand darüberstreicht.

Scharlach ist eine Blickdiagnose, ein Abstrich oder ein Streptokokken-Schnelltest sind nicht unbedingt notwendig. Es erfolgt eine antibiotische Therapie mit **Penicillin**, bei Penicillinallergie mit Makroliden oder Cephalosporinen der 2. und 3. Generation (*Cave*: Kreuzallergien!). Die Kontagiosität endet 24 Stunden nach Beginn der antibiotischen Therapie. Eine Impfung gegen die Erkrankung ist nicht möglich.

Als **Folgeerkrankungen** können **rheumatisches Fieber** (s. Fall 61), welches durch die konsequente Antibiotikabehandlung in den letzten Jahren eine deutlich geringere Inzidenz aufweist, und akute **Poststreptokokken-Glomerulonephritis** (s. Fall 18) auftreten.

Masern: s. Antwort zur Frage 22.2. Masern werden durch **Paramyxoviren** ausgelöst und sind durch ihren 2-phasigen Krankheitsverlauf charakterisiert. Die Inkubationszeit beträgt 8–12 Tage, Masern sind hoch kontagiös. Die Infizierten sind 3–5 Tage vor Exanthemausbruch und 4 Tage danach infektiös. Die Erkrankung hinterlässt lebenslange Immunität. Eine kausale Therapie ist nicht bekannt, bei bakterieller Superinfektion sind Antibiotika indiziert. Gefürchtet sind v. a. die **Komplikationen** der Erkrankung wie **Otitis media** (häufig bakterielle Superinfektion), **Masernpneumonie**, Laryngotracheitis mit Krupp und **Masernenzephalitis**. Letztere geht mit einer hohen Letalität (30 %) einher. Eine sehr seltene Spätkomplikation ist die subakute sklerosierende Panenzephalitis (SSPE), die sich etwa 6–8 Jahre nach durchgemachter Maserninfektion manifestiert. Sie beginnt mit psychischen und intellektuellen Veränderungen und verläuft progredient. Neurologische Störungen bis hin zum Verlust zerebraler Funktionen folgen. Die Prognose ist infaust. Eine Impfung gegen Masern ist möglich.

Mumps: s. Antwort zur Frage 22.3. Mumps ist eine systemische Infektionskrankheit durch das **Mumpsvirus** (ein RNA-Virus aus der Gruppe der Paramyxoviren) mit meist gutartigem Verlauf. Die Erkrankung hinterlässt eine lebenslange Immunität. Die Krankheit wird über Tröpfcheninfektion übertragen, die Kontagiosität ist sehr hoch. Sie geht nicht mit einem Exanthem einher, sondern befällt neben den Parotiden auch andere Speicheldrüsen. Oft wird auch eine Begleitpankreatitis beobachtet. Die Infektiosität beginnt 7 Tage vor und endet 9 Tage nach der Parotisschwellung. **Komplikationen** sind die **Mumps-Meningitis** (meist gute Prognose) sowie **Eierstock- oder Hodenentzündung**. Mumps ist daher eine besonders im Adoleszenten- oder Erwachsenenalter gefürchtete Erkrankung, da hieraus eine Unfruchtbarkeit resultieren kann. Eine Impfung ist möglich!

Pertussis: s. Antwort zur Frage 22.4. Pertussis (Syn.: Keuchhusten) wird durch das Bakterium **Bordetella pertussis** ausgelöst. Besonders **junge Säuglinge** sind durch die hochkontagiöse Erkrankung **gefährdet**, da hier oft noch keine ausreichende Immunität besteht. Die von der Mutter übertragene Leihimmunität (sog. Nestschutz) bei durchgemachter Pertussis-Erkrankung bzw. Immunisierung liefert keinen ausreichenden Schutz bei Pertussis-Infektion des Säuglings. Säuglinge im ersten Lebenshalbjahr haben ein besonderes Risiko für Komplikationen wie Apnoen, Pneumonien, pulmonale Hypertonie, Enzephalopathien und Otitiden. Auch tödliche Verläufe werden beobachtet. Aufgrund der besonderen Gefahr von Apnoen sollten Säuglinge mit Pertussis – oder Verdacht auf Pertussis – immer stationär aufgenommen und am Atemmonitor überwacht werden! Die Erkrankten sind in allen 3 Stadien kontagiös, am stärksten jedoch im Stadium catarrhale. Weitere häufige **Komplikationen** des Keuchhustens sind **Pneumonie** und **Otitis media** durch Sekundärinfektion mit Haemophilus influenzae oder Pneumokokken. Als sehr seltene Komplikation werden zerebrale Krampfanfälle und die hypoxische Enzephalopathie beschrieben. Die Erkrankung hinterlässt langdauernde, aber nicht lebenslange Immunität, so dass Patient*innen im Erwachsenenalter wieder erkranken können. Eine Impfung ist möglich. Wegen des schweren Verlaufs des Keuchhustens im Säuglingsalter empfiehlt die ständige Impfkommission des Robert-Koch-Institutes, vor der Geburt eines (Geschwister-)Kindes den Impfschutz gegen Pertussis bei der Familie zu überprüfen und ggf. zu aktualisieren. Außerdem empfiehlt die STIKO die Impfung Schwangerer im letzten Schwangerschaftsdrittel, um junge Säuglinge zuverlässig gegen Pertussis zu schützen.

Zusatzthemen für Lerngruppen

- weitere typische Infektionskrankheiten im Kindesalter (z. B. Röteln, Varizellen, Erythema infectiosum)
- Krupp-Syndrom
- Impfung (s. Fall 35)

Fall 23 Schädel-Hirn-Trauma

23.1 Welche Diagnose stellen Sie? Begründen Sie Ihre Entscheidung!

Leichtes Schädel-Hirn-Trauma; Begründung: 15 Punkte im Glasgow Coma Scale: spontanes Augenöffnen (4), spricht, ist orientiert (5), bewegt auf Aufforderung (6).

23.2 Welche weiteren Maßnahmen ergreifen Sie?

- Versorgung der Platzwunde
- ggf. Röntgenbild des Schädels, s. Kommentar
- stationäre Überwachung für 24–48 Stunden in Abhängigkeit von der Klinik; Kontrolle von RR, Puls, Pupillenreaktion, Atmung
- Eltern beruhigen: Keine Vorwürfe machen! Auf Häufigkeit des Ereignisses hinweisen. Gute Heilungschancen.

23.3 Nennen Sie mögliche Komplikationen!

Traumatische Hirnblutung, Hirnödem.

Kommentar

Definition und Klinik: Ein Schädel-Hirn-Trauma (SHT) ist eine akute neuronale Funktionsstörung des Gehirns und/oder eine Verletzung des Gehirns, die durch ein mechanisches Trauma verursacht wurde. Dabei kann es auch zu einer Prellung bzw. Verletzung der Schädelkalotte, von intrakraniellen Gefäßen oder auch des Hirngewebes kommen. Der Schweregrad des Schädel-Hirn-Traumas wird nach dem **Glasgow-Coma-Scale** (s. Tab. 23.1) beurteilt.

Diagnostik: Bei der körperlichen Untersuchung – mit besonderem Augenmerk auf neurologische Ausfälle und Vitalparameter – sollten zusätzlich Frakturen, Wirbelsäulen-, Thorax- und Abdominalverletzungen sowie Weichteilschäden ausgeschlossen werden. Differenzialdiagnostisch sollte man auch immer an die Möglichkeit einer Kindesmisshandlung (s. Fall 75) denken!

Neu aufgetretener Sekretfluss aus der Nase kann Symptom einer **Liquorfistel bei Schädelbasisfraktur** sein, die klinisch durchaus auch Folge eines leichten Schädel-Hirn-Traumas sein kann. Zur Differenzierung Liquor/Nasensekret bestimmt man den Glukosegehalt im Sekret mittels eines Urin-Glucose-Teststreifens. Der Glukosenachweis ist im Liquor positiv, im Nasensekret negativ. Auch ein Hämatotympanon kann auf eine Schädelbasisfraktur hinweisen.

Eine **Röntgenuntersuchung des Schädels** ist nicht zwingend erforderlich, sie kann bei dringendem Verdacht auf Schädelfraktur hilfreich sein. Die Indikation dazu muss streng gestellt werden, um eine unnötige Strahlenbelastung des Kindes zu vermeiden. Bei Verdacht auf Hirnblutung oder Hirndruck sollte eine **Computertomografie** durchgeführt werden. **EEG-Untersuchungen** sind nicht zwingend erforderlich, stellen aber eine gute, nicht belastende Methode zur Verlaufskontrolle dar. Neurologische Funktionsstörungen können sich im EEG als unspezifische Dysrhythmien darstellen.

Tab. 23.1 Glagow Coma Scale

Punkte	Augenöffnen	verbale Antwort	motorische Antwort
6			befolgt Aufforderungen <24 Monate: spontane Bewegung
5		spricht, orientiert <24 Monate: brabbelt/plappert	gezielte Abwehrreaktion <24 Monate: Abwehr bei Berührung
4	Augen werden spontan geöffnet	spricht, desorientiert <24 Monate: irritiertes Schreien	ungezielte Abwehrreaktion <24 Monate: Abwehr bei Schmerzreiz
3	Augenöffnen auf Ansprache	einzelne Worte, Wortsalat <24 Monate: Schreien auf Schmerzreiz	Beugesynergismen
2	Augenöffnen auf Schmerzreiz	sinnlose Worte <24 Monate: Stöhnen, Jammern auf Schmerzreiz	Strecksynergismen
1	Augen werden nicht geöffnet	gibt keine Antwort	keine motorische Reaktion

Die Einteilung des Schweregrades des Schädel-Hirn-Traumas erfolgt nach der Punktsumme:
13–15 Punkte: leichtes Schädel-Hirn-Trauma
9–12 Punkte: mittelschweres Schädel-Hirn-Trauma
≤8 Punkte: schweres Schädel-Hirn-Trauma

Therapie und Prognose: Alle Kinder mit einem Schädel-Hirn-Trauma sollten **stationär** aufgenommen werden. Die Bewusstlosigkeit und das Erbrechen sowie die Müdigkeit deuten auf eine neuronale Funktionsstörung hin. Gerade intrazerebrale Blutungen können zweizeitig auftreten und bei nicht adäquater Überwachung und verspätetem Therapiebeginn ernste Konsequenzen haben. Uneinsichtige Eltern sollte man darüber sehr sorgfältig aufklären und dies auch dokumentieren!

Kreislauffunktionen und **Pupillenreaktion** sollten **über mindestens 24 Stunden** kontinuierlich überwacht werden, um eine Hirndrucksymptomatik rasch erkennen zu können. Auch nach Ablauf von 24 Stunden kann es in den Folgetagen noch zu Blutungen kommen. Die Eltern sollten aufgeklärt werden, bei welchen Symptomen sie **sofort** den Kinderarzt/die Kinderärztin oder Notdienst aufsuchen müssen. Eine spezielle Therapie des leichten Schädel-Hirn-Traumas ist nicht erforderlich, sie heilt folgenlos aus.

Zusatzthemen für Lerngruppen

- mittelschweres und schweres Schädel-Hirn-Trauma
- Hirndrucksymptome
- Schädelfrakturen
- intrakranielle Blutungen
- neurologische Untersuchung (Reflexe, Motorik, Lähmungen, Tonus, Sensibilität, Hirnnerven, Meningismus)

Fall 24 Urosepsis/Harnwegsinfektion

24.1 Begründen Sie Ihre Entscheidung, das Kind stationär aufzunehmen! Welche Verdachtsdiagnose haben Sie?

- Klinik (hohes Fieber, Kreislaufzentralisation, Berührungsempfindlichkeit) und Diagnostik (CRP ↑, Interleukin 6 ↑ ↑, Leukozytose mit Linksverschiebung) weisen auf eine **Sepsis** (z. B. Meningitis, Urosepsis) hin → Indikation zur stationären Aufnahme
- **Verdachtsdiagnose**: Urosepsis; Begründung: hochfiebernder, schwerkranker Säugling, Trinkschwäche, rezidivierendes Erbrechen, Entzündungsparameter/Harnstoff/Kreatinin erhöht, Leukozyturie, Proteinurie, Erythrozyturie, Nitritnachweis im Urin, im Urinsediment (s. Abb. 24.1 Fallbeispiel) Leukozytenzylinder.

24.2 Wie sichern Sie die Diagnose?

- **Harnwegsinfektion verifizieren**: s. Kommentar
- **Urinkultur, Blutkultur**: Erregerbestimmung, Antibiogramm
- **Lumbalpunktion**: zum Ausschluss der Differenzialdiagnose Meningitis (schlechter Allgemeinzustand, Berührungsempfindlichkeit, Erbrechen); *Merke*: Bei Säuglingen großzügige Indikation bei unklarem Fieberfokus!
- **Sonografie der Nieren**: Stauung der Nierenbecken, Ausschluss von Fehlbildungen.

24.3 Nennen Sie die häufigsten Erreger dieser Erkrankung!

- **Escherichia coli** (80%)
- Proteusarten (10%), Enterokokken, Klebsiellen, Pseudomonas, Pilze u. a.

24.4 Welche Therapie leiten Sie ein? Sind weitere Maßnahmen erforderlich?

- **Therapie**: Antibiotika über 7–14 Tage (initial i.v.-Gabe über mindestens 3 Tage; bei rückläufigen Entzündungsparametern und mind. 2 Tage nach Entfieberung evtl. Umstellung auf orale Gabe), z. B. Ampicillin + Gentamicin oder Ampicillin + Ceftazidim
- **Weitere Maßnahmen**: Analgetika/Antipyretika (z. B. Paracetamol), erhöhte Flüssigkeitszufuhr, Suche nach angeborenen Fehlbildungen des Harntrakts im freien Intervall (s. Kommentar).

Kommentar

Definition: Ein Harnwegsinfekt ist gekennzeichnet durch die Besiedlung bzw. Invasion der Harnwege und Nieren mit Bakterien und konsekutiver **signifikanter Bakteriurie**. Es kommt zu lokalen oder allgemeinen Entzündungszeichen (z. B. Leukozyturie, Fieber). Bei einer Urosepsis geht das septische Geschehen von den Harnwegen aus.

Epidemiologie: Harnwegsinfektionen zählen zu den häufigsten bakteriellen Infektionen im Kindesalter. Etwa 3% aller Mädchen und 1% aller Jungen erkranken mindestens einmal. Mädchen sind wegen der kurzen Harnröhre häufiger als Jungen betroffen.

Ätiopathogenese: Erreger s. Antwort zur Frage 24.3. Im Säuglingsalter handelt es sich überwiegend um **hämatogene**, später vorwiegend um **aszendierende** Infektionen über Harnröhre und Blase. Bei jedem Kind mit einem gesicherten fieberhaften Harnwegsinfekt, insbesondere wenn es jünger als 1 Jahr ist, sollte nach Fehlbildungen des Harntraktes (Obstruktionen/Abflusshindernisse, vesikoureteraler Reflux u. a.) als Ursache des Infektes gesucht werden.

Klinik und Diagnostik: Das unklare **hohe Fieber** des im Fall beschriebenen jungen Säuglings sowie sein **schlechter Allgemeinzustand** zusammen mit **hohen Entzündungswerten** und **auffälligem Urinbefund** sind hoch verdächtig auf eine Urosepsis.

Der **Urinbefund** sollte zunächst aber mit Vorsicht gewertet werden, da er aus dem Beutelurin bestimmt wurde. Beutelurin geht mit einer hohen Kontaminationsrate ubiquitär vorkommender Keime einher und ist deshalb zur Diagnosestellung ungeeignet. Ein pathologischer Befund aus frisch gewonnenem, wenig oder nicht kontaminiertem Harn sichert die Diagnose. Er wird idealerweise aus dem Mittelstrahl, besser noch durch Blasenkatheterisierung oder -punktion gewonnen. Mehr als 10^4 Keime/ml im Mittelstrahl, 10^3 Keime/ml im Katheterurin und **jeder** Keimnachweis im Blasenpunktionsurin beweisen die Infektion. Weitere sichere pathologische Werte sind der Nachweis von Leukozyten >50/µl, Erythrozyten (>20/µl beim Blasenpunktionsurin aufgrund der Traumatisierung bei der Punktion), Nitrit (Abbauprodukt von Bakterien) und Eiweiß (Nierenparenchymbeteiligung) im Urin.

Sonografisch sollten verschiedene Missbildungen und Harntransportstörungen ausgeschlossen (s. Ätiopathogenese) werden. Zum Ausschluss eines vesikoureteralen Refluxes wird eine **Miktionszystourethrografie** (MCU) durchgeführt. Diese Untersuchung ist aber erst nach Ausheilen des Harnwegsinfekts und unter Antibiotikaprophylaxe sinnvoll, weil ansonsten der Befund durch infektionsbedingte Funktionsstörungen verfälscht werden kann. Weitere Untersuchungen (z. B. Nierenszintigrafie, i.v.-Pyelografie) erfolgen je nach Befund.

Therapie: s. Antwort zur Frage 24.4. Lassen sich Anomalien im Harntrakt finden, muss über eine antibiotische Dauerprophylaxe und/oder operative Korrektur der Fehlbildung nachgedacht werden.

Prognose: Die Erkrankung heilt unter adäquater und rechtzeitig begonnener Therapie in der Regel gut aus. Bei Fehlbildungen des Harntraktes besteht ein hohes Rezidivrisiko für Harnwegsinfektionen. Verzögertes Nierenwachstum oder Parenchymnarben können nach rezidivierenden Pyelonephritiden in 5% der Fälle beobachtet werden, diese können zu eingeschränkter Nierenfunktion und arterieller Hypertonie führen.

Zusatzthemen für Lerngruppen

- Fehlbildungen des Harntrakts
- Pyelonephritis

Fall 25 Verbrennungen

25.1 Was hätte die Mutter sofort machen müssen? Wie sehen die Erstmaßnahmen aus?

Erste Hilfe (am Unfallort, dies hätte die Mutter sofort machen müssen):
- Hitzeeinwirkung auf Gewebe unterbrechen (Kleidung entfernen; 10–20 min kühlen mit handwarmem Wasser, dabei Auskühlung vermeiden), dies trägt zur Schmerzlinderung bei (Reduktion der Schockgefahr), bis zu 30 min nach Hitzeeinwirkung sinnvoll
- Analgesie, z. B. mit Paracetamol Supp., Ibuprofen
- falls Wunden vorhanden sind, möglichst steril abdecken (z. B. mit Metalline, sterilen Tupfern aus dem Autoverbandskasten/Hausapotheke)
- Notarzt rufen/Kinderklinik aufsuchen.

25.2 Bestimmen Sie das Ausmaß der Verbrühung bei diesem Kind! Warum ist es wichtig, das Ausmaß zu bestimmen?

- **Neuner-Regel**: ungefähre Ermittlung der Ausdehnung der Verbrennungen (s. Abb. 25.2)
  - **Kinder/Jugendliche > 9 Jahre: Kopf 9%, Rumpf 4 × 9%, obere Extremität 9%, untere Extremität 2 × 9%**
  - **Kinder < 9 Jahre: pro Lebensjahr zum Kopf 1% hinzuzählen und 0,5% von den Beinen abziehen**
- **Handflächenregel**: Handfläche des Patienten inkl. Finger entspricht 1% der Körperoberfläche (KOF)
- d. h. bei dem 2-jährigen Mädchen sind verbrannt: linker Arm 9% + linke Thoraxhälfte 9% + 1% des Oberschenkels = 19% der KOF
- Bestimmung des Verbrennungsausmaßes ist wichtig für:
  - Entscheidung über stationäre Behandlung und/oder Verlegung in eine spezielle Verbrennungsklinik
  - weitere Therapieplanung (z. B. Infusionsplan)
  - Abschätzen von möglichen Komplikationen (z. B. Schockgefahr durch Flüssigkeitsverschiebungen von intra- nach extrazellulär aufgrund erhöhter Kapillarpermeabilität bereits ab Verbrennung von 10% der KOF).

25.3 Wie gehen Sie weiter vor?

- Erstmaßnahmen s. Antwort zur Frage 25.1
- **Schmerztherapie (!)**, z. B. Ketamin (1–2 mg/kg KG i. v. oder nasal)
- **Kreislaufstabilisierung** mit 0,9%iger NaCl-Lösung (10–20 ml/kg KG über 1 h, ggf. wiederholen)
- **stationäre Aufnahme** (immer ab Verbrühungen > 15% der KOF) zur Flüssigkeitssubstitution, Verhinderung von Infektionen, Überwachung der Bewusstseinslage/Kreislaufparameter
- **Infusionstherapie** zum Ausgleich der Verluste und Kreislaufstabilisation (nach folgendem Schema) ab Verbrennungen von mehr als 10% der KOF:
  - **Erhaltungsbedarf** (Berechnung s. Fall 4)
  - **zusätzlicher Flüssigkeitsbedarf (berechnet nach der Parkland-Formel)**
  - **in den ersten 24 Stunden**: 4 ml × kg KG × % verbrannte KOF Vollelektrolytlösung (Ringer-Acetat), davon 50% in den ersten 8 h, 50% in den folgenden 16 h

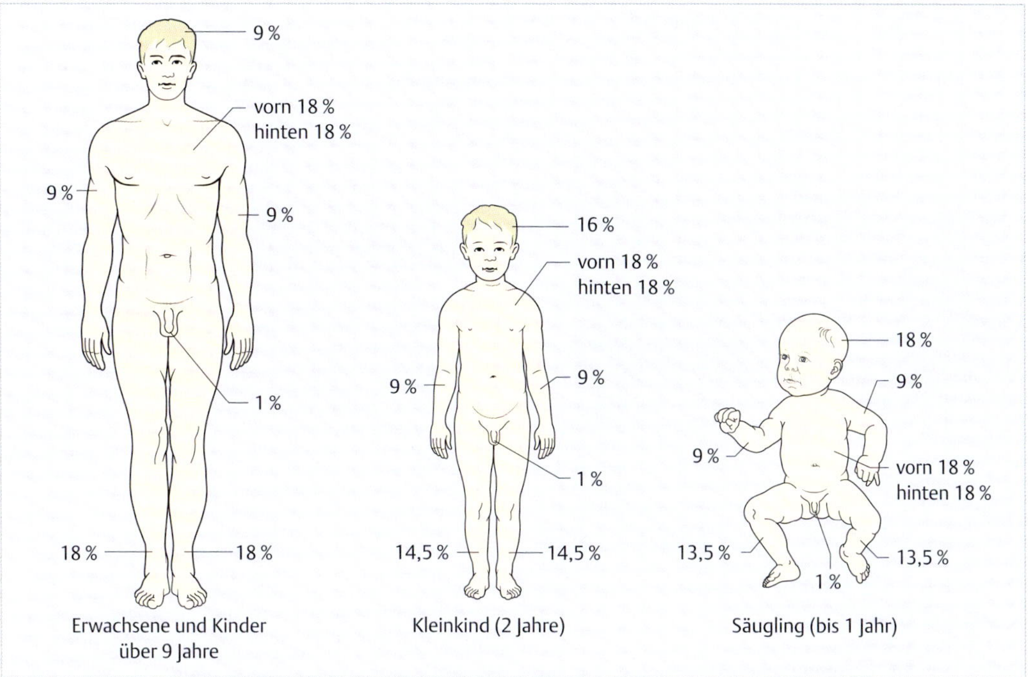

Abb. 25.2 Neuner-Regel nach Wallace (für Kinder modifiziert) (Quelle: Gortner L, Meyer S. Duale Reihe Pädiatrie. 5. Auflage. Stuttgart: Thieme; 2018)

- **am 2. Tag**: 1 ml × kg KG × % verbrannte KOF Vollelektrolytlösung (Ringer-Acetat) oder kolloidale Lösung (Humanalbumin)
  - *Cave*: Infusionsmenge muss an Diurese, Blutdruck, zentralvenösem Druck angepasst werden, Oligurie bedeutet in der Regel Flüssigkeitsmangel. Überinfusion vermeiden!
- **Versorgung der Wunden**: Reinigen mit steriler Kochsalzlösung und Abtragung von Nekrosen, ggf. in Kurznarkose und immer unter aseptischen Bedingungen, je nach Ausmaß der Verbrennung.
  - Grad 1: in der Regel Behandlung mit pflegenden Salben ohne Okklusivverbände
  - Grad 2a: Nach Wunddesinfektion und Abtragung der Blasen werden wundheilungsfördernde Salben (z. B. Panthenolsalbe) oder antiseptische Wundgele (z. B. Polihexanidgel) aufgetragen. Die Wundfläche kann zusätzlich mit Fettgaze abgedeckt werden, ein Okklusivverband angelegt werden. Eventuell kann die Abdeckung der Wunde mit silberhaltigen Wundauflagen oder synthetischem bzw. biologischem Hautersatz sinnvoll sein.
  - Grad 2 b und 3: Nekrosen müssen chirurgisch in Narkose abgetragen werden, die Defekte mit Spalthaut oder synthetischen Hautersatzmaterialien gedeckt werden. Bei zirkulären Verbrennungen an den Extremitäten können Entlastungsschnitte notwendig werden, um ein Kompartmentsyndrom zu vermeiden.
  - Grad 4: chirurgisches Abtragen der Nekrosen, Deckung der Defekte mit muskulokutanen Lappenplastiken
- **Tetanusschutz überprüfen!** Bei fehlendem Schutz Simultanimpfung.
- **Eltern beruhigen**: Keine pauschalen Schuldzuweisungen! Auf Häufigkeit solcher Ereignisse hinweisen; gute Heilungschancen betonen; Eltern z. B. beim Verbandswechsel Fortschritte zeigen oder auch in die Versorgung miteinbeziehen, dies kann häufig vorhandene Schuldgefühle durch aktive Teilnahme an der Genesung wettmachen.

25.4 Welche Schweregrade der Verbrennung kennen Sie?

s. Tab. 25.1

Tab. 25.1 Schweregrad einer Verbrennung

Einteilung	betroffene Hautschicht	Symptomatik
Grad 1	Epidermis	Erythem, Schwellung, intaktes Epithel, starke Schmerzen
Grad 2a	Dermis oberflächlich	Blasenbildung, feuchter roter Wundgrund, prompte Rekapillarisierung, intakte Hautanhangsgebilde, sehr starke Schmerzen
Grad 2b	Dermis tief (Haarfolikel und Schweißdrüsenausführungsgänge teilweise zerstört)	Blasenbildung, fetzenförmige Epidermolyse, weißlicher, feuchter Wundgrund, gestörte Rekapillarisierung, Hautanhangsgebilde teilweise zerstört, mäßige Schmerzen
Grad 3	Dermis komplett	trockene, weiße Hautnekrose, Verlust von Hautanhangsgebilden, keine Schmerzen
Grad 4	Haut, Unterhautfettgewebe, evtl. Muskeln, Sehnen, Knochen, Gelenke	Verkohlung

Kommentar

Definition: Bei Verbrennungen handelt es sich um thermische Schädigungen der Haut, die entweder durch direkte Hitzeeinwirkung oder durch Kontakt mit heißen Flüssigkeiten (Verbrühungen), erhitzten Gegenständen (Kontaktverbrennung), Chemikalien (chemische Verbrennung) elektrischen Strom (Elektroverbrennungen) oder Strahlung hervorgerufen werden.

Einteilung: Die Schwere der Schädigung und damit die Auswirkung auf den Gesamtorganismus wird anhand der Tiefe (**Schweregrad**) sowie der Oberflächenausdehnung (**Neuner-Regel** bzw. modifizierte Form nach Wallace) bestimmt (s. Antworten zu Fragen 25.2 und 25.4).

Ätiopathogenese und Klinik: Verbrennungen und Verbrühungen zählen zu den **häufigen Unfällen** im Kindesalter. Verbrühungen (80%) entstehen meist durch Herabziehen von Gefäßen mit heißen Flüssigkeiten (s. Fall). Kontakt zu heißen Dämpfen und Gasen, Explosionen (z.B. Feuerwerkskörper), starke Sonneneinstrahlung und Strom, das Berühren heißer Gegenstände (z. B. Herdplatte, Bügeleisen) oder Flammenverbrennungen (Spiel mit Feuer, Grillen, Grillanzünder) sind weitere häufige Unfallmechanismen.

Auch an die Möglichkeit einer Kindesmisshandlung sollte man immer denken!

Bei Kindern genügt schon eine Verbrennung vom Grad II bzw. von **10% der Körperoberfläche**, um eine **Schocksymptomatik** auszulösen. Durch starke Schmerzen kommt es zum neurogenen Schock, durch Wasser-, Elektrolyt- und Eiweißverluste (Exsudat, Verlust durch Ödembildung bei gesteigerter Kapillarpermeabilität, Perspiratio insensibilis, Verluste über Urin) zu einem Volumenmangelschock (Verbrennungsschock). Zu erwartende Komplikationen sind respiratorische Insuffizienz durch Lungenödembildung (ARDS), Niereninsuffizienz bei prolongierter Hypovolämie, hepatische Dysfunktion, Ulkusbildung (Stressulzera) sowie paralytischer Ileus. Bei größeren Hautdefekten ist das Infektionsrisiko aufgrund der fehlenden natürlichen Barriere erhöht, allgemeine Entzündungsreaktionen können zum SIRS (systemic inflammatory response syndrome) oder zur Sepsis führen. Die Wundheilung kann durch bakterielle Superinfektion beeinträchtigt werden, ab Verbrennungen vom Grad IIb kommt es zur Narbenbildung, wobei bei Kindern eine besondere Neigung zur Keloidbildung besteht.

Diagnose: Die Diagnose wird anhand der **Anamnese** und der **klinischen Untersuchung** gestellt. In den ersten Tagen kann das gesamte Ausmaß der Verbrennung nicht eindeutig bestimmt werden, meist wird die Fläche überschätzt, die Verbrennungstiefe unterschätzt.

Therapie: s. Antworten zu Fragen 25.1 und 25.3. **Kleinere oberflächliche Verbrühungen/Verbrennungen** können **ambulant** versorgt werden.

Eine **stationäre Behandlung** sollte bei Verbrennungen/Verbrühungen **Grad II** von mehr als **10% der**

KOF, besonders bei Beteiligung von Gesicht, Händen, Füßen, Genitale und Gelenken, sowie bei **Verbrennungen Grad III** von 5% der KOF und mehr erfolgen und bei allen Verbrennungen 4. Grades. Je nach Ausmaß und Schwere der Verbrennung muss entschieden werden, ob die Verlegung der Patient*innen in ein Verbrennungszentrum indiziert ist. Die Indikation sollte, v.a. bei Kindern, großzügig gestellt werden. Auskunft über freie Betten erhält man telefonisch in der Verbrennungsbettenzentrale in Hamburg (040/428 51 4950).

Bei **Verbrennungen im Hals- und Gesichtsbereich und bei Explosionstraumata** muss man mit einem Inhalationstrauma, das mit Ödembildung im Kehlkopfbereich einhergeht, rechnen und in **Intubationsbereitschaft** sein! Auch hier wird die Indikation zur stationären Behandlung großzügig gestellt.

Die **Wundversorgung** sollte wegen der starken Infektionsgefahr unter möglichst keimarmen Bedingungen erfolgen. Eine Antibiotikaprophylaxe ist bei nicht infizierten Wunden nicht erforderlich, bei Infektion sollte jedoch gezielt (nach Antibiogramm) antibiotisch behandelt werden.

Der **Narbenbildung** kann man durch Kompression (z.B. Kompressionsanzüge, die 1–2 Jahre ständig getragen werden müssen), täglicher Massage mit fettenden Cremes oder Ölen und Schutz vor Sonneneinstrahlung vorbeugen. Aktive Physiotherapie ist zur Verhinderung von Kontrakturen indiziert, ggf. werden Korrekturoperationen notwendig.

Prophylaxe: Die meisten Unfälle passieren im Haushalt, daher ist eine umfassende Aufklärung der Eltern zur Vermeidung von Verbrennungen/Verbrühungen die beste Prophylaxe!

Zusatzthemen für Lerngruppen

- Schock
- Hitzekollaps/Hitzschlag
- Unterkühlung und Erfrierung

Fall 26 Oxyuriasis

26.1 Welche Verdachtsdiagnose stellen Sie?

Oxyuriasis; Begründung: Alter des Kindes, Bauchschmerzen, Juckreiz mit Kratzspuren in der Analregion, Schlafstörung (nächtliches Aufsuchen der Notfallambulanz), keine weiteren pathologischen Befunde.

26.2 Wie sichern Sie die Diagnose?

Mikroskopischer Nachweis der im Analbereich abgelegten Eier mittels **Klebestreife-Methode** (Aufkleben eines durchsichtigen Klebestreifens auf die Haut der Analregion [am besten erst nach Einschlafen des Kindes], abziehen und auf Objektträger kleben, s. Abb. 26.1); zur Diagnose (und später auch Therapiekontrolle!) sind Klebestreifenpräparate von **3 aufeinanderfolgenden Tagen** notwendig, da von den Weibchen nicht jeden Tag Eier abgelegt werden. Bei starkem Befall werden oft lebende Madenwürmer ausgeschieden, die als bewegliche Fädchen auf der Fäzesoberfläche zu erkennen sind.

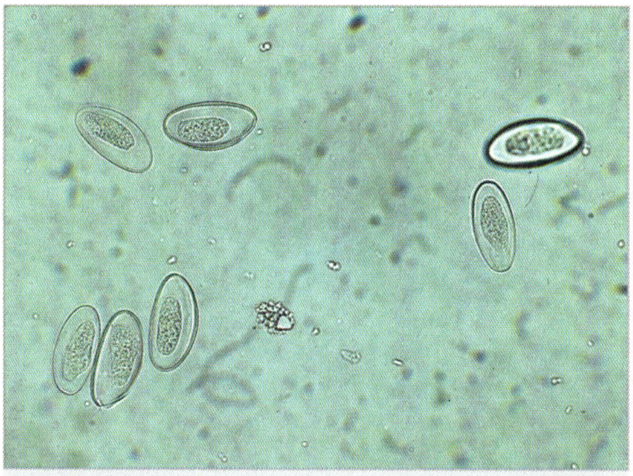

Abb. 26.1 Eier von Oxyuris vermicularis (Quelle: Groß U. Kurzlehrbuch Medizinische Mikrobiologie und Infektiologie. 3. Auflage. Stuttgart; Thieme; 2013)

26.3 Erklären Sie den Eltern den Infektionsweg!

Bei der Oxyuriasis handelt es sich um eine **fäkal-orale Autoinfektion**. Das heißt, die Weibchen wandern nachts in den Analbereich und legen dort ihre Eier ab. Dies führt zu Juckreiz. Durch Kratzen in der Analregion gelangen die Eier an die Finger, von wo sie oral aufgenommen werden und erneut in den Darm gelangen. Die Eier können auch an Schlafanzug, Unter- oder Bettwäsche haften und inhaliert werden.

26.4 Welche Therapie leiten Sie ein?

- Unterbrechen des Infektionsweges durch **hygienische Maßnahmen** (Hände waschen, kurzgeschnittene Fingernägel, Wäschewechsel und Auskochen der Wäsche)
- **Medikamentöse** Behandlung, z. B. Pyrantel-Embolat, einmalige Gabe von 10 mg/kg KG, nach 14 Tagen wiederholen, da die Medikamente nur gegen die adulten Würmer wirksam sind, nicht jedoch gegen die Larven und Eier
- Mitbehandlung der Familienmitglieder zur Vermeidung von Reinfektionen, da häufig durch Schmier- und Staubinfektionen auch andere Familienmitglieder infiziert sind (auch asymptomatische Infektionen sind möglich).

Kommentar

Definition und Epidemiologie: Die Oxyuriasis (Syn.: Enterobiasis) ist eine Darminfektion mit **Oxyuris vermicularis** (Madenwurm). Sie ist die häufigste Parasitose in unseren Breiten und befällt vor allem Kindergarten- und Schulkinder.

Ätiologie: Oxyuris vermicularis ist ein kleiner madenartiger **Fadenwurm**, der zur Klasse der Nematoden gehört. Einziger Wirt ist der Mensch. Er lebt im unteren Dünndarm, Kolon und der Appendix vermiformis. Er wird etwa 12 mm lang. Das Weibchen legt in seiner durchschnittlich 40- bis 90-tägigen Lebenszeit 10 000 Eier ab. Zum Infektionsweg s. Antwort zur Frage 26.3.

Klinik: Symptome sind v. a. **starker nächtlicher Juckreiz** und dadurch bedingte **Schlafstörungen**. Häufig klagen die Kinder über **Bauchschmerzen**. Superinfektionen der Exkoriationen und Vulvovaginitiden durch Wurmmigration in den weiblichen Genitaltrakt sind möglich. Wahrscheinlich kann auch eine Appendizitis durch Oxyuren verursacht werden, da man in der entfernten Appendix vermiformis nicht selten Oxyuren findet.

Diagnostik: Die Diagnose wird **klinisch** gestellt. Oft sind die Madenwürmer bereits beim Spreizen des Anus makroskopisch sichtbar. Häufig gelingt bei Verdacht auf Oxyuriasis der Einachweis auf einem Klebestreifen (s. Antwort zur Frage 26.2/Abb. 26.1). Bei Stuhluntersuchungen lassen sich Würmer oder Eier nur zufällig nachweisen.

Therapie: s. Antwort zur Frage 26.4. Bei Reinfektionen wird ein Therapieversuch mit Mebendazol (1 × 100 mg alle 2 Wochen p. o.) über 16 Wochen empfohlen. Bei Umgang mit kontaminierter Wäsche sollte ein Mundschutz getragen werden, um der Inhalation von Wurmeiern vorzubeugen.

Prognose: Die Prognose ist gut, die Erkrankung gut behandelbar. Reinfektionen sind möglich.

Zusatzthemen für Lerngruppen

- Ascaridiasis
- Bandwürmer
- Appendizitis acuta

Fall 27 Anorexia nervosa

27.1. Welche Verdachtsdiagnose stellen Sie?

Anorexia nervosa; Begründung: Alter der Patientin, extremer gewollter Gewichtsverlust, übermäßige körperliche Aktivität, V. a. selbstinduziertes Erbrechen, sozialer Rückzug, Körperschemastörung (verzerrte Körperwahrnehmung: findet sich mit 40 kg immer noch zu dick), auffälliges Essverhalten.

Bradykardie: extrem langsamer Pulsschlag der Aorta, palpatorisch und im EKG Frequenz 32/min.

27.2 Nennen Sie die wichtigsten diagnostischen Kriterien!

- Körpergewicht mindestens 15 % unterhalb der Norm (Body-Mass-Index [BMI = Körpergewicht in kg/Körpergröße in m²] < 17,5) bzw. Körpergewicht unterhalb der 10. Altersperzentile
- Gewichtsverlust selbst herbeigeführt
- Körperschemastörung (Angst vor dem „zu dick sein", obgleich Untergewicht besteht)
- endokrine Störung auf der Hypothalamus-Hypophysen-Gonaden-Achse (durch den extremen Gewichtsverlust und das daraus resultierende Untergewicht kommt es zu einer Verschiebung von

Releasing-Hormonen des Hypothalamus, den Hormonen der Hypophyse bzw. den Hormonen, die am Endorgan, v.a. den Gonaden wirken; es resultieren Amenorrhoe, Haarausfall). Bei Erkrankungsbeginn vor der Pubertät verzögerte oder fehlende Abfolge der pubertären Entwicklungsschritte.

27.3 Nennen Sie Ursachen der Erkrankung!

Essstörungen wie die Anorexia nervosa sind multifaktoriell verursacht. Eine Rolle spielen:

- **biologische Faktoren**: Veränderungen des Körpers bei beginnender Pubertät; Vulnerabilität des serotonergen Systems, genetische Faktoren (familiäre Disposition)
- **soziokulturelle Ursachen**: z. B. das in westlichen Ländern verbreitete Schlankheitsideal, das zu Unzufriedenheit mit dem eigenen Körper führt, Konsum- und Leistungsorientierung
- **individuelle Faktoren**: typische Persönlichkeitsmerkmale, depressive Verstimmungen, gestörter Selbstwert, ängstlich-vermeidender Persönlichkeitsstil, Leistungsorientiertheit, Ehrgeiz, Angst- und Zwangsstörungen, Beharrlichkeit bis zur Rigidität, Introvertiertheit, Harmoniebedürfnis, gute Intelligenz, gestörte Identitätsfindung, Autoritäts- und Autonomiekonflikte, unsichere Bindungsmuster, Störung der psychosexuellen Entwicklung und Rollenfindung (Veränderung des Körperbildes, Identifizierung mit der Rolle als Frau).

27.4 Wie gehen Sie weiter vor?

- **körperliche Untersuchung der Patientin**: typische Untersuchungsbefunde sind Unruhe, geringes/kein Unterhautfettgewebe, kühle Extremitäten, Zeichen der Exsikkose (trockene, belegte Zunge; trockene Schleimhäute, Hautturgor ↓), Foetor ex ore (Aceton = Hinweis auf Hungerstoffwechsel), trockene schuppige Haut, marmorierte Haut, Akrozyanose, Lanugobehaarung, brüchige/glanzlose Haare, Haarausfall, Kleinwuchs, evtl. verzögerte Pubertätsentwicklung, Körpertemperatur zwischen 36 und 37 °C, Bradykardie, Hypotonie, verminderte Belastbarkeit
- **stationäre Aufnahme**: Suche nach somatischen Komplikationen bzw. Ausschluss organischer/psychiatrischer Krankheiten, die zum extremen Gewichtsverlust geführt haben könnten
  - Labor, Abdomen-Sonografie, Blutdruck-/Herzfrequenzkontrollen, EKG
  - **Hinzuziehen eines Kinder- und Jugendpsychiaters/einer Kinder- und Jungenpsychiaterin**: Entscheidung über weiteres Vorgehen (ambulante Therapie oder Verlegung in eine Kinder- und Jugendpsychiatrie). Dies ist abhängig vom Allgemein-/Ernährungszustand und der Compliance der Patientin. Eine Aufnahme kann auch gegen den Willen der Patientin geschehen (Selbstgefährdung, wenn die Essstörung lebensbedrohliche Ausmaße annimmt und ein erheblicher gesundheitlicher Schaden zu befürchten ist). Dann muss von den Sorgeberechtigten ein Antrag beim Familiengericht auf Unterbringung mit freiheitsentziehenden Maßnahmen gestellt werden!
- **Ernährungstherapie und Gewichtsanhebung**: Maßnahmen richten sich nach Compliance/Allgemein- und Ernährungszustand der Patientin
  - ambulante Therapie bzw. nichtparenteraler Kostaufbau: ausreichende Mengen ausgewogener Mischkost
  - stationäre Therapie/geringe Compliance: über Magensonde Zufuhr hochkalorischer Nahrung, evtl. im künstlichen Koma über einen zentralen Venenkatheter. Dabei muss unbedingt ein Refeeding-Syndrom (schwerwiegende metabolische Entgleisung aufgrund von Flüssigkeits- und Elektrolytverschiebungen) vermieden werden.
- ggf. **Behandlung somatischer Komplikationen**, z. B. Korrektur des Elektrolyt- und Wasserhaushaltes
- **Verhaltenstherapie**: schriftliche Vereinbarung von Gewichtszunahme und Zielgewicht
- **psychotherapeutische Einzelgespräche und Familientherapie**
- ergänzende Maßnahmen wie Beschäftigungs- und Musiktherapie.

Kommentar

Definition und Epidemiologie: Die Anorexia nervosa (Syn.: Pubertätsmagersucht) ist eine häufig vorkommende, schwere Essstörung im Kindes- und Jugendalter. Sie ist durch ein **extremes Streben nach Schlanksein** gekennzeichnet, wobei Untergewicht und Gefährdung der eigenen Gesundheit lange Zeit geleugnet werden. Sie tritt typischerweise zwischen dem 12. und 25. Lebensjahr auf – mit einem Altersgipfel zwischen dem 14. und 16. Lebensjahr (Prävalenzrate 0,3–1 %). In 95 % der Fälle sind Mädchen betroffen, aber auch Männer erkranken zunehmend häufiger.

Ätiopathogenese: s. Antwort zur Frage 27.3.

Lösungen

Klinik: Die Krankheit beginnt meist schleichend. Indem die Patient*innen auf ihre „Figur achten" wollen, verzichten sie auf hochkalorische Kost und beschränken sich auf eine „gesunde" Ernährung. Typischerweise verstärken sie auch ihre körperlichen Aktivitäten. Bei einem Teil der Patient*innen ist der Auslöser eine (vermeintlich) negative Äußerung aus dem sozialen Umfeld über ihr Körpergewicht. Auch soziale Medien haben hier immer mehr Einfluss. Hinzu kommt eine Körperbildstörung: Trotz extremen Untergewichts nehmen sich die Betroffenen als zu dick war.

Charakteristisch für die Anorexia nervosa ist eine **intensive Beschäftigung mit Aussehen**, **Körpergewicht** sowie **Kalorien- und Fettgehalt der Nahrung**. Die „Gewichtsphobie" führt zu einem extrem niedrigen Wunschgewicht und zunehmend restriktivem oder selektivem Essverhalten kombiniert mit gewichtsreduzierenden Maßnahmen (z. B. Appetitzügler, Abführmittel, Diuretika, Schilddrüsenhormone, selbstinduziertes Erbrechen, exzessive körperliche Betätigung). Manchmal entwickeln die Patient*innen regelrechte Ängste vor der Nahrungsaufnahme.

Der extreme Gewichtsverlust bis hin zur Kachexie führt zu primärer oder sekundärer **Amenorrhoe**, **Obstipation**, **Haarausfall**, **Hypothermie**, **Blutbildveränderungen** (Leukopenie, Anämie), **Hypoglykämie**, **Hypotonie**, **Bradykardie**, **Osteoporose**, (z. T. lebensbedrohlichen) **Elektrolytverschiebungen** und **EKG-Veränderungen**. Typisch ist die **mangelnde Krankheitseinsicht** der Patient*innen.

Diagnostik: Das **klinische Bild** der Anorexia nervosa ist im Allgemeinen so **typisch**, dass die Diagnosestellung keine Schwierigkeiten bereitet. Differenzialdiagnostisch sollten immer somatische und psychiatrische Erkrankungen ausgeschlossen werden, die mit einem Gewichtsverlust einhergehen (z. B. Neoplasien, Diabetes mellitus, Zöliakie, Morbus Crohn, schwere Depression u. a.). Zu Diagnosekriterien s. Antwort zur Frage 27.2.

Therapie: In die Therapie der Anorexia nervosa sind immer mehrere Disziplinen eingebunden: Neben den Kinder- und Jugendpsychiater*innen bzw. -psychotherapeut*innen gehören die Kinder- und Jugendärzt*innen dazu, Ernährungsberater*innen, Sozialarbeiter*innen, Physiotherapeut*innen und Spezialtherapeut*innen wie z. B. Körpertherapeut*innen. Alle beteiligten Behandler*innen müssen sich gut untereinander abstimmen, die Familien müssen in die Therapie mit einbezogen werden. Die Entscheidung, ob die Patient*innen ambulant oder stationär behandelt wird, ist abhängig von der Ausprägung der Symptomatik und Compliance der Patient*innen. Gewichtsverlust von mehr als 25 % des ursprünglichen Körpergewichts bzw. Untergewicht, somatische Komplikationen, komplette Nahrungs- oder Flüssigkeitsverweigerung, lebensbedrohliche körperliche oder seelische Veränderungen (z. B. Elektrolytentgleisung, Herzrhythmusstörungen, Suizidgefahr), fortschreitender Gewichtsverlust trotz ambulanter Behandlung sowie eine festgefahrene familiäre Situation und soziale Isolation sind Indikationen für eine meist langdauernde stationäre Behandlung.

Notwendige Voraussetzung für eine erfolgreiche psychotherapeutische Arbeit ist das Erreichen eines ausreichenden Körpergewichts. Daher ist das **oberste Ziel der Therapie** die Normalisierung und das Halten des Gewichts. Ein ausreichendes Gewicht haben Mädchen dann erreicht, wenn die Menstruation wieder eintritt. Es empfiehlt sich, die 25. Perzentile des Body-Mass-Index als Zielgewicht schriftlich festzulegen! Motivation bei der Gewichtsrehabilitation kann die Erweiterung des anfänglich eingeschränkten Aktivitätsradius sein. Im Therapieverlauf sollte eine **Normalisierung des Essverhaltens** (z. B. Ausbalancierung der Nährstoffe, Ernährungsplan, Hinzunahme „verbotener" Nahrungsmittel, regelmäßige Mahlzeiten) erreicht werden. Zur Osteoporoseprophylaxe wird eine ausreichende Vitamin-D- und Calcium-Substitution empfohlen. Zur Unterstützung erfolgt eine individuelle Psychotherapie, um die der Essstörung zugrunde liegenden emotionellen Störungen und Interaktionsprobleme zu lösen. Evtl. ist auch eine Familientherapie angezeigt, um intrafamiliäre Konflikte zu bewältigen. Ergänzend kommen Beschäftigungs- und Musiktherapie zum Einsatz. Zusätzlich muss auch die soziale Integration gefördert werden.

Prognose: Bei etwa der Hälfte der Patient*innen verschwindet die Essstörung komplett, bei 30 % bleiben Residuen bestehen, bei 20 % nimmt die Erkrankung einen chronischen Verlauf. 5 % der Betroffenen versterben an den Folgen der Anorexia nervosa!

Zusatzthemen für Lerngruppen

- Bulimia nervosa
- Adipositas

Fall 28 Diabetische (Embryo-)Fetopathie

28.1 An welches Krankheitsbild denken Sie? Erklären Sie die Pathogenese des kindlichen Krankheitsbildes!

- **Verdachtsdiagnose**: diabetische Fetopathie
- **Begründung**: makrosomes Neugeborenes, Hypoglykämie, Hypokalziämie, beginnendes Atemnotsyndrom (Tachypnoe, exspiratorisches Stöhnen, Akrozyanose, BGA: respiratorische Azidose)
- **Pathogenese**: schlecht eingestellter Diabetes mellitus der Mutter während der Schwangerschaft mit Hyperglykämien führt via Plazenta zu einem hohen Glukoseangebot beim Fetus (fetaler Blutzucker beträgt 70 % der mütterlichen Konzentration); dies führt zu einer Hyperplasie der β-Zellen des Pankreas beim Fetus mit konsekutivem Hyperinsulinismus; Insulin stimuliert beim Fetus die Glykogenspeicherung, Fett- und Eiweißsynthese und hemmt die Surfactantbildung in der Lunge, postnatal führt die Hyperinsulinämie beim Neugeborenen zu Hypoglykämie; hieraus resultiert oben beschriebene Klinik.

28.2 Mit welchen Symptomen muss man generell bei Neugeborenen mit diesem Krankheitsbild rechnen?

- Makrosomie, Geburtsgewicht > 4000 g mit geburtsmechanischen Komplikationen (z. B. protrahierter Geburtsverlauf, Geburtsstillstand, KlaviKulafraktur), Stammfettsucht
- Organomegalie bei Organunreife
- kardial: Tachykardien, septal betonte Myokardhypertrophie, selten obstruktive hypertrophe Kardiomyopathie
- Neigung zu Hypoglykämie; Klinik: Hyperexzitabilität, Zittrigkeit, Schwitzen, Trinkschwäche, Apnoen, Krampfanfälle, häufig aber auch asymptomatisch
- Neigung zu Hypokalzämie, Hypomagnesiämie; Klinik: Hyperexzitabilität, Irritabilität, Tremor, Krämpfe, Apnoen, rezidivierendes Erbrechen, Tachykardie, Tachypnoe, Tetanie
- häufig Surfactantmangel und Atemnotsyndrom
- Polyglobulie (Insulin führt zur Erhöhung von Erythropoetin) mit Gefahr der Nierenvenenthrombose
- Icterus gravis et prolongatus (s. Fall 38): Hämoglobinabbau bei Polyzythämie, Leberunreife
- erhöhtes Fehlbildungsrisiko bei Hyperglykämie während Organogenese (diabetische Embryopathie), z. B. Herz (hypertrophe Kardiomyopathie, hypertrophische subaortale Stenose, Aortenisthmusstenose, Septumdefekte u. a.), ZNS (Neuralrohrdefekte, z. B. Meningomyelozele), kaudales Regressionssyndrom (= Fehlbildungskomplex mit Agenesie oder Hypoplasie der unteren Wirbelsäule, dysplastischem Becken, hypoplastischen unteren Extremitäten), Gastrointestinaltrakt (Atresien, Neonatal small left colon syndrom), Urogenitaltrakt (Nierenagenesie, Ureterduplikaturen), Situs inversus.

28.3 Welche Maßnahmen ergreifen Sie? Welche Empfehlungen geben Sie Ihrem gynäkologischen Kollegen?

- **therapeutische und diagnostische Maßnahmen**:
  - Verlegung des Kindes auf eine **neonatologische Station** zur intensiven Überwachung (Pulsoxymetrie, Monitoring)
  - Lagerung des Kindes im Inkubator, falls pulsoxymetrische Sauerstoffsättigung < 90 % Sauerstoff in den Inkubator einleiten; bei Sauerstoffbedarf > 40 % oder Hyperkapnie CPAP; bei Versagen der Therapie Intubation und Beatmung (s. Fall 55)
  - **kontrollierte (Früh-)Fütterung** innerhalb der ersten 30 Minuten, häufig anlegen, abgepumpte Muttermilch oder hydrolysierte Formulanahrung füttern
  - Blutzucker[BZ]-Kontrollen präprandial, dabei ein Absinken der Blutglukosekonzentration unter 30 mg/dl vermeiden. Bei Absinken der Blutglukosekonzentration unter 30 mg/dl orale Gabe von Glucose(-gel) 40 % (0,5 ml/kg KG). Ist damit eine Stabilisierung (BZ > 45 mg/dl [2,5 mmol/l]) nicht möglich, muss eine kontinuierliche i.v.-Infusion mit Glukoselösung 10 % (5 mg/kg KG/min) erfolgen. Dabei müssen Bolusgaben vermieden werden.
  - Kalzium-Substitution bei Hypokalziämie (z. B. Kalziumglukonat 10 % 2 ml/kg KG [0,46 mmol/kg KG] alle 8 Stunden oral; nur bei schweren Kalzium-Mangelsymptomen (Klinik: Krämpfe, Tetanie, Laryngospasmus, Tachykardie, Apnoen) Kalziumglukonat 10 % 1–2 ml/kg KG [0,23–0,46 mmol/kg KG] langsam i. v. unter Monitorkontrolle (*cave*: Bradykardie, Herzrhythmusstörungen, Asystolie)
  - Ausschluss kindlicher Fehlbildungen (z. B. Echokardiografie, EKG, Röntgen-Thorax, Abdomen-Sonografie).

! **28.4** **Welche prophylaktischen Maßnahmen werden Frauen mit Typ-1-Diabetes für eine Schwangerschaft empfohlen? Begründen Sie diese!**

- Frühzeitige Aufklärung von Frauen mit Typ-1-Diabetes, um gut eingestellte Blutzuckerwerte für geplante Schwangerschaften zu erreichen. Die Häufigkeit für Frühgeburt, intrauterinem Fruchttod und von Fehlbildungen sowie die perinatale Mortalität hängen wesentlich von der Qualität der Blutzuckereinstellung ab.
- intensive Betreuung der Schwangeren durch Diabetolog*innen und diabetologisch erfahrenen Gynäkolog*innen
- angestrebt wird eine **normoglykämische Stoffwechsellage**:
  - **1. Trimenon: Insulinbedarf sinkt** (bis etwa 16. SSW)
  - **2. und 3. Trimenon**: ab der 16. SSW kontinuierlicher **Anstieg des Insulinbedarfs** (in der 28.–32. SSW Angleichung an den Bedarf vor der Schwangerschaft) bis zur 36. SSW, danach Insulinbedarf stabil
- Mutterschaftsvorsorge **alle 2 Wochen**, häufigere Ultraschalluntersuchungen, Dopplersonografie; regelmäßige CTG-Kontrollen zur fetalen Zustandsdiagnostik
- großzügige Indikation zur Klinikeinweisung bei Schwangerschaftskomplikationen (z. B. Neigung zu frühzeitiger Wehentätigkeit wegen erhöhter Infektanfälligkeit und Uterusüberdehnung bei Polyhydramnion; erhöhtes Risiko einer hypertensiven Erkrankung/(Prä-)Eklampsie; Plazentainsuffizienz wegen diabetischer Mikroangiopathie)
- Entbindung in einem Perinatalzentrum
- kein Übertragen des Kindes (Plazentainsuffizienz, Makrosomie des Kindes).

Kommentar

Epidemiologie: Bei etwa 1% aller Schwangerschaften besteht ein Diabetes mellitus vor der Schwangerschaft (Typ 1). Ein Gestationsdiabetes entwickelt sich bei etwa 4% aller Schwangerschaften. Für jede weitere Schwangerschaft besteht dann ein hohes Wiederholungsrisiko (66%) für einen erneuten Gestationsdiabetes.

Ätiopathogenese: Durch einen schlecht eingestellten mütterlichen Diabetes mellitus während der Schwangerschaft entwickelt sich das Krankheitsbild der diabetischen Embryo- und Fetopathie (s. Antwort zur Frage 28.1).

Klinik: s. Antwort zur Frage 28.2.

Diagnostik: Grundsätzlich sollten Neugeborene diabetischer Mütter in den ersten Lebenstagen sorgfältig überwacht werden, dazu gehört v. a. die **engmaschige Blutzuckerkontrolle**. Der Blutzucker sollte unmittelbar postnatal, im Alter von 30 Minuten, 1 und 3 Stunden sowie **immer präprandial in den ersten 3 Lebenstagen** kontrolliert werden (normoglykämische Blutzuckerwerte: Frühgeborene > 25 mg/dl [1,4 mmol/l] in den ersten 24 h, > 35 mg/dl [1,9 mmol/l] ab 2. dem Lebenstag; Neugeborene > 30 mg/dl [1,9 mmol/l] in den ersten 24 h, > 45 mg/dl [2,5 mmol/l] ab dem 2. Lebenstag). Liegen die Blutzuckerwerte stabil über 45 mg/dl (2,5 mmol/l), können die Kontrollen reduziert und schließlich beendet werden. Bei Polyzythämie erfolgt die regelmäßige Überprüfung des Hämatokrits, bei Symptomen einer Hypokalzämie des Serum-Kalziums. Wegen der Neigung zur Hyperbilirubinämie muss auch die Bilirubinkonzentration sorgfältig überwacht werden.

Weitere diagnostische Maßnahmen erfolgen in Abhängigkeit von der klinischen Symptomatik (z. B. Röntgen-Thorax bei respiratorischen Symptomen und Sauerstoffbedarf). Zum Ausschluss von Organfehlbildungen sollten außerdem eine Sonografie von Herz und Nieren erfolgen.

Therapie: s. Antwort zur Frage 28.3. Neben der Therapie der respiratorischen Symptomatik, Polyglobulie (Verdünnung des Blutes durch Infusionstherapie) und Hyperbilirubinämie (s. Fall 38) sowie dem Ausgleich der Hypokalzämie kommt der **Stabilisierung der Blutzuckerwerte** große Bedeutung zu. Bei Hypoglykämie, die sich unter frühem prolongiertem Anlegen oder Frühfütterung von Säuglingsnahrung (hydrolysierte Formulanahrung) nicht stabilisiert, sollte zunächst oral Glucose(-gel) 40% verabreicht werden. Führt das noch nicht zu stabilen Blutzuckerwerten muss kontinuierlich Glukoselösung 10% infundiert werden. Regelmäßige, kurzfristige Kontrollen der Blutzuckerwerte! Sollte die Infusion höher konzentrierter Glukoselösung notwendig werden, muss diese dann wegen der schlechten Venenverträglichkeit über einen zentralen Venenkatheter verabreicht werden. Bolusgaben sind – wenn möglich – zu vermeiden, da hierdurch ein Reboundeffekt durch Insulinausschüttung ausgelöst wird.

Prophylaxe: s. Antwort zur Frage 28.4. Bei allen Schwangeren sollte in der 24.–28. Schwangerschaftswoche ein Screening auf Diabetes (oraler Glukosetoleranztest = oGTT) durchgeführt werden. Bei jeder Schwangerschaftsvorsorgeuntersuchung wird der Urin auf Glukose überprüft. Liegt eine Glukosurie vor, muss ein oGTT erfolgen. Der mütterliche HbA1c-Wert korreliert nicht sehr gut mit dem Schweregrad der Symptomatik beim Kind, da es gegen Ende der Schwangerschaft zu einem „steal-Phänomen" kommen kann, d. h. das Kind entzieht der Mutter so viel Glucose, dass der HbA1c-Wert sinkt.

Prognose: Die Prognose hängt sehr davon ab, ob begleitende Fehlbildungen vorliegen. Sie ist bei unkompliziertem Verlauf in der Regel gut.

Zusatzthemen für Lerngruppen

- Surfactant
- Atemnotsyndrom
- Hyperbilirubinämie

Fall 29 Nephroblastom (Wilms-Tumor)

29.1 Beschreiben Sie den sonografischen Befund! Welche Verdachtsdiagnose stellen Sie? Welche Differenzialdiagnosen müssen Sie berücksichtigen?

- **sonografischer Befund**: Tumor im Bereich der linken Niere (s. Abb. 29.2)
- **Verdachtsdiagnose**: Nephroblastom; Begründung: Alter der Patientin, makroskopisch Hämaturie, vorgewölbtes Abdomen, Resistenz im linken Oberbauch, blasses Hautkolorit als Hinweis auf Anämie, Müdigkeit und Abgeschlagenheit, Laborbefunde (Anämie, BSG ↑, Leukozyt-/Erythrozyt-/Proteinurie)
- **Differenzialdiagnosen**: Neuroblastom, Teratom, Nebennierenrindentumor

29.2 Wie sieht Ihr weiteres Vorgehen aus?

- **stationäre Aufnahme**, am besten Kontaktaufnahme zu kinderonkologischem Zentrum, Universitätsklinik oder Kinderklinik mit onkologischer Abteilung, um das weitere Prozedere bei dieser Verdachtsdiagnose zu besprechen, damit dem Kind unnötige Wiederholungsuntersuchungen erspart bleiben
- **radiologische Diagnostik**:
  - MRT- oder CT-Abdomen: genaue Lokalisation und Abgrenzung des Tumors, Metastasensuche (sog. Staging); MAG-3-Clearance bei beiderseitigem Nierenbefall
  - Sonografie der Leber und lokalen Lymphknoten zum Ausschluss von Metastasen
  - Sonografie der V. renalis und der V. cava bis zum rechten Vorhof zum Ausschluss von Tumorthromben
  - Röntgen-Thorax: bei nachgewiesenem Tumor zum Ausschluss einer pulmonalen Metastasierung
  - CT-Thorax: bei V. a. auf Metastasen im Röntgen-Thorax zur weiteren Differenzierung
  - Ganzkörper-MRT oder Szintigrafie von Skelett und Leber: bei nachgewiesenem Tumor zum Ausschluss einer intraabdominellen Metastasierung bzw. Skelettmetastasen

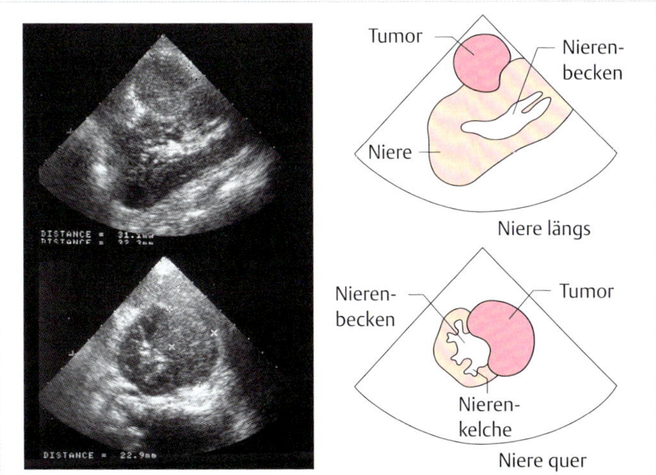

Abb. 29.2 Sonografie der linken Niere: oben Längsschnitt, unten Querschnitt (Quelle: Gortner L, Meyer S. Duale Reihe Pädiatrie. 5. Auflage. Stuttgart: Thieme; 2018)

- zur Abgrenzung von der Differenzialdiagnose Neuroblastom Bestimmung von Vanillin- und Homovanillinmandelsäure im (24-h-Sammel-) Urin (beim Neuroblastom ↑)
- bei Nachweis eines Nephroblastoms: s. Kommentar/Therapie.

29.3 Was wissen Sie zur Prognose der von Ihnen vermuteten Erkrankung?

Unbehandelt ist die Prognose des Nephroblastoms infaust. Bei Therapie im Rahmen von prospektiven Studien können etwa 90% der Patient*innen langfristig geheilt werden. Die Prognose hängt entscheidend vom Tumorstadium ab. Während sie im Stadium I bei einer 95%igen Heilungsrate liegt, sinkt sie bei Stadium III–IV auf ca. 50%. Die Überlebensrate bei primärer Lungenmetastasierung ist höher als bei Entwicklung von Metastasen oder Rezidiven nach Therapiebeginn. Pulmonale Rezidive sind günstiger als Abdominalrezidive.

Kommentar

Definition: Das Nephroblastom (Syn.: Wilms-Tumor) ist ein **maligner embryonaler Mischtumor** der Niere mit epitheloiden, fibroblastischen und myogen-sarkomatösen Anteilen.

Epidemiologie: Das Nephroblastom ist der häufigste maligne Nierentumor des Kindesalters. Die Inzidenz liegt bei 1:10000, der Häufigkeitsgipfel zwischen dem 1. und 4. Lebensjahr. Mädchen erkranken etwas häufiger als Jungen.

Einteilung und Prognose: Histologisch werden nach der Stockholm-Klassifikation 3 Risikogruppen unterschieden: niedrig maligne, intermediär und hoch maligne.

Nach dem Ausbreitungsgrad unterscheidet man 5 Stadien (s. Tab. 29.1).

Ätiopathogenese: Die Ätiologie ist unbekannt. Genetische Komponenten spielen eine Rolle, so funktionieren die Wilms-Tumor-Suppressor-Gene WT1(Chromosom 11p13) und WT2 (Chromosom 11p15) nicht. Die Mutation des p53-Gens auf Chromosom 17p kann zur Tumorentstehung beitragen. In 5 bis 10% der Fälle finden sich bilaterale Tumoren. Wilms-Tumore sind häufig mit anderen Anomalien assoziiert (Aniridie, Hemihypertrophie, urogenitalen Fehlbildungen wie der Hufeisenniere, Nephroblastomatose). Ein gehäuftes Auftreten kann beim Beckwith-Wiedemann-Syndrom beobachtet werden. Ausgangspunkt ist eine fehlerhafte Differenzierung des embryonalen Nierengewebes. Der Tumor geht vom Nierenparenchym aus. Er wächst expansiv und verdrängt sowie verformt das Nierenhohlraumsystem. Nachbarorgane werden **frühzeitig** infiltriert. Die Metastasierung erfolgt lymphogen (pararenale und paraaortale Lymphknoten) sowie hämatogen (Lunge, Leber, Gehirn). Selten finden sich Tumorthromben in der V. cava und dem rechten Vorhof.

Klinik: Die klinischen Symptome sind recht **unspezifisch**. Die Kinder sind häufig – auch in fortgeschrittenen Stadien – nur gering beeinträchtigt, so dass der Tumor zufällig, z. B. im Rahmen von Vorsorgeuntersuchungen entdeckt wird. Oft ist das durch

Tab. 29.1 Stadieneinteilung des Nephroblastoms nach SIOP und Prognose

Stadium	Ausbreitung	event free survival nach 5 Jahren
I	Tumor auf eine Niere beschränkt, Tumorkapsel wird nicht überschritten, chirurgisch vollständig resezierbar	90%
II	Tumor überschreitet die Tumorkapsel, chirurgisch vollständig resezierbar, kein Lymphknotenbefall	85%
III	keine vollständige chirurgische Entfernung des Tumors möglich, keine hämatogene Metastasierung, Befall regionaler Lymphknoten	80%
IV	Fernmetastasen (Lunge [80%], Leber [20%], Knochen, ZNS)	
V	bilateraler Tumor	

den Tumor **vorgewölbte Abdomen** der erste klinische Hinweis. Nur etwa jeder/jede 3. Patient*in zeigt Symptome wie **Bauchschmerzen**, **Hämaturie**, **Erbrechen**, **Fieber**, **arterielle Hypertonie**, **Gewichtsabnahme** oder **Obstipation**.

Diagnostik: s. Antwort zur Frage 29.2. *Cave*: Bei der Palpation und Sonografie des Abdomens sehr vorsichtig sein, da die Rupturgefahr des Tumors sehr hoch ist! **Keine Tumorbiopsie vor Therapiebeginn**, da es sonst zur peritonealen Aussaat des Tumors kommen kann! Das heißt, die Diagnose wird nur aufgrund der Bildgebung gestellt und nach chirurgischer Resektion histologisch bestätigt! Spezifische Tumormarker sind bislang nicht bekannt.

Therapie: Die Therapie richtet sich nach Tumorstadium und Alter der Patient*innen und sollte nur im Rahmen klinischer Studien erfolgen. In der Regel erfolgt eine **präoperative Kombinationschemotherapie** (Actinomycin D und Vincristin, ggf. ergänzt durch Anthracycline) über 4 bis 6 Wochen, dann die **Tumor-Nephrektomie** und anschließend eine **postoperative Chemotherapie** und ggf. **Bestrahlung** (ab Stadium II mit Lymphknotenbefall). Durch die präoperative Chemotherapie kann der Tumor vor der Entfernung verkleinert werden. In über 50% der Fälle ist eine Rückführung in prognostisch günstigere Tumorstadien (I oder II) zu erreichen. Weiterhin kann das intraoperative Risiko einer Tumorruptur und damit die Gefahr der Tumoraussaat verringert sowie postoperativ weniger aggressiv therapiert werden (ggf. keine Bestrahlung, kürzere Chemotherapiedauer).

Prognose: s. Antwort zur Frage 29.3 und Tab. 29.1.

Zusatzthemen für Lerngruppen

- Abgrenzungskriterien der Differenzialdiagnosen zum Nephroblastom
- Komplikationen von Chemo- und Strahlentherapie
- weitere kindliche Tumoren (z. B. Knochentumoren)

Fall 30 Neurofibromatose (Morbus von Recklinghausen)

30.1 Welche Verdachtsdiagnose hinsichtlich der Hautveränderungen stellen Sie?

Neurofibromatose (Morbus von Recklinghausen); Begründung: Café-au-lait-Flecken (nicht erhabene, hellbraune, scharf und unregelmäßig begrenzte, meist mehrere Zentimeter große Pigmentflecken, s. Abb. 30.1 und Abb. 30.2 Fallbeispiel), präpubertär > 5 (Größe > 0,5 cm) sind beweisend.

30.2 Welche weiteren klinischen Auffälligkeiten/Veränderungen können mit dieser Erkrankung assoziiert sein?

- axilläre/inguinale kleinfleckige Hyperpigmentierungen (meist erst ab dem Adoleszentenalter)
- Neurinome, Neurofibrome im Verlauf peripherer Nerven, evtl. mit sarkomatöser Entartung, epileptischen Anfällen, mentaler Retardierung
- Irisharmatome (Lisch-Knötchen)
- Sehstörungen durch Optikusgliom
- evtl. Skelett-Veränderungen (z. B. Skoliose, Schädelasymmetrie, Pseudarthrosen der Tibia)
- häufiges Auftreten von Phäochromozytomen, Kleinhirnastrozytomen
- häufig Hydrozephalus
- Teilleistungsstörungen, Konzentrationsstörungen.

30.3 Welche Einteilung dieser Erkrankung kennen Sie?

- **Neurofibromatose Typ I**: periphere Form, 90% der Fälle; seit der Geburt Café-au-lait-Flecken, Klinik: s. Antwort zur Frage 30.2
- **Neurofibromatose Typ II**: zentrale Form, 10% der Fälle; Klinik: Manifestationsalter um das 20. Lebensjahr, bilaterale Akustikusneurinome mit konsekutiver Hörminderung, Tinnitus, Schwindel; Meningeome, Schwannome, selten Hautmanifestationen und Neurinome.

30.4 Nennen Sie weitere Erkrankungen und deren charakteristische Symptome aus dem gleichen Formenkreis!

!

- **Tuberöse Hirnsklerose (Morbus Bourneville-Pringle)**: Adenoma sebaceum (schmetterlingsförmige multiple bräunlich-rote Knötchen im Bereich der Wangen), amelanotische Naevi (white spots), Epilepsie (Blitz-Nick-Salaam-Krämpfe), geistige Behinderung, polyzystische Nierendegeneration

- **Ataxia teleangiectasia (Louis-Bar-Syndrom)**: Ataxie, okulo-kutane Teleangiektasien, Pigmentflecken, Polyneuropathie
- **Enzephalotrigeminale Angiomatose (Sturge-Weber-Syndrom)**: Naevus flammeus der Gesichtshaut meist einseitig im Versorgungsgebiet des 1. Trigeminusastes, Angiomatose von Gefäßen der Pia mater, Choroidea, Gesichtsasymmetrie häufig mit Glaukom, Epilepsie mit fokalen Anfällen, häufig Hemiparese und homonyme Hemianopsie
- **Hippel-Lindau-Syndrom**: Angiomatosis retinae, Hämangioblastom des Kleinhirns, viszerale zystische Veränderungen.

30.5 Der Junge wurde wegen einer Kopfprellung vorgestellt. Was veranlassen Sie diagnostisch und therapeutisch?

- Anamnese und Klinik sprechen nicht für eine Gehirnerschütterung.
- Das Kind muss nicht stationär aufgenommen werden; aber von Eltern beobachten lassen.
- Eltern aufklären, dass bei Erbrechen, Kopfschmerzen, Bewusstseinsstörungen des Kindes dieses sofort wieder vorgestellt werden muss.
- zur Commotio cerebri s. Fall 23.

Kommentar

Definition und Ätiopathogenese: Die oben aufgeführten Krankheitsbilder gehören zum Formenkreis der **Phakomatosen** bzw. neurokutanen Syndrome. Sie entstehen in Folge ektodermaler Gewebedysplasien an Haut und ZNS mit z.T. tumorartigen Wucherungen (Hamartome), aber auch mesodermale Anomalien können auftreten.

Es handelt sich meist um autosomal-dominant vererbte Genmutationen, die in bis zu 50% der Fälle spontan auftreten können. Sie haben eine hohe Penetranz mit variabler Expressivität, d.h. innerhalb einer Familie kann die Krankheit unterschiedlich schwer verlaufen.

Die Ursache der Neurofibromatose Typ I sind Mutationen des NF-Gens auf dem langen Arm des Chromosoms 17. Sie gehört zu den häufigsten genetisch bedingten Erkrankungen. Die Erkrankung tritt mit einer Häufigkeit von 1:4000 auf.

Klinik: s. Antworten zu Fragen 30.2, 30.3 und 30.4.

Diagnostik: Klinisch ist die Diagnose der Neurofibromatose Typ 1 sicher zu stellen, wenn mindestens 2 der folgenden 7 Kriterien zutreffen:

- 5 Café-au-lait-Flecken (präpubertär > 5 mm, postpubertär > 15 mm; ggf. unter Wood-Licht sichtbar)
- Nachweis von mindestens 2 in der Haut oder tiefer gelegenen Neurofibromen oder einem plexiformen Neurofibrom (Entstehung oft erst in der Pubertät)
- Sommersprossen-Sprenkelungen in den Achselhöhlen oder der Leistenregion
- mindestens 2 Lisch-Knötchen in der Iris
- Nachweis eines Optikusglioms (im Kindesalter häufig)
- spezifische Skelettdysplasien (z. B. Keilbeinflügeldysplasie, Verbiegung langer Röhrenknochen, Pseudoarthrosen der Tibia)
- Verwandte 1. Grades mit Neurofibromatose Typ 1.

Die Symptome entwickeln sich über Jahre. Daher kann die Diagnosestellung im Kindesalter schwierig sein.

Bei neurologischer Symptomatik sollte eine Kernspintomografie des Schädels zum Ausschluss eines Hydrozephalus oder intrazerebraler Raumforderungen (z.B. Astrozytom des Kleinhirns) erfolgen. Augenärztliche Untersuchungen sollten zum Ausschluss von Optikusgliomen regelmäßig im jährlichen Abstand durchgeführt werden.

Eine präpartale Diagnose aus Chorionzellen ist möglich.

Therapie: Die Therapie beschränkt sich auf **symptomatische Maßnahmen** (z. B. antikonvulsive Therapie bei Epilepsie, Förderung bei geistiger Retardierung). Die Entfernung der peripheren Tumoren ist bei Schmerzen und exzessivem Wachstum indiziert. Intrakranielle Tumoren werden – wenn möglich – frühzeitig reseziert. Eine genetische Beratung sollte erfolgen.

Prognose: Die Prognose ist abhängig von der Ausprägung der Erkrankung. In 60% der Fälle ist der Krankheitsverlauf leicht. Das Risiko, maligne Tumoren (Nephroblastome, Neurofibrosarkome u.a.) zu entwickeln, ist erhöht.

Zusatzthemen für Lerngruppen

- zerebrale Krampfanfälle
- Commotio cerebri

Fall 31 Impetigo contagiosa bei atopischer Dermatitis

31.1 Welche Verdachtsdiagnose stellen Sie?

Impetigo contagiosa bei atopischer Dermatitis; Begründung: pustulös-krustige Hautveränderungen mit honiggelber Kruste; vorbestehende juckende Hauterkrankung (hier: atopische Dermatitis) begünstigt Manifestation und Ausbreitung.

31.2 Wodurch wird die Erkrankung ausgelöst?

Man unterscheidet 2 Formen der Erkrankung:
- **kleinblasige Form:** vorwiegend ausgelöst durch **β-hämolysierende Streptokokken der Gruppe A** (Streptococcus pyogenes)
- **großblasige Form** (häufiger!): vorwiegend ausgelöst durch **Staphylococcus aureus**
- Infektionsquelle sind Nasen- und Racheninfektionen oder Impetigo-Herde von Kontaktpersonen.

31.3 Nennen Sie eine Komplikation der Erkrankung!

- **Lymphadenitis colli** durch Fortleitung der Infektion in die lokalen Lymphknoten (s. Fall 13)
- **Postinfektiöse Glomerulonephritis**: Infektion mit β-hämolysierenden Streptokokken der Gruppe A kann zur Bildung von Immunkomplexen führen, die im Mesangium abgelagert werden und zur entzündlichen Reaktion und Glomerulonephritis führen (s. Fall 18)
- **Staphylogenes Lyell-Syndrom** bei Infektion mit Exfoliatin-bildenden Staphylokken-Stämmen (s. Kommentar).

31.4 Welche Behandlung leiten Sie ein?

- Indikation für systemische Antibiotikatherapie wegen ausgeprägter Hautbefunde und Fieber, z. B. mit Cephalosporinen (z. B. Cefadroxil oder Cefaclor 50 mg/kg KG/d p. o. in 2 ED) über 5 Tage
- Mitbehandlung des Bruders mit lokal desinfizierenden Maßnahmen.

Kommentar

Definition und Ätiopathogenese: Die Impetigo contagiosa ist eine häufige, ansteckende, oberflächliche Infektion der Haut im Kindesalter, die sich bevorzugt perioral und an den Händen manifestiert. Erreger s. Antwort zur Frage 31.2. Juckende Hauterkrankungen, wie z. B. Neurodermitis, begünstigen das Auftreten der Erkrankung.

Formen und Klinik: Man unterscheidet eine großblasige von einer kleinblasigen Form. Die **kleinblasige Form** ist gekennzeichnet durch **kurzlebige, dünnwandige Bläschen** auf **Erythemen**, die in **Pusteln mit honiggelben Krusten** übergehen. Bei der **großblasigen Form** findet man **stabilere, bis zu mehreren Zentimetern große Blasen**. Eventuell werden die Hauterscheinungen von schmerzhaften Lymphknotenschwellungen begleitet.

Komplikationen: s. Antwort zur Frage 31.3. Das **staphylogene Lyell-Syndrom** (Syn.: Impetigo bullosa, staphylococcal-scaled-scin-(SSS-)Syndrom, Ritter-Dermatitis) ist durch eine großflächige bullöse Ablösung der Haut charakterisiert, die durch epidermolytische Toxine (Exfoliatin A und B) bestimmter Staphylokokkenstämme verursacht wird. Es tritt v. a. bei Säuglingen und Kleinkindern wenige Tage nach einer Staphylokokkeninfektion (Impetigo contagiosa, Otitis media, Pharyngitis) auf. Die Erkrankung beginnt akut mit hohem Fieber und zunächst scharlachartigem Exanthem. Nach 1 bis 2 Tagen bilden sich großflächige schlaffe Blasen, die schnell zerreißen und zu flächigen Erosionen (= verbrannte Haut/scaled scin) führen. Die Blasen sind mechanisch provozierbar (positives Nikolski-Phänomen). Schwere Verläufe mit Pneumonie oder Sepsis kommen vor, die eine intensivmedizinische Versorgung erforderlich machen. Die Therapie besteht in hochdosierter intravenöser Antibiotikagabe, in der Regel mit einem penicillinasefesten Penicillin, ggf. ergänzt durch ein Aminoglykosid-Antibiotikum. Sollte es sich um einen multiresistenten Staphylococcus aureus (MRSA) handeln, kommen Vancomycin oder Teicoplanin zum Einsatz. Um die Toxinbildung zu unterbinden, kann zusätzlich die Gabe von Clindamycin erwogen werden.

Differenzialdiagnosen: Superinfizierte Herpes-simplex-Infektion, Acrodermatitis enteropathica (autosomal-rezessiv vererbte Zink-Malabsorption mit bullösen Hautveränderungen v. a. perioral, an Händen und Füßen sowie im Anogenitalbereich, außerdem chronische Durchfälle).

Diagnostik: Es handelt sich um eine **Blickdiagnose**. Ein Erregerabstrich und die Bestimmung des ASL-Titers sind nicht notwendig. Urinuntersuchungen zum Ausschluss einer postinfektiösen Glomerulonephritis sollten bis zu 3 Wochen nach Abheilung durch den Kinderarzt/die Kinderärztin erfolgen.

Therapie: Bei lokal begrenzter Form (nicht mehr als 5 Herden) sollte die Therapie lokal mit Fusidinsäure und antiseptischen Maßnahmen (z.B. Umschläge mit Chinosol) erfolgen. Zur Therapie bei ausgeprägten Verläufen s. Antwort zur Frage 31.4. Zur Therapie der postinfektiösen Glomerulonephritis s. Fall 18.

Prognose: Die Erkrankung heilt meist narbenlos und häufig spontan aus, aber auch wochenlange Verläufe mit starker Ausbreitung durch Reinfektion sind möglich.

Zusatzthemen für Lerngruppen

- weitere Infektionen durch Staphylokokken oder Streptokokken
- Atopie
- Neurodermitis
- Acrodermatitis enteropathica und Zöliakie
- Staphylogenes Lyell-Syndrom

Fall 32 Turner-Syndrom

32.1 Auf welches Krankheitsbild deuten die Symptome hin?

Turner-Syndrom; Begründung: intrauterine Wachstumsretardierung (→ hypotrophes Neugeborenes), Kleinwuchs, Dysmorphiezeichen (Pterygium colli, hoher Gaumen, weiter Mamillenabstand, tiefer Haaransatz im Nacken), pathognomonisch bei Geburt Handrückenlymphödem (s. Abb. 32.1 Fallbeispiel).

32.2 Welche weiteren Auffälligkeiten erwarten Sie?

- Cubitus valgus (überstreckbare Ellenbogengelenke)
- verkürztes Os Metacarpale IV
- gehäuft melanozytäre Pigmentnävi
- fakultativ Fehlbildungen innerer Organe (z.B. Herzfehler, Nierenfehlbildungen, rudimentär angelegte Ovarien)
- Lymphödeme am Fußrücken
- Schildthorax
- hypoplastische Nägel.

32.3 Wie sichern Sie die Diagnose?

Chromosomenanalyse: Chromosomensatz **45 X0** (etwa 55% der Fälle), aber auch Mosaike (45 X0/XX, 45 X0/XY u.a.) oder X-Strukturstörungen (Deletion des kurzen Arms, Ring-X u.a.) sind möglich.

32.4 Was erklären Sie den Eltern bzgl. Verlauf und Prognose der Erkrankung? Welche therapeutischen Konsequenzen ergeben sich aus der Diagnose?

- **Aufklärung und Beratung der Eltern**: Man erklärt den Eltern, dass man den V.a. ein Turner-Syndrom habe, eine Chromosomenstörung, bei der das 2. X-Chromosom verloren gegangen ist. Das Turner-Syndrom ist nicht vererbbar und hat eine gute Prognose. Man erläutert kurz die Symptome des Kindes, die einen zur Verdachtsdiagnose geführt haben und erklärt, dass weitere diagnostische Schritte (s. Kommentar) notwendig sind. Es besteht eine normale Lebenserwartung. Die körperlich-geistige Entwicklung ist fast immer normal, ggf. müssen Herz- und Nierenanlagefehler korrigiert werden. Die Patientinnen werden im Vergleich zur Durchschnittsbevölkerung zu klein (Endgröße ohne Therapie: 114–147 cm) und sind meist unfruchtbar. Daher muss häufig eine Östrogen- und Wachstumshormontherapie (s.u.) erfolgen. Psychosoziale Unterstützung von Eltern und Patientin (wegen möglicher Stigmata, Kleinwuchs und Unfruchtbarkeit) sollte angeboten werden. Eine Berufswahleinschränkung liegt nicht vor.
- **Therapeutische Konsequenzen**:
  - Therapie mit Wachstumshormonen ab dem Kleinkindesalter bis zum Erreichen der Pubertät, hiermit kann eine Endgröße im unteren Normbereich für Frauen erreicht werden
  - Hormontherapie mit Östrogenen zur Ausbildung sekundärer Geschlechtsmerkmale/Menstruation (auch aus psychologischen Gründen) und Vorbeugung einer Osteoporose ab einem Knochenalter von 12 bis 13 Jahren, ggf. später Umstellung auf ein Pillen-Präparat, Fertilität hierdurch aber nicht beeinflussbar
  - ggf. chirurgische Korrektur des Pterygium colli, von Herzfehlern, Nierenfehlbildungen usw.

Kommentar

Definition und Ätiopathogenese: Die im Fallbeispiel beschriebenen Stigmata sind charakteristisch für das Turner-Syndrom (Syn.: Monosomie X). Es handelt sich hierbei um eine **numerische Chromosomenaberration der Gonosomen**, bei der das X- oder Y-Chromosom nach der Befruchtung verloren gegangen ist. Häufig treten auch Mosaike oder X-Strukturstörungen auf (s. Antwort zur Frage 32.3).

Epidemiologie: Das Syndrom tritt mit einer Häufigkeit von etwa 1:2500 beim weiblichen Geschlecht auf. Dabei spielt das mütterliche Alter keine Rolle. Ein erhöhtes Wiederholungsrisiko besteht nicht.

Klinik: Neben den **morphologischen Auffälligkeiten** (s. Abb. 32.2 und Antworten zu Fragen 32.1 und 32.2) treten gehäuft **Fehlbildungen innerer Organe** auf. Es besteht meist Sterilität bei primärer Amenorrhoe. Die Ovarien sind oft nur rudimentär (bindegewebige Stränge = „streak gonades") angelegt. Die Intelligenz ist normal.

Diagnostik: Der **Phänotyp** des Turner-Syndroms ist nicht immer so **charakteristisch** wie im Fallbeispiel beschrieben. Bei weniger ausgeprägten Stigmata wird das Syndrom häufig erst entdeckt, wenn das Mädchen bzw. die Jugendliche den Arzt aufsucht, weil sie sich zu klein empfindet oder die Pubertät ausbleibt.

Bei der Geburt auftretende **Lymphödeme an Hand- und Fußrücken sind pathognomonisch** für das Krankheitsbild. Die Diagnose wird durch eine **Chromosomenanalyse** gesichert (s. Antwort zur Frage 32.3). Im Labor lässt sich ein **hypergonadotroper Hypogonadismus** nachweisen (FSH und LH ↑, Östrogene und Progesteron ↓).

Insbesondere muss sonografisch nach Nierenanomalien und echokardiografisch nach Herzfehlern (v. a. Aortenisthmusstenose, aberrierende große Gefäße) gefahndet werden.

Differenzialdiagnose: Noonan-Syndrom (Turner-Stigmata bei Mädchen oder Jungen, die einen normalen weiblichen bzw. männlichen Chromosomensatz aufweisen ohne nachweisbare Chromosomenaberrationen).

Therapie: s. Antwort zur Frage 32.4.

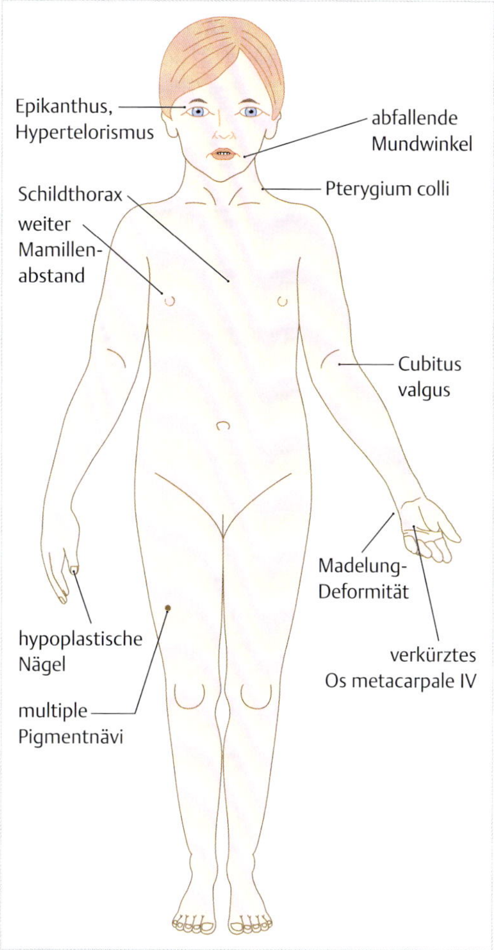

Abb. 32.2 Turner-Syndrom

Zusatzthemen für Lerngruppen

- Weitere Chromosomenaberrationen (z. B. Klinefelter-Syndrom, Down-Syndrom)
- Entstehungsmechanismen numerischer und struktureller Chromosomenaberrationen (Non-Disjunction, Fehlverteilung von Gonosomen und Autosomen)

Fall 33 Hüfterkrankungen im Kindesalter

33.1 Welche Diagnose vermuten Sie? Begründen Sie Ihren Verdacht!

Coxitis fugax; Begründung: vorangegangener Atemwegsinfekt, Alter des Patienten, Schonhinken, schmerzhafte Bewegungseinschränkung im rechten Hüftgelenk, sonografisch Hüftgelenkserguss (s. Abb. 33.2)

33.2 Erläutern Sie das Krankheitsbild des Morbus Perthes ?

- **Definition**: aseptische Hüftkopfnekrose unklarer Ätiologie
- **Epidemiologie**: Altersgipfel 4. bis 8. Lebensjahr
- **Pathogenese**: Durchblutungsstörung des Femurkopfes führt zu Wachstumsstörung des Knochenkerns (verbreiterter Gelenkspalt im Röntgenbild), später Nekrose des Knochenkerns, Abbau der nekrotischen Knochenbälkchen und Wiederaufbau des Knochenkerns (s. Abb. 33.4)
- **Klinik**: Schonhinken, belastungsabhängige Hüft- und **Knieschmerzen**
- **Diagnostik**: klinische Untersuchung (Bewegungseinschränkung vorwiegend bei Abduktion und rotatorischen Bewegungen [positives Viererzeichen]), MRT (Nachweis des Frühstadiums), Röntgen (Diagnosestellung), Sonografie (Nachweis des Gelenkergusses)
- **Therapie**: Entlastung des betroffenen Beines (Sportverbot, Gehstützen usw.), Krankengymnastik zur Vermeidung einer Verformung des Hüftkopfes; bei eingetretener Deformierung operative Wiederherstellung der Gelenkkongruenz (z. B. Umstellungsosteotomie)
- **Prognose**: abhängig vom Erkrankungsbeginn, meist gut, aber auch Subluxation mit bleibender Bewegungseinschränkung und späterer Hüftgelenksarthrose möglich.

33.3 Was wissen Sie über die Epiphysiolysis capitis femoris ?

- **Definition und Pathogenese**: Auflockerung und (meist langsames) Abgleiten der Epiphyse des Femurkopfes (s. Abb. 33.3), aber auch akutes Abrutschen möglich; dadurch Störung der Hüftkopfdurchblutung mit Gefahr der Hüftkopfnekrose, Fehlstellung und Verkürzung des betroffenen Beines

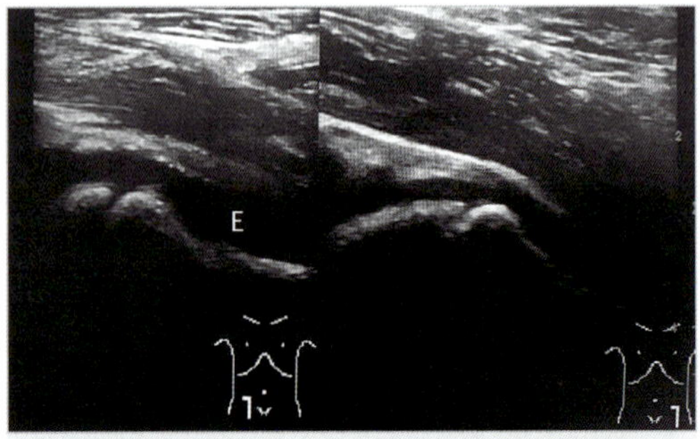

Abb. 33.2 Coxitis fugax. Sonografischer Längsschnitt des proximalen Femurs im Bereich des Femurhalses. Linkes Bild: Coxitis fugax rechts mit Erguss (E) im Gelenkspalt. Rechtes Bild: Normalbefund auf der linken Seite.

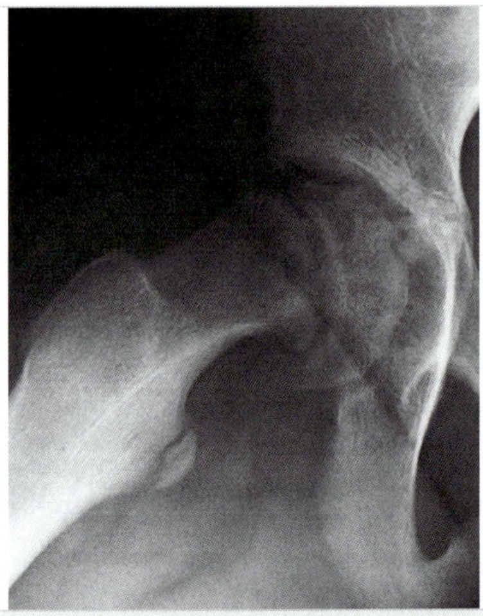

Abb. 33.3 Epiphysiolysis capitis femoris (Lauenstein-Aufnahme Hüftgelenk) (Quelle: Bohndorf K, Imhof H, Wörtler K. Radiologische Diagnostik der Knochen und Gelenke. 4., unveränderte Neuauflage. Stuttgart: Thieme; 2017)

- **Epidemiologie**: während des pubertären Wachstumsschubes, Jungen sind 2- bis 3-mal häufiger betroffen als Mädchen
- **Ätiologie**: Wachstumsgeschwindigkeit, hormonale prädisponierende Faktoren; Übergewicht, familiäre Häufung
- **Klinik und Diagnostik**: Konstitutionstyp, Knie- und **Hüftschmerz**, bei Dislokation weicht Hüftgelenk bei Beugung in Außenrotation und Abduktion aus (positives Drehmann-Zeichen), Befund des akuten Abrutschens entspricht dem

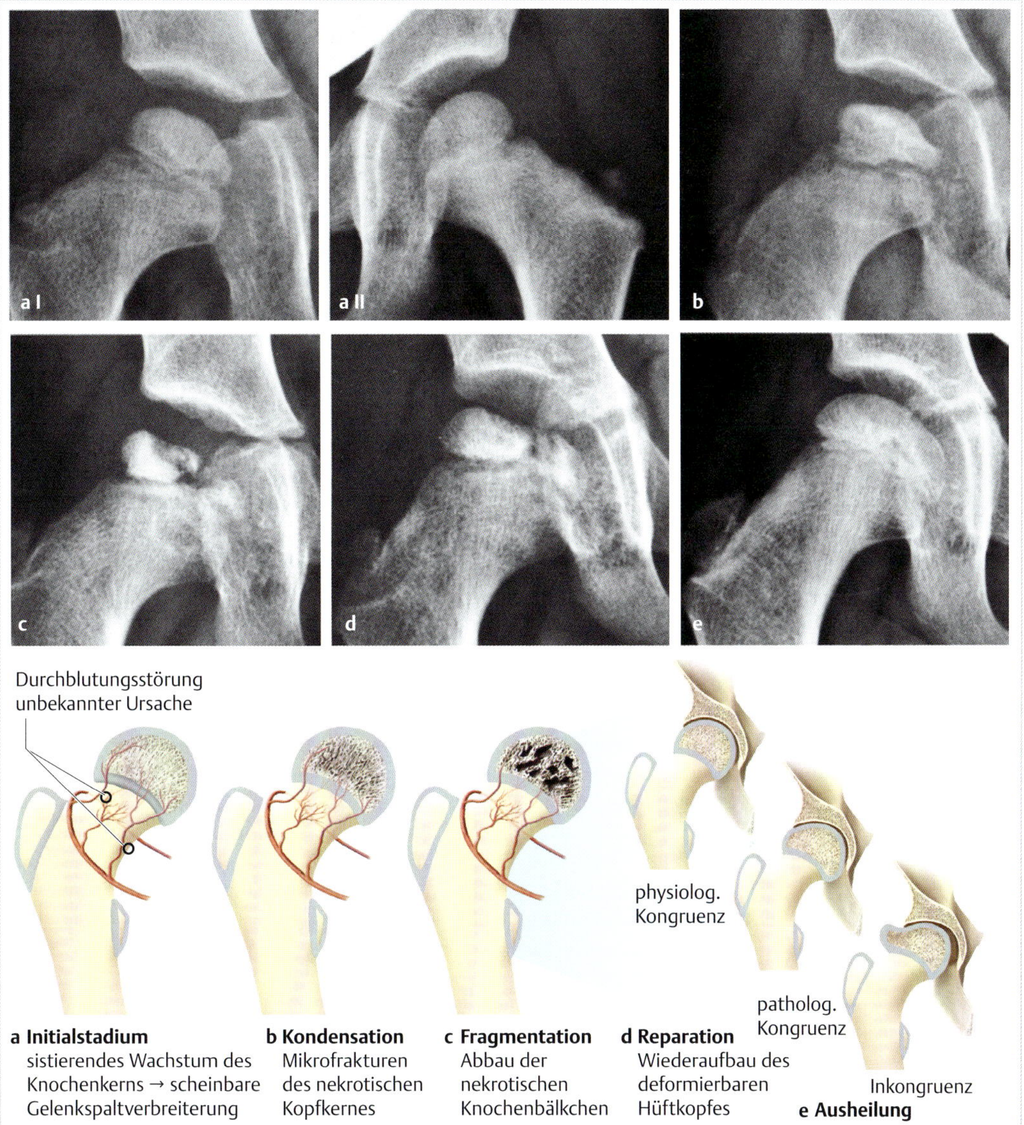

Abb. 33.4 Morbus Perthes (Pathogenese und Verlauf) (Quelle: Niethard F, Pfeil J, Biberthaler P. Duale Reihe Orthopädie und Unfallchirurgie. 9. Auflage. Stuttgart: Thieme; 2022)
a: rechter Oberschenkelkopf zum Zeitpunkt der Diagnosestellung: Initialstadium (I); zum Vergleich der physiologische linke Oberschenkelkopf desselben Patienten (II)
b: Befund nach 2 Monaten: Kondensationsstadium
c: Befund nach 1 Jahr: Fragmentationsstadium
d: Befund nach 2 Jahren: Reparationsstadium
e: Befund nach 3 Jahren: Ausheilung

einer Schenkelhalsfraktur (akute Belastungsunfähigkeit der Hüfte, Laufen nicht mehr möglich); Dislokation häufig nur im axialen Strahlengang (sog. Lauenstein-Aufnahme) zu erkennen

- **Therapie**: sofortige Entlastung des Hüftgelenks, operative Reposition und Fixation (Drahtstifte, Korrekturosteotomie)
- **Prognose**: meist gut, selten frühe Koxarthrose.

Kommentar

Allgemeines: Knieschmerzen im Kindesalter müssen bis zum Beweis des Gegenteils als Symptom einer Hüfterkrankung gewertet werden. Im Folgenden werden die wichtigsten erläutert.

Coxitis fugax: Im geschilderten Fallbeispiel sprechen Anamnese und Klinik für eine **Coxitis fugax** (s. Antwort zur Frage 33.1). Der sog. Hüftschnupfen tritt häufig im Anschluss an einen Atemwegsinfekt auf. Eine begleitende Entzündung der Hüftgelenkkapsel (Synovialitis) führt zu Schmerzen und Bewegungseinschränkung im Hüftgelenk. Sonografisch lässt sich ein Hüftgelenkserguss nachweisen. Dieser bildet sich in der Regel innerhalb weniger Tage zurück. Die Therapie der Coxitis fugax erfolgt rein symptomatisch mit Analgetika und Antiphlogistika (z. B. Ibuprofen, Diclofenac) und ggf. Schonung.

Differenzialdiagnostisch muss eine **septische (eitrige) Coxitis** ausgeschlossen werden. Diese bakterielle Entzündung des Hüftgelenks entsteht hämatogen, Erreger ist meist Staphylococcus aureus. Sie stellt einen akuten Notfall da, die Diagnose muss rasch gestellt werden! Neben Schmerzen und Bewegungseinschränkung der Hüfte mit Schonhinken ist der Allgemeinzustand der Patient*innen reduziert, es besteht Fieber, serologisch lassen sich hohe Entzündungsparameter nachweisen. Dann muss rasch sonografisch nach einem Gelenkerguss (Empyem) gesucht und dieser sofort – am besten in Narkose – punktiert werden. Ist das Punktat eitrig (Kultur anlegen!), muss das Gelenk umgehend arthrotomiert und gespült werden und mit einer empirischen intravenösen Antibiotikatherapie (Cephalosporin der 2. Generation, vorher Blutkultur abnehmen!) begonnen werden, die nach Erhalt des Antibiogramms ggf. angepasst werden kann. Setzt die Therapie nicht spätestens bis zum 4. Tag ein, drohen irreparable Schäden: Hüftkopfnekrose, Epiphysenlösung und Zerstörung der Gelenkknorpel.

Morbus Perthes: s. Antwort zur Frage 33.2. Hierbei handelt es sich um eine aseptische Hüftkopfnekrose, deren Ätiologie bislang unklar ist. Es wird eine Fehlanlage der Blutgefäße des Hüftkopfes als Ursache vermutet. Der Erkrankungsgipfel liegt zwischen dem 4. und 8. Lebensjahr, Einzelfälle treten auch im Kleinkindalter oder spät präbubertär auf. Jungen erkranken 4-mal häufiger als Mädchen. In etwa 10 % der Fälle sind zeitverzögert und unabhängig voneinander beide Hüftköpfe betroffen. Leichte Knie- und Hüftschmerzen und schmerzloses Hinken, Ermüdbarkeit und Lauffaulheit sind frühe Symptome. Die klinische Untersuchung kann unauffällig sein. Druckschmerz in der Leiste, Bewegungseinschränkungen (anfangs nur die Innenrotation, später der gesamte Bewegungsumfang der Hüfte) werden beobachtet. Manchmal kann auch eine Beinlängendifferenz festgestellt werden. Die Erkrankung verläuft in 4 Stadien (s. Abb. 33.4 Morbus Perthes), die nach radiologischen Kriterien eingeteilt werden. Als Standardverfahren gilt heute die „advanced-MRT"-Technologie, die ohne Strahlenbelastung eine frühzeitige Diagnosestellung und differenzialdiagnostische Abgrenzung zu anderen Hüfterkrankungen ermöglicht. Aber auch die Beckenübersicht und die axiale Aufnahme nach Lauenstein findet noch Anwendung. *Cave*: Der Röntgenbefund hinkt dem klinischen Verlauf oft hinterher.

Epiphysiolysis capitis femoris: s. Antwort zur Frage 33.3. Hier kommt es durch Auflockerung der Epiphysenfuge des Femurkopfes zum Abgleiten der Epiphyse mit Gefahr der Hüftkopfnekrose. Betroffen sind Jugendliche in der Pubertät, Jungen häufiger als Mädchen. Die Erkrankung verläuft häufig über mehrere Wochen (Epiphysiolysis capitis femoris lenta), aber auch akute Ereignisse sind möglich (Epiphysiolysis capitis femoris acuta). Diese stellen immer einen orthopädischen Notfall dar. Bei der Lenta-Form finden sich initial meist diskrete Symptome wie Schmerzen im Knie- und Hüftgelenk, später eine zunehmende Außenrotationshaltung und Verkürzung des betroffenen Beines. Bei der akuten Form tritt eine sofortige Belastungsunfähigkeit der Hüfte wie bei einer Schenkelhalsfraktur auf. Die Therapie erfolgt immer operativ. Meist ist die Prognose gut, selten kommt es zu einer frühen Koxarthrose.

Entwicklungsbedingte Hüftgelenksdysplasie und -luxation: Bei der entwicklungsbedingten Hüftgelenksdysplasie (Inzidenz 2–4 %) kommt es durch die Einwirkung externer Kräfte auf die Wachstumsfuge der Hüftpfanne zum Wachstumsstopp der Hüftpfanne, während der Hüftkopf ungestört weiterwächst. So kommt es zu einem Missverhältnis von Hüftgelenkskopf zur Hüftgelenkspfanne. Im Verlauf verdrängt der zu große Hüftkopf den knorpelig präformierten Teil des Pfannendaches erst nach cranial. Luxiert der Hüftkopf nach hinten in die Fossa glutealis und verliert dabei den Kontakt zur Gelenkpfanne, spricht man von Hüftgelenksluxation (Inzidenz 0,5–1 %). Risiken für das Auftreten von Hüftdysplasien sind die pränatale Beckenendlage und eine positive Familienanamnese. In 40 % der Fälle sind beide Hüften betroffen. Bei den Säuglingen

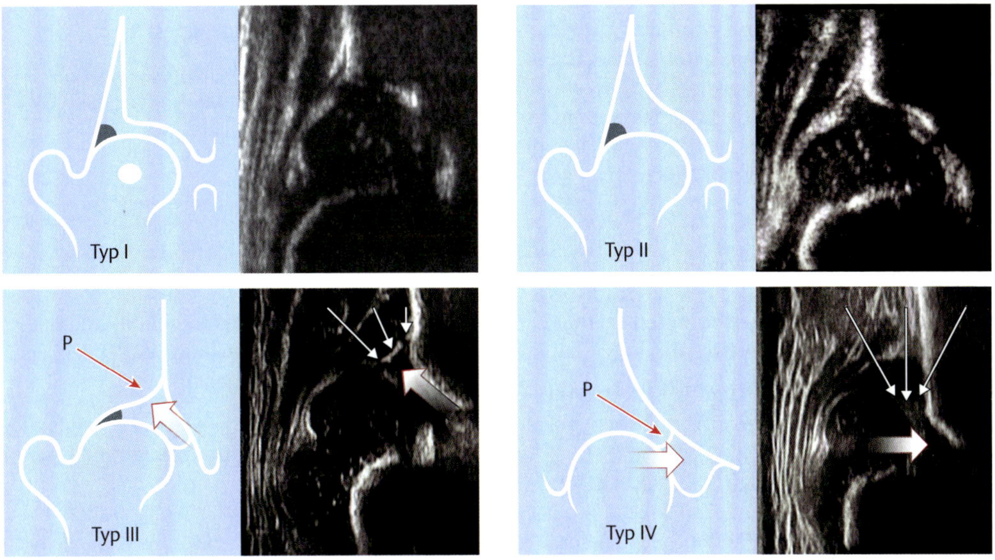

Abb. 33.5 Die 4 Hüfttypen im Überblick. Der dicke Pfeil markiert den deformierten Pfannendachknorpel. Die dünnen Pfeile kennzeichnen den Perichondriumverlauf. P = Perichondrium (Quelle: Graf R, Seidl T. Sonographie der Säuglingshüfte. 7. Auflage. Stuttgart: Thieme; 2022)

fällt eine Abspreizhemmung der betroffenen Hüfte auf. Tritt beim Versuch, die Abspreizhemmung zu überwinden, ein Klicken auf, deutet dies auf eine instabile Hüfte hin. Bei der Untersuchung der Hüfte sollte auch auf eine Längendifferenz der Oberschenkel geachtet werden. Dazu beugt man beide Hüften um 90° und vergleicht die Höhe der Knie. Bei Asymmetrie ist eine Hüftgelenksluxation wahrscheinlich (positives Galeazzi-Zeichen, s. Abb. 33.6). Das früher im Rahmen der Vorsorgeuntersuchungen geprüfte Ortolani-Zeichen (= „Schnappphänomen") wird heute nicht mehr kontrolliert. Es besteht die Gefahr, dass bei dieser Untersuchung die den Hüftkopf versorgenden Gefäße verletzt werden. Die Diagnose wird anhand des sonografischen Untersuchungsbefundes gestellt. Die (nach Graf, s. Abb. 33.5) standardisierte sonografische Hüftuntersuchung wird regelhaft bei allen Säuglingen im Rahmen der U3 durchgeführt. Bei Geburt aus Beckenendlage, positiver Familienanamnese, auffälligem Untersuchungsbefund oder Fehlstellung der Füße erfolgt die Hüftsonografie auch schon im Rahmen der U2. Je früher die Therapie einer Hüftgelenksdysplasie beginnt, desto weniger Zeit braucht es, einen Therapieerfolg zu erreichen und desto besser ist die Prognose. Dabei richtet sich die Therapie nach dem Schweregrad.

Hüftgelenke vom Typ IIa-, IIb und IIc (dysplastische Hüftgelenke) bedürfen einer Nachreifung.

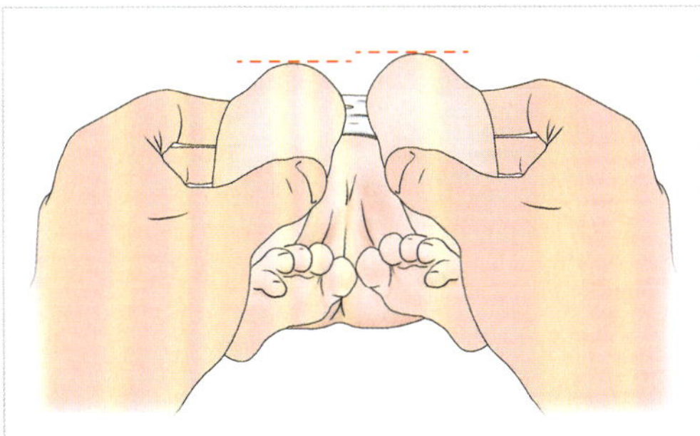

Abb. 33.6 Galeazzi-Zeichen (Quelle: Placzek R, Langendorfer M, Wirth T et al. Kindliche Hüftgelenkerkrankungen. In: Wirtz D, Stöckle U (Hrsg.). Expertise Hüfte. Stuttgart: Thieme; 2018)

Die Hüftgelenke werden in Sitz-Hockstellung mit beidseits 100–110° gebeugten und 50–60° abduzierten Hüftgelenken verbracht und durch Tragen einer entsprechenden Orthese (Spreizhose, Tübinger Schiene) behandelt. Hüftgelenke vom Typ D, III und IV (luxierte Hüftgelenke) werden ggf. geschlossen reponiert und dann durch eine Pavlik-Bandage oder einen Becken-Bein-Gips in Sitz-Hock-Stellung in der reponierten Position gehalten. Mit regelmäßigen Ultraschallkontrollen wird der Behandlungserfolg kontrolliert. Beendet wird die Therapie, wenn der alpha-Winkel 60° deutlich überschreitet Bei Versagen der Therapie kann die Reposition mittels Overhead-Extension vorbereitet werden. Selten kann auch eine operative Hüftreposition (offen oder arthroskopisch) notwendig sein. Die Prognose ist abhängig vom Behandlungsbeginn. Bei früher Diagnose und Therapie ist eine Restitutio ad integrum möglich.

Zusatzthemen für Lerngruppen

- weitere aseptische Knochennekrosen (z. B. Morbus Scheuermann, Morbus Osgood-Schlatter, Osteochondrosis dissecans)
- Fußdeformitäten

Fall 34 Hepatitis A

34.1 Welche Erkrankungen kommen in Frage? Welche ist am wahrscheinlichsten?

- **Differenzialdiagnosen**: Hepatitis A, Hepatitis E, Morbus Meulengracht, Hepatitis bei Mononukleose, Zytomegalie
- **Verdachtsdiagnose**: Hepatitis A; Begründung: Besuch des Kindes in einem Land, in dem Hepatitis A endemisch vorkommt; Beginn der Erkrankung etwa 3 Wochen nach Auslandsbesuch (Inkubationszeit der Hepatitis A 14–48 Tage), Oberbauchschmerzen, Übelkeit, Appetitlosigkeit, Müdigkeit, Abgeschlagenheit, leichtes Fieber, Sklerenikterus.

34.2 Welche Diagnostik veranlassen Sie zur Bestätigung Ihrer Verdachtsdiagnose? Welche Befunde würden Sie erwarten?

- **Labor**: Serumtransaminasen ↑ (bereits in der präikterischen Phase), Bilirubin (direkt und indirekt) ↑, alkalische Phosphatase (↑), Anti-HAV-IgM (kurz nach Erkrankungsbeginn; insgesamt für etwa 3 Monate), Anti-HAV-IgG (jahre- bis lebenslang, Ausdruck der Immunität)
- **Sonografie Abdomen**: Hepato-(spleno-)megalie.

34.3 Nennen Sie weitere klinische Zeichen, falls sich Ihre Verdachtsdiagnose bestätigt!

- Hepatomegalie mit Druckschmerzhaftigkeit
- Dunkelfärbung („bierbraun") des Urins und Entfärbung („acholisch") des Stuhls (s. Kommentar)
- Juckreiz
- evtl. Splenomegalie.

34.4 Was wissen Sie über Infektionsweg und Inkubationszeit der Erkrankung? Wann darf der Junge wieder zur Schule gehen?

- **Infektionsweg**: fäkal-oral über Schmierinfektion oder Genuss kontaminierter Lebensmittel (z. B. Muscheln)
- **Inkubationszeit**: 25–30 Tage (15–50 Tage)
- **Infektiosität**: 1–2 Wochen vor bis 1 Woche nach Ausbruch der Erkrankung, dies entspricht der Ausscheidung der Hepatitis-A-Viren (HAV) im Stuhl (s. Abb. 34.1); d. h. der Schulbesuch ist 1 Woche nach Erkrankungsbeginn wieder möglich.

34.5 Welche Bevölkerungsgruppen in Deutschland sind besonders gefährdet zu erkranken? Besteht eine Meldepflicht für diese Erkrankung?

- **Gefährdete Personen**: Personal von Infektionsstationen, Kinder, Personal in Kinder- und Behinderteneinrichtungen, Kanal- und Klärwerksarbeiter
- Meldepflicht bei Verdacht, Erkrankung und Tod!

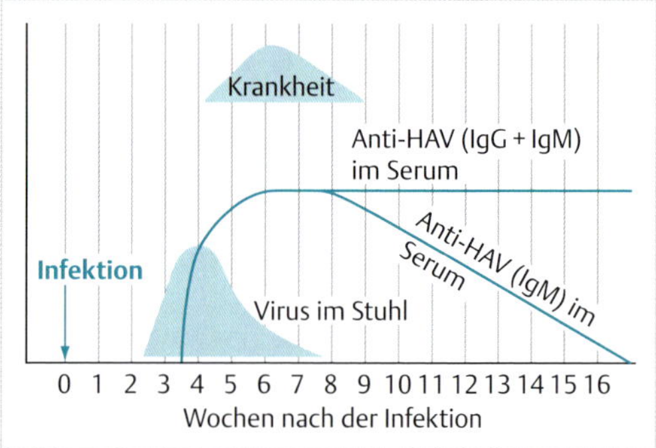

Abb. 34.1 Klinisch-serologischer Verlauf der Hepatitis A (Quelle: Hof H, Schlüter D. Duale Reihe Medizinische Mikrobiologie. 8. Auflage. Stuttgart: Thieme; 2022)

Kommentar

Epidemiologie: Früher war die Durchseuchungsrate der Bevölkerung in Mitteleuropa für Hepatitis A sehr hoch. Die Erkrankung zählte zu den „Kinderkrankheiten". Heute erkranken aufgrund der guten hygienischen Bedingungen weniger als 5% der Kinder in Deutschland an einer Hepatitis-A-Infektion.

30–40% der hier nachgewiesenen Infektionen wurden im Ausland erworben. Die Hepatitis A kommt endemisch in tropischen und subtropischen Ländern vor. Zum Übertragungsweg s. Antwort zur Frage 34.3.

Pathogenese des Ikterus: Bei der Virushepatitis kommt es zur **intrahepatischen Cholestase**, d.h. es liegt eine Störung der Galleausscheidung aus der Leberzelle in die Gallenkapillaren vor. Folge ist ein Rückstau sämtlicher Gallebestandteile und deren Übertritt in die Blutbahn. Konjugiertes (wasserlösliches), später auch unkonjugiertes (wasserunlösliches) Bilirubin, Gallensäuren und Cholesterin, alkalische Phosphatase und Phospholipide sind dadurch im Blut erhöht. Es kommt zur Ablagerung von Bilirubin im Gewebe, was zur Gelbfärbung (Ikterus) von Haut, Schleimhäuten und Skleren führt. Ein generalisierter Juckreiz (Pruritus) entsteht durch die Anreicherung von Gallensalzen in der Haut. Das konjugierte (wasserlösliche) Bilirubin wird vermehrt über die Niere ausgeschieden, es führt zur bierbraunen Färbung des Urins. Normalerweise gelangt Bilirubin als Bilirubinglukuronid in das Darmlumen und wird dort durch Bakterieneinwirkung zu Urobilinogen und Stercobilinogen umgewandelt. Durch Oxidation entstehen Urobilin und Stercobilin, die dem Stuhl seine dunkle Farbe verleihen. Bei der Cholestase gelangt Bilirubin nicht in das Darmlumen und kann folglich nicht umgewandelt werden. Dem Stuhl fehlt seine Färbung, d.h. er wird hell („acholisch").

Klinik: Der klinische Verlauf der Erkrankung ist stark **abhängig vom Alter** der Patient*innen und Vorliegen anderer Erkrankungen. Je älter die Patient*innen sind, desto schwerer ist der Krankheitsverlauf. Im Kleinkindes- und Vorschulalter verläuft die Hepatitis A häufig asymptomatisch. Die klinisch apparente Hepatitis A beginnt nach einer Inkubationszeit von 15 bis 50 Tagen mit **unspezifischen grippalen und gastrointestinalen Symptomen** wie Fieber, Arthralgien, Müdigkeit, Appetitlosigkeit, Übelkeit, Diarrhoe, Gewichtsverlust und Oberbauchschmerzen (durch Hepatosplenomegalie). Nach wenigen Tagen werden die Patient*innen **ikterisch**, es tritt ein generalisierter Pruritus auf. Acholische Stühle und dunkel gefärbter Urin können beobachtet werden. Fulminante Verläufe mit Gerinnungsstörungen, Enzephalopathie und Leberkoma sind sehr selten (0,1% der Fälle).

Diagnostik: Die Serumwerte von GOT, GPT, γ-GT und bei Ikterus auch direktes und indirektes Bilirubin sind erhöht.

Die Diagnose wird durch den positiven Nachweis von **Anti-HAV-IgM-Antikörpern** bestätigt. Diese kann man mit Beginn der Erkrankung nachweisen. Die Erkrankung hinterlässt jahre- bis lebenslange Immunität.

Therapie: Eine kausale Therapie der Erkrankung ist nicht möglich. Sie beschränkt sich auf **symptomatische Maßnahmen**, wie körperliche Schonung und fettarme, kohlehydratreiche Ernährung. Durch Einhaltung empfohlener **hygienischer Maßnahmen** (z.B. gute persönliche Hygiene, Händewaschen) kann die Verbreitung deutlich reduziert werden. Die Patient*innen können zu Hause behandelt werden.

Prophylaxe: Zur Vermeidung einer Infektion stehen sowohl eine passive als auch aktive Immunisierung zur Verfügung. Die **aktive Hepatitis-A-Impfung** wird als Indikationsimpfung allen gefährdeten Personen (v.a. Personal von Kliniken, Kindertageseinrichtungen s. Antwort zur Frage 34.5) und vor Auslandsreisen empfohlen. Es handelt sich hierbei um einen Totimpfstoff, der nach 2-maliger Applikation (Schema: 0 – 6 bis 18 Monate) eine mindestens 10-jährige Immunität gewährleistet. Es stehen auch Kombinationsimpfstoffe gegen Hepatitis A und B zur Verfügung, sie werden 3-mal verabreicht (0 – 4 Wochen – 6 Monate) und gewähren für mindestens 10 Jahre (evtl. lebenslange) Immunität. Nach Exposition kann die Ausbreitung der Erkrankung durch sog. Riegelungsimpfungen verhindert werden. Hierbei wird aktiv geimpft, die Immunantwort des Körpers „überholt" dann die Infektion. Auch eine **passive Immunisierung** durch Gabe von Immunglobulin ist möglich, z.B. als postexpositionelle Prophylaxe bei engem Kontakt zu Erkrankten.

Prognose: Die Prognose ist gut. Vereinzelt finden sich protrahierte Verläufe mit erhöhten Transaminasen bis zu 1 Jahr. Die Letalität der fulminant verlaufenden Hepatitis A beträgt jedoch 40%!

Zusatzthemen für Lerngruppen

- Hepatitis B und E
- Mononukleose, Zytomegalie

Fall 35 Impfungen

35.1 Was sind Ihre ersten Schritte?

- **Impffähigkeit überprüfen**: Anamnese (bisherige Unverträglichkeitsreaktionen z. B. gegenüber Medikamenten, akute/chronische/durchgemachte Erkrankungen, Allergien) und körperliche Untersuchung (Fieber messen, Inspektion von Trommelfellen/Rachen/Tonsillen, Palpation aller Lymphknotenstationen, Auskultation von Herz/Lunge, Suche nach Exanthemen → zum Ausschluss einer schweren (!) Infektion, z. B. Pneumonie, Otitis media, Angina tonsillaris)
- **Aufklärung der Eltern**: über die zu verhütende Erkrankung, deren Behandlungsmöglichkeiten, Nutzen der Schutzimpfung, Art des Impfstoffes (aktiv, passiv, Inhaltsstoffe wie z. B. Hühnereiweiß), Durchführung der Impfung, Dauer des Impfschutzes, Verhalten nach der Impfung, Kontraindikationen, mögliche Nebenwirkungen und Impfkomplikationen, Notwendigkeit von Auffrischimpfungen.

35.2 Haben die Eltern Recht? Nennen Sie allgemeine Impfkontraindikationen!

- **Nein**, die Eltern haben nicht recht. Banale Infekte – auch mit Temperaturen bis 38,5 °C – sind keine Kontraindikation (häufiger Irrtum!). Zu weiteren falschen Kontraindikationen s. Kommentar/Kontraindikationen.
- **Allgemeine Impfkontraindikationen gegen aktive Impfungen**: bis 14 Tage nach schwerer Erkrankung oder Operation, unerwünschte Arzneimittelwirkung im zeitlichen Zusammenhang mit einer vorherigen Impfung, Allergie gegen einen Bestandteil des Impfstoffes (z. B. gegen Neomycin, Streptomycin, Hühnereiweiß), Impfungen mit Lebendvakzinen bei angeborenen oder erworbenen Immunmangelsyndromen und in der Schwangerschaft.
- **Kontraindikationen gegen passive Impfungen**: Überempfindlichkeitsreaktionen gegen homologe Immunglobuline oder Inhaltsstoffe des Produktes.

35.3 Was versteht man unter einem Impfschaden? Nehmen Sie zur Aussage der Eltern Stellung! Mit welchen Impfreaktionen müssen die Eltern rechnen?

- **Impfschaden**: Reaktion nach einer Impfung, die **über das normale Maß** hinausgeht; verlangt umgehende Meldung beim Gesundheitsamt, sind sehr selten (< 0,0001 % je nach Impfstoff)
- Die Eltern haben mit ihrer Aussage Recht, zu den möglichen Impfschäden zählen u. a. **Enzephalopathie** (v. a. bei Kindern < 3 Jahre), Schreianfälle (= Cri encéphalique; oft als Symptom einer Enzephalopathie), chronische Abwehrschwäche (z. B. rezidivierende Mittelohrentzündungen), Autoimmunkrankheiten, Guillain-Barré-Syndrom, Krampfanfälle, Epilepsie, Autismus, Schlafsucht, Wesensveränderungen, Sprachentwicklungsverzögerungen, Verhaltensauffälligkeiten, Diabetes mellitus und plötzlicher Kindstod (SID).
- **Impfreaktionen**: Reaktionen des Organismus, die als „normale" Reaktion auf die Auseinandersetzung mit dem Impfstoff gelten. Dazu zählen Lokalreaktionen (Rötung, Schwellung und Schmerzhaftigkeit im Bereich der Impfstelle) und Allgemeinreaktionen (Fieber, allgemeines Krankheitsgefühl, Übelkeit, Erbrechen, „Wehleidigkeit", Schläfrigkeit). Sie treten innerhalb der ersten 72 Stunden nach der Impfung auf und sind häufig (30–70 %). Nach Lebendimpfungen kann es nach 1–3 Wochen zu der sog. **Impfkrankheit** kommen, die auch zu den normalen Impfreaktionen gehört. Die Symptome entsprechen der Wildvirusinfektion in abgeschwächter Form, z. B. leichte Parotisschwellung, masern- bzw. varizellenartiges Exanthem oder Arthralgien nach Masern-Mumps-Röteln- und Varizellen-Impfungen.

35.4 **Muss die Einwilligung der Eltern schriftlich festgehalten werden? Wie gehen Sie bei der Impfung des Kindes vor?**

- Nein, eine Einwilligung zu einer Routine-Impfung muss nicht schriftlich festgehalten werden, eine Nichteinwilligung dagegen muss schriftlich festgehalten werden. Die Eltern müssen unterschreiben, dass sie für alle möglichen Folgen, die durch die nicht erfolgte Impfung entstehen – einschließlich Tod des Kindes an der impfpräventablen Krankheit– selbst haften, da sie die vom Arzt vorgeschlagene Impfung abgelehnt haben. Es ist jedoch stets von Vorteil, wenn bei Einwilligung der Eltern eine andere Person, z. B. eine Krankenschwester, dabei ist.
- **Impfung des Kindes**: Desinfektion der Haut im Bereich des M. vastus lateralis (anterolateraler Oberschenkel), i.m.-Injektion des Tetanus-Impfstoffes (aktive Immunisierung), i.m.-Gabe von Tetanus-Immunglobulin (neue Impfstelle auf der anderen Seite). Eine Simultanimpfung ist in diesem Falle notwendig, da das Kind noch keine Immunisierung erhalten hat, aber einen sofortigen Schutz aufgrund der Verletzung benötigt, d. h. man gibt Immunglobuline, um einen Sofortschutz zu erreichen, und Tetanustoxoid, um einen Langzeitschutz zu gewährleisten. Hierfür benötigt man 2 Impfstellen, da bei Injektion der Impfstoffe an derselben Stelle die Wirkung durch Antagonisierung aufgehoben werden würde.
- **Impfdokumentation**: Eintragen von Chargen-Nummer, Bezeichnung des Impfstoffes, Datum, Stempel und Unterschrift des Arztes in den Impfausweis (obligatorisch!).

35.5 **Wenn man sich an die Empfehlungen der ständigen Impfkommission (STIKO) des Robert-Koch-Institutes hält, hat ein (ehemals reif geborenes) Kind mit 15 Monaten normalerweise bereits verschiedene Schutzimpfungen erhalten. Welche sind das? Nennen Sie die Zeitpunkte, zu denen normalerweise diese Schutzimpfungen erfolgen!**

Abgeschlossene Grundimmunisierung (s. aktuellen Impfkalender der STIKO, Impfkalender 2023 siehe Anhang Abb. 89.2) erfolgt normalerweise

- mit 6-fach Impfstoff (gegen Diphtherie, Pertussis, Tetanus, Poliomyelitis, Haemophilus influenzae Typ b und Hepatitis B) zu den Zeitpunkten vollendeter 2., 4. und 11.–14. Lebensmonat
- Pneumokokken-Impfung (13-valenter Konjugatimpfstoff) zu den Zeitpunkten vollendeter 2., 4. und 11.-14. Lebensmonat
- Rotaviren-Schluckimpfung mit Lebendimpfstoff zu den Zeitpunkten vollendete 6.-8. Lebenswoche, 3. und evtl. 4. Lebensmonat (je nach Impfstoff)
- Meningokokken C-Impfung mit vollendeten 12 Lebensmonaten
- Masern-Mumps-Röteln-Impfung (MMR), Impfzeitpunkte: vollendeter 11.–14. und 15.–23. Lebensmonat
- ggf. bei Hbs-Antigen-positiver Mutter postnatal bis zur 12. Lebensstunde aktive und passive Simultanimpfung eines Neugeborenen, weitere aktive Hepatitis-B-Impfungen mit 4 Wochen, 8 Wochen und im 12. Lebensmonat
- bei Frühgeborenen, die vor der 37. SSW geboren wurden, gibt es eine zusätzliche 6-fach-Impfung und Pneumokokken-Impfung im Alter von 3 Lebensmonaten.

Kommentar

Möglichkeiten der Infektionsprophylaxe: Infektionen kann man durch Expositions- und Dispositionsprophylaxe verhüten.

Durch die **Expositionsprophylaxe** verhindert man die Übertragung von Erregern auf das Individuum. Hierzu zählen Maßnahmen wie Isolierung des Erkrankten (Quarantäne), Desinfektion oder Sterilisation.

Die **Dispositionsprophylaxe** soll die Krankheitsanfälligkeit reduzieren. Diese kann durch allgemeine unspezifische Maßnahmen (z. B. ausreichende kaloriengerechte Nahrung und Vitaminzufuhr, gute Umweltbedingungen) und spezifische Maßnahmen wie der passiven und aktiven Immunisierung erreicht werden. Durch hohe Durchimpfungsraten ist es möglich, bestimmte Krankheitserreger regional (z. B. Poliomyelitis, Diphtherie in Deutschland) zu eliminieren und schließlich weltweit (z. B. Pocken) auszurotten. Patienten, bei denen Kontraindikationen gegen Impfungen bestehen, werden durch hohe Durchimpfungsraten indirekt vor Krankheit geschützt. Andere Erkrankungen wie z. B. Tetanus wird man durch eine Impfung nicht eradizieren können, da der Erreger Clostridium tetani ein ubiquitär vorkommender Bodenkeim ist, der eine stete Ansteckungsquelle bleiben wird. Daher müssen hier lebenslang regelmäßig aktive Impfungen stattfinden.

Passive Immunisierung: Hierbei werden spezifische Antikörper, die ein Spender bereits gebildet hat (Tiere: heterologe Antikörper; Mensch: homologe Antikörper), auf einen nichtimmunen Menschen übertragen, wodurch eine **sofortige** Immunität gegen die entsprechende Infektionskrankheit erreicht wird. Die Wirkung hält jedoch nur wenige Wochen bis Monate an, ein immunologisches Gedächtnis wird nicht aufgebaut. Dieses kann nur vom Körper ausgebildet werden, wenn sich das Immunsystem selbst „aktiv" mit dem Erreger auseinandersetzen konnte und somit eigene Antikörper gebildet hat. Immunglobuline sind Fremdkörper für den Körper und werden nach einer gewissen Zeit vom Körper abgebaut. Sie sind daher nur eine begrenzte Zeit vorhanden und nur so lange gegen die Erreger wirksam.

Eine passive Immunisierung ist indiziert bei Menschen mit gestörter Immunreaktion (z. B. angeborene und erworbene Immundefekte [z. B. AIDS], immunsuppressive Behandlung, Malignome) und akuter Gefährdung durch eine Infektion sowie im Rahmen von Simultanimpfungen (gleichzeitig aktive und passive Immunisierung), z. B. gegen Tetanus (s. Fall).

Aktive Immunisierung: Durch die Zufuhr von Antigenen (Toxoide, abgetötete Erreger [Totimpfstoffe], abgeschwächte lebende Erreger [sog. attenuierte Erreger], gentechnologisch hergestellte Antigene) werden vom intakten Immunsystem spezifische Schutzstoffe (= Antikörper) gebildet, die zu einer ausreichenden, oft über einen langen Zeitraum (Monate bis Jahrzehnte) andauernden Immunität führen. Die Impfstoffe können einzeln (monovalent) oder als Kombinationsimpfstoff (polyvalent) verabreicht werden, ohne dass dabei die antigene Wirksamkeit verringert wird. Lebendimpfstoffe dürfen simultan verabreicht werden. Werden sie nicht gemeinsam verabreicht, sollte ein Mindestabstand von 4 Wochen zwischen den Impfungen liegen, um dem Immunsystem ausreichend Zeit zur Reaktion zu geben und damit einen lang dauernden Impfschutz zu gewährleisten. Für Impfungen mit Totimpfstoffen gilt kein Mindestabstand.

Grundimmunisierung und Auffrischimpfungen: Unter einer Grundimmunisierung versteht man die Anzahl der Impfdosen, die für einen Sofortschutz und die Ausbildung eines immunologischen Gedächtnisses erforderlich sind. Die Grundimmunisierung sollte frühzeitig begonnen werden, das heißt mit Beginn der 9. Lebenswoche sollte ein Impfschutz aufgebaut werden. Mit spätestens 23 Lebensmonaten sollte dann ein kompletter Impfschutz vorliegen, da ab diesem Alter das Kind beginnt, die „Welt zu erkunden", eventuell auch schon die Krippe besucht und somit einer erhöhten Infektionsgefahr ausgesetzt ist. Beginnt der Krippenbesuch schon vor dem ersten Geburtstag, ist eine vorgezogene Masern-Mumps-Röteln-Windpocken-Impfung zu empfehlen. Sie kann frühestens ab dem 9. Lebensmonat erfolgen und muss zu Beginn den 2. Lebensjahres frühzeitig aufgefrischt werden. Nach Abschluss der Grundimmunisierung muss durch regelmäßige Auffrischimpfungen (sog. Booster) dafür gesorgt werden, dass der notwendige Impfschutz durch Reaktivierung des immunologischen Gedächtnisses erhalten bleibt.

Die **STIKO** (= ständige Impfkommission des Robert-Koch-Institutes; Informationen unter www.rki.de, interessant ist auch die FAQ-Seite mit vielen praktischen Tipps) gibt ihr regelmäßig aktualisiertes epidemiologisches Bulletin heraus mit Impfkalender für Säuglinge, Kinder, Jugendliche und Erwachsene sowie Empfehlungen zu Impfalter und Mindestabständen zwischen den einzelnen Impfungen.

Kontraindikationen: s. Antwort zur Frage 35.2. **Häufig unterbleiben indizierte Impfungen, weil bestimmte Umstände irrtümlicherweise als Kontraindikationen angesehen werden.** Zu den „falschen Kontraindikationen" zählen u. a. banale Infekte mit Temperaturen < 38,5 °C, Krampfanfälle in der Familie, Fieberkrämpfe in der Anamnese des Impflings, chronische Erkrankungen und nicht progrediente ZNS-Erkrankungen sowie Frühgeburtlichkeit.

Praktisches Vorgehen: Vor einer Impfung muss der Impfling auf seine Impffähigkeit (Anamnese und körperliche Untersuchung) überprüft werden, d. h. es müssen die o. g. Kontraindikationen (s. Antwort zur Frage 35.2) ausgeschlossen werden. Wichtig ist außerdem die **sorgfältige Aufklärung** (s. Antwort zur Frage 35.1).

Vor der Impfung kontrolliert man außerdem, dass das Haltbarkeitsdatum des Impfstoffes nicht abgelaufen ist, die Ampulle korrekt verschlossen ist und der Impfstoff unauffällig aussieht. Dann wird die Impfdosis vorbereitet, ggf. muss der Impfstoff aufgelöst werden, die Spritze mit einer Kanüle versehen werden. Die Spritze wird entlüftet, dabei darf die Kanüle nicht mit Impfstoff benetzt werden. Impfstoff an der Injektionsnadel macht die Injektion schmerzhafter und kann zu Entzündungen des Stichkanals und verstärkter Lokalreaktion führen.

Die **Injektion des Impfstoffes** erfolgt nach sorgfältiger Desinfektion der Impfstelle, bei Kindern > 3 Jahren, Jugendlichen und Erwachsenen in den M. deltoideus. Bei Kindern < 3 Jahren und Säuglingen ist dieser noch nicht ausreichend kräftig ausgebildet, deshalb erfolgt die Impfung in den M. vastus lateralis.

Wichtig ist es, die Eltern darüber aufzuklären, dass das Impfen Schmerzen verursachen kann und was man zur Schmerzreduktion tun kann: z. B. kann der Säugling während der Impfung von der Mutter gestillt werden oder am Beruhigungssauger nuckeln. Etwas 25%-ige Glukoselösung, 2 bis 3 Minuten vor der Impfung in den Mund geträufelt, kann ebenfalls den Injektionsschmerz reduzieren. Bei gleichzeitiger Rotavirenimpfung ist es sinnvoll, die Saccharose enthaltende Schluckimpfung vor der Injektion zu verabreichen, um so eine Schmerzlinderung zu bewirken.

Bei größeren Kindern impft man am besten auf dem Schoß eines Elternteils. Ablenkmanöver wie einen Ballon aufblasen, Windrädchen anpusten, Seifenblasen etc. tragen dazu bei, dass der „Piks“ nicht so wahrgenommen wird. Bei größeren Kindern ist es wichtig, dass man ihnen erklärt, was passiert. Dabei muss man ehrlich sein, denn Aussagen wie z. B. „Das tut überhaupt nicht weh“ bei schmerzhaften Prozeduren wie Impfen zerstören Vertrauen. Die Aufforderung, zu Husten oder zu etwas Lustigem, wie z. B. Pupsgeräusche zu machen, lenkt vom Schmerz ab. Trotz aller Ablenkmanöver sollte die Impfung dann aber so schnell wie möglich durchgeführt werden. Hinterher kann man das Kind häufig mit einer Belohnung, z. B. Tapferkeitsurkunde, buntes Pflaster, Nascherei, Seifenblasen wieder versöhnen.

Nach der Impfung sollten die Eltern darauf achten, dass das Kind das Impfbein bzw. den Impfarm nicht zu sehr belastet.

Impfreaktionen treten recht häufig innerhalb der ersten 72 Stunden nach der Impfung auf. 1 bis 4 Wochen nach der Masern-Mumps-Röteln-Impfung kann es zu einer leichten „Impfkrankheit" mit masern- oder mumpsähnlichen Symptomen kommen.

Impfkomplikationen (z. B. allergische Reaktionen, über die normale Impfreaktion hinausgehende Reaktionen) werden äußerst selten beobachtet. Zeitgleich mit der Impfung auftretende Erkrankungen können als Nebenwirkung imponieren. Gerade hier ist es wichtig, die Eltern entsprechend aufzuklären! Sollten schwerwiegende Impfkomplikationen oder sogar ein extrem seltener Impfschaden auftreten, müssen diese umgehend dem Gesundheitsamt und der Arzneimittelkommission der deutschen Ärzteschaft gemeldet werden.

Generell empfohlene Impfungen: s. Impfkalender. Die von der STIKO vorgeschriebenen Impfungen zahlt in der Regel die Krankenkasse, bei Indikationsimpfungen ist eine vorherige Nachfrage empfehlenswert.

Indikationsimpfungen: Es handelt sich hierbei um Impfungen, die nur bei bestimmten Indikationen empfohlen werden. Hierzu zählen u. a. die FSME-Impfung in FSME-Risikogebieten, die Influenza-Impfung bei entsprechenden Risikopatienten oder die Hepatitis-A-Infektion bei Reisen in Endemiegebiete.

Impfpflicht: Eine generelle Impfpflicht besteht in Deutschland nicht. Im Jahr 2020 wurde in Deutschland die Masern-Impfpflicht für alle Kinder ab dem vollendeten ersten Lebensjahr beim Eintritt in die Schule oder den Kindergarten oder bei der Betreuung durch eine Kindertagespflegeperson eingeführt. In der Regel muss ein Nachweis über eine erfolgte Masernimpfung erbracht werden. Dies gilt auch für nach 1970 geborene Beschäftigte in Gemeinschaftseinrichtungen oder medizinischen Einrichtungen, wie beispielsweise Erzieher*innen, Lehrer*innen und medizinisches Personal. Auch Asylbewerber und Geflüchtete müssen vier Wochen nach Aufnahme in eine Gemeinschaftsunterkunft einen Masern-Impfschutz nachweisen können.

Impfmüdigkeit und Aufklärung: Die Impfmüdigkeit ist bevölkerungsschicht- und bildungsabhängig. Die Impfprogramme der Vergangenheit haben dazu geführt, dass viele impfpräventable Erkrankungen gar nicht mehr auftreten. So haben Krankheiten wie Diphtherie oder Kinderlähmung ihren Schrecken verloren. Dass aber durch mangelnden Impfschutz gerade diese Erkrankungen wieder aufflammen können bzw. durch „Einschleppung" aus Ländern mit hoher Krankheitsprävalenz und sehr niedrigen Durchimpfungsraten einen Zuwachs mit sich bringen, wird nicht berücksichtigt. Viele Eltern sind auch der Meinung, dass die Auseinandersetzung mit dem Erreger das Immunsystem stärke, vergessen aber dabei, dass schwerwiegende Krankheitsverläufe bleibende Schäden beim Kind hinterlassen können. Ein gutes Beispiel hierfür ist z. B. die Maserninfektion: Erkrankt ein Kind an Masern, so kann man in 1 von 1000 Fällen mit einer schwer verlaufenden Masern-Enzephalitis rechnen. Diese verläuft in 10–20% der Fälle tödlich oder hinterlässt bleibende Schäden (in 20–30% der Fälle). Zusätzlich können auch weitere schwerwiegende Komplikationen nach einer Maserninfektion auftreten. Zu nennen sind hier z. B. die sehr seltene subakute sklerosierende Panenzephalitis (SSPE), eine immer tödlich verlaufende fortschreitende Entzündung des Gehirns, die sich erst 6 bis 8 Jahre nach der Maserninfektion manifestiert.

Oder auch die sehr seltene progressive, in der Regel tödlich verlaufende Riesenzellpneumonie.

Also: Es muss einfach gut aufgeklärt werden! Es ist wichtig, je nach Situation und Argumenten der Eltern zu diskutieren. Den Eltern muss verständlich gemacht werden, dass es hier zum einen um den **Individualschutz** (Schutz des Kindes gegen die Infektionskrankheit durch Impfung) geht, zum anderen um den **Kollektivschutz** (die Geimpften schützen nicht nur sich selbst, sondern auch indirekt die Nichtgeimpften bzw. Menschen, die nicht geimpft werden können), weil sich die entsprechende Infektionskrankheit bei hoher Durchimpfungsrate (> 90 % der Bevölkerung) nicht weiterverbreiten kann (Herdenimmunität). Außerdem gelingt es, durch sehr hohe Durchimpfungsraten (wenn > 95 % der Bevölkerung geimpft sind) Krankheiten auszurotten. Dies ist z. B. bei den Pocken gelungen. Weltweit wird z. B. aktuell die Ausrottung der Masern und Röteln angestrebt.

Zusatzthemen für Lerngruppen

- Infektionskrankheiten (Mumps, Masern, Röteln usw.)
- Pneumokokkenvakzination vor/nach Splenektomie bzw. bei Asplenie
- Tetanus

Fall 36 Alkoholintoxikation und Alkoholmissbrauch

36.1 Welche Verdachtsdiagnose stellen Sie?

Mittelschwere Alkoholintoxikation; Begründung: Fremdanamnese (Abschiedsfeier am vorangegangenen Abend), Erbrechen, Bewusstlosigkeit, Foetor alcoholicus, Hypoglykämie, Hypothermie.

36.2 Welche Akutmaßnahmen leiten Sie ein?

- stationäre Aufnahme: Überwachen der Vitalparameter (Herzfrequenz, Blutdruck, Atmung), ggf. Intensivstation
- Patientin ausziehen (wegen der feuchten Kleidung) und aufwärmen (bei Temperaturen > 32 °C ist passive Erwärmung ausreichend): Abfrottieren („warmrubbeln") mit angewärmten Tüchern in gut beheiztem Raum, Heizdecke, angewärmte Decke
- weitere Suche nach möglichen Verletzungen bei klinischen Hinweisen, z. B. bei V. a. Aspiration Röntgen-Thorax
- Infusionstherapie mit Glukose-Elektrolyt-Lösung zum Ausgleich der Hypoglykämie
- Labor: Alkoholspiegel, Säure-Basen-Haushalt (BGA), Elektrolyte, BZ-Kontrolle.

36.3 Wie gehen Sie weiter vor?

- möglichst **Fremdanamnese erheben**, z. B. mit einer Klassenkameradin/Eltern reden: Alkohol (wie viel, was, in welchem Zeitraum), Befinden der Patientin, Dauer der Bewusstlosigkeit; „Ausprobieren" oder chronischer Missbrauch, psychosoziale Probleme (Schule, Freunde)
- nach dem „Ausnüchtern": **Gespräch mit Patientin** über psychosoziale Situation und Alkoholmissbrauch (Suchtanamnese: Suchtstoff, erster Kontakt, erster Vollrausch, regelmäßiger/einmaliger Konsum, Kontext des Gebrauchs, Einstellungen im Freundeskreis zu Suchtmitteln, Drogengebrauch im Freundeskreis, subjektiv erlebte Alkoholwirkung, bisher negativ erlebte Konsequenzen des Alkoholkonsums in schulischer, familiärer, psychosozialer Hinsicht usw.), Beratungsgespräch (Aufklärung über Alkohol, z. B. Wirkung, Missbrauch; dabei Vorwürfe vermeiden)
- Kooperation mit den Eltern, Vorwürfe vermeiden, Gefahren des Alkoholkonsums aufzeigen, Beratungsangebote aufzeigen.

Kommentar

Allgemeines: Der Konsum von Alkohol ist in unserer Gesellschaft kulturell verankert und akzeptiert, ein Gläschen Wein zum Essen, Anstoßen mit Sekt zu feierlichen Anlässen oder das „Feierabendbierchen" lassen Alkoholgenuss harmlos und normal erscheinen.

Laut Jugendschutzgesetz ist die Abgabe und der Verzehr von Alkohol an unter 16-Jährige illegal, ab 16 Jahren dürfen Bier, Wein und Schaumweine erworben und getrunken werden, Spirituosen und andere Alkoholika erst ab 18 Jahren.

Trotzdem ist bei Jugendlichen Alkoholkonsum häufig: Knapp 9 % der 12–17-Jährigen trinken mindestens 1 × wöchentlich Alkohol (BzgA 2022). Regelmäßiger Alkoholkonsum führt zu körperlichen (u. a. Gastritis, Pankreatitis, Leberzirrhose, Krebs) und psychischen Problemen, bei Kindern und Jugendlichen zu Entwicklungsstörungen. Außerdem ist das Risiko für problematischen Alkoholkonsum mit Auswirkungen auf das weitere Leben erhöht, besonders dann, wenn zusätzlich Familienmitglieder alkoholabhängig sind oder das Einstiegsalter niedrig ist. Alkoholkonsum kann ernsthafte Folgen haben: In der Altersgruppe der 15–24-Jährigen spielt bei der Hälfte der Todesfälle (durch Unfälle, Tötungsdelikte, Suizide) Alkohol- und/oder Drogenkonsum eine Rolle. Durch die enthemmende Wirkung kommt es verstärkt zu aggressiven Verhaltensweisen (z.B. Überfälle, Vergewaltigungen).

Nicht selten wird sog. Rauschtrinken („Komasaufen“, binge drinking) praktiziert. Davon spricht man, wenn Menschen mindestens einmal im Monat bei einer Gelegenheit mehr als 6 alkoholische Getränke zu sich nehmen.

Es existieren keine Grenzwerte, ab wann Alkoholkonsum im Jugendalter riskant ist. Bei Erwachsenen geht man davon aus, dass bei Männern der tägliche Konsum von 24 g reinem Alkohol (0,5–0,6 l Bier oder 0,25 l Wein) zu Gesundheitsschäden führt, bei Frauen sogar schon die Hälfte.

Akute leichte Vergiftungserscheinungen treten bereits ab einer Blutalkoholkonzentration von ca. 0,6‰ auf, ab 2‰ ist mit schweren, ab 3‰ mit lebensbedrohlichen Symptomen zu rechnen.

Gründe für Alkoholkonsum: Alkoholkonsum und -intoxikation bei Kindern und Jugendlichen sind meist durch Neugier und Unterschätzung der Alkoholwirkung bedingt. Der Gebrauch des Alkohols hat kulturelle, soziale (z.B. Gruppenzugehörigkeit), familiäre (z.B. Konsumsitten) und persönliche (z.B. angeborene Persönlichkeitsfaktoren) Aspekte. Insbesondere die Kombination aus Neugierde bei Jugendlichen und sozialem Druck machen es schwer, Nein zu sagen. Selten wird in dieser Altersgruppe jedoch Alkohol zur Lösung psychischer Probleme (z.B. Angst, Depression) oder um das Fehlen positiver sozialer Fähigkeiten zu kompensieren genutzt.

Quellen: Alkohol (Syn.: Ethylalkohol) kommt hauptsächlich in alkoholischen Getränken, aber auch in Kosmetika, Parfums, Reinigungs- und Lösungsmitteln (z.B. Brennspiritus) sowie Medikamenten vor. Insbesondere bei kleinen Kindern besteht die Gefahr, dass wohlschmeckende Liköre, alkoholhaltige Arzneimittel und alkoholische Mixgetränke in großen Mengen getrunken werden. Es sind auch Einzelfälle bekannt, in denen nach der äußerlichen Anwendung von Ethanol als Einreibemittel zum Fiebersenken Intoxikationen auftraten.

Kinetik und Metabolismus: Alkohol wird schnell und vollständig oral, inhalativ und dermal resorbiert. Die maximale Plasmakonzentration (Blutalkoholkonzentration) wird nach 30–120 Minuten erreicht. Daher treten bei relevanten Intoxikationen erste Symptome meist nach 30–45 Minuten, spätestens nach 2 Stunden auf.

Berechnung der voraussichtlichen Blutalkoholkonzentration (BAK):

Die Eliminationsgeschwindigkeit ist etwa doppelt so hoch wie bei Erwachsenen und beträgt 0,24–0,39‰/h.

Alkohol hemmt direkt die Glukoneogenese und Glykogenolyse in der Leber, so dass sich eine Hypoglykämie entwickeln kann. Beim Abbau des Alkohols treten zudem Störungen der Laktat- und Pyruvatverwertung auf, die zur Ausbildung einer metabolischen Azidose (Laktatazidose) führen.

Toxizität: Symptome einer Intoxikation können bereits bei Blutalkoholkonzentrationen unter 0,5‰ auftreten, ab Konzentrationen von 1,5–2‰ sind Kinder und Jugendliche im Unterschied zu Erwachsenen bereits bewusstlos. Die letale Dosis reinen resorbierten Alkohols liegt bei Kindern um 1,3–1,8 g/kg KG (Erwachsene 5–8 g/kg KG). Die letale Alkoholdosis bezogen auf das Körpergewicht ist der Tabelle zu entnehmen (s. Tab. 36.1).

Eine Flasche Wein (0,7 l) mit 12 Vol.-% Alkohol enthält z.B. etwa 67 g reinen Alkohol, eine Flasche Bier (0,5 l) mit 5 Vol.-% etwa 20 g Alkohol.

Klinik: **Leichte Vergiftungen** (ab 0,6‰) führen zur Euphorie, Enthemmung und Ataxie (*cave*: Verletzungsgefahr durch Stürze!) sowie vereinzelt zu milder Hypoglykämie. Bei niedriger Alkoholkonzentration ist die Atmung beschleunigt.

Tab. 36.1 Letale Alkoholdosis in Abhängigkeit vom Körpergewicht

Körpergewicht in kg	letale Alkoholdosis in g
20 kg	26 g
30 kg	39 g
40 kg	52 g
50 kg	65 g
60 kg	78 g

Bei **mittelschweren bis schweren Vergiftungen** (ab 2‰) treten zusätzlich Erbrechen, Doppelbilder, Nystagmus, Einschränkung der Vigilanz bis hin zum Koma auf. Die Reflexe sind abgeschwächt oder aufgehoben. Es besteht eine erhöhte Krampfneigung. Hypoglykämien und eine metabolische Azidose treten regelmäßig auf. Höhere Alkoholspiegel führen zur Atemdepression und verstärken die Azidose (kombinierte respiratorische und metabolische Azidose).

Bei **schweren bis potenziell lebensbedrohlichen Intoxikationen** (> 3‰) treten zusätzlich Störungen der zentralen Regulation mit Hypothermie, Hypoxie, Atemdepression, Kreislaufversagen und Hirnödem auf.

Darüber hinaus bewirkt Alkohol eine periphere Vasodilatation. Bei längerem Aufenthalt in kühler Umgebung sind die Patient*innen durch eine **Hypothermie** gefährdet.

Diagnostik: Es sollte eine Blutentnahme zur Bestimmung des Blutzuckers, der Blutgase (BGA), Elektrolyte (Na, K), Leber- und Nierenparameter (GOT, GPT, γ-GT, Kreatinin, Harnstoff) und – wenn möglich – des Alkoholspiegels erfolgen. Bildgebende Verfahren (z. B. Sonografie, Röntgenaufnahmen) sollten bei V. a. Begleitverletzungen durch Stürze eingesetzt werden. Bei Kollaps oder Krampfepisoden sollten EKG und EEG durchgeführt werden.

Therapie: Zur Akuttherapie s. Antwort zur Frage 36.2. **Leichte Intoxikationen** bedürfen in der Regel keiner weiteren Therapie. Bei **mittelschweren und schweren Intoxikationen** müssen die Patient*innen stationär überwacht (Vitalparameter/Blutgase/Blutzucker) und ggf. behandelt werden. Die stationäre Aufnahme erweist sich wegen mangelnder Kooperation der Patient*innen manchmal schwierig, dann kann ggf. eine Sedierung (strenge Indikationsstellung!), z. B. mit Haloperidol, erforderlich werden. Die Symptome einer akuten Alkoholintoxikation dauern in der Regel nur kurz an, die Patient*innen erholen sich meist innerhalb von 12 Stunden. Eine Infusionstherapie (Glukose 5 % + Elektrolyte) wird ergänzend durchgeführt. Glukoseinfusionen (5 %) senken die Laktatkonzentration und haben dadurch einen alkalisierenden positiven Effekt auf den Säure-Basen-Haushalt. Erbrechen wird reduziert, Hypoglykämie vorgebeugt bzw. beseitigt.

Wurde mehr als 1 g/kg KG reiner Alkohol getrunken und liegt die Ingestion nicht länger als 1 bis 2 Stunden zurück, kann eine primäre Giftentfernung erwogen werden. Bei wachen Patient*innen kann der Alkohol über eine Magensonde entfernt werden, bei Bewusstlosigkeit über eine Magenspülung nach vorheriger Intubation. Hohe Blutalkoholkonzentrationen (> 4‰) mit vitaler Bedrohung stellen eine Indikation zur Peritonealdialyse bzw. Hämodialyse dar.

Nach Behandlung der akuten Symptome beschränkt sich das weitere Vorgehen meist auf Zuwarten und Überwachen der Vitalparameter. Natürlich sollte dann auch nach den Ursachen des Alkoholexzesses (s. Antwort zur Frage 36.3) gefahndet werden. Dabei sollte v. a. die aktuelle Situation der Patient*innen und nicht der Alkoholkonsum per se thematisiert werden. Sinnvoll ist es, dieses Gespräch erst nach „Ausnüchterung" zu führen, und zwar mit dem Patienten/der Patientin allein. Interessant sind dabei Fragen nach dem Freundeskreis, nach Erfolgen und Schwächen in Schule oder Beruf sowie nach den spezifischen Umständen der Intoxikation. Besondere Aufmerksamkeit muss den Patient*innen gelten, die von dem Ereignis scheinbar unbeeindruckt bleiben. Hier sollte v. a. auch den Eltern kompetente Hilfe angeboten werden, z. B. Gespräche mit in diesem Bereich erfahrenen Psycholog*innen und Sozialarbeiter*innen. Eltern sind oft hilflos in dieser Situation. Man sollte immer um Kooperation mit den Eltern bemüht sein, dabei aber Vorwürfe vermeiden. Informationen findet man auch im Internet, besonders auf den Seiten der BzgA (www.bzga.de).

Zusatzthemen für Lerngruppen

- Drogensucht (z. B. Amphetamine, Ecstacy, Cannabis)

Fall 37 Intoxikationen

37.1 Der Vater fragt Sie, was er jetzt tun solle. Welche zusätzlichen Informationen erfragen Sie am Telefon und was raten Sie dem Vater?

- **zusätzlich zu erfragende Informationen**:
  - Wie geht es dem Kind? Sind bislang Symptome (z. B. Erbrechen, Bewusstseinsstörungen, Bauchschmerzen etc.) aufgetreten?
  - Name des Vaters, Telefonnummer und Uhrzeit des Anrufes (dokumentieren!)
  - Gewicht des Kindes
  - Zeitpunkt der Einnahme
  - Sind bisher Maßnahmen erfolgt?
- **Beratung des Vaters bzgl. Erstmaßnahmen**:
  1. Ruhe bewahren, nicht in Panik geraten.
  2. Kein Erbrechen auslösen! Kein Salzwasser, Milch o. ä. geben. Und auch kein mechanisch induziertes Erbrechen (Gefahr der Verletzung des Racheraums sowie Aspirationsgefahr → zusätzliche vitale Gefährdung)!
  3. Bei ätzenden Flüssigkeiten etwa 100 ml Wasser zu trinken geben, um die Flüssigkeit zu verdünnen.
  4. Sofort Kinderarztpraxis/Kinderklinik aufsuchen, Originalflasche mitbringen.

37.2 Wie viel Wirkstoff hat das Mädchen ungefähr aufgenommen? Wie schätzen Sie die Toxizität des aufgenommenen Wirkstoffs ein?

Die aufgenommene Wirkstoffmenge beträgt (geschätzt):

- unangebrochene Flasche enthält 100 ml, ca. ⅔ des Inhalts fehlen, Medikament auf Gesicht, Händen und T-Shirt des Kindes, d. h. geschätzte aufgenommene Menge max. 50 ml
- 5 ml Paracetamolsaft enthalten 200 mg Paracetamol, 50 ml enthalten 2 g Paracetamol
- Das Kind wiegt 11 kg. → aufgenommene Menge pro kg KG: 2 g : 11 kg = 180 mg/kg KG
- Paracetamol zeigt toxische Wirkungen ab einer aufgenommenen Menge von 100–140 mg/kg KG/d.
- *Cave*: Es zählt die kumulative Tagesdosis! Auch bei normaler Dosierung, aber zu häufiger Einnahme (> alle 6 h) sind Vergiftungen möglich!

37.3 Mit welchen Symptomen müssen Sie bei einer Paracetamol-Intoxikation rechnen?

- nach 6–14 Stunden: Schwitzen, Lethargie, gastrointestinale Symptome (z. B. Übelkeit, Erbrechen, Durchfall, Bauchschmerzen)
- vorübergehende Besserung der Symptomatik für 24–48 Stunden mit Anstieg der Transaminasen (GOT, GPT) und beginnender Gerinnungsstörung
- nach 48–36 Stunden: Leberschädigung (Klinik: Oberbauchbeschwerden, Ikterus, Blutungsneigung, hepatische Enzephalopathie, Nierenschädigung mit Nierenversagen, akute Pankreatitis).

37.4 Welche Maßnahmen leiten Sie ein?

- **stationäre Aufnahme**: IMMER!
- Paracetamol wird rasch aus dem Magen-Darm-Trakt resorbiert, daher ist zunächst eine schnelle **primäre Giftentfernung** ratsam. Mittel der Wahl: **Aktivkohle** (Carbo medicinalis 0,5–1 g/kg KG p. o.), wenn die Einnahme des Medikamentes nicht länger als 4 Stunden her ist.
- **Labor**: Bestimmung des Paracetamolspiegels (nächstgelegenes Speziallabor) frühestens 4 aber längstens 8 Stunden nach Ingestion; Leber-/Nierenretentions-/Gerinnungsparameter
- **Antidottherapie mit N-Acetylcystein**:
  - bei Paracetamol-Serumspiegel 4 h nach Ingestion > 150 µg/ml oder, falls die Bestimmung des Paracetamol-Serumspiegels nicht so rasch möglich ist, auch prophylaktisch
  - möglichst innerhalb der ersten 8 h nach Ingestion (Wirksamkeit nimmt danach ab)
  - ACC 150 mg/kg KG in 5 % Glukose als Kurzinfusion über 15–60 min; dann 50 mg/kg KG in 5 % Glukose über 3 h; dann 100 mg/kg KG in 5 % Glukose über 16 h; Gesamtdosis 300 mg/kg KG/20 h
  - ist der Patient nicht bewusstlos und kooperativ ACC p. o. (frühestens 2 h nach Kohlegabe, oder Dosiserhöhung um 40 %): 140 mg/kg KG als Brausetablette; dann 70 mg/kg KG alle 4 h (insgesamt 17 ×); also insgesamt 1330 mg/kg in 72 h
  - N-Acetylcystein fördert die Regeneration des Glutathions, welches zur Entgiftung (Konjugation mit Glutathion) des toxischen Abbauprodukts des Paracetamol (N-Acetyl-benzoquinoline) gebraucht wird; daneben allgemein entzündungshemmende Wirkung auf die Leberzelle und hirnödemprophylaktischer Effekt bei hepatischer Enzephalopathie.
  - N-Acetylcystein ist selbst nicht giftig, kann aber, v. a. bei **i.v.**-Gabe, allergische Reaktionen (v. a. Flush, Pruritus nach 15–75 min) auslösen, Therapie: Kortisongabe.

! **37.5 Begründen Sie den bevorzugten Einsatz von Aktivkohle bei der primären Giftelemination! Bei welchen Intoxikationen ist Aktivkohle jedoch wirkungslos bzw. kontraindiziert?**

Aktivkohle (Syn.: medizinische Kohle, Carbo medicinalis) hat eine hohe Bindungskapazität für verschiedenste, vorwiegend lipophile Substanzen. Wiederholte Gaben sind möglich und manchmal sinnvoll, z. B. um den enterohepatischen Kreislauf zu unterbrechen. Aktivkohle ist untoxisch und hat wenig Nebenwirkungen. Kohle wirkt nicht bei Intoxikation mit anorganischen Stoffen, Alkoholen, Glykolen und Schwermetallen. Sie ist kontraindiziert bei Ingestion von Säuren, Laugen oder anderen ätzenden Stoffen. Ein Nachteil ist, dass Kinder Aktivkohle selten freiwillig zu sich nehmen (schwarze Farbe, sandiger Geschmack). Man versucht, die Kohleeinnahme den Patienten daher möglichst angenehm zu gestalten und rührt das Pulver z. B. in ein Joghurt oder Fruchtsaft ein. Meist nützen auch diese unterstützenden Maßnahmen nichts, so dass dann die Aktivkohle über eine Magensonde verabreicht werden muss. *Cave*: Bei Erbrechen Lage der Magensonde überprüfen! Aktivkohle kann nach Aspiration eine Bronchiolitis obliterans verursachen!

Kommentar

Allgemeines: Ingestionen, also Einnahmen eines potentiell gefährdenden Stoffes, sind bei Kindern häufig und glücklicherweise oft harmlos. Sie bedürfen nicht immer einer Therapie, meist ist Überwachung ausreichend.

Vergiftungen durch Aufnahme von toxischen Substanzen sind dagegen selten und meist akzidentell. Betroffen sind meist Kleinkinder. Herumliegende Medikamente, gutschmeckende Hustensäfte, bunt gefärbte Putzmittel oder Lampenöle, Zigarettenteile, Batterien, Pflanzenteile oder Beeren etc. wecken das Interesse der Kinder und werden dann probiert.

Intoxikationen bei älteren Kindern oder Jugendlichen sind selten akzidentell bedingt, Substanzen werden in dieser Altersgruppe absichtlich eingenommen, manchmal auch in suizidaler Absicht.

Klinik: Die Vergiftungssymptome hängen von der aufgenommenen Substanz ab. Ist sie nicht bekannt, kann man anhand der Symptome Rückschlüsse auf den Auslöser ziehen (s. Tab. 37.1). Deshalb ist es wichtig, anamnestisch genau nach Symptomen zu fragen, denn Symptome treten oft im zeitlichen Zusammenhang mit der Einnahme auf. Es gibt allerdings auch Substanzen, die zu verzögerten Reaktionen führen, wie z. B. Paracetamol.

Diagnostik: Um das Ausmaß der Gefährdung besser abschätzen zu können, muss – bereits am Telefon – eine sorgfältige Anamnese erfolgen. Alle wichtigen Angaben erhält man mit den „W-Fragen":

- **Wer** hat die giftige Substanz eingenommen (Alter und Gewicht)?
- **Was** wurde eingenommen?
- **Welche Menge** wurde eingenommen?
- **Wann** ist es passiert?
- **Wie** (oral, rektal, dermal usw.) wurde die Substanz eingenommen?
- **Warum** kam es zur Einnahme?
- **Welche Symptome** sind bereits aufgetreten?
- **Was wurde** bereits **unternommen**?
- **Welche** Risikofaktoren oder Begleiterkrankungen liegen vor?

Bei der Anamneseerhebung muss berücksichtigt werden, dass Eltern wegen der Aufregung oft unpräzise Angaben machen. So kann der genaue Zeitpunkt der Einnahme oder die eingenommene Menge nur geschätzt werden, da das Kind bei der Einnahme unbeobachtet gewesen ist. Angaben können auch aus Angst vor Konsequenzen (vom anderen Elternteil oder juristisch) oder weil sich die Eltern mit Selbstvorwürfen quälen, bagatellisiert werden. Die Angaben können aber auch aus Sorge um das Kind dramatisiert werden. Besonders wichtig ist es, möglichst viel über die aufgenommene Substanz zu erfahren. Wenn möglich, sollte bei Vorstellung des Kindes die Verpackung der eingenommenen Substanz, die Substanz oder ein Pflanzenteil mitgebracht werden. Bei Unklarheit über die Gefährlichkeit der eingenommenen Substanz oder zu ergreifende Maßnahmen sollte Rücksprache mit einem Giftinformationszentrum (Tel.: z. B. Berlin 030/19240 oder München 089/19240) genommen werden.

Bei der körperlichen Untersuchung muss je nach aufgenommener Substanz auf besondere Symptome geachtet werden: **Bewusstseinszustand** (z. B. wach, orientiert, agitiert, müde, komatös), **Foetor ex ore**, **Pupillenweite** (z. B. Mydriasis, Miosis), **Haut** (z. B. blass, gerötet, schweißig, Turgor, Temperatur), **Schleimhäute** (z. B. Verätzungen, Verfärbungen), **Herz** (z. B. Frequenz, Rhythmus), **Blutdruck** (hypoton, hyperton), **Atmung** (z. B. Husten, Dyspnoe, Bronchospasmus), **Gastrointestinaltrakt** (z. B. Schmerzen, Peristaltik), **Urogenitaltrakt** (z. B. Harn-

Tab. 37.1 Symptome, die auf eine Vergiftung hinweisen können und ihre möglichen Ursachen

	Symptom	mögliche Ursachen
ZNS	Bewusstlosigkeit	Sedativa, Narkotika, Salizylate, trizyklische Antidepressiva, Kohlenmonoxid (CO)
	Ataxie	Alkohol, Phenytoin, trizyklische Antidepressiva, Theophyllin
	Verhaltensstörungen	LSD, Ecstasy, Cannabis, Phencyclidin (PCP), Amphetamin, Kokain
Atmung	Atemfrequenz erhöht	Amphetamin, Aspirin, CO, Zyanide, Ethylenglykol
	Atemfrequenz vermindert	Opiate, Alkohol, Narkotika, Barbiturate
Herz/Kreislauf	Tachykardie	Atropin, Aspirin, β_2-Sympathomimetika, Theophyllin, Antidepressiva, Ecstasy
	Bradykardie	Digitalis, Narkotika, β-Blocker, Ca^{2+}-Antagonisten, Clonidin, Pilzvergiftungen
Gastrointestinaltrakt	„Bauchkrämpfe“	Arsen, Blei, Thallium
	Durchfall	Arsen, Eisen, Borsäure
	Obstipation	Blei, Narkotika, Botulinumtoxin
	Salivation	organische Phosphatverbindungen, Salizylate, Strychnin
	trockener Mund	Amphetamine, Anticholinergika, Antihistaminika
Haut	Erythem	Anticholinergika, Quecksilber, Borsäure, Zyanide
	sehr warme, trockene Haut	Anticholinergika, Botulinumtoxin
	Haarausfall	Thallium, Arsen, Blei, Quecksilber
Augen	Miosis	Narkotika, Pilzvergiftungen (Muskarin!), Clonidin, Phenothiazine, organische Phosphatverbindungen
	Mydriasis	Atropin, Alkohol, Amphetamin, Kokain, Antihistaminika, zyklische Antidepressiva, CO
	Nystagmus	Barbiturate, Phenytoin, CO, Alkohol
	starker Tränenfluss	Gase, Dämpfe, organische Phosphatverbindungen
	Sehstörungen	Methanol, Botulinumtoxin, CO
Geruch	Alkohol	Äthanol
	Aceton	Methanol, Isopropylalkohol, Salizylate
	Bittermandel	Zyanide
	knoblauchähnlich	Thallium, Arsen, organische Phosphatverbindungen

Quelle: Gortner L, Meyer S. Duale Reihe Pädiatrie. 5. Auflage. Stuttgart: Thieme; 2018

retention), **neurologische Ausfallerscheinungen** (z. B. Reflexe, Sprache, Bewegungen) usw.

Bei Aufnahme sollte ein **Routinelabor** (Blutbild, Leber- und Nierenretentionsparameter, Gerinnungsstatus, Blutzucker, Blutgasanalyse) und – falls möglich – eine Spiegelbestimmung der aufgenommenen Substanz erfolgen.

Therapie: Erste Maßnahmen von Eltern am Unfallort s. Antwort zur Frage 37.1. Punkte 1–3. Zusätzlich sollte der Notarzt/die Notärztin, der Kinder- und Jugendarzt/die Kinder- und Jungendärztin oder ein Giftinformationszentrum angerufen und deren Rat befolgt werden. Mitunter wird die sofortige Gabe von 5–10 g Aktivkohle angeraten. Danach sollte unbedingt (und falls noch möglich) ein Kinder- und Jugendarzt/eine Kinder- und Jungendärztin (Praxis, Klinik) aufgesucht werden. In 9 von 10 Fällen sind keine weiteren ärztlichen Maßnahmen erforderlich.

Erste ärztliche Maßnahmen am Unfallort richten sich nach den „7 großen A der Vergiftungsbehandlung":
- **A**BC (Sicherung der Vitalfunktionen)
- **A**namnese
- **A**ktivkohle verabreichen
- **A**uslösen von Erbrechen
- **A**usnahme: Magenspülung
- **A**nalytik
- **A**ntidottherapie.

Bei unklarer Informationslage ist die Konsultation eines Giftinformationszentrums hilfreich. Bei Ingestion von Säuren, Laugen oder ätzenden Chemikalien darf keine primäre Giftentfernung erfolgen. Bereits beim Schlucken der Substanzen wird die Schleimhaut geschädigt, Erbrechen würde zu wiederholter und weiterer Schädigung der Schleimhaut führen. Wichtig ist, die aufgenommene Substanz sofort durch Trinken von etwa 100 ml Wasser (*cave*: keine Milch, da sie Erbrechen induzieren kann!) zu verdünnen.

Eindeutig beeinträchtigte Kinder müssen mit ärztlicher Begleitung schnell in eine Klinik verlegt werden. Originalbehältnisse, Pflanzenzweige usw. sollten unbedingt mitgenommen werden.

Giftentfernung

Mittel der Wahl zur **primären Giftentfernung** ist die Gabe von **Aktivkohle** p. o. (0,5–1 g/kg KG, mindestens jedoch 1 g/100 mg aufgenommene Substanz) innerhalb von 1 bis max. 2 Stunden nach Aufnahme der toxischen Substanz. Bei Giften, die den Wirkstoff verzögert freisetzen oder die den enterohepatischen Kreislauf durchlaufen (z. B. Carbamazepin, Digoxin, Phenobarbital etc.) kann eine wiederholte Aktivkohlegabe sinnvoll sein. *Cave*: Schwermetalle, organische Lösungsmittel und Alkohole binden nicht an Aktivkohle, hier ist die Gabe nicht indiziert! Aktivkohlegabe ist bei Ingestion von Laugen und Säuren kontraindiziert.

Früher galten **induziertes Erbrechen** oder **Magenspülung** als Standardmaßnahmen. Klinische Studien ergaben jedoch keinen Vorteil dieser sehr eingreifenden Maßnahmen gegenüber der alleinigen Kohlegabe. Sie sollten nur nach strenger Indikationsstellung (potenziell lebensbedrohliche Intoxikation!), innerhalb der ersten 60 Minuten nach Ingestion und nach Rücksprache mit einem Giftinformationszentrum erfolgen. Der Patient muss hierzu wach und seine Schutzreflexe müssen intakt sein, andernfalls ist eine vorherige Intubation indiziert. **Erbrechen** darf nur unter ärztlicher Aufsicht mit Ipecacuanha-Sirup herbeigeführt werden (Dosierung entsprechend dem Alter des Kindes: 1–2 Jahre 10–15 ml p. o., 2–3 Jahre 20 ml p. o., ≥ 3 Jahre 20–30 ml p. o.; anschließend reichlich trinken lassen; falls Erbrechen ausbleibt, kann man nach spätestens 20 min noch einmal die Hälfte (!) der schon verabreichten Dosis geben). Wurde vorab Aktivkohle verabreicht, ist Ipecacuanha-Sirup unwirksam, da er gut an Aktivkohle bindet.

Eine **Magenspülung** sollte mit dem größtmöglichen Schlauchdurchmesser erfolgen, damit feste Bestandteile den Schlauch nicht verstopfen. Die Spülung muss mit physiologischer Kochsalzlösung erfolgen, ansonsten drohen lebensbedrohliche Elektrolytentgleisungen. Wichtig: Den Mageninhalt immer nach der eingenommenen Substanz untersuchen bzw. für eine toxikologische Untersuchung asservieren!

Eine weitere Form der primären Giftentfernung bei lebensbedrohlicher Intoxikation mit Stoffen, die durch Aktivkohle nicht gebunden werden, ist die **orthograde Darmspülung**. Hierbei wird über eine Magensonde isotonische Polyethylenglykol-Elektrolytlösung eingespült, bis rektal nur noch klare Flüssigkeit ausgeschieden wird.

Primäre Giftentfernung durch Laxanzien wie Glaubersalz sind heute obsolet, da sie die Giftresorption durch Anregung der Peristaltik steigern können.

Erstmaßnahmen in der Klinik umfassen ebenfalls die Sicherung der Vitalfunktionen. Nach Einholen von Informationen (Fremdanamnese, Giftinformationszentrum) erfolgt ggf. die **primäre Giftentfernung** mit Aktivkohle (s. o.) bzw. Magenspülung mit physiologischer Kochsalzlösung oder induziertem Erbrechen. Die Patient*innen müssen überwacht, ggf. symptomorientiert und bei Bedarf mit Antidoten therapiert werden.

Falls eine primäre Giftentfernung (Aktivkohle, Magenspülung, induziertes Erbrechen) nicht mehr möglich, eine Giftentfernung jedoch notwendig ist, muss eine **sekundäre Giftentfernung** erfolgen. Hierbei wird z. B. die Diurese forciert durch Infusion großer Flüssigkeitsmengen und gleichzeitige Gabe von Schleifendiuretika oder z. B. durch Gabe von Cholestyramin versucht, den enterohepatischen Kreislauf zu unterbrechen. Bei Intoxikation mit organischen Säuren wie z. B. Barbituraten oder Salicylaten kann durch Alkalisierung des Urins mittels Natriumbicarbonat die Ausscheidung beschleunigt werden. Weitere Methoden sind Hämodialyse, Hämoperfusion, Peritonealdialyse, Plasmapherese, Austauschtransfusion.

Antidotgabe

Für manche Toxine stehen spezifische Antidote zur Verfügung (Beispiele: Acetylcystein bei Paracetamol, Digitalis-Antitoxin bei Digitalis, Naloxon bei Opiaten). Welches Antidot in Frage kommt, kann man beim Giftinformationszentrum erfragen bzw. ausführliche Listen dort online einsehen.

Prävention: Wichtig ist Aufklärung! Medikamente, Putzmittel usw. müssen in für Kinder unzugänglichen, verschließbaren Schränken aufbewahrt werden. Kindern muss klar gemacht werden, dass Medizin nur im Krankheitsfall genommen werden darf, auch wenn sie noch so gut schmeckt und dass herumliegende, manchmal wie Bonbons aussehende Medikamente nicht einfach gegessen werden dürfen.

Eine gute Gelegenheit zur Aufklärung sind die Vorsorgeuntersuchungen. Hierbei kann man die Eltern im Gespräch auf allgemeine Gefahrenquellen und im Besonderen auf die Gefahr von Vergiftungsunfällen hinweisen. Man kann Tipps geben, wie sich solche Unfälle verhindern lassen, z. B. durch Einbau spezieller Türsicherungen in Schränke, Reinigungsmittel nicht herumstehen lassen, im Garten nur ungefährliche Pflanzen und Sträucher anpflanzen etc. Beim Bundesgesundheitsministerium (https://www.bundesgesundheitsministerium.de/themen/praevention/kindergesundheit/praevention-von-kinderunfaellen.html) gibt es Informationsmaterial, Flyer etc., die man den Eltern aushändigen kann. Außerdem sollten Eltern die Nummer der nächstgelegen Giftnotrufzentrale kennen, damit sie im Notfall sofort anrufen und ggf. Erste-Hilfe-Maßnahmen einleiten können.

Zusatzthemen für Lerngruppen

- wirksame Antidote gegen Noxen
- Notfallmaßnahmen (Reanimation, Notfallmedikamente)

Fall 38 Icterus neonatorum (Hyperbilirubinämie)

38.1 Welche Verdachtsdiagnose stellen Sie?

Icterus neonatorum bei Muttermilchfütterung, Dehydratation sowie **Hypoglykämie** bei unzureichender Trinkmenge: ikterisches Hautkolorit, Sklerenikterus, Müdigkeit, Abgeschlagenheit, Gesamtbilirubin ↑↑; Hämatokrit ↑ durch Dehydratation (Trinkschwäche), Hypoglykämie (Blutzucker ↓↓).

38.2 Erläutern Sie den besorgten Eltern die Ursachen des Krankheitsbildes!

- Bei Neugeborenen ist die Bilirubinproduktion aufgrund erhöhter Erythrozytenzahl und Hb-Konzentration bei verkürzter Erythrozytenüberlebenszeit um das 2- bis 3-fache erhöht.
- Leberunreife (noch nicht vollausgereifte Glukuronyltransferase, Mangel an Transportproteinen), dadurch verzögerte Umwandlung (Glukuronidierung) des indirekten (= unkonjugierten) in direktes (= konjugiertes) und damit ausscheidungsfähiges Bilirubin
- enterohepatischer Kreislauf: verstärkte Rückresorption des Bilirubins (Bilirubinmono- und diglukoronid wird durch enterale Glukuronidasen dekonjugiert), verstärkt durch verlangsamte Darmpassage des Mekoniums und noch fehlende bakterielle Besiedelung des Darms (Bilirubin wird normalerweise von Bakterien abgebaut)
- indirektes Bilirubin staut sich an und führt zu Neugeborenenikterus
- wahrscheinlich zusätzlich Hemmung der Glukuronyltransferase durch Muttermilch.

38.3 Wie gehen Sie weiter vor? Welche Komplikationen drohen bei schwerem Verlauf?

- **weiteres Vorgehen**: stationäre Aufnahme zur
  - **Fototherapie** (Indikationen: Bilirubin > 20 mg/dl bei reifen Neugeborenen ab einem Alter von 72 Lebensstunden) bis zum Absinken des Bilirubinspiegels auf unter 15 mg/dl (bzw. 8 mg/dl) s. Kommentar
  - außerdem **Unterbrechung des enterohepatischen Kreislaufs** durch häufige Mahlzeiten, gutes Stillmanagement, ggf. Zufüttern von Formula
  - **Infusionstherapie** (5 %-ige Glukoselösung) begleitend zur Fototherapie und zum Ausgleich der Dehydratation
- **Komplikationen**: Kernikterus mit schweren Zerebralschäden (z. B. Choreoathetose, Intelligenzdefekt, Taubheit) bis hin zum Tod, Schädigungen irreversibel (s. Kommentar); Dehydratation durch Trinkschwäche.

Kommentar

Definitionen: Der **physiologische Neugeborenenikterus** beginnt am 2.–3. Lebenstag, erreicht um den 5. Lebenstag seinen Höhepunkt und klingt dann langsam ab. Die Bilirubinwerte dürfen bis auf maximal 17 mg/dl ansteigen.

Als **pathologisch** ist ein Ikterus zu werten, wenn das Bilirubin bereits im Nabelschnurblut mehr als 6 mg/dl beträgt. Steigt das Gesamtbilirubin innerhalb der ersten 36 Lebensstunden über 12 mg/dl, spricht man von **Icterus praecox**. Als **Icterus gravis** wird ein Anstieg des Bilirubins im Serum über 20 mg/dl bezeichnet. Ein Persistieren der Neugeborenengelbsucht über die 2. Lebenswoche hinaus bezeichnet man als **Icterus prolongatus**.

Ätiopathogenese: s. Antwort zur Frage 38.2. Faktoren, die bei Neugeborenen verstärkt zum Ikterus führen können, sind Frühgeburtlichkeit, Atemnotsyndrom, Blutungen und Hämatome, Polyglobulie, Medikamenteninteraktionen (Sulfonamide, Salicylate, Ceftriaxon, Digoxin, Furosemid und Diazepam), Hunger, Blutgruppen-Inkompatibilität (Morbus haemolyticus neonatorum), Neugeboreneninfektion, Muttermilchfütterung, Stoffwechselveränderungen (z. B. Hypothyreose) u. a.

Im Fallbeispiel wird die physiologische Hyperbilirubinämie am ehesten durch Muttermilchfütterung verstärkt. Dieses Phänomen wird häufig beobachtet. Die Ursache hierfür ist noch nicht vollständig geklärt. Es wird vermutet, dass Muttermilch die Aktivität der Glukuronyltransferase hemmt.

Klinik: Ein **ikterisches Hautkolorit** tritt ab einer Hyperbilirubinämie von ca. **5** (3–12) mg/dl, ein **Sklerenikterus** ab ca. **2** mg/dl auf. Die Kinder sind müde, schlapp und trinken schlecht.

Komplikation Kernikterus: Das indirekte, lipophile Bilirubin dringt in das Gehirn ein und hinterlässt durch Hemmung des neuronalen Metabolismus irreversible Schäden, v. a. im Bereich der Basalganglien, des Globus pallidus und des Nucleus caudatus. Bei geschädigter Blut-Hirn-Schranke, z. B. in Folge von Asphyxie, Hypoxie, Infektion, neonataler Meningitis oder bei Überschreiten der Albuminbindungskapazität durch zu hohe Bilirubinkonzentrationen (indirektes Bilirubin ist an Albumin gebunden und kann dadurch die Blut-Hirn-Schranke nicht überwinden) sowie bei Hypalbuminämie besteht die Gefahr des Kernikterus. Auch bestimmte Medikamente wie Ceftriaxon, Digoxin, Furosemid und Diazepam können Bilirubin aus seiner Albuminbindung verdrängen und erhöhen somit das Risiko für einen Kernikterus. Es entwickelt sich eine **Bilirubinenzephalopathie** mit Apathie, Hypotonie, Trinkschwäche und Erbrechen, abgeschwächten Neugeborenenreflexen und schrillem Schreien, Opisthotonus, Krampfanfällen. Spätfolge sind häufig beidseitige Taubheit, Bewegungsstörungen und mentale Retardierung.

Diagnostik: Das diagnostische Vorgehen bei Neugeborenen mit Ikterus sollte neben der Bestimmung von **Blutbild**, **Gesamtbilirubin** und **direktem Bilirubin** auch Blutgruppe von Mutter und Kind, direkten **Coombs-Test** und **Gesamteiweiß** beim Kind umfassen. Falls kein **TSH-Screening** bisher erfolgt ist, müssen zusätzlich die Schilddrüsenwertebestimmt werden.

Liegt die Konzentration des konjugierten Bilirubins wiederholt über 10 % des Gesamtbilirubins oder über 2 mg/dl ist weitere Diagnostik indiziert:

- Ausschluss einer Cholestase (mögliche Ursachen: Gallengangsatresie, prolongierte Hämolyse, längere parenterale Ernährung, Hypo- oder Hyperthyreose, Cortisolmangel)
- virale Hepatitis
- Hämochromatose.

Therapie: Es wurden spezielle Grenzwerte und Bilirubinkurven für gesunde sowie kranke Neugeborene bzw. Frühgeborene erstellt (**Leitlinien der GNPI** = Gesellschaft für Neonatologie und pädiatrische Intensivmedizin), nach denen sich die Therapie richtet.

Bei Überschreiten der entsprechenden Grenzwerte erfolgt neben der Unterbrechung des enterohepatischen Kreislaufs (s. Antwort zur Frage 38.3) zunächst **Fototherapie**: Sie kann kontinuierlich oder im Intervall erfolgen. Der Blaulichtanteil des Lichtspektrums (Wellenlänge 420–480 nm) wandelt das in der Haut abgelagerte Bilirubin in wasserlösliche Bilirubinisomere um, die ohne Glukuronidierung über Galle und Urin ausgeschieden werden können. Möglichst große Hautareale sollten dabei bestrahlt werden (kleine Windel verwenden). Das Kind muss regelmäßig etwa alle 4 Stunden gewendet werden, da Bilirubin in nicht bestrahlte Areale nachdiffundiert. 6 Stunden nach Beginn der Fototherapie erfolgt eine erste Kontrolle der Bilirubinwerte. Sind diese weiter angestiegen, muss die Therapie intensiviert werden. Das gelingt durch kontinuierliche Bestrahlung mit 2 Fototherapielampen. Das Kind wird hierzu auf einer „Bilirubin-Matte" (strahlt blaues Licht ab) gelagert und der Inkubator mit Alufolie ausgekleidet. Ab Werten um 10–15 mg/dl (je nach Alter des Kindes; je jünger, desto niedriger) kann die Bestrahlung beendet werden.

Nebenwirkungen der Fototherapie können **Diarrhoe** und vermehrter Flüssigkeitsverlust mit **Dehydratation** sein. Deshalb ist zusätzlich begleitend eine Infusionstherapie durchzuführen. Hierdurch wird zudem auch die renale Ausscheidung der Bilirubinisomere gefördert. Durch die Bestrahlung können **Retinaschäden** verursacht werden, deshalb müssen die Neugeborenen Augenschutzbrillen tragen.

Sollte die Bilirubinkonzentration bei gesunden Neugeborenen im Nabelschnurblut > 6 mg/dl oder im Serum mehr als 10 mg/dl über der oberen Fototherapiegrenze liegen oder trotz Fototherapie weiter ansteigen, erfolgt zusätzlich eine **Blutaustauschtransfusion** mit kompatiblem Spender-Vollblut, am besten über einen Nabelvenenkatheter.

Stillpause wird erst bei Werten > 30 mg/dl empfohlen!

Prognose: Bei ausreichender Diagnostik und frühzeitiger Einleitung der entsprechenden Therapie ist die Prognose gut! Bei gesunden Neugeborenen sind bei Bilirubinwerten unter 30 mg/dl keine Komplikationen zu erwarten. Bei höheren Bilirubinwerten muss durch eine BERA-Untersuchung (= Brainstem Evoked Response Audiometry, Hirnstammaudiometrie) die Hörfähigkeit geprüft werden. Bei rechtzeitig eingeleiteter Therapie findet sich keine Beeinträchtigung der Hörfähigkeit.

Zusatzthemen für Lerngruppen

- Morbus haemolyticus neonatorum
- Rhesus-Inkompatibilität
- AB0-Inkompatibilität

Fall 39 Gingivostomatitis herpetica (aphthosa)

39.1 Welche Verdachtsdiagnose stellen Sie?

Gingivostomatitis herpetica (aphthosa); Begründung: hohes Fieber, Nahrungsverweigerung, multiple weißliche Bläschen und Ulzerationen der Mundschleimhaut und Zunge, Zahnfleisch geschwollen und blutig, fötider Mundgeruch, schmerzhafte zervikale Lymphadenopathie.

39.2 Erläutern Sie die Ätiologie der Erkrankung!

Meist Primärinfektion mit Herpes-simplex-Virus Typ 1 (HSV-1).

39.3 Welche weiteren Maßnahmen leiten Sie ein?

- stationäre Aufnahme zur **Infusionstherapie** (s. Fall 4) wegen Exsikkose bei Nahrungsverweigerung
- lokal **anästhesierende** Lösungen, ggf. Mundspülung z. B. mit Kamillentee, Salbeitee, Panthenol-Lösung
- Analgetika/Antipyretika (z. B. Ibuprofen)
- systemische Aciclovir-Gabe (15–30 mg/kg KG/d i. v. für 5–10 Tage): bei V. a. generalisierte Infektion oder schwerem Krankheitsverlauf.

39.4 Der Bruder des Mädchens ist 3 Wochen alt. Die besorgte Mutter möchte wissen, ob für den kleinen Jungen eine Gefahr besteht.

- Neugeborene sind **wenig** gefährdet, wenn die **Mutter vor der Schwangerschaft an Herpes simplex erkrankt** war (Anamnese) und somit Antikörper gegen HSV-1 gebildet hat, die diaplazentar auf das Kind übertragen werden konnten. Hier sind hygienische Maßnahmen (Mundschutz,

Händedesinfektion) ausreichend, im Fallbeispiel aber nur schwer durchführbar. Daher sollte man das 3-jährige Mädchen möglichst vom 3 Wochen alten Bruder isolieren.

- Neugeborene **sind** besonders **gefährdet**, an einer Herpes-simplex-Infektion zu erkranken (= Herpes neonatorum), falls die Mutter vor der Schwangerschaft noch keine Herpes-Infektion durchgemacht hat. Klinik: verschiedene Verlaufsformen: lokalisierte Infektion der Haut, Schleimhäute oder Augen, Herpesenzephalitis oder disseminierte systemische Infektion, häufig Mischformen. Bei HSV-Exposition muss das Neugeborene sorgfältig bis zur 6. Lebenswoche beobachtet und alle 14 Tage HSV-PCR-Abstriche von Rachen, Mund und Konjunktiven abgenommen werden. Bei geringsten Symptomen für eine Herpes-Infektion muss so früh wie möglich mit Aciclovir (60 mg/kg KG/d in 3 ED i. v. über 14–21 Tage) behandelt werden. Erkrankt die Mutter peripartal an einer Herpes-simplex-Primärinfektion oder leidet sie unter rezidivierenden Herpes genitalis-Infektionen muss das Neugeborene nach Geburt direkt prophylaktisch mit Aciclovir behandelt werden (60 mg/kg KG/d i. v. 3 × täglich) bis zum Ausschluss der kindlichen Infektion durch PCR.

Kommentar

Ätiopathogenese: Herpes-simplex-Viren (HSV) gehören zur Gruppe der humanpathogenen Herpesviren. Es existieren **2 Typen**: HSV-1 verursacht meist Krankheiten und Entzündungen der Haut und Schleimhäute oberhalb des Nabelbereichs, HSV-2 unterhalb des Nabels (v. a. im Genitalbereich). Nach der Infektion persistieren die Viren in den Zellen der regionären sensorischen Ganglien und können durch verschiedenste Reize (z. B. fieberhafte Infektionen, UV-Sonnenbestrahlung, Menstruation, Immunsuppression) reaktiviert werden.

Die **Erstinfektion** mit Herpes-simplex-Virus verläuft **meist inapparent**. Im **Kleinkindalter** manifestiert sich die Primärinfektion gelegentlich als **Gingivostomatitis herpetica (aphthosa)**. Die Inkubationszeit beträgt 2–12 Tage. Die Übertragung erfolgt durch engen Haut- und Körperkontakt.

Epidemiologie: Die Durchseuchungsrate der Bevölkerung mit Herpes-simplex-Virus ist aufgrund der ausgeprägten Kontagiosität sehr hoch (bis zu 90 %).

Klinik: Charakteristisch für die Gingivostomatitis herpetica sind zahlreiche **Bläschen** und **schmerzhafte Aphthen** an Lippen und Mundschleimhaut. Hohes Fieber, Nahrungsverweigerung, Schluckbeschwerden und regionale Lymphknotenschwellungen können das klinische Bild noch verschärfen.

Bei einer Superinfektion eines schon bestehenden Exanthems durch Herpes-simplex-Viren spricht man von **Eczema herpeticatum** . Besonders häufig betroffen sind Kinder mit **atopischer Dermatitis**. Auf der atopisch bzw. ekzematös veränderten Haut kommt es zur Ausbildung herpetiformer Bläschen. Der Allgemeinzustand der Kinder ist stark beeinträchtigt.

Die **neonatale Herpesinfektion** verläuft fast immer symptomatisch. Es finden sich entweder lokalisierte Infektionen der Haut, Augen sowie Schleimhaut, eine ZNS-Infektion (Herpesenzephalitis) oder eine disseminierte systemische Infektion (sepsisartiges Krankheitsbild) mit und ohne ZNS-Beteiligung. Die Symptome einer neonatalen Herpesinfektion können zunächst ganz unspezifisch sein und einer Sepsis ähneln (Lethargie, Hyperexzitabilität, Erbrechen, Apnoen u. a.). Etwa 60 % der Neugeborenen zeigen ein herpetiformes, evtl. zosterähnliches Exanthem. Bei einem Drittel der Fälle finden sich Läsionen an Mund- und Rachenschleimhaut. Bei Mitbeteiligung des ZNS treten Krampfanfälle und Koma auf.

Diagnostik: Die Diagnose wird **klinisch** gestellt. Ein Erregernachweis durch PCR ist möglich und sollte v. a. bei Verdacht auf eine neonatale Infektion erfolgen.

Therapie: Die Therapie beschränkt sich meist auf **symptomatische Maßnahmen** (s. Antwort zur Frage 39.3), nur bei neonataler Infektion, schweren Verlaufsformen (z. B. bei Immundefizienz, Eczema herpeticatum) oder Komplikationen (z. B. Herpes-Enzephalitis) ist eine systemische Therapie mit **Aciclovir** indiziert.

Prophylaxe: Schwangere mit einer genitalen Herpesinfektion sollten mit Aciclovir behandelt werden, bei Infektion nach der 34. Schwangerschaftswoche sollte das Kind per Kaiserschnitt entbunden werden. Stillen ist erlaubt, sofern nicht die Brustwarzen von der Herpes-Infektion betroffen sind und auf ausreichende hygienische Maßnahmen (Händedesinfektion, Mundschutz) geachtet wird.

Aufgrund der schlechten Prognose eines Herpes neonatorum ist es sinnvoll, Risikokinder wie Frühgeborene mit Kontakt zu frischen Herpeseffloreszenzen und fehlendem „Nestschutz" auch ohne klinische Symptome einer manifesten Herpes-Infektion prophylaktisch mit Aciclovir zu behandeln.

Kinder mit Gingivostomatitis herpetica sollten Kindergarten oder Schule fernbleiben. Dies gilt nicht für den unkomplizierten Herpes labialis.

Prognose: Die Rezidive der Gingivostomatitis herpetica treten später in Form des **Herpes labialis** auf. Hierbei entsteht perioral eine lokalisierte Rötung mit Juckreiz, Brennen und Spannungsgefühl, aus der sich Papeln, Bläschen und Krusten entwickeln. Diese Läsionen heilen innerhalb weniger Tage narbenlos aus.

Die Prognose der Infektion beim Neugeborenen hängt vom Zeitpunkt des Therapiebeginns und der Manifestationsform der Infektion ab. Sie ist trotz Therapie sehr schlecht bei der disseminierten systemischen Form (Letalität von mehr als 60 %).

Zusatzthemen für Lerngruppen

- Herpes zoster
- perinatale Infektionen

Fall 40 Trisomie 21 (Morbus Down)

40.1 Welche Verdachtsdiagnose stellen Sie? Nach welchen weiteren typischen Symptomen bzw. Befunden suchen Sie?

- **Verdachtsdiagnose**: Trisomie 21 (Morbus Down); Begründung: Lidachsenstellung schräg nach außen oben, Epikanthus, überschüssige Nackenhaut, kurze plumpe Hände und Füße, Vierfingerfurche beidseits, Sandalenfurche
- **weitere mögliche morphologische Auffälligkeiten**: Kleinwuchs, Makroglossie mit meist offenstehendem Mund, Brachyzephalus (Rundschädel), Ohrmuschelanomalien (gefaltete Helix), breite und flache Nasenwurzel, hoher Gaumen, Brushfield Spots (weißliche Verdichtungen des Irisstromas), Katarakt, Strabismus, überstreckbare Gelenke, Muskelhypotonie, weit ausladendende Darmbeinschaufeln, Coxa valga, Nabelbruch, raue, trockene und häufig marmorierte Haut
- **Fehlbildungen und Funktionsstörungen innerer Organe**: kardial (z. B. Vorhof- und Ventrikelseptumdefekte, atrioventrikulärer Septumdefekt), gastrointestinal (z. B. Ösophagusatresie, Duodenalstenose, Morbus Hirschsprung, Pancreas anulare, Analstenose), Zöliakie, Immundefizienz, Hypothyreose, Kryptorchismus, Infertilität bei Männern, Kleinwuchs, juvenile idiopathische Arthritis, obstruktive Schlafapnoen, chronische Obstipation, Hörstörungen.

40.2 Was liegt dem Krankheitsbild zugrunde?

Numerische Chromosomenaberration der Autosomen: Es existieren folgende Formen:

- **freie Trisomie 21** (95 %): das Chromosom 21 liegt 3-fach vor, die Chromosomenzahl beträgt 47. **2 bis 3 % dieser Fälle liegen als Mosaike vor (Mosaiktrisomie 21**: neben einer Zelllinie mit Trisomie 21 liegt noch eine Zelllinie mit normalem Chromosomenbefund vor)
- **Translokationstrisomie** (5 %): Vorliegen zweier freier Chromosomen 21, das 3. Chromosom 21 ist in Form einer zentrischen Fusion mit einem anderen akrozentrischen Chromosom verschmolzen, die Chromosomenzahl beträgt 46.

40.3 Was wissen Sie zur Prognose dieser Erkrankung?

Die durchschnittliche Lebenserwartung ist vermindert, liegt aber im Median mittlerweile bei über 60 Jahren. Sie ist v. a. abhängig von der Schwere der inneren Fehlbildungen und der Immundefizienz. Hierdurch sind u. a. Herzinsuffizienz, eine erhöhte Infektanfälligkeit sowie ein erhöhtes Leukämierisiko bedingt. Weiterhin ist die Intelligenz vermindert, die Inzidenz für Morbus Alzheimer erhöht.

Kommentar

Epidemiologie: Die Trisomie 21 ist die **häufigste** Chromosomenanomalie. Sie tritt mit einer Häufigkeit von 1:400–3000 Lebendgeborenen auf. Das Risiko für die Trisomie 21 steigt mit dem Lebensalter der Mutter an.

Das Wiederholungsrisiko ist außerdem von der Art der Trisomie abhängig: Bei der freien Trisomie ist das Wiederholungsrisiko sehr gering, es entspricht der statistischen Häufigkeit für eine Trisomie 21 und steigt mit dem Alter der Mutter, bei der Translokationstrisomie liegt das rechnerische Risiko je nach Art der Translokation zwischen 10 und 100 %.

Bei der Mosaiktrisomie ist das Wiederholungsrisiko genauso häufig wie bei der ersten Geburt, da hier Spontanmutationen vorliegen.

Formen: s. Antwort zur Frage 40.2. In 95 % der Fälle handelt es sich um eine freie Trisomie 21 (47, XX+21 oder 47, XY+21), die in 2–3 % als Mosaik vorliegen kann. Bei den restlichen 5 % der Fälle ist das Chromosom 21 teilweise oder vollständig auf ein anderes Chromosom transloziert, meist als Robertson'sche Translokation. Bei der Mosaiktrisomie kann die klinische Symptomatik schwächer ausgeprägt sein.

Klinik: Die Kinder fallen durch ihren **typischen Phänotyp** (s. Fall und Antwort zur Frage 40.1) auf. **Fehlbildungen innerer Organe** sind häufig. Bei jedem 2. Kind mit Down-Syndrom findet man Herzfehler (v. a. Septumdefekte, AVSD). Durch Muskelhypotonie besteht meist eine ausgeprägte Trinkschwäche im Säuglingsalter. Die Intelligenz ist vermindert (IQ meist < 50), die Entwicklung retardiert. Lesen und Schreiben können meist erlernt, einfache Arbeiten erledigt werden.

Diagnostik: Die Diagnose wird durch eine **Chromosomenanalyse** bestätigt. Sie kann in der Regel schon **präpartal** gestellt werden. Im Ersttrimester-Screening in der 12. bis 14. Schwangerschaftswoche (SSW) kann in der Ultraschalluntersuchung des Fetus ein verkürztes fetales Nasenbein, eine nicht schließende fetale Trikuspidalklappe und bei der Nackentransparenz-Messung ein **Nackenödem** festgestellt werden. Zusätzlich wird β-hCG, und PAPP-A im mütterlichen Serum bestimmt und mit dem mütterlichen Alter und der exakten Schwangerschaftswoche in Relation gesetzt. Daraus kann das Risiko für eine Chromosomenstörung ermittelt werden.

Mittlerweile ist es auch möglich, mit einer Sensitivität von mehr als 99 % Chromosomenaberrationen aus fetaler DNA im mütterlichen Blut nachzuweisen (nichtinvasiver Pränataltest).

Bei verdächtigem Befund sollte die Diagnose durch **Amniozentese bzw. Chorionzottenbiopsie** und **Chromosomenanalyse** gesichert werden.

Therapie: Organfehlbildungen wie Herzfehler oder gastrointestinale Atresien müssen je nach Schweregrad chirurgisch behandelt werden. Eine adäquate Therapie ist hierbei am ehesten in speziellen Zentren mit interdisziplinärer Betreuung gewährleistet.

Für die Langzeitbetreuung ist v. a. die Unterstützung von Eltern und Familie wichtig. Es gibt zahlreiche Elternvereinigungen und Selbsthilfegruppen. Das Kind sollte **physiotherapeutisch** (wegen der Muskelhypotonie) und – frühzeitig – zur psychisch-geistigen, sprachlichen und psychomotorischen Entwicklung z. B. ergo- und sprachtherapeutisch behandelt werden. Kinder mit Down-Syndrom fallen durch ihr sonniges Gemüt auf, sie haben Stärken im Sozialverhalten. Deshalb profitieren sie von integrativen Kindergärten und Schulen. Erwachsene Menschen mit Down-Syndrom finden Beschäftigung in Werkstätten für Menschen mit Behinderung oder auch einfache Tätigkeiten in Betrieben.

Aufklärung und Beratung der Eltern: s. auch Turner-Syndrom (Fall 35).

Immer ehrlich aufklären, dabei aber sehr behutsam vorgehen! Die Aufklärung sollte immer durch einen erfahrenen Kollegen/eine erfahrene Kollegin erfolgen. Dabei ist wichtig, dass die Eltern alles über die Krankheit erfahren, oft sind dafür viele intensive Gespräche notwendig. Es kann hilfreich sein, den Eltern Selbsthilfegruppen oder Kontakt zu betroffenen Familien zu vermitteln.

Prognose: s. Antwort zur Frage 40.3.

Zusatzthemen für Lerngruppen

- weitere Krankheitsbilder durch gonosomale oder autosomale Chromosomenaberrationen (z. B. Edwards-Syndrom, Pätau-Syndrom, Turner-Syndrom)

Lösungen

Fall 41 Pediculosis capitis (Kopfläuse)

41.1 Welche Verdachtsdiagnose stellen Sie?

Pediculosis capitis; Begründung: Alter der Patienten; Kratzspuren; ekzemartige Veränderungen der Kopfhaut und im Nacken (Anamnese und Abb. 41.2 Fallbeispiel); ausgeprägter Juckreiz; fest an den Haaren haftende kleine weißliche Eier in Kopfhautnähe (Abb. 41.1 Fallbeispiel).

41.2 Wie können Sie die Diagnose sichern?

Blickdiagnose: Nachweis von **Nissen** und Läusen, wobei insbesondere die Nissen aufgrund der weißen Farbe besser erkannt werden. Diese ähneln Schuppen, die meist basisnah an die Haare gekittet sind, sich jedoch nur mit den Fingernägeln abstreifen lassen. Weiterhin kann man den „Läuse- bzw. Nissenkamm" einsetzen. Damit lassen sich Läuse und v. a. Nissen auskämmen, diese hängen dann im Kamm.

41.3 Welche Therapie empfehlen Sie?

- einmalige Behandlung von Kopfhaut und Haar mit **antiparasitären Mitteln** (z. B. Dimeticon, Permethrin), einwirken lassen (Dauer gemäß Beipackzettel), anschließend ggf. Kopfwäsche (je nach Präparat); Wiederholungsbehandlung nach 7–10 Tagen, um den Entwicklungszyklus der Läuse zu unterbrechen (Läuse schlüpfen nach 7–8 Tagen, geschlechtsreif nach 17–22 Tagen)
- nasses Auskämmen alle 4 Tage bis Tag 13 nach der Behandlung
- **Behandlung juckreizbedingter Ekzeme**: abwartende Haltung, meist heilt das Ekzem von allein aus, da der Juckreiz unter der Behandlung mit antiparasitären Haarwaschmitteln nachlässt und folglich nicht mehr gekratzt wird; verheilt das Ekzem nach etwa 5 Tagen nicht → Lokaltherapie mit Antiseptika (z. B. Octenisept) und/oder Kortikosteroidlösungen
- **Behandlung des Juckreizes**: bei ausgeprägtem Juckreiz Therapie mit Antihistaminika, z. B. Loratadin p. o. (< 30 kg: 5 mg/d in 1 ED, ≥ 30 kg: 10 mg/d in 2 ED); der Juckreiz lässt mit der Zeit nach, da die Läuse nach der Behandlung mit antiparasitären Mitteln absterben und somit keine Ausscheidungen produzieren bzw. Blut saugen (s. Kommentar); ein erneutes Auftreten des Juckreizes nach 5–8 Tagen (durch Schlüpfen der Läuse aus den Nissen) wird durch die Wiederholungsbehandlung verhindert (s. o.).

41.4 Welche zusätzlichen Empfehlungen geben Sie der Familie mit?

- Untersuchung und ggf. Mitbehandlung **aller** Familienmitglieder
- Körperhygiene, Bettwäsche wechseln und heiß waschen (> 60 °C), im Winter auch Kopfbedeckungen waschen, Kämme/Bürsten in heißes Wasser legen (Temperaturen über 60 °C töten Läuse ab), nicht waschbare Artikel für 3 Tage luftdicht in Tüten verpacken (Läuse „verhungern" dann)
- bei wiederholtem Befall Information an Kindergarten oder Schule (Untersuchung und ggf. Therapie von Schul-/Spielkamerad*innen)
- Kinder können 1 Tag nach korrekt durchgeführter antiparasitärer Behandlung (1. Kopfwäsche und Nissenentfernung) öffentliche Einrichtungen wieder besuchen.

Kommentar

Ätiopathogenese: Die Kopflaus (Pediculus capitis) ist ein ca. 2 bis 4 mm langes flügelloses, blutsaugendes Insekt. Der **Mensch** ist das **einzige Erregerreservoir**, d. h., die Übertragung erfolgt nur von Mensch zu Mensch. Mangelnde Hygiene begünstigt die Ausbreitung, ist aber **nicht** Voraussetzung für den Befall. „Kleine Epidemien" in Kindergärten und Schulen sind häufig.

Die geschlechtsreifen Weibchen kleben im Laufe ihres Lebens (ca. 4 Wochen) etwa 90–140 Eier (sog. **Nissen**) mit wasserunlöslichem Kitt etwa 1 cm über die Kopfhaut an die Haare. Nach etwa 8 Tagen schlüpfen die Läuse. Diese ernähren sich von Blut, welches sie im Abstand von etwa 2 bis 3 Stunden immer wieder saugen. Nach etwa 2 bis 3 Wochen sind die Läuse geschlechtsreif und legen ihrerseits Eier ab. Der Juckreiz wird durch Blutsaugen und Ausscheidungen (verursachen eine allergische Reaktion) der Läuse hervorgerufen.

Klinik: **Leitsymptom** des Kopfläusebefalls (Pediculosis capitis) ist der erhebliche **Juckreiz**. Kopfläuse befallen das Kopfhaar, bei Jugendlichen und Erwachsenen evtl. auch Bart- und Schamhaare, bei Kindern auch Wimpern und Augenbrauen. Ihre Bisse führen zu hochroten urtikariellen Papeln, v. a. **retroaurikulär** und **im Nacken**. Durch Kratzen entstehen Exkorationen. Häufig kommt es zu Sekundärinfektionen meist durch Streptokokken oder Staphylokokken mit pyodermieartigen Hautveränderungen und Lymphknotenschwellungen.

Diagnostik: s. Antwort zur Frage 41.2. Die Diagnose wird durch **den Nachweis von Nissen und Läusen** gestellt. Nissen ähneln Haarschuppen, lassen sich aber nicht so leicht abstreifen. Entwicklungsfähige Nissen sind bräunlich, sie kleben kurz über der Kopfhaut am Haar und können leicht übersehen werden. Leere Eihüllen erscheinen weiß-silbrig. Läuse sitzen und krabbeln bevorzugt im Bereich des Haarschaftes am Haarboden, retroaurikulär und im Nacken. Mit einer Pinzette sind sie leicht zu entfernen und können dann mit der Lupe oder unter dem Mikroskop (s. Abb. 41.3) betrachtet werden.

Therapie: Die Behandlung umfasst neben **hygienischen Maßnahmen** die Anwendung von **antiparasitären Mitteln** (s. Antwort zur Frage 41.3). Bevorzugt wird Dimeticon angewendet, ein Silikon, das die Atmungsorgane der Läuse verklebt, so dass diese ersticken. Auch Insektizide wie Permethrin sind wirksam, sollen aber wegen der möglichen Nebenwirkungen (Neurotoxizität) nur ausnahmsweise angewendet werden. Die Behandlungs- und Anwendungsvorschriften sollten genau eingehalten werden, um die Wirksamkeit und damit den Behandlungserfolg nicht zu gefährden.

Aus den eventuell noch lebenden Nissen schlüpfen am 7. oder 8. Tag neue Läuse. Deshalb ist eine 2. Behandlung am 8.–10. Tag unbedingt erforderlich.

Außerdem müssen die Nissen entfernt werden. Am besten gelingt dies mit einem feinzinkigen Kamm (sog. Läuse- oder Nissenkamm), mit dem man die Haare strähnchenweise von der Kopfhaut in Richtung Haarspitze auskämmt. Hilfreich ist es, dazu reichlich Haarspülung im angefeuchteten Haar zu verteilen und diese dann wieder auszukämmen. Den Kamm wischt man an einem Küchenpapier ab und kontrolliert, ob sich im Abgestreiften noch Läuse oder Nissen befinden. Dies sollte alle 4 Tage wiederholt werden bis zum 13. Tag nach der Behandlung.

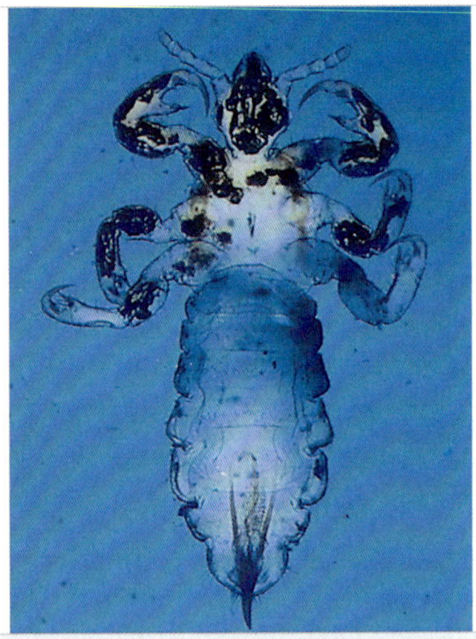

Abb. 41.3 Kopflaus (Quelle: Moll I. Duale Reihe Dermatologie. 8. Auflage. Stuttgart: Thieme; 2016)

Auch die übrigen Familien- und Haushaltsmitglieder werden auf Läusebefall untersucht und ggf. mitbehandelt (s. Antwort zur Frage 41.4). So können Reinfektionen verhindert werden. Um die Weiterverbreitung der Läuse einzuschränken, sollten die Patient*innen so lange isoliert werden, bis die antiparasitäre Behandlung abgeschlossen ist.

Prognose: Sie ist sehr gut, spätestens nach der 2. Behandlung sind keine Läuse und Nissen mehr vorhanden.

Zusatzthemen für Lerngruppen

- Skabies
- Pediculosis vestimentorum und pubis

Fall 42 Plötzlicher Kindstod

42.1 Was versteht man unter „Plötzlichem Kindstod"? Wofür steht die Abkürzung „SIDS"?

- plötzlicher und unvorhersehbarer Tod eines gesunden Säuglings
- Auffindesituation und äußere Besichtigung des Kindes ergeben keinen Anhalt für einen nicht natürlichen Tod
- In der Obduktion ist keine klinische oder histologisch-pathologische Todesursache erkennbar/nachweisbar
- SIDS = Sudden infant death syndrome.

42.2 Wie wird das Risiko des plötzlichen Kindstods für dieses Neugeborene eingeschätzt? Was erklären Sie den Eltern?

Es besteht ein 1,6–5-fach erhöhtes Risiko für Geschwisterkinder eines am plötzlichen Kindstod verstorbenen Kindes.

Besonders wichtig ist es, beruhigend auf die Eltern einzuwirken und ihnen zu erläutern, dass das Risiko bei Vermeidung der beeinflussbaren Risikofaktoren (s. Antwort zur Frage 42.4 und Kommentar) extrem gering ist. Wichtig ist es zudem, die Eltern sorgfältig in Reanimationsmaßnahmen (s. Fall 65) einzuweisen. Die Indikation zu einer Überwachung am Heimmonitor sollte – aus psychologischen Gründen – großzügig gestellt werden. Diese vermindert das Risiko jedoch nicht, es sterben auch immer wieder Kinder trotz Monitorüberwachung!

42.3 Welche diagnostischen oder therapeutischen Konsequenzen ergeben sich für das Neugeborene?

- **klinische Untersuchung des Kindes**: Ausschluss von Organfehlbildungen, Regulationsstörungen. Besonderes Augenmerk sollte auf die Atmung (Frequenz, Rhythmus) gelegt werden, um Atemstörungen wie vermehrte periodische Atmung oder verlängerte Atempausen zu entdecken! Diese können Hinweise auf zentrale Atemregulationsstörungen geben.
- **EKG**: verlängerte QT-Zeit
- **Echokardiografie:** Ausschluss eines Vitium cordis
- **Labor**: Differenzialblutbild, Kalzium (↑ oder ↓), Blutzucker (↓)
- ggf. **EEG**: zerebrale Anfälle
- ggf. **Polysomnografie** (elektrophysiologische Untersuchung im Schlaflabor: EKG + EEG + Atemexkursionen + Sauerstoffsättigung + Atemfluss über Nase und Mund): Erfassung von obstruktiven und zentralen Apnoen, Bradykardie, Hypoxämie; Indikationen: bei Geschwistern von SIDS-Kindern, ALE (s. Kommentar), ungeklärten Zyanosefällen, V. a. obstruktive Apnoen
- ggf. **weitere Untersuchungen**:
  - bei familiärer Vorbelastung Ausschluss erblicher Stoffwechselstörungen, die mit Atemstörungen einhergehen (s. Kommentar/Differenzialdiagnosen)
  - Sonografie des Schädels: strukturelle Auffälligkeiten (z. B. Dandy-Walker-Malformation), Raumforderungen, Hirndruckzeichen (erweiterte Ventrikelräume)
- ggf. **Heimmonitoring**: bei familiärer Vorbelastung, ALE oder anderen Risikofaktoren für möglichen SIDS (s. Kommentar) zur Überwachung von Atem-/Herzfrequenz und Sauerstoffsättigung (fakultativ)
- **Eltern müssen mit Reanimationsmaßnahmen vertraut sein!**

42.4 Welche Handlungsempfehlungen geben Sie den Eltern, um das Risiko des plötzlichen Kindstods zu verringern?

- Säuglinge sollten im 1. Lebensjahr in Rückenlage schlafen (s. Abb. 42.1)
- Säuglinge sollten so ins Bett gelegt werden, dass nichts ihren Kopf bedecken kann: kein Kissen, keine Bettumrandung, Schlafsack statt Decke
- Säuglinge sollten im elterlichen Schlafzimmer, aber im eigenen Bett schlafen
- Überwärmung des Säuglings soll unbedingt vermeiden werden (Raumtemperatur 18 °C, nicht im elterlichen Bett, angepasste Kleidung/Schlafsack, kein Lammfell, feste Matratze etc.)
- unbedingt rauchfreie Umgebung!
- Säuglinge sollten möglichst gestillt werden.
- Ein Schnuller sollte verwendet werden.

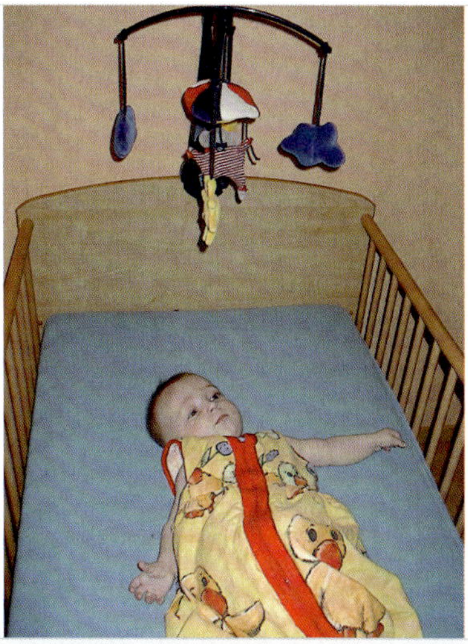

Abb. 42.1 Optimale Schlafposition eines Säuglings

Kommentar

Definition: s. Antwort zur Frage 42.1.

Epidemiologie: Die Säuglingssterblichkeit in Deutschland beträgt aktuell laut statistischem Bundesamt 3,1/1000 Lebendgeborene. Durch gezielte Präventionskampagnen sank die Rate der plötzlichen Säuglingstode in den letzten 10 Jahren von 1–3‰ auf 0,14‰. Der Häufigkeitsgipfel liegt zwischen dem 2. und 4. Lebensmonat. 95 % der Kinder versterben nach der Neonatalperiode (erste 4 Lebenswochen) und vor dem 10. Lebensmonat. Jungen sind etwas häufiger betroffen als Mädchen (♂ : ♀ = 60 % : 40 %). ⅔ der Fälle ereignen sich in der infektbelasteten kalten Jahreszeit.

Ätiologie: Die Ursachen des plötzlichen Säuglingstodes sind immer noch ungeklärt. Nach der Triple-Risk-Hypothese geht man derzeit davon aus, dass 3 Faktoren zusammentreffen müssen, damit ein SIDS auftreten kann: Ein **externer Reiz** (z. B. Bauchlage, Luftwegsinfekt) trifft in einer **kritischen Phase der Entwicklung** (z. B. 2.–4. Lebensmonat) auf ein **vulnerables Kind** (z. B. Kind einer Raucherin). Aus Aufzeichnungen von Herz-Atem-Monitoren geht hervor, dass es bei den betroffenen Säuglingen zu einer tiefen Hypoxämie und Bradykardie kommt, deren Ursache bislang unklar ist. Verlegung der Atemwege und fehlende Aufwachreaktion werden als Auslöser diskutiert.

Risikofaktoren: Epidemiologische Untersuchungen konnten eine Vielzahl von Faktoren aufdecken, die bei Kindern, die an SIDS verstorben sind, signifikant häufiger auftraten. Die wichtigsten Risikofaktoren sind:

- Schlafen des Kindes in Bauchlage (10-fach erhöhtes Risiko)
- Seitlage des Kindes, da sie ein leichtes Rollen in Bauchlage ermöglicht
- weiche Schlafunterlage
- Überwärmung des Kindes während des Schlafens
- Schlafen im elterlichen Bett
- Schlafen allein im Zimmer
- Rauchen während der Schwangerschaft
- Stillverzicht.

Ein erhöhtes Risiko haben:

- Kinder, die bereits ein anscheinend oder offensichtlich lebensbedrohliches Ereignis (**ALE** = anscheinend lebensbedrohliches Ereignis bzw. BRUE = brief resolved unexplained event) unklarer Ätiologie erlitten haben. Hierbei finden sich Symptome wie Apnoe, Blässe und/oder Zyanose und Leblosigkeit.
- Kinder, die einem an plötzlichem Kindstod verstorbenen Geschwisterkind nachfolgen (s. Antwort zur Frage 42.2)
- ehemalige Frühgeborene mit bronchopulmonaler Dysplasie, symptomatischen Apnoen oder Bradykardien
- Kinder von rauchenden oder drogenabhängigen Eltern
- Kinder, die in einer Raucherumgebung aufwachsen.

Diagnostik: s. Antwort zur Frage 42.3.

Differenzialdiagnosen des plötzlichen Kindstods (erklärbare Ursachen):

- Störungen der Atemregulation; zentrale, obstruktive oder gemischte Apnoen
- Infektionen der Atemwege wie Pertussis, Bronchiolitis
- neurologische Erkrankungen wie zerebrale Raumforderungen/Fehlbildungen, Hirndruck, Meningitis/Enzephalitis, Krampfanfälle
- Stoffwechselstörungen, die mit Atemstörungen einhergehen (z. B. Carnitinmangel, Pyruvatdehydrogenasemangel)
- Fremdkörperaspiration
- kardiale Fehlbildungen, Kardiomyopathien, Herzrhythmusstörungen
- Misshandlung/Kindstötung u. a.

Prophylaxe: s. Antwort zur Frage 42.4. Die **Risikofaktoren** gilt es zu **reduzieren**, da dies bis jetzt der einzige Weg ist, die Gefahr für den plötzlichen Säuglingstod zu verringern. Mit **Vermeidung der Bauchlage als Schlafposition** für Säuglinge ist die Zahl der SIDS-Fälle um etwa 50 % zurückgegangen. Ebenso sollte die als instabil eingestufte Seitlage als Schlafposition für das Kind vermieden werden. Der Kopf des Kindes sollte nicht durch Bettzeug u. a. bedeckt werden (können), da hierdurch vermehrt CO_2 rückgeatmet wird, die oberen Atemwege verlegt werden können und es zur Überwärmung des Kindes kommen kann. Die Wärme kann nicht mehr über Kopf und Gesicht abgegeben werden. Aufwachreaktionen werden seltener.

Auch der Schlafort des Kindes hat Einfluss auf das SIDS-Risiko. Schläft das Kind im **eigenen** Bett im elterlichen Schlafzimmer, so wird das SIDS-Risiko minimiert. Eine plausible Erklärung gibt es hierfür nicht. Jedoch ist es möglich, dass die Eltern durch die Nähe zum Kind subtile Symptome eher wahrnehmen können. *Cave*: Schlafen **im** elterlichen Bett erhöht das SIDS-Risiko!

Ein weiterer wichtiger und vermeidbarer Risikofaktor stellt das elterliche Rauchen dar. Die protek-

Lösungen

tive Wirkung des Stillens wird durch die bessere Infektabwehr erklärt.

Maßnahmen bei Verdacht auf Atemstillstand: Als erstes erfolgt ein vorsichtiger Aufweckversuch beim Kind, falls dieser scheitert die Reanimation (s. Fall 65).

Verhalten bei Auftreten eines SIDS: Wird man als Arzt/Ärztin zu einem plötzlich verstorbenen Säugling gerufen, sollten bei Vorliegen sicherer Todeszeichen keine Reanimationsmaßnahmen mehr erfolgen. Den Eltern muss man mitteilen, dass ihr Kind verstorben ist sowie die vermutete Todesursache „Plötzlicher Säuglingstod" nennen und erklären. Da die Todesursache unklar ist, muss auf dem Totenschein die Todesart mit „ungeklärt" angegeben werden. Dies muss man den Eltern erklären, denn das bedeutet, dass die Polizei eingeschaltet werden wird und die Staatsanwaltschaft eine Obduktion des Kindes anordnen kann, um Klarheit über die Todesursache zu erhalten. Den Eltern sollte dann die Gelegenheit gegeben werden, von ihrem Kind Abschied zu nehmen. In der weiteren Betreuung der Eltern kann es hilfreich sein, Kontakte zu anderen betroffenen Eltern, z.B. über Selbsthilfegruppen (z.B. Elterninitiative „Verwaiste Eltern") oder die GEPS (Gesellschaft zur Erforschung des plötzlichen Säuglingstodes; www.geps.de) herzustellen.

Fall 43 Lobärpneumonie

43.1 An welche möglichen Erkrankungen denken Sie? Welche Untersuchungen veranlassen Sie, um zu einer Diagnose zu kommen?

- **Differenzialdiagnosen:**
  - (ambulant erworbene) Pneumonie; Begründung: Fieber, Husten, Tachypnoe, Nasenflügelatmen, mittel-/feinblasige Rasselgeräusche über der rechten Lunge, Bauchschmerz, Entzündungsparameter ↑
  - Gastroenteritis; Begründung: Bauchschmerz, Erbrechen, Fieber
  - akute Appendizitis; Begründung: hohes Fieber, Erbrechen, gespanntes Abdomen, diffuser Druckschmerz
  - Sepsis; Begründung: hohes Fieber, schlechter Allgemeinzustand, Entzündungsparameter ↑
  - Harnwegsinfekt/Urosepsis; Begründung: hohes Fieber, Bauchschmerz, Entzündungsparameter ↑
- **Diagnostik:**
  - Pulsoxymetrie: < 95 % bei Raumluft pathologisch, < 92 % behandlungsbedürftig
  - Labor: Entzündungswerte (Blutbild, CRP, evtl. IL6), Blutgasanalyse, Elektrolyte, zur Erregeridentifizierung bei schwerem Verlauf evtl. Blutkultur (nur bei Bakteriämie erfolgreich), Sputumdiagnostik (gelingt erst bei Kindern ab 5 Jahren, spontan oder nach vorheriger Inhalation mit hyperosmolarer Kochsalzlösung), Urinstatus (Ausschluss Harnwegsinfektion)
  - Röntgen-Thorax (nur p.-a.): Infiltrate als Hinweis auf Pneumonie
  - Sonografie des Abdomens: Ausschluss Appendizitis, freie Flüssigkeit, gestautes Nierenbecken.

43.2 Beschreiben Sie, was Sie auf der Übersichtsaufnahme des Thorax sehen! Welche Diagnose stellen Sie? Kennen Sie andere Formen dieser Erkrankung? Wie unterscheiden sie sich radiologisch?

- **Befundbeschreibung**: homogene scharf begrenzte Verschattung des rechten Lungenoberfelds (s. Abb. 43.2 Fallbeispiel), sonst unauffälliger Röntgen-Thorax
- **Diagnose**: (ambulant erworbene) Lobärpneumonie rechtes Oberfeld
- **Begründung**: Fieber, Husten, Tachypnoe, Nasenflügelatmen, mittel-/feinblasige Rasselgeräusche über der rechten Lunge, Bauchschmerz, Entzündungsparameter ↑, pulsoxymetrische Sättigung ↓
- **weitere Pneumonie-Formen**:
  - Bronchopneumonie: fleckige Verschattungen, die sich nicht an Lappengrenzen halten
  - interstitielle Pneumonie: interstitielle streifige Verdichtungen.

43.3 Das Krankheitsbild verläuft in mehreren Stadien. Bitte beschreiben Sie den Krankheitsverlauf.

Die klassische Lobärpneumonie verläuft in 5 Stadien:

1. **Anschoppung** (Tag 1): Hyperämie und Permeabilitätsstörung mit Erweiterung der Kapillaren und Austritt von eiweißreichem Exsudat in die Alveolen, viele Bakterien
2. **rote Hepatisation** (Tag 2 und 3): starke Hyperämie und Fibrinexsudation, leberartige Konsistenz der Lunge

3. **graue Hepatisation** (Tag 4 bis 6): Einwanderung von Makrophagen, Abbau der Erythrozyten, Gewebe erscheint grau
4. **gelbe Hepatisation** (Tag 7 und 8): Exsudat enthält nun viele Granulozyten, diese zerfallen (= Eiter), das Gewebe erscheint deshalb gelb
5. **Lyse und Restitutio ad integrum** (Tag 9 bis 4 Wochen): Leukozyten lösen enzymatisch das intraalveoläre Fibrin, das verflüssigte Exsudat wird über die Lymphbahnen abtransportiert und als Sputum ausgehustet.

43.4 Pneumonien können durch verschiedene Erreger verursacht werden. Welche Erreger sind in diesem Fall am wahrscheinlichsten? Begründen Sie!

- Am wahrscheinlichsten ist die Pneumonie bakteriell verursacht (Begründung: schlechter AZ, hohes Fieber, Tachypnoe)
- wahrscheinlichster Erreger: Pneumokokken (Begründung: häufiger Erreger in der Altersgruppe 4 Monate bis 5 Jahre, radiologisch Lobärpneumonie).

43.5 Welche Therapie leiten Sie ein?

Stationäre Einweisung: Begründung: Sättigung 92 % – Sauerstoff-Gabe erforderlich! reduzierter Allgemeinzustand, i.v.-Flüssigkeitssubstitution erforderlich (Junge isst und trinkt kaum noch), i.v.-Antibiotikatherapie notwendig (schlechter Allgemeinzustand, Entzündungsparameter ↑)

- **i.v.-Antibiotikatherapie** mit Ampicillin (100 (–200) mg/kg KG/d in 3 ED) bis zur Besserung (Fieber ↓, Entzündungsparameter ↓), dann Umstellung auf Amoxicillin p. o. 50 (–90) mg/kg KG in 2–3 ED, insgesamt mindestens 7 Tage
- **symptomatische Maßnahmen**: Bettruhe, ausreichende Flüssigkeitszufuhr (Infusionstherapie), Luftbefeuchtung, bei Hypoxie Sauerstoffgabe, evtl. Inhalationstherapie mit 0,9 %iger NaCl-Lösung und Atemgymnastik zur Sekretolyse.

Kommentar

Definition und Formen: Bei Pneumonien handelt es sich um entzündliche Erkrankungen des Lungenparenchyms. Sie gehören zu den häufigen Atemwegserkrankungen im Kindesalter.

Pneumonien werden nach der Morphologie in Broncho-, Lobär- oder interstitielle Pneumonien unterteilt. Die **Bronchopneumonie** ist die häufigste Pneumonieform im Kindesalter. Die entzündlichen Veränderungen betreffen die Atemwege und die angrenzenden Lungenparenchymanteile. Die Übergänge zwischen Bronchitis und Bronchopneumonie sind fließend. Bei der **Lobärpneumonie** sind die entzündlichen Veränderungen auf das Lungenparenchym eines Lungensegments oder -lappens begrenzt. Bei **interstitiellen Pneumonien** ist v. a. das perivaskuläre oder interalveoläre Bindegewebe entzündet.

Man kann außerdem zwischen **ambulant erworbenen** Pneumonien (pCAP, pediatric community-acquired pneumonia) und **nosokomialen** (in der Klinik erworbenen) Pneumonien unterscheiden. Symptombeginn bei den ambulant erworbenen Pneumonien ist vor dem stationären Aufenthalt oder höchstens bis 48 h nach Aufnahme, bei nosokomialen Pneumonien treten Symptome frühestens am 3. Tag eines stationären Aufenthaltes bis 7 Tage nach Entlassung auf. Sie unterscheiden sich außerdem im Keimspektrum.

Je nach klinischem Bild differenziert man zwischen **typischen und atypischen Pneumonien. Typische Pneumonien** zeigen die typischen Pneumonie-Symptome mit plötzlichem Krankheitsbeginn, Fieber, Tachypnoe, produktivem Husten und Krankheitsgefühl sowie auskultatorisch typischen Rasselgeräuschen, Knistern und typischem Röntgenbefund.

Eine **atypische Pneumonie** beginnt eher schleichend mit unproduktivem Husten, nur leichter Temperaturerhöhung, wenig Krankheitsgefühl, gelegentlich extrapulmonalen Symptomen wie Gliederschmerzen und Kopfschmerzen, Haut- und Schleimhautaffektionen. Der Auskultationsbefund ist unspezifisch, auch radiologisch zeigen sich eher diffuse, milchglasartige Infiltrate. Erreger sind häufig Mykoplasmen, Chlamydien, Ureaplasmen, Legionellen etc.

Ätiologie: Pneumonien entstehen in der Regel aus absteigenden Infekten der oberen Luftwege. Selten sind sie hämatogen verursacht durch Absiedelung einer disseminierten Infektion. Gelegentlich führen allergische, chemische oder physikalische Auslöser zu Pneumonien oder die Pneumonie tritt sekundär als Folge einer Aspiration oder durch Reflux von Mageninhalt auf. Auch Pilze können manchmal als Erreger nachgewiesen werden.

In mehr als 50 % der Fälle lassen sich **Viren** im Nasopharynx nachweisen: am häufigsten ist RSV (respiratorial synciatial virus) nachweisbar, gefolgt vom humanem Metapneumo-, Parainfluenza-, Influenza- und Adenovirus. Sie bereiten oft den Weg für **bakterielle Sekundärinfektion** (30%). **Bakterielle Pneumonien** werden durch Pneumokokken, Staphylokokken, unbekapselte Haemophilus-influenzae-Bakterien u. a. verursacht.

Das Keimspektrum variiert nach Altersklasse:

- **Neugeborene**:
  - **Bakterien**: B-Streptokokken, E. coli, Klebsiella pneumoniae, Listeria monocytogenes, Staphylokokken, Pseudomonas aeruginosa, Ureaplasma urealyticum
  - **Viren**: CMV
- **Säuglinge ab 3 Wochen bis 3 Monate**:
  - **Bakterien:** Pneumokokken, Staphylokokken
  - **Viren:** RSV, Parainfluenza
- **Säuglinge ab 4 Monate und Kleinkinder bis 5 Jahre**:
  - **Bakterien:** Pneumokokken, Haemophilus influenzae, Mycoplasma pneumoniae, Bordetella pertussis
  - **Viren:** RSV, Influenza-, Parainfluenza-, Metapneumo-, Adeno-, ECHO-, Coxsackie-, Rhinoviren
- **Schulkinder**:
  - **Bakterien:** Mycoplasma pneumoniae, Chlamydia pneumoniae, Streptococcus pneumoniae, Haemophilus influenzae
  - **Viren:** RSV, Parainfluenza, Influenza-, Adeno-, Metapneumo-, Masern-, Varizella-zoster-Virus.

Die Übertragung der Erreger erfolgt vorwiegend durch Tröpfcheninfektion. Pneumonien hospitalisierter Patient*innen werden meist durch mehr oder weniger resistente Hospitalkeime (gramnegative Stäbchen, Staphylokokken, Pilze u. a.) verursacht. Durch die Infektion wird eine Entzündungskaskade ausgelöst, die intraalveolär zur Anhäufung von Zellen, Zelldetritus und eiweißreicher Flüssigkeit führt. Dadurch wird der Gasaustausch erschwert. Sind auch die angrenzenden Bronchien und Bronchiolen betroffen, spricht man von Bronchopneumonie. Sekundäre Pneumonien entwickeln sich infolge von Immunsuppression (z. B. Immunmangelsyndromen, Chemotherapie), Grunderkrankungen (z. B. Mukoviszidose, Tuberkulose, AIDS) oder Fremdkörperaspiration.

Klinik: Klinische Symptome einer typischen Pneumonie sind **Husten** (initial trocken, später produktiv), (hohes) **Fieber**, **auffällige Atmung** (Dyspnoe, Tachypnoe, Nasenflügeln, anstoßende Atmung [Luft wird hörbar aus der Lunge herausgepresst], bei begleitender Obstruktion thorakale Einziehungen) und evtl. **Zyanose** (Sauerstoffsättigung < 90%) sowie **Brustschmerzen** (bei Begleitpleuritis). Das Krankheitsgefühl kann mehr oder weniger stark ausgeprägt sein. Häufig finden sich Begleitsymptome wie Müdigkeit, Erbrechen und Appetitlosigkeit, nicht selten auch Bauchschmerzen („Pneumoniebauch" = entzündliche Mitreaktion des Peritoneums bei Pleuritis). *Merke*: Bei jedem „akuten Abdomen" im Kindesalter sollte man immer an eine Pneumonie denken!

Bakterielle Pneumonien verlaufen in der Regel schwerer und gehen mit hohem Fieber und höheren Entzündungszeichen einher.

Diagnostik: Die Diagnose wird in der Regel **klinisch** gestellt. Bei der Auskultation finden sich knisternde bzw. feinblasige Rasselgeräusche, bei der Perkussion findet sich eine umschriebene Dämpfung.

Wegen der Strahlenbelastung soll die Indikation zum Röntgen überlegt gestellt werden. In der Regel ist eine sagittale p.-a.-Aufnahme ausreichend. Bei der Lobärpneumonie ist der betroffene Lobus verschattet und scharf begrenzt, bei der interstitiellen Pneumonie tritt eine netzförmige oder streifige Zeichnungsvermehrung des Lungengewebes auf. Bei der Bronchopneumonie finden sich im Röntgenbild typischerweise multiple, konfluierende Verdichtungen, die perihiläre Streifenzeichnung ist oft zusätzlich betont. Der „Pneumoniebauch" ist auch im Röntgenthorax als aufgetriebenes Colon transversum mit wenig Haustren zu sehen, welches den Magen überlagert.

Zusätzlich sind Laboruntersuchungen erforderlich:

- großes Blutbild (Leukozytose, Linksverschiebung), CRP und BSG, um zwischen viraler oder bakterieller Genese zu unterscheiden
- Blutgasanalyse, um eine Hyperkapnie und respiratorische Azidose als Hinweis auf respiratorische Insuffizienz zu entdecken
- Serum-Elektrolyte, um Elektrolytverschiebungen als Hinweis auf eine Dehydratation zu finden
- Bei schweren Verläufen sollte versucht werden, den Erreger in der Blutkultur oder im Sputum nachzuweisen. Rachenabstriche sind nicht ausreichend, weil damit nicht sicher zwischen Infektion und Kolonisierung unterschieden werden kann.
- Ggf. kann versucht werden, den Erreger durch PCR aus Rachenspülwasser oder einem Nasopharyngealabstrich zu erhalten (sinnvoll bei V. a. auf My-

koplasmen, Pertussis, RSV, Influenza). Dies kann auch als Multiplex-PCR (Nachweis bakterieller und viraler Nukleinsäure-Bestandteile) erfolgen. Auch Antigen-Schnellteste für RS-Viren sind sehr sensitiv, mäßig sensitiv für Influenza-Viren.

Erfahrene „Ultraschaller*innen“ können die Pneumonie auch sonografisch nachweisen. Belüftungsstörungen und thoraxwandnahe Infiltrate sind sonografisch gut zu beurteilen. Bei Pneumokokken- und Staphylokokkenpneumonien bilden sich nicht selten Pleuraergüsse oder Pleuraempyeme, die man sonografisch leicht nachweisen und den Verlauf kontrollieren kann. Bei einer Punktion kann Sekret für den Erregernachweis gewonnen werden.

Differenzialdiagnosen: s. Antwort zur Frage 43.1.

Therapie: Bei der Therapie muss neben dem Alter (typisches Erregerspektrum s. Antwort zur Frage 43.3) v.a. das klinische Erscheinungsbild berücksichtigt werden.

Die Unterscheidung zwischen bakterieller und viraler Genese ist häufig schwierig. Die Indikation zur Antibiotikatherapie wird überlegt gestellt. Sie erfolgt, wenn die Symptomatik (Allgemeinzustand, Fieber, Entzündungswerte) auf eine bakterielle Genese hindeutet. Bei schweren Krankheitsverläufen und/oder jungen Säuglingen sollte die Antibiotikatherapie anfangs immer i. v. erfolgen, weniger schwere Verläufe können oral behandelt werden. Zum Einsatz kommen je nach Krankheitsbild Aminopenicilline (Ampicillin i. v. oder Amoxicillin p. o.), bei Allergien oder Unverträglichkeiten Cephalosporine, Makrolide oder Tetrazykline (> 8 Jahre). Bei komplizierten Verläufen wird Ampicillin durch Betalaktamasehemmer verstärkt oder ein Cephalosporin der 2. Klasse verabreicht. Ergeben sich Hinweise auf Mykoplasmen oder Chlamydien kommen Makrolide (Clarithromycin oder Azithromycin) oder Tetrazykline (> 8 Jahre) zum Einsatz.

Cephalosporine sind grundsätzlich gut wirksam und auch gut verträglich, ihr breiter Einsatz führt aber zur Selektion multiresistenter gramnegativer Enterokokken, die bei stationären Patient*innen zu schwer behandelbaren Krankenhausinfektionen führen können. Ihr Einsatz soll deshalb überlegt erfolgen.

Zusätzlich erfolgen **supportive Maßnahmen** wie Sauerstoffgabe bei Hypoxie, Inhalationsbehandlung mit Salbutamol bei bronchialer Obstruktion, Analgetika (z. B. Ibuprofen) bei Begleitpleuritis (Unterdrückung des schmerzhaften Hustenreizes kann sonst zur Sekretretention führen) sowie ausreichende Flüssigkeitszufuhr (ggf. Infusionstherapie) und physikalische Maßnahmen wie Feuchtinhalationen mit Kochsalzlösung und Physiotherapie zur Sekretolyse. Hohes Fieber wird z. B. mit Paracetamol gesenkt.

Pleuraergüsse oder -empyeme müssen drainiert werden.

Prognose: Kinder und Jugendliche mit ambulant erworbener Pneumonie werden bei adäquater medizinischer Versorgung in der Regel schnell wieder gesund. Auch bei Neugeborenen ist die die Prognose aufgrund guter Überwachungs- und Therapiemöglichkeiten bei frühem Behandlungsbeginn heute meist gut.

Zusatzthemen für Lerngruppen

- Fremdkörperaspiration
- Tuberkulose
- Mukoviszidose
- Bronchitis/banale Atemwegsinfekte
- Bronchiolitis

Fall 44 Harnwegsinfekt und vesikoureterorenaler Reflux

44.1 Wie gehen Sie weiter vor?

- **stationäre Aufnahme**: zur weiteren Diagnostik und ggf. i.v.-Antibiotikatherapie
- **Labor**:
  - Harnwegsinfekt verifizieren: zu Methoden der Uringewinnung s. Fall 24; Urinstatus (Leukozyten, Erythrozyten, Nitrit, Eiweiß), Urinmikroskopie (Erythrozytenmorphologie, Zylinder), Urinbakteriologie (**Urinkultur**)
  - Blut: Blutbild, Entzündungsparameter (CRP, BSG), Kreatinin, Harnstoff
- **Sonografie von Nieren und Harnblase**: gestautes Nierenbecken, Fehlbildungen, Harntransportstörungen
- **bei gesicherter Harnwegsinfektion**:
  - i.v.-antibiotische Behandlung über 7–10 Tage: initial kalkulierte Antibiotikatherapie z. B. mit Ampicillin (100–200 mg/kg KG/d in 3–4 ED) in Kombination mit Aminoglykosidantibiotikum

(z. B. Gentamicin 7,5 mg/kg KG/d in 1 ED) oder Cefotaxim (100–150 mg/kg KG/d in 2–3 ED)
- Infusionstherapie: zum „Spülen" der Niere und ableitenden Harnwege
- Antipyrese und Analgesie: Paracetamol bzw. Ibuprofen.

44.2 Erklären Sie den Eltern den Untersuchungsablauf! Erläutern Sie alternative Untersuchungsverfahren.

- Man erklärt den Eltern, dass ein ganz dünner Urinkatheter unter sterilen Bedingungen und mit Hilfe eines lokal anästhesierenden Gels sehr vorsichtig in die Blase geschoben wird. Gegebenenfalls kann das Kind dazu leicht sediert werden, damit die Untersuchung nicht so traumatisch erlebt wird. Dann wird die Harnblase mit Kontrastmittel gefüllt. Die dann folgende Miktion geschieht unter Durchleuchtung, dabei werden das Blasenvolumen, die Blasenwand, die Urethra und ein eventueller Reflux beurteilt.
- **Indikationen**: V. a. subvesikales Hindernis (Harnröhrenenge, -divertikel), höhergradiger vesikoureterorenaler Reflux
- *Cave*: MCU sollte, wenn die Notwendigkeit gegeben ist, möglichst direkt noch unter laufender Antibiotikatherapie durchgeführt werden zum Schutz vor einem iatrogen induzierten Harnwegsinfekt.
- Als alternative Untersuchungsmethoden kann man den Eltern die **Miktionsurosonografie** vorschlagen und erläutern, dass es sich dabei um eine Ultraschalluntersuchung des Harntraktes unter Verwendung eines speziellen Ultraschallkontrastmittels (gasgefüllte Mikrobläschen) handelt. Dazu muss ebenfalls ein Blasenkatheter in die Blase eingelegt werden, das Kontrastmittel wird dann unter sonografischer Beobachtung eingespült. **Vorteil**: keine Strahlenbelastung, **Nachteil**: die Harnröhre ist nur schwierig zu beurteilen; „Ultraschaller*innen" brauchen große Erfahrung, Methode weniger sensitiv als MCU.

44.3 Interpretieren Sie den Befund der durchgeführten MCU! Erläutern Sie die Stadieneinteilung der Erkrankung!

- MCU: vesikoureterorenaler Reflux Grad III links, d. h. Rückfluss von Urin aus der Harnblase in den Harnleiter, geringe Dilatation des Ureters, leichte Dilatation des Nierenbeckens (s. Abb. 44.2 Fallbeispiel)
- Stadieneinteilung des vesikoureterorenalen Refluxes s. Tab. 44.1 und Abb. 44.1.

Tab. 44.1 Stadieneinteilung des vesikoureterorenalen Reflux (nach International Reflux Study Group)

Grad	Merkmale
Grad I	Reflux nur in den Ureter
Grad II	Reflux in den Ureter und das Nierenbeckenkelchsystem ohne Dilatation
Grad III	beginnende Dilatation des Ureters; leichte oder mäßige Dilatation des Nierenbeckens und geringe oder mäßige Abstumpfung der Kelche
Grad IV	zunehmende Dilatation und Schlängelung des Ureters; mäßige Dilatation des Nierenbeckens und der Kelche; vollständige Abstumpfung der Fornices
Grad V	ausgeprägte Dilatation und mäanderförmige Schlängelung des Ureters; ausgeprägte Dilatation und Verplumpung des gesamten Nierenhohlsystems

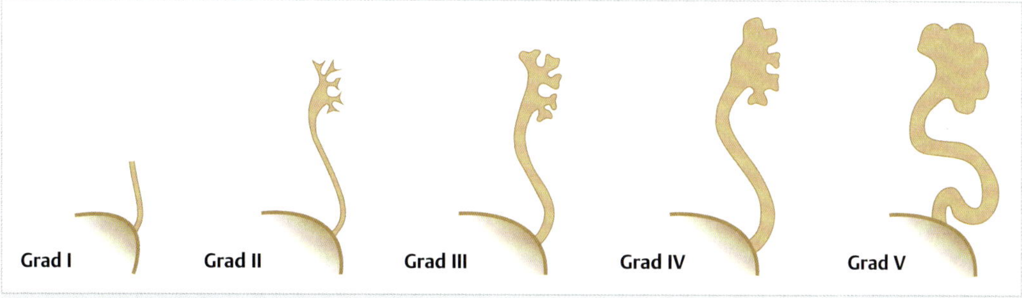

Abb. 44.1 Schema der radiologischen Refluxstadien (Quelle: Krombach G, Mahnken, A. Radiologische Diagnostik Abdomen und Thorax. 1. Auflage. Stuttgart: Thieme; 2015)

44.4 Welche weitere Therapie empfehlen Sie für diesen Patienten?

- vesikoureterorenaler Reflux Grad I–III: hohe Spontanheilungsrate, deshalb antibiotische Harnwegsinfektionsprophylaxe zur Verhinderung rez. Pyelonephritiden und Parenchymschäden über 3–6 Monate (z. B. Trimethoprim 2 mg/kg KG/d in 1 ED abends oder Nitrofurantoin 1–2 mg/kg KG/d in 1 ED nach der letzten Miktion abends
- regelmäßige sonografische Kontrollen
- bei „Durchbruchs-Infektionen" Wiederholung MCU:
  - Befund unverändert bzw. verschlechtert: Kollagenunterspritzung des betroffenen Ureters oder Antirefluxplastik mit Ureterneueinpflanzung
  - Befund verbessert: Fortsetzung der Harnwegsprophylaxe über weitere 6 Monate, dann Kontrolle.

Kommentar

Definition: Ein Harnwegsinfekt ist gekennzeichnet durch die Besiedlung bzw. Invasion der Harnwege und Nieren mit Bakterien und konsekutiver **signifikanter Bakteriurie**. Es kommt zu lokalen oder allgemeinen Entzündungszeichen (z. B. Leukozyturie, Fieber).

Ätiopathogenese: Häufigste Erreger von Harnwegsinfektionen sind gramnegative Keime aus dem Darmtrakt. In mehr als **80 %** der Fälle kann **Escherichia coli** nachgewiesen werden, in 10 % Proteusarten, Enterokokken, Klebsiellen u. a. Bei anatomischen oder funktionellen Harntransportstörungen werden E. coli seltener nachgewiesen. Hier findet man insbesondere Pseudomonas aeruginosa.

Meist handelt sich um aszendierende Infektionen über Harnröhre und Harnblase. Im Neugeborenen- und Säuglingsalter erfolgt die Besiedelung des Harntrakts am häufigsten hämatogen im Rahmen einer Bakteriämie oder Neugeborenensepsis.

Ein gesicherter fieberhafter Harnwegsinfekt sollte immer Anlass zu weiterer Diagnostik geben, um Fehlbildungen des Harntrakts, z. B. Obstruktionen oder Abflusshindernisse (z. B. Urethralklappen, Zystozelen) sowie einen vesikoureterorenalen Reflux, als Ursache auszuschließen.

Beim **vesikoureterorenalen Reflux** (VUR) fließt Urin aus der Harnblase zurück in die Ureteren bis hin zu den Nieren. Der **primäre** VUR findet sich bei 0,5–1 % aller Kinder. Mädchen sind häufiger betroffen als Jungen. Meist ist der Verschlussmechanismus des Ureterostiums in Folge einer Fehleinmündung (z. B. ektoper Einmündung) des Ureters in die Blase defekt. Der VUR wird nach internationaler Klassifikation in 5 Schweregrade eingeteilt (s. Antwort zur Frage 44.3). Der Reflux per se macht dabei keine Beschwerden. Er wird erst durch rezidivierende Harnwegsinfekte symptomatisch. Komplikationen entstehen durch Verschleppung von Keimen aus der Blase in das Hohlsystem der Niere, bei höhergradigem Reflux drohen Druckschädigungen des Nierenparenchyms. Ein VUR kann auch **sekundär** aufgrund eines erhöhten Blaseninnendrucks bei Abflusshindernissen (z. B. Urethralklappe), neurogenen Blasenentleerungsstörung oder bei funktionellen Blasenentleerungsstörungen („bladder bowel dysfunction") entstehen.

Klinik: Die klinischen Zeichen eines Harnwegsinfekts sind abhängig vom Alter der Patient*innen und der Infektlokalisation. Säuglinge zeigen meist unspezifische klinische Symptome wie hohes Fieber, Erbrechen, Trinkschwäche und aufgetriebenes Abdomen (s. Fall 24). Bei älteren Kindern weisen Fieber und Bauchschmerzen sowie klopfschmerzhafte Nierenlager auf eine Pyelonephritis hin. Algurie, Dysurie, Pollakisurie und sekundäre Enuresis (Einnässen) deuten auf eine Infektion des unteren Harntrakts hin.

Diagnostik: Die Diagnose eines Harnwegsinfekts kann nur gestellt werden, wenn eine **signifikante Bakteriurie** vorliegt. Dazu muss eine **Urinkultur** aus sauber gewonnenem Urin angelegt werden. Bei größeren Kindern gelingt dies in der Regel spontan aus dem Mittelstrahlurin, bei Kleinkindern und Säuglingen gewinnt man den Urin am besten durch Blasenpunktion oder Katheterisierung. Eine Harnwegsinfektion gilt als gesichert, wenn in der Urinkultur aus dem Mittelstrahlurin mehr als 10^4 Keime/ml nachgewiesen werden, im Blasenpunktionsurin spricht jedes Keimwachstum für eine Infektion. Der **Urinstatus** zeigt bei einem Harnwegsinfekt eine Bakteriurie, Leukozyturie und zumindest eine Mikrohämaturie. Nitrit (z. B. bei E. coli) ist häufig positiv und beweist einen Harnwegsinfekt. Es gibt aber auch Bakterien (z. B. Pseudomonaden), die kein Nitrit produzieren.

Bei jeder fieberhaften Harnwegsinfektion muss eine **Sonografie** der Nieren und ableitenden Harnwege erfolgen. Hierbei können sich Hinweise auf Harntransportstörungen wie dilatierte Ureteren

oder Abflusshindernisse wie Urethralklappen finden. Die Indikation zur **Miktionszystourethrografie** (MCU) wird gestellt bei
- sonografischen Hinweisen auf Abflusshindernisse oder höhergradigen Reflux
- 1. Pyelonephritis im Säuglingsalter
- rez. Pyelonephritiden außerhalb des Säuglingsalters
- Nachweis einer Harnwegsinfektion durch Non-E.-coli-Bakterien.

Therapie: s. Antwort zur Frage 44.1. Zur Therapie des vesikoureterorenalen Reflux Grad I–III s. Antwort zur Frage 44.4. Grad IV und V werden in der Regel operativ mittels einer Antirefluxplastik nach Cohen saniert. Dabei wird der Ureter nach Untertunnelung der Submukosa neu ins Blasendach eingepflanzt.

Prognose: Beim VUR Grad I bis III ist die Spontanheilungsrate hoch. Bei Grad IV und V ist meist eine operative Versorgung notwendig, um Parenchymschäden durch rez. Pyelonephritiden und einer damit verbundenen Nierenfunktionseinschränkung vorzubeugen.

Zusatzthemen für Lerngruppen
- Fehlbildungen des Harntrakts (z. B. Urethralklappen)
- Urosepsis
- Pyelonephritis
- akutes Abdomen

Fall 45 Akute lymphatische Leukämie

45.1 Wie interpretieren Sie die Befunde?

Akute lymphatische Leukämie; Begründung: Blässe, Müdigkeit, derbe und verbackene Lymphknotenschwellungen, Anorexie, Schmerzen im Bereich des Schultergürtels (Hinweis auf Skelettinfiltration), Hepatosplenomegalie, evtl. Abwehrschwäche (aus der die Bronchopneumonie resultieren könnte); Labor: normochrome Anämie, Leukozyten ↑, LDH ↑, Thrombozyten ↓, Harnsäure ↑; Blutausstrich: Lymphoblasten.

45.2 Welche weiteren diagnostischen Maßnahmen leiten Sie ein?

- **Knochenmarkpunktion mit Ausstrich**: Zytologische Diagnosesicherung durch Nachweis von Blasten im Knochenmarksausstrich (Anteil der Blasten an kernhaltigen Zellen > 25 %)
- **Labor** (zusätzlich): Leberwerte, Kreatinin, Elektrolyte: Kalium ↑, Phosphat ↑, Kalzium ↓, LDH ↑, Harnsäure ↑ (bedingt durch vermehrten Zelluntergang = Tumorlysesyndrom), Gerinnungsstatus, Virusserologie (z. B. CMV, EBV → Reaktivierung bei Abwehrschwäche möglich)
- **Klassifikation anhand der Zytomorphologie** (Bestimmung von Zellgröße, Kernform, Kernchromatin, Nukleoli, Anteil des Zytoplasmas, Vakuolen, Basophile zur Einteilung in Gruppe L1–L3 nach FAB-Klassifikation in Abgrenzung zur AML M0–M7), der **Zytochemie** (Nachweis von Peroxidase, Esterase, saure Phosphatase, v. a. zur Abgrenzung zur AML), des **Immunphänotyps** (Blasten prägen unterschiedliche Antigene auf ihrer Oberfläche aus, anhand derer B- und T-Zellreihen unterschieden werden) und der **zyto- und molekulargenetischen Befunde** (chromosomale Anomalien und Translokationen in über 90 % der Fälle, z. B. Translokation t(9;22) „Philadelphia-Chromosom")
- **Sonografie:** Leber- und Milz-Vergrößerung?, Niereninfiltration?, abdominelle Lymphknotenschwellungen?, Hodenbefall?, Pleuraerguss?, Perikarderguss?
- **Lumbalpunktion**: Ausschluss/Nachweis eines ZNS-Befalls (Tumorzellen)
- **Röntgen-Thorax**: Mediastinalvergrößerungen? Pleuraerguss?
- **EKG, EEG**
- **evtl. Skelettszintigrafie**: Lokalisation von Knochenherden
- **MRT/CT**: ergänzend zur Lokalisation befallener Organe (z. B. Lymphome im Brust-/Bauchraum, ZNS-/Rückenmarkbefall, Skelett).

45.3 Wie wird diese Erkrankung therapiert, falls sich Ihre Verdachtsdiagnose bestätigt?

- **Behandlungsziel**: Vernichtung der gesamten Leukämiezellpopulation und damit Heilung
- Chemotherapie in Studien mit festgelegten Therapieprotokollen; mehrere Therapiephasen:
  - **Induktionstherapie** (über 5 Wochen): Kombination aus Prednison oder Dexamethason und mehreren Zytostika wie Vincristin, Daunorubicin, Asparaginase und Methotrexat. Ggf. zu-

sätzlich Cyclophosphamid, Cytarabin, 6-Mercaptopurin und Etoposid; Ziel: Reduzierung der Leukämiezellen, Regeneration der normalen Hämatopoese, < 5 % Blasten im Knochenmark, anschließend
  - **Induktionskonsolidierungstherapie** (für 4 Wochen): im Falle einer Remission durch die Induktionstherapie. Sie zielt darauf ab, weitere Leukämiezellen zu vernichten und die Remission zu erhalten. Dazu werden andere Medikamentenkombinationen, meist 6-Mercaptopurin und Methotrexat gewählt. Während dieser Phase erfolgt auch die präventive intrathekale Zytostatika-Gabe (meist Methotrexat) und ggf. die Schädel-Bestrahlung. Die ZNS-Behandlung wird in weiteren Therapiezyklen wiederholt.
  - **Reinduktionstherapie** (7 Wochen): verläuft ähnlich wie die Induktionstherapie mit hochdosierten Zytostatika-Kombinationen (Vincristin, Doxorubicin, Asparaginase, Cytarabin, Cyclophosphamid, Thioguanin und Dexamethason). Sie zielt darauf ab, durch vollständige Zerstörung aller Krebszellen das Risiko eines Rezidivs zu minimieren.
  - **Erhaltungstherapie** (bis zum Erreichen einer Gesamttherapiedauer von 2 Jahren): letzte Phase der Chemotherapie (meist mit 6-Mercaptopurin oder Thioguanin und Methotrexat). Sie kann meist ambulant erfolgen, d. h. Kindergarten- und Schulbesuch sind meistens möglich. Ziel ist, durch die möglichst lange Behandlungsdauer auch die letzten, bislang überlebenden Leukämiezellen zu zerstören, um Rückfälle zu vermeiden.
- **Therapie des ZNS-Befalls**: bei allen Patient*innen intrathekale Zytostatikagabe (Methotrexat, ggf. Cytarabin und Prednisolon), um die Wahrscheinlichkeit eines Rezidivs im ZNS zu minimieren; bei subklinischem ZNS-Befall (< 5 Zellen pro mm^3 Liquor) und erhöhtem Rezidivrisiko ZNS-Bestrahlung (Ausnahme: 1. Lebensjahr), bei manifestem ZNS-Befall (Meningeosis leucaemica, > 5 Zellen pro mm^3 Liquor, eindeutiger Blasten-Nachweis im Liquor) ZNS-Bestrahlung im Rahmen der Studienprotokolle
- **supportive Maßnahmen**: z. B. Behandlung von Blutungen mit Thrombozytenkonzentraten bzw. Frischplasma, Infektionsprophylaxe (z. B. Antibiotika, Antimykotika, Impfungen), Mundspülungen zur Vorbeugung von Schleimhautschäden, Schmerztherapie, psychologische und sozialpädagogische Betreuung
- **Stammzelltransplantation**: Ersetzen von erkranktem durch gesundes Knochenmark; bei ALL nur, wenn ein hohes Rezidivrisiko (abhängig vom ALL-Subtyp) besteht, bei schlechtem Ansprechen auf die Chemotherapie, sowie Hochrisikopatienten (s. u.); nach intensiver Strahlen- und Chemotherapie (Konditionierung = alle im Körper vorhandenen Leukämiezellen sollen zerstört werden) werden Knochenmarkstammzellen infundiert; Stammzellen können vom Patienten/von der Patientin selbst (autolog) oder von einem Fremdspender/einer Fremdspenderin (allogen) stammen
- **Immuntherapeutika** werden derzeit im Rahmen klinischer Studien eingesetzt.

45.4 Nennen Sie Risikofaktoren, die diese Erkrankung begünstigen!

- genetische Faktoren, z. B. Trisomie 21, Fanconi-Anämie
- Strahlenexposition
- chemische Substanzen, z. B. Benzol, Zytostatika.

Kommentar

Definition und Formen: Leukämien sind maligne Erkrankungen des hämatopoetischen Systems. Durch Proliferation unreifer hämatopoetischer Zellen (Blasten) kommt es zur Verdrängung der normalen Hämatopoese im Knochenmark und Infiltration extramedullärer Organe.

Man unterscheidet grundsätzlich zwischen **akuten** und **chronischen** Formen. Nach der entarteten Zellreihe differenziert man **lymphatische** von **myeloischen** Leukämien.

Bei der **akuten lymphatischen Leukämie** handelt es sich um eine maligne Erkrankung des lymphatischen Systems mit Manifestation im Knochenmark, im peripheren lymphatischen Gewebe sowie in allen anderen Organen. Bei der **akuten myeloischen Leukämie** leiten sich die malignen Zellen von den verschiedenen Vorstufen der Granulo-, Monozyto-, Erythro- und Thrombozytopoese ab. Störungen der Knochenmarkfunktion, die über längere Zeit bestehen und in eine akute myeloische Leukämie münden können, bezeichnet man als **myelodysplastische Syndrome**.

Epidemiologie: 30 % der Krebserkrankungen im Kindesalter sind Leukämien. Hierbei handelt es sich in 80 % der Fälle um akute lymphatische Leukämien (ALL), in 15 % der Fälle um akute myeloische Leukämien (AML). Den restlichen Anteil machen myelodysplastische Syndrome und chronische Formen aus.

Die Inzidenz der ALL im Alter unter 15 Jahren beträgt in Deutschland 3,3/100 000 Kinder, der Altersgipfel liegt zwischen dem 2. und 5. Lebensjahr. Jungen sind etwas häufiger als Mädchen betroffen. An der AML erkranken jährlich etwa 0,7/100 000 Kinder.

Ätiopathogenese: Prädisponierende Faktoren sind Erkrankungen mit chromosomalen Anomalien, Immundefekterkrankungen (z. B. Trisomie 21, Ataxia teleangiectatica, Neurofibromatose) sowie eine Exposition gegenüber Karzinogenen (s. Antwort zur Frage 45.4).

Durch unkontrolliertes Wachstum unreifer hämatopoetischer Zellen wird die normale Hämatopoese im Knochenmark verdrängt. Folgen sind Anämie, Thrombozytopenie und Granulozytopenie; extramedulläre Organe werden infiltriert.

Klassifikation: Die Einteilung der akuten Leukämien erfolgt nach zytomorphologischen, zytochemischen und immunphänotypischen sowie zyto- und molekulargenetischen Kriterien. Damit lassen sich prognostisch günstige von ungünstigen Formen unterscheiden, Risikogruppen bestimmen und die Form der Therapie festlegen.

Die zytomorphologische Klassifikation (**FAB** = French American British) richtet sich nach der Zellgröße, der Zellkernform, dem Kernchromatin, den Nukleoli, dem Zytoplasmaanteil, der Basophilie des Zytoplasmas sowie den Vakuolen und Granula im Zytoplasma. Die ALL wird zytomorphologisch in FAB-Typen L1–L3, die AML in M0–M7 unterteilt.

Am wichtigsten ist die immunphänotypische Unterteilung je nach Antigenmuster des Lymphoblasten bei der ALL in eine B- (80 %) und T-Zellreihe (20 %). Verschiedene Subtypen (Pro-B-ALL, Common ALL, Prä-B-ALL, B-All, Pro- und Prä-T-ALL, intermediäre und reife T-ALL) können identifiziert werden.

Klinik: Die Krankheitsverläufe der akuten Leukämien sind variabel (s. auch Tab. 45.1). Die Symptomatik entwickelt sich meist innerhalb weniger Wochen (meist < 4 Wochen). Die Kinder klagen häufig über Müdigkeit, sie sind schlapp, blass und appetitlos, neigen zu Hautblutungen. Gewichtsabnahme, subfebrile Temperaturen und erhöhte Schweißneigung (B-Symptomatik) können auftreten. Häufig werden Gelenkbeschwerden und Knochenschmerzen beklagt, die hin und wieder als Arthritis, Verletzung etc. fehlgedeutet werden können. Lymphknotenschwellungen und Hepatosplenomegalie treten auf, auch Haut- und Hodeninfiltrationen und Kopfschmerzen als Zeichen einer Beteiligung des ZNS. Es gibt aber auch symptomarme Verläufe.

Tab. 45.1 Mögliche Symptome der ALL und Häufigkeit ihres Auftretens

Symptome bei ALL	Häufigkeit
Müdigkeit, Abgeschlagenheit, Krankheitsgefühl	sehr häufig
Blässe, geringe Belastbarkeit, Dyspnoe durch Anämie	etwa 80 % der Fälle
Fieber	etwa 60 % der Fälle
erhöhte Infektneigung durch Granulozytopenie	häufig
geschwollene Lymphknoten (zervikal, axillär, inguinal)	etwa 60 % der Fälle
Bauchschmerzen, Appetitlosigkeit durch Vergrößerung von Leber und Milz	etwa 60 % der Fälle
Blutungsneigung durch Thrombozytopenie	etwa 50 % der Fälle
Knochen- und Gelenkschmerzen durch Skelettinfiltration	etwa 20 % der Fälle
neurologische Symptome wie Kopfschmerzen, Sehstörungen, Hirnnervenlähmungen, Erbrechen durch zerebralen Befall	etwa 5 % der Fälle
Dyspnoe, inspiratorischer Stridor durch Vergrößerung von Thymus, mediastinalen Lymphknoten	etwa 5 % der Fälle
Vergrößerung der Hoden durch leukämische Infiltration	sehr selten
Exophthalmus durch retrobulbäre Infiltrationen	sehr selten

Bei der AML 1–5 sind Lymphadenopathien häufiger als bei der ALL. Bei der AML kann die Erstmanifestation von einer disseminierten intravasalen Gerinnung begleitet sein. Ebenso können Gingivahyperplasie und Parotisschwellungen ein Hinweis auf das Vorliegen einer AML sein. Die Infiltration von

Speichel- und Tränendrüsen führt zur verminderten Speichel- und Tränensekretion (Mikulicz-Syndrom).

Diagnostik: Oft kann aufgrund von Anamnese und Symptomatik eine Verdachtsdiagnose gestellt werden. Zur Diagnosesicherung sind neben **Blutbild, Differenzialblutbild** und **Knochenmarksuntersuchung** weitere Blutuntersuchungen (siehe Antwort zu Frage 45.2) notwendig. Bei der Untersuchung des Blutbildes findet man Anämie und Thrombozytopenie, die Leukozytenzahl kann erniedrigt oder (stark) erhöht sein. Neben normalen, reifen Zellen sind unreife Vorstufen der Leukozyten, die charakteristischen Blasten zu sehen.

Im Knochenmarksausstrich sieht man die diffuse Infiltration durch Blasten, die die normale Hämatopoese verdrängen. Das **Zellbild ist monomorph**. Bei der akuten Leukämie beträgt der Anteil der Blasten im Knochenmark an kernhaltigen Zellen > 25 %, Zwischenstufen der Myelopoese fehlen (**Hiatus leucaemicus**).

Bei der AML findet man auch das einzige für Leukämien morphologische Merkmal, die Auer-Stäbchen (s. Abb. 45.2). Zur weiteren Diagnostik s. Antwort zur Frage 45.2.

Therapie: Die Therapie der akuten Leukämien erfolgt im Rahmen von Studien mit festgelegten Therapieprotokollen in kinderonkologischen Zentren. Das Therapieziel besteht darin, alle Leukämiezellen im Körper vollständig zu zerstören und damit dem Knochenmark die Möglichkeit zu geben, seine Funktion als Blut bildendes Organ wieder aufzunehmen. Wichtigstes Therapieglied ist dabei die intensive Polychemotherapie. Bei manchen Patient*innen ist zusätzlich eine Schädelbestrahlung notwendig. Welche Therapieform gewählt wird, wird dadurch bestimmt, zu welcher Risikogruppe der Patient/die Patientin gehört, an welcher Unterform der ALL der Patient/die Patientin erkrankt ist, durch die Ausbreitung der Erkrankung im Körper („Stadium"), und wie gut die Erkrankung auf die Therapie anspricht. Bei Hochrisikopatienten (Säuglinge, Kinder > 10 Jahre, hohe Leukämiezellzahl zum Zeitpunkt der Diagnosestellung, initialer ZNS-Befall, Translokationen t[9;22] und t[4;11]), Non- oder Late-Responder auf Chemotherapie) kann auch zusätzlich eine **Knochenmarktransplantation** angezeigt sein. Sie erfolgt in der Regel innerhalb von drei Monaten nach Erreichen einer Remission. Auch für Patient*innen, die bereits ein Rezidiv erlitten haben und für die nach Erreichen einer zweiten Remission ein hohes Rückfallrisiko besteht, stellt die Stammzelltransplantation oft die einzige Chance auf Heilung dar.

Die **Chemotherapie** erfolgt in mehreren Zyklen, damit Leukämiezellen, die sich während des ersten Zyklus in einer Ruhephase befinden in einem der nächsten Zyklen zerstört werden können. In den Ruhephasen zwischen den jeweiligen Therapiezyklen kann der Körper mitbetroffenes gesundes Gewebe regenerieren. Resistenzen gegen die Chemotherapeutika wird durch wechselnde Medikamentenkombinationen entgegengewirkt. Da die Zytostatika die Blut-Hirn-Schranke nicht überwinden können, muss zusätzlich eine **intrathekale Zytostatikagabe** erfolgen.

Wird bereits bei Diagnosestellung ein ZNS-Befall diagnostiziert, erfolgt zusätzlich zur intrathekalen Zytostatika-Gabe eine Bestrahlung des Schädels.

Neben der antileukämischen Therapie gilt es auch, Komplikationen der Leukämie und Nebenwirkungen der Therapie (z. B. Übelkeit, Erbrechen, Haarausfall) zu behandeln. So kann z. B. bei Blutungsneigung oder Anämie die Gabe von Blutkonserven oder Thrombozytenkonzentraten, als Infektionsprophylaxe eine zeitweise Isolierung (bei Leukozytenzahlen < 2000/µl) oder eine Antibiotika- bzw. Antimykotikatherapie (schützen auch vor der eigenen Keimflora) notwendig werden.

Die Mitteilung der Diagnose „Leukämie" führt bei Eltern und Kind zu den widersprüchlichsten Gefühlen. Viele Menschen setzen diese Diagnose mit einem Todesurteil gleich. Die kindliche Leukämie

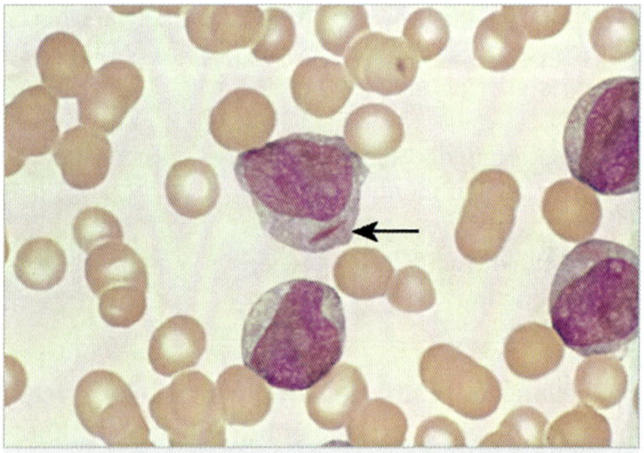

Abb. 45.2 Knochenmarkausstrich: Akute myeloische Leukämie. 4 Blasten, die größer sind als Lymphozyten, deren Kernstruktur lockerer erscheint und z. T. Nukleolen enthalten. Im Zytoplasma der einen Zelle ist ein rötliches Stäbchen zu erkennen (Pfeil), ein Auerstäbchen. (Quelle: Kohse K. Taschenlehrbuch Klinische Chemie und Hämatologie. 9. Auflage. Stuttgart: Thieme; 2019)

hat aber sehr hohe Heilungschancen (5-Jahres-Überlebensrate bei ALL 85%, bei AML 60%). Dies sollte im Gespräch besonders betont werden. Es versteht sich von selbst, dass man offen und ehrlich über Krankheitsbild, Situation und Prognose aufklärt. Auch dem Kind muss die Diagnose altersentsprechend erläutert werden, damit es die Notwendigkeit der eingreifenden Therapiemaßnahmen versteht und mitarbeiten kann. Eine besondere psychische Belastung stellt zudem der lange stationäre Aufenthalt und damit der Verlust der gewohnten Umgebung (Freunde, Familie, Schule) für die Kinder dar. Die interdisziplinäre Zusammenarbeit mit Seelsorger*innen, Psycholog*innen, Sozialarbeiter*inn en und Selbsthilfegruppen zur Unterstützung von Eltern und Patient*innen ist sehr wichtig. Die Erkrankung stellt oft auch eine schwere Belastung für die Familie dar. Daher sollten immer beide Elternteile möglichst gleich stark in den Therapieprozess miteinbezogen werden.

Prognose: Ohne Therapie ist die Prognose der akuten Leukämien infaust. Bei adäquater Therapie liegt die Gesamtprognose des rezidivfreien Überlebens bei ALL bei etwa 85–90%, bei der AML bei 60%. Eine schlechtere Prognose haben Säuglinge, Kinder > 10 Jahre, sowie Patient*innen mit hohen Leukämiezellmassen zum Zeitpunkt der Diagnosestellung oder initialem ZNS-Befall.

Zusatzthemen für Lerngruppen

- chronische Leukämien
- myelodysplastisches Syndrom
- maligne Lymphome (Non-Hodgkin-Lymphome, Morbus Hodgkin)

Fall 46 Kawasaki-Syndrom

46.1 Welche Verdachtsdiagnose stellen Sie? Welche Therapie leiten Sie ein?

- **V.a. Masern**; Begründung: morbilliformes Exanthem, Fieber, Konjunktivitis, zervikale Lymphknotenschwellung, fehlende Masernimpfung
- **Therapie**: symptomatisch (Masern sind eine Viruserkrankung) mit Bettruhe, fiebersenkende Maßnahmen (z.B. Paracetamol, Wadenwickel).

46.2 Welche Diagnosen müssen Sie nun in Erwägung ziehen?

- durch **Superinfektion** komplizierte Maserninfektion; Begründung: anhaltend hohes Fieber, Verschlechterung des Allgemeinzustandes, Konjunktivitis, Exanthem
- **virale** (z.B. Adeno-, Enteroviren, EBV, Parvovirus B19) **oder bakterielle** (Streptokokken, Leptospiren, Mykoplasmen) **Infektionen**
- **Toxic-shock-Syndrome**; Begründung: hohes Fieber, schlechter Allgemeinzustand, Exanthem
- **Kawasaki-Syndrom**; Begründung: therapieresistentes Fieber > 4 Tage, Konjunktivitis beidseits, Rötung der Mundschleimhaut, zervikale Lymphknotenschwellung, morbilliformes Exanthem am gesamten Körper, Hand- und Fußinnenflächen gerötet/geschwollen
- **systemische juvenile chronische Arthritis**; Begründung: schwerkrankes Kind mit Gelenkschmerzen und Fieber > 39 °C, polymorphes Exanthem, Hepatosplenomegalie
- andere **Kollagenosen**, z.B. juvenile Dermatomyositis; Begründung: Gelenkbeteiligung, Fieber, Exanthem
- **toxisches allergisches Exanthem** (durch Medikamente); Begründung: Exanthem, Paracetamoleinnahme.

46.3 Welche Diagnose ist am wahrscheinlichsten? Was liegt ihr zugrunde? Mit welchen Untersuchungen sichern Sie diese Diagnose?

- **Kawasaki-Syndrom**: akute systemische Vaskulitis der kleinen und mittelgroßen Arterien, insbesondere der Koronararterien
- Die Diagnose wird klinisch gestellt, wenn bei **mindestens 5 Tage anhaltendem hohen Fieber mindestens 4 der folgenden Symptome** hinzukommen:
  - nicht eitrige beiderseitige Konjunktivitis,
  - Enanthem mit rissigen, trockenen Lippen und Erdbeerzunge
  - Schwellungen von Händen und Füßen mit Palmar-/Plantarerythem und groblamellärer Schuppung in der 2. bis 3. Krankheitswoche
  - polymorphes, meist stammbetontes Exanthem
  - meist unilaterale Lymphadenopathie
- Es gibt keinen spezifischen Laborparameter für das Kawasaki-Syndrom, aber charakteristische

Laborveränderungen, die die Diagnose wahrscheinlich machen: BSG ↑, CRP ↑, Leukozytose mit Linksverschiebung, Anämie, Thrombozytose (oft > 1 Mio/µl) in der 2.–3. Krankheitswoche, GOT ↑, GPT ↑, evtl. Bilirubin ↑, Albumin ↓, evtl. Anstieg kardialer Marker (Troponin T, CK-MB, BNP), sterile Leukozyturie

- Bei V. a. Kawasaki-Syndrom muss eine **Echokardiografie** erfolgen. Folgende Veränderungen machen die Diagnose wahrscheinlich: **Koronaraneurysmen** oder **mindestens 3 der folgenden Symptome**: perikoronare Echoverstärkung, Perikarderguss, Mitralklappeninsuffizienz und/oder Einschränkung der myokardialen Funktion
- Sonografie des Abdomens: evtl. Gallenblasenhydrops, abdominelle Lymphknotenschwellungen, Serositis.

46.4 Mit welchen Komplikationen müssen Sie rechnen, falls Ihre Verdachtsdiagnose zutrifft?

- Herz: Pan-, Myo- oder Perikarditis (19 %), Ausbildung von Koronaraneurysmen (6 %-65 % je nach Therapiebeginn) mit Gefahr von Thrombosierung, Herzinfarkt, Ruptur und plötzlichem Herztod
- Niere: Proteinurie, Hämaturie (38 %)
- Leber: mäßige Hepatitis und Ikterus (45 %), Gallenblasenhydrops (15 %)
- ZNS: aseptische Meningitis (17 %), Enzephalopathie
- Gelenke: Arthritis, Oligo-/Polyarthritis
- Hörstörungen
- Uveitis.

46.5 Welche Therapie leiten Sie ein, falls Ihre Verdachtsdiagnose zutrifft?

Stationäre Einweisung zur sofortigen Therapie und weiteren Diagnostik: Ein rascher Therapiebeginn ist wichtig, um die Entzündungsreaktionen an den Gefäßen zu unterbinden und die Thrombozytenaggregation zu verhindern:

- Immunglobulingabe (einmalig 2 g/kg KG i. v. über 10 bis 12 Stunden)
- Acetylsalicylsäure (ASS; 30–50 mg/kg KG/d in 4 ED) bis zur Entfieberung, dann 5 mg/kg/d über 6 bis 8 Wochen zur Thrombozytenaggregationshemmung
- Bei Vorliegen von Risikofaktoren (initiale Koronararterienbeteiligung, Auftreten im 1. Lebensjahr, schwerer Verlauf) wird zusätzlich Prednisolon 2 mg/kg KG/d in 3 ED, anfangs i. v., dann oral gegeben.
- Bei Alter > 7 Jahre, männlichem Geschlecht, pathologischen Laborwerten (sehr hohe Entzündungswerte, Leberenzymerhöhung, Hyponatriämie, Anämie, Hypalbuminämie), Krankheitsdauer bis Therapiebeginn < 4 Tage oder > 14 Tage soll eine Prednisolongabe überlegt werden.

46.6 Seit sich die SARS-CoV-2 Pandemie ausbreitet, wird weltweit eine Zunahme Kawasaki-artiger Erkrankungen beobachtet. Wie nennt man dieses Krankheitsbild? Wie ist das Krankheitsbild definiert? Nennen Sie Unterschiede zum Kawasaki-Syndrom!

Das Krankheitsbild wird **PIMS** (**p**ediatric **i**nflammatory **m**ultisystemic **s**yndrome) oder **MIS-C** (**M**ultisystem **I**nflammatory **S**yndrom in **C**hildren) genannt.

Definition der DGPI, angelehnt an WHO:

- Kinder und Jugendliche bis 19 Jahre mit **Fieber > 48 h** und **mindestens 2 der folgenden Symptome**:
  - beiderseitige nicht eitrige Konjunktivitis oder andere Zeichen der Haut- und Schleimhautentzündung
  - arterielle Hypotension oder Schock
  - myokardiale Fehlfunktion, Perikarditis, Valvulitis oder Auffälligkeiten an den Koronararterien (echokardiografisch gesichert oder laborchemische Veränderungen [Troponin/NT-pro BNP])
  - Vorliegen von Gerinnungsstörungen (pathologische Veränderungen von PT, PTT, d-Dimere)
  - akute gastrointestinale Beschwerden wie Durchfall, Erbrechen und Bauchschmerzen
- **und** erhöhte Entzündungsparameter (CRP, Procalcitonin, BSG)
- **ohne** gleichzeitiges Vorliegen einer anderen erklärenden Erkrankung
- **und** positivem Nachweis einer **SARS-CoV-2-Infektion** in den letzten 3 Monaten vor Erkrankungsbeginn.

Das PIMS unterscheidet sich vom Kawasaki-Syndrom (s. Tab. 46.1).

Tab. 46.1 Unterschiede zwischen Kawasaki-Syndrom und PIMS

Kawasaki-Syndrom	PIMS
Alter: 6 Monate bis 5 Jahre, selten jünger oder älter, Altersgipfel: Kleinkindalter	Alter: bis 19 Jahre, Altersgipfel: 7 bis 10 Jahre
kein Risikofaktor	Risikofaktor Adipositas
Ätiopathogenese multifaktoriell, kein Erreger identifiziert	Ätiopathogenese: Z. n. Infektion mit SARS-CoV-2
gastrointestinale Symptome selten	gastrointestinale Symptome häufig
Laborveränderungen: Hb ↓ Thrombozyten ↑ ↑ Entzündungsparameter ↑ ↑ Gerinnungsstörungen selten	Laborveränderungen: Hb ↓ ↓ Thrombozytose ↑ ↑ ↑ Entzündungsparameter ↑ ↑ ↑ Gerinnungsstörungen häufig
kardiale Beteiligung	schwerwiegende kardiale Dysfunktion
meist gutes Ansprechen auf Therapie mit Immunglobulinen	schlechteres Ansprechen auf Therapie mit Immunglobulinen

Kommentar

Definition: Als Kawasaki-Syndrom (Syn.: mukokutanes Lymphknotensyndrom) bezeichnet man eine akute systemische Vaskulitis der kleinen und mittelgroßen Arterien, insbesondere der Koronararterien unbekannter Ursache.

Epidemiologie: Das Kawasaki-Syndrom tritt weltweit mit unterschiedlichen Inzidenzen auf. Mit etwa 264 auf 100 000 Fälle ist sie in Japan am höchsten, in Deutschland beträgt sie etwa 7 auf 100 000 Kinder. 80 % der Kinder sind zwischen 6 Monaten und 5 Jahren alt, sehr selten kann das Kawasaki-Syndrom auch jenseits dieser Altersspanne auftreten, der Verlauf ist dann oft schwer. Es besteht eine leichte Knabenwendigkeit. Die Erkrankung verläuft selbstlimitierend, Rezidive kommen ausgesprochen selten vor. Das Kawasaki-Syndrom tritt vermehrt im Winter und Frühjahr auf.

Ätiologie: Die Ursache der Erkrankung ist unbekannt. Diskutiert wird eine infektiöse Genese, einen Keimnachweis gibt es bisher nicht. Wahrscheinlich führen verschiedene infektiöse Auslöser auf genetischer Grundlage zum Krankheitsbild.

Klinik: Das Leitsymptom des Kawasaki-Syndroms ist anhaltend hohes Fieber, das schwer zu senken ist. Das Vollbild der Erkrankung liegt vor, wenn 4 von 5 weitere Hauptsymptome hinzukommen (s. auch Antwort zur Frage 46.3).

Diagnosekriterien für das Vorliegen eines Kawasaki-Syndroms:
- anhaltend hohes Fieber über mehr als 5 Tage
- zusätzlich 4 der folgenden 5 Symptome
  1. nicht-eitrige beiderseitige Konjunktivitis
  2. Enanthem mit Lacklippen, trockenen eingerissenen Lippen, Erdbeerzunge
  3. Schwellungen von Händen und Füßen mit Palmar- bzw. Plantarerythem und Hautschuppung von Händen und Füßen nach 2 bis 3 Wochen
  4. polymorphes, meist stammbetontes Exanthem
  5. meist einseitige Lymphknotenschwellung.

Die Symptome treten nicht unbedingt zeitgleich auf, sie können auch versetzt auftreten. Außerdem gibt es auch inkomplette Verläufe, bei denen weniger als 4 der zusätzlichen Kriterien erfüllt sind, sie werden besonders bei Säuglingen beobachtet. Die Diagnosestellung ist erschwert, die Therapie setzt später ein, Komplikationen wie z. B. die gefürchteten Koronaraneurysmen treten deshalb häufiger auf.

Neben den Hauptsymptomen können unspezifische Allgemeinsymptome und Krankheiterscheinungen, wie z. B. gastrointestinale Beschwerden (z. B. Diarrhoe, Erbrechen, Bauchschmerz, v. a. bei

Säuglingen) sowie sterile Meningitis oder Gallenblasenhydrops begleitend auftreten.

Die Krankheit verläuft in **3 Phasen**: Die **Akutphase** (7–14 Tage) beginnt plötzlich mit den typischen Hauptsymptomen.

In der **subakuten Phase**, die etwa 2 Wochen andauert (kann aber auch deutlich länger sein), sind Fieber, Lymphadenopathie und Exanthem rückläufig. Es tritt eine groblamelläre Schuppung der Finger- und Zehenkuppen sowie eine Thrombozytose von > 1 Mio/µl auf. Dies ist auch die kritische Zeit für die Ausbildung von Arterienaneurysmen v. a. der Koronararterien. Aber auch extrakardiale Arterien (z. B. proximale Arm- und Beinarterien, mesenchymale, renale sowie intrakranielle Arterien) können – wenn auch weitaus seltener – betroffen sein.

Es schließt sich die **Rekonvaleszenzphase** (6.–10. Krankheitswoche, kann bis zu mehreren Monaten dauern) mit Rückbildung aller klinischen Zeichen, nicht selten auch der Aneurysmen und Normalisierung der Blutsenkungsgeschwindigkeit an.

Komplikationen: s. Antwort zur Frage 46.4.

Diagnostik: s. Antwort zu Frage 46.3. Wegen der Möglichkeit inkompletter Verläufe sind Fehldiagnosen häufig (s. Fall). Wichtig ist, bei unklarem, lang anhaltendem Fieber an das Kawasaki-Syndrom zu denken. Manche charakteristischen Veränderungen können dann den Weg zur Diagnose weisen. Neben den typischen Laborbefunden (s. o.) kann z. B. die Abdomensonografie einen wichtigen Hinweis liefern: Bei 15 % der Betroffenen ist ein Gallenblasenhydrops darstellbar. Hinweise erhält man auch aus der Echokardiografie. Die Diagnose ist wahrscheinlich, wenn sich Koronaraneurysmen oder mindestens 3 der folgenden Symptome nachweisen lassen: perikoronare Echoverstärkung, Perikarderguss, Mitralklappeninsuffizienz und/oder Einschränkung der myokardialen Funktion. **Echokardiografien** sollten deshalb regelmäßig erfolgen, um rechtzeitig die Ausbildung von Koronaraneurysmen zu erkennen.

Die weitere Diagnostik richtet sich nach der klinischen Symptomatik, z. B. Lumbalpunktion bei V. a. Meningitis, EKG bei V. a. Karditis. Zur Abgrenzung von den Differenzialdiagnosen können Blutkulturen, Rachenabstrich, ANA-Screening und serologische Untersuchungen sinnvoll sein.

Differenzialdiagnosen: s. Antwort zur Frage 46.2.

PIMS: Seit der weltweiten Ausbreitung der SARS-CoV-2-Erkrankungen wird eine Zunahme Kawasaki-ähnlicher Krankheitsbilder im Kindesalter beobachtet, die man als PIMS (pediatric inflammatory multiorganic syndrome) bezeichnet. Zu Symptomen und zur Differenzierung vom Kawasaki-Syndrom s. Antwort zu Frage 46.6.

Therapie: s. Antwort zur Frage 46.5. Bei Nichtansprechen auf Immunglobulingabe kann diese in gleicher Dosierung wiederholt werden. Bei ausbleibendem Erfolg auf die 2. Gabe wird eine Therapie mit Tumornekrosefaktor-alpha-Inhibitor (z. B. Inflixamab 5 mg/kg KG in 1 ED i. v., einmalig), Interleukin-1-Hemmer (Anakinra 2– max. 10 mg/kg KG/d in 1 ED) oder eine Methylprednisolonpulstherapie (10–30 mg/kg KG (max 1 g/d) in 1 ED i. v.) für 3 Tage empfohlen.

Nach Entfieberung wird zur Thrombozytenaggregationshemmung ASS niedrig dosiert (5 mg/kg KG/d) über mindestens 6 Wochen gegeben. Bei Nachweis von Koronaraneurysmen ist eine Dauertherapie über mindestens 8 Wochen mit niedrig dosiertem ASS erforderlich.

Prognose: Die Prognose wird entscheidend von der kardialen Beteiligung und der Ausbildung von Koronaraneurysmen beeinflusst. Das Risiko hierfür lässt sich durch frühzeitige (möglichst in der akuten Phase) adäquate Therapie senken.

Zusatzthemen für Lerngruppen

- exanthematische Infektionskrankheiten (z. B. Masern, Scharlach)
- systemische juvenile chronische Arthritis
- PIMS (Pediatric Inflammatory Multisystem Syndrome) bei Covid-19-Erkrankung

Fall 47 Idiopathisches nephrotisches Syndrom

47.1 Stellen Sie eine Verdachtsdiagnose! Nennen Sie weitere für Ihre Verdachtsdiagnose typische Befunde und Symptome!

- **Verdachtsdiagnose**: idiopathisches nephrotisches Syndrom; Begründung: Gesichtsschwellung, insbesondere Lidödeme, bislang gesund
- **weitere Befunde und Symptome**: generalisierte Ödeme (v. a. Lidödeme, Unterschenkelödeme), evtl. Aszites/Pleuraerguss (dann auch Dyspnoe), Oligurie, evtl. Inappetenz, Müdigkeit, Übelkeit, Erbrechen, Durchfälle (durch Ödeme im Gastrointestinaltrakt), Infektanfälligkeit, Thromboseneigung.

47.2 Wie sichern Sie die Diagnose?

- sorgfältige körperliche Untersuchung: u. a. Beurteilung des Allgemeinzustands, Lokalisation und Ausmaß der Ödeme, Rekapillarisierungszeit, Auskultation von Herz (Tachykardie) und Lunge (Dyspnoe, Rasselgeräusche), Palpation und Auskultation des Abdomens (Aszites? Invagination?)
- Messung von Blutdruck, Gewicht und Körpergröße
- **Laboruntersuchungen im Urin**:
  - Urin-Teststreifen: Protein > 3 +, ggf. Mikrohämaturie
  - 24 Stunden-Sammelurin: „große" Proteinurie (> 1 g/m² KOF/d [KOF = Körperoberfläche, Bestimmung s. Kommentar])
  - Urin-Eiweiß/Kreatinin-Quotient (aus Spontanurin zur Abschätzung der Eiweißausscheidung)
  - ggf. Urinsediment und -mikroskopie: hyaline Zylinder
- **Laboruntersuchungen im Blut**:
  - Blutbild und Differenzialblutbild
  - Gesamteiweiß, Albumin, Eiweißelektrophorese (s. Abb. 47.2)
  - Nierenfunktionswerte (Kreatinin, Harnstoff, Cystatin C, Natrium, Kalium)
  - Cholesterin, Triglyzeride
  - Leberenzyme
  - Gerinnungsdiagnostik (INR/Quick, PTT, Fibrinogen, Antithrombin III)
  - venöse Blutgasanalyse, ionisiertes Calcium
  - ggf. **erweiterte Diagnostik** zur Abgrenzung zum sekundären nephrotischen Syndrom (s. Kommentar)
- **Sonografie**: Abdomen (Aszites), Nieren (Größe, morphologische Auffälligkeiten, Nierenvenenthrombose), Pleuraerguss
- **ggf. Röntgen**: Thorax (Pleuraerguss).

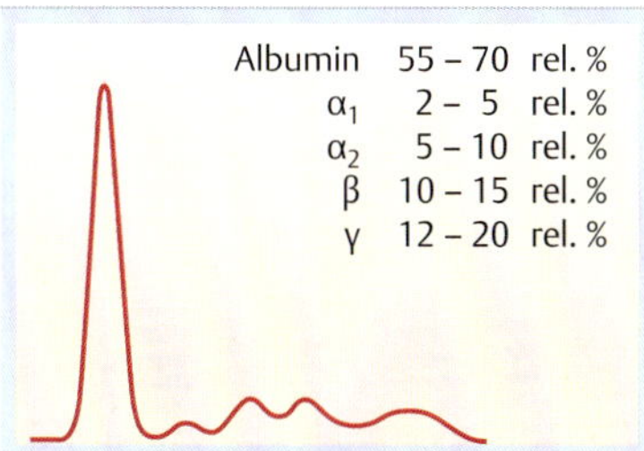

Abb. 47.2 Eiweißelektrophorese: Normalbefund (Quelle: Blum H, Müller-Wieland D. Klinische Pathophysiologie. 11. Auflage. Stuttgart: Thieme; 2020)

47.3 Nennen Sie die häufigste Ursache dieser Erkrankung!

Minimal-change-Glomerulonephritis in 80 % der Fälle.

47.4 Wie therapieren Sie die Erkrankung bei dem Kind?

- stationäre Einweisung: Diagnostik, Therapie (Aufenthaltsdauer meist bis zur Remission, d. h. etwa 2–3 Wochen)
- **Glukokortikoide** (initial i. v., später oral) nach folgendem Schema: Prednisolon 60 mg/m² KOF/d in 1 ED für 6 Wochen, weitere 6 Wochen 40 mg/m² KOF/d in 1 ED alle 2 Tage
- symptomatische Maßnahmen: exakte Flüssigkeitsbilanzierung, Kochsalz- und Flüssigkeitsreduktion bei ausgeprägten Ödemen, ggf. Albumin- und Diuretikagabe (nur bei ausgeprägten Ödemen!), Immobilisierung vermeiden, ggf. Thromboseprophylaxe, ggf. ACE-Hemmer oder AT II-Rezeptorblocker bei arterieller Hypertonie
- bei Therapieversagen s. Kommentar.

Kommentar

Definition und Epidemiologie: Das nephrotische Syndrom wird definiert als **„große" Proteinurie** (> 1 g/m² KOF/d) und **Hypalbuminämie.**

Ödeme sind das führende Symptom, sind aber für die Diagnosestellung nicht obligat. Begleitet wird das nephrotische Syndrom von einer sekundären Hyperlipidämie (Gesamtcholesterin und LDL erhöht; in schweren Fällen auch Hypertriglyzeridämie).

Die Inzidenz des idiopathischen nephrotischen Syndroms liegt bei 1,8 pro 100 000 Kinder, der Altersgipfel liegt zwischen dem 1. und 10. Lebensjahr. Jungen sind etwa doppelt so häufig betroffen wie Mädchen.

Formen, Ätiopathogenese und Klinik: Grundsätzlich wird das nephrotische Syndrom anhand von 4 Kriterien eingeteilt:

Man unterscheidet

1. nach der **Ursache** ein **primäres** (idiopathisches, genetisches) vom **sekundären** (symptomatischen) nephrotischen Syndrom
2. nach dem **Alter bei Erstmanifestation** zwischen 0–3 Monate (kongenitales nephrotisches Syndrom), 4–12 Monate (infantiles nephrotisches Syndrom), 1–10 Jahre, 11–18 Jahre
3. nach dem **Ansprechen auf Steroide** ein steroidsensibles und ein steroidresistentes nephrotisches Syndrom
4. nach der **Histologie** (z. B. Minimal-Change-Nephropathie, fokal segmentale Glomerulosklerose, membranöse Glomerulonephritis u. a.).

In 90% der Fälle handelt es sich um ein **primäres nephrotisches Syndrom**. Bei frühem Krankheitsbeginn im ersten Lebensjahr ist ein angeborenes oder ein infantiles nephrotisches Syndrom wahrscheinlich. Ursache hierfür ist die Mutation eines Gens, das für ein Protein des glomerulären Filters codiert. Diese Form spricht nicht auf Steroide an (steroidresistentes nephrotisches Syndrom). Am häufigsten ist das idiopathische nephrotische Syndrom, das zwischen dem 1. und 10. Lebensjahr beginnt. Histologisch lassen sich Glomerulumläsionen nachweisen, am häufigsten die Minimal-change-Nephropathie.

Bekannte Trigger für eine Erstmanifestation oder auch Rezidive sind Situationen, die das Immunsystem aktivieren, wie Infekte, Allergien und Impfungen. Der Verlust von Eiweiß über den Urin ist auf eine erhöhte Permeabilität der Glomerulummembranen für Proteine mit niedrigem Molekulargewicht (Albumin, Transferrin, AT III, IgG) zurückzuführen. In der Folge sinkt die Proteinkonzentration (v. a. Albumin) im Serum und damit der onkotische Druck. Dadurch wird intravasale Flüssigkeit ins Interstitium verlagert. Es bilden sich Ödeme, Aszites und Pleuraergüsse bei gleichzeitig bestehender Hypovolämie und Oligurie aus. Die Kinder leiden verstärkt unter Durst. Durch die Hyperkoagibilität (durch Verlust von AT III) mit intravasalem Volumenmangel ist die Thrombosegefahr erhöht. Durch den Verlust von Immunglobulinen besteht eine erhöhte Infektanfälligkeit. Die Kinder sind insbesondere durch eine Sepsis und bei Aszites auch durch eine Peritonitis gefährdet.

Das seltenere **sekundäre nephrotische Syndrom** (10% der Fälle) tritt als Folge von Systemerkrankungen (z. B. Lupus erythematodes, Purpura Schoenlein-Henoch), chronischen Infektionen (z. B. Hepatitis B, HIV, EBV, CMV, Poststreptokokken-Glomerulonephritis), Tumoren (z. B. Leukämien, Non-Hodgkin-Lymphome) oder medikamentös-toxisch induziert (nichtsteroidale Antiphlogistika, Gold, D-Penicillamin) auf.

Diagnostik: Typische Klinik und Untersuchungsbefunde (s. Antwort zur Frage 47.1) sind richtungsweisend. **Laboruntersuchungen** sichern die Diagnose (s. Antwort zur Frage 47.2, s. Abb. 47.3).

Blutfette, v. a. Cholesterin, können durch die erhöhte Syntheseleistung der Leber (um den Albuminmangel auszugleichen) massiv erhöht sein.

Die Diagnostik muss darauf ausgerichtet sein, zwischen primärem und sekundärem nephrotischem Syndrom zu unterscheiden. So sollte genetische Diagnostik bei fehlendem Ansprechen auf Steroide erfolgen, immunologische Diagnostik (z. B. C3-, C4-Komplement, ANA, Doppelstrang-DNA-AK, pANCA, cANCA, Antistreptolysin, Anti-DNase B, IgA, IgG) zum Ausschluss einer immunologischen Systemerkrankung, Virusserologie (EBV; Hepatitis B und C), glomeruläre Basalmembran-AK.

Eine **Nierenbiopsie** ist primär nicht indiziert, kann aber notwendig sein bei Auftreten jenseits des 10. Lebensjahres oder bei Therapieversagen zur Ursachenklärung. Häufig wird bei steroidresistenten Fällen eine fokale Sklerose diagnostiziert, eine schwere Glomerulopathie unklarer Genese.

Differenzialdiagnosen: Andere Ursachen generalisierter Ödeme, z. B. angioneurotisches Ödem, Herzinsuffizienz, Eiweißmangelödeme durch Mangelernährung oder enteralen Verlust.

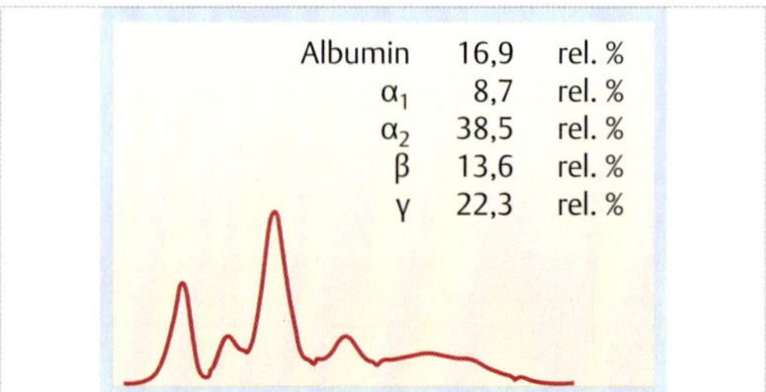

Abb. 47.3 Eiweißelektrophorese: Befund bei nephrotischem Syndrom (Quelle: Blum H, Müller-Wieland D. Klinische Pathophysiologie. 11. Auflage. Stuttgart: Thieme; 2020)

Komplikationen: In der Phase der Proteinurie muss man mit **akuten Komplikationen** rechnen: Risiko für Thromboembolien, bakterielle Infektionen, Peritonitis, Empyem und Sepsis, prärenales Nierenversagen, hypovolämischen Schock, Lungenödem und Invagination. Es kann sinnvoll sein, bei Erstmanifestation, v.a. wenn noch keine Impfung gegen Pneumokokken erfolgt ist, eine Antibiotikaprophylaxe mit Penicillin G durchzuführen.

Komplikationen entstehen aber auch **langfristig** durch die Therapie, v.a. bei rezidivierendem Verlauf. Hohe kumulative Steroiddosen führen zum Cushing-Syndrom mit Adipositas, Osteoporose, Minderwuchs, erhöhtem kardiovaskulärem Risiko, Diabetes mellitus, Linsentrübung etc.

Überprüfung des Impfstatus! Durch den Verlust von Komplementfaktoren und den sekundären Antikörpermangel durch die große Proteinurie sowie durch die Immunsuppression im Laufe der Therapie besteht eine erhöhte Gefahr für Infektionen, v.a. durch bekapselte Bakterien (Pneumokokken, Meningokokken). Deshalb sollte unbedingt eine Impfung gegen **Pneumokokken** (13valent **und** 23valent) und jährlich eine Impfung gegen Influenza erfolgen.

Therapie und Prognose: Man startet einen Behandlungsversuch mit **Prednisolon** nach einem festgelegten Schema (s. Antwort zur Frage 47.4). Prednisolon wird entsprechend der Körperoberfläche dosiert. Diese ermittelt man mit Hilfe eines Normogramms (s. Anhang/Normogramm). Auf der linken Achse trägt man die Körperlänge, auf der rechten das Körpergewicht auf. Dann verbindet man beide Punkte mit einer Linie. Der Schnittpunkt mit der mittleren Achse gibt die Körperoberfläche an.

Zusätzlich induziert man bei schweren Ödemen die Wasserausscheidung durch Gabe von Humanalbumin mit anschließender Furosemidgabe.

In **90%** der Fälle ist das nephrotische Syndrom **steroidsensibel**, d.h. die Symptome klingen unter der Therapie vollständig ab.

Die Proteinausscheidung im Urin wird weiterhin täglich, z.B. mit Urinstix, kontrolliert. Ein Drittel der steroidsensiblen Patient*innen ist nach der 1. Episode gesund. In einem weiteren Drittel der Fälle kommt es nach Absetzen des Prednisolons zu einem Rezidiv oder wiederholten Rezidiven. Beim letzten Drittel besteht eine Steroidabhängigkeit, d.h. nur unter Steroidtherapie bleiben die Kinder symptomfrei. Das erste Rezidiv (sowie seltene Rezidive) behandelt man erneut mit Glukokortikoiden. Häufige Rückfälle sowie Steroidabhängigkeit stellen eine Indikation zur Therapie mit Zytostatika (Cyclophosphamid) oder Immunsuppressiva (Cyclosporin A, Tacrolimus, Mycophenolatmofetil, Mycophenolsäure) dar, die z.T. nur „off label"eingesetzt werden können.

Schwere Verläufe führen innerhalb von wenigen Jahren zur Niereninsuffizienz mit Notwendigkeit von Dialyse und Nierentransplantation.

Zusatzthemen für Lerngruppen

- nephritisches Syndrom
- Glomerulonephritiden

Fall 48 Sphärozytose (hereditäre Kugelzellanämie)

48.1 Interpretieren Sie die Werte der Laboruntersuchung! An welchen Ursachen denken Sie im Zusammenhang mit der Anamnese und klinischen Untersuchung?

- **Labor**: mikrozytäre normochrome Anämie (MCV ↓, MCH und MCHC normal), Retikulozytose (Hinweis auf hypergenerative Erythropoese; mögliche Ursachen: hämolytische Anämie, Blutungsanämie)
- **Verdachtsdiagnose**: Sphärozytose; Begründung: Blässe, Splenomegalie, Sklerenikterus, Labor (s.o.), positive Familienanamnese
- **Differenzialdiagnosen**: andere hämolytische Anämien (z.B. Elliptozytose, Enzymdefekte [z.B. Glukose-6-Phospatdehydrogenase-Mangel]).

48.2 Wie sichern Sie die Diagnose?

- **Sphärozytose**: Blutausstrich (Nachweis von Sphärozyten [Kugelzellen], Anisozytose und Retikulozyten), erhöhte osmotische Fragilität (Bestimmung der Hämolysezeit mit Acidified Glycerol Lysis Test = AGLT) und Durchflusszytometrie (Eosin-5´-Maleimid-Bindung-Assay = EMA-Test) der Erythrozyten
- weitere Laboruntersuchungen (LDH ↑, Haptoglobin ↓, indirektes Bilirubin ↑, direktes Bilirubin/GOT/GPT normal), direkter Coombstest negativ
- **Sonografie des Abdomens**: Leber-/Milzgröße, Gallensteine.

48.3 Welche Diagnose stellen Sie?

Sphärozytose (Hereditäre Kugelzellanämie); Begründung: s. Antwort zur Frage 48.1; im Blutausstrich Nachweis von Sphärozyten und Retikulozyten (s. Abb. 48.1 Fallbeispiel).

48.4 Erläutern Sie die Pathogenese der Erkrankung!

- Membrandefekt der Erythrozyten führt zu veränderter Ionenpermeabilität der Erythrozytenmembran mit konsekutiv erhöhtem Wassereinstrom in die Zelle → Kugelform der Erythrozyten
- Pathologisch verformte Zellen können den Milzsinus nicht schnell genug passieren und werden daher verfrüht abgebaut.

48.5 Wie kann man die Erkrankung behandeln? Was ist hierbei zu beachten?

!

- Splenektomie bei rezidivierenden hämolytischen Krisen
- möglichst erst nach dem 6. Lebensjahr wegen der erhöhten Infektionsgefahr durch Asplenie; präoperativ 3-fach Immunisierung (Pneumokokken, Haemophilus influenzae B, Meningokokken); bei Kindern < 10 Jahre zusätzlich postoperative Antibiotikaprophylaxe mit Penicillin V für 2 Jahre wegen der Gefahr fulminanter Septikämien (OPSI = overwhelming postsplenectomy infection) v. a. durch bekapselte Erreger wie Pneumokokken, Meningokokken und Haemophilus influenzae
- bei leichtem Verlauf: keine weitere Therapie notwendig
- bei schwerer Anämie: ggf. Bluttransfusionen.

Kommentar

Definition: Die Sphärozytose beruht auf einem **Defekt der Erythrozytenmembran**. Aufgrund dieses Defektes nehmen die Erythrozyten Kugelgestalt an, sind dadurch geringer verformbar und werden somit vorzeitig im retikuloendothelialen System (RES), v. a. in der Milz, abgebaut.

Epidemiologie: Die Sphärozytose ist mit 1:2500 bis 1:5000 die häufigste angeborene **hämolytische Anämie** in Mitteleuropa.

Ätiopathogenese: Sie wird normalerweise **autosomal-dominant** (⅔) vererbt, Spontanmutationen (⅓) kommen vor. Ursache ist ein **Defekt der Erythrozytenmembranproteine**, meist ist der Hauptbestandteil Spektrin, seltener Ankyrin quantitativ vermindert. Dies führt zu einer Änderung der Ionenpermeabilität mit Einstrom von Natrium und Wasser in die Erythrozyten, die dadurch Kugelgestalt annehmen und weniger verformbar sind. Die kugelförmigen Erythrozyten werden in den Milzsinus phagozytiert. Die Erythrozytenüberlebenszeit ist verkürzt.

Klinische Symptomatik und Klassifikation: Die klinische Symptomatik kann je nach Lebensalter und genetischer Veränderung variieren. Leichte Verläufe mit milder, gut kompensierbarer Hämolyse ohne wesentliche Anämie (25–33 % der Fälle) bis hin zu schweren (10 % der Fälle) und sehr schweren Verläufen (3–4 % der Fälle) mit wiederholtem Transfusionsbedarf bei Säuglingen und Kleinkindern kommen vor (siehe Tab. 48.1). Am häufigsten (60–70 % der Patient*innen) sind die Verläufe mittelschwer mit mäßiger Hämolyse und Hb-Werten zwischen 8,0–11,0 g/dl.

Leitsymptom sind eine normozytäre oder leicht mikrozytäre Anämie, Skleren- oder generalisierter Ikterus und Splenomegalie.

In der Hälfte der Fälle manifestiert sich die Krankheit bereits im **Neugeborenenalter** durch eine **schwere Hyperbilirubinämie** (Icterus gravis, prolongatus, praecox). Später ist der Ikterus wechselnd stark ausgeprägt. Nicht selten werden bereits im Kindesalter (Bilirubin-) Gallensteine festgestellt. Durch Infektionen (z. B. mit Parvo-Virus B19 [Ringelröteln]) können **hämolytische und aplastische Krisen** ausgelöst werden, die mit schwerem Ikterus, Übelkeit, Fieber und Oberbauchschmerzen einhergehen.

Diagnostik: siehe auch Antwort zu Frage 48.2. Mikrozytäre normochrome Anämie (Hb-Konzentration meist zwischen 6 und 10 g/dl), reichlich Sphärozyten und Retikulozyten im Blutausstrich, Splenomegalie und positive Familienanamnese machen die Diagnose Sphärozytose wahrscheinlich. Eine erhöhte Fragilität der Erythrozyten und ein pathologischer EMA-Test bestätigen die Diagnose. Weitere charakteristische Laborveränderungen wie Retikulozytose (6–20 %), (indirekte) Hyperbilirubinämie, LDH-Erhöhung und vermindertes Haptoglobin sind Ausdruck der Hämolyse. Letztere ist auch Ursache für die (Bilirubin-)Gallensteine, die man gelegentlich schon bei 4- und 5-jährigen Kindern sonografisch nachweisen kann. Regelmäßig zeigt sich in der Sonografie eine vergrößerte Milz (Splenomegalie).

Tab. 48.1 Schweregrade der hereditären Sphärozytose

	leichte Sphärozytose	mittelschwere Sphärozytose	schwere Sphärozytose	sehr schwere Sphärozytose
Hb (g/dl)	11–15	8–11	6–9	<6
Retikulozyten (%)	1,5–6	≥6	≥10	≥10
Bilirubin (mg/dl)	1–2	2	2–3	≥3
Sphärozyten im Blutausstrich	+	+++	+++	+++ (Mikrosphärozyten, Poikilozyten)
EK-Transfusionen (nach dem Neugeborenenalter)	0–1	0–2	≥3	regelmäßig erforderlich
(nahezu totale) Splenektomie	normalerweise nicht notwendig	erforderlich bei mehrfachen hämolytischen Krisen, >2 Transfusionen nach dem 3. Lebensmonat und/oder starker Leistungsminderung	immer notwendig (möglichst erst ab dem 6. Lebensjahr)	immer notwendig (möglichst erst ab dem 6. Lebensjahr)

Quelle: Daten aus Leitlinie der Gesellschaft für Pädiatrische Onkologie und Hämatologie (GPOH): Hereditäre Sphärozytose, AWMF-Registernummer 025–018, 12/2016, verfügbar unter www.awmf.org

Therapie: Die Indikation zur Transfusion wird streng gestellt, um eine Eisenüberladung zu verhindern. Sie sollte nur bei aplastischen Krisen oder Absinken der Hb-Konzentration unter 5,0–6,0 g/dl oder vitaler Bedrohung erfolgen. Bei Säuglingen kann eventuell eine Erythropoetingabe zur Verhinderung von Transfusionen versucht werden. Bei häufigem Transfusionsbedarf kann in Zusammenarbeit mit dem Hämatologen/der Hämatologin eventuell eine passagere Milzblockade mit hochdosiertem Prednisolon versucht werden.

Bei Gallensteinen ist u. U. die Entfernung der Gallenblase notwendig.

„Geheilt" werden kann die Erkrankung nur durch eine **Splenektomie**. Sie ist indiziert bei rezidivierenden hämolytischen Krisen und wiederholtem Transfusionsbedarf, sollte aber wegen der Gefahr der **Postsplenektomie-Sepsis** nicht vor dem 6. Lebensjahr erfolgen. Es hat sich gezeigt, dass das Sepsisrisiko sinkt und die Immunabwehr besser ist, wenn die Milz nicht komplett, sondern nur nahezu vollständig (verbleibender Rest von etwa 10 ml) entfernt wird. Die Hämolyse wird trotzdem deutlich vermindert und die Hb-Werte stabilisieren sich langfristig.

Evtl. vorliegende Nebenmilzen müssen mitentfernt werden. Durch die Splenektomie wird der „Filter" entfernt, der die deformierten Erythrozyten vorzeitig aus dem Blut eliminiert. Nach Entfernung der Milz normalisiert sich die Erythrozytenüberlebenszeit, obwohl der korpuskuläre Defekt und die Kugelzellbildung bestehen bleiben. Nach der Milzexstirpation entwickelt sich eine vorübergehende Thrombozytose, die in der Regel keiner Behandlung bedarf.

Vor der Splenektomie muss in jedem Fall der Impfstatus überprüft und eine Erst- oder Boosterimpfung gegen Pneumokokken (13valent und 23valent) erfolgen. Das Kind sollte außerdem gegen Haemophilus influenzae Typ B und gegen Meningokokken (Meningokokken Typ C, Booster mit Impfstoff gegen Meningokokken A, C, W und Y sowie gegen Meningokokken Typ B) geimpft werden.

Prognose: Nach der Splenektomie ist die Prognose in der Regel gut. V. a. bei Mädchen kommt es in der Pubertät jedoch wegen der Hormonumstellung und Menstruation gehäuft zu aplastischen Krisen, die schwer zu behandeln sind.

Zusatzthemen für Lerngruppen

- Icterus neonatorum
- weitere hämolytische Anämien
- Impfungen
- Formen und Ursachen von Anämien/Anämiediagnostik

Fall 49 Medulloblastom

49.1 Sie untersuchen das Kind noch einmal ganz ausführlich. Worauf achten Sie besonders?

- Anzeichen für Exsikkose: Prüfen des Hautturgors (stehende Hautfalten), Feuchtigkeit der Mundschleimhaut
- **Abdomen**:
  - Palpation: Resistenzen, Druckschmerz, Abwehr, Peritonismus
  - Auskultation: fehlende oder hochgestellte Darmgeräusche als Hinweis auf Ileus
- **neurologische Untersuchung**: Meningismuszeichen, Pupillenweite und -motorik, Überprüfen der Muskeleigenreflexe, Fremdreflexe (Babinski-Reflex, Bauchhautreflexe), grobe Kraft, Koordination (Unterberger-Tretversuch, Romberg-Stehversuch, Finger-Nase-Versuch, Seiltänzergang, Einbeinstand) und Sensibilität.

49.2 An welche Differenzialdiagnosen denken Sie nun, nachdem Sie diese neuen Informationen erhalten haben? Durch welche diagnostischen Maßnahmen grenzen Sie die Differenzialdiagnosen voneinander ab?

- **Differenzialdiagnosen**:
  - Hirntumor: Kopfschmerzen, Erbrechen, Persönlichkeitsveränderungen, Tollpatschigkeit
  - Meningitis/Enzephalitis: Erbrechen, Kopfschmerzen, erhöhte Temperatur
  - Stoffwechselentgleisung bei Diabetes mellitus Typ 1: Erbrechen, Persönlichkeitsveränderung
  - Fehlsichtigkeit: Schulschwierigkeiten, Tollpatschigkeit
- **Labor**: Entzündungszeichen (Differenzialblutbild, CRP, BSG), Elektrolyte (Elektrolytverschiebung aufgrund des Erbrechens), Blutgasanalyse (metabolische Azidose), Blutzucker (Hyperglykämie)
- **Sonografie des Abdomens**: Ausschluss von Invagination und Ileus
- **EEG**: Darstellung fokaler Veränderungen als Hinweis auf entzündlichen oder raumfordernden Prozess
- **Spiegelung des Augenhintergrundes**: Stauungspapille als Hinweis auf Hirndruck
- **kraniale Bildgebung, z. B. MRT, CT**: zum Ausschluss einer zerebralen Raumforderung
- **Lumbalpunktion**: nach Ausschluss von Hirndruck zum Ausschluss einer Meningitis, Enzephalitis.

49.3 Es wird eine Kernspintomografie des Schädels mit Kontrastmittelgabe durchgeführt. Beschreiben Sie den Befund!

- großer, inhomogener, kontrastmittelanreichernder Tumor in der hinteren Schädelgrube
- erweiterte innere Liquorräume (s. Abb. 49.1 Fallbeispiel).

49.4 Wie sieht die weitere Therapie aus?

- operative Resektion des Tumors, histologische Untersuchung
- je nach Histologie ggf. weitere Therapie wie postoperative Strahlentherapie, Chemotherapie.

Kommentar

Definition: Medulloblastome (oder auch PNET = primitiver neuroektodermaler Tumor) sind undifferenzierte, schnell wachsende embryonale Tumoren des Kleinhirns. Das histologische Bild ist durch eine rosettenförmige Anordnung der Tumorzellen charakterisiert.

Epidemiologie: Das Medulloblastom ist der häufigste maligne Kleinhirntumor des Kindesalters. Es macht etwa 3 % der kindlichen Krebserkrankungen aus. In Deutschland erkranken jedes Jahr etwa 60 Kinder und Jugendliche neu, das entspricht 5 Neuerkrankungen pro 1 000 000 Kinder und Jugendliche. Der Manifestationsgipfel liegt um das 5. Lebensjahr. Jungen sind etwa doppelt so häufig wie Mädchen betroffen. Jedes 5. Medulloblastom manifestiert sich jenseits des 15. Lebensjahres mit einem Altersgipfel im 3. Lebensjahrzehnt.

Pathogenese: Beim Medulloblastom handelt sich um einen hochmalignen embryonalen Tumor, der vom Kleinhirnwurm ausgeht und schnell und infiltrierend in beide Kleinhirnhälften, den Hirnstamm, den 4. Ventrikel und die Meningen wächst. Es kommt zur Bildung von sog. Abtropfmetastasen in den Liquorraum. Selten wird eine extraneurale Metastasierung (dann v. a. in Knochen/Knochenmark) beobachtet. In 10 % der Fälle genetische Disposition, Assoziation auch zu Neurofibromatose 1 und 2, Fanconi-Anämie u. a.

Klinik: Im Vordergrund der klinischen Symptomatik stehen neben **Hirndruckzeichen** wie **Kopfschmerzen, Übelkeit und (Nüchtern-)Erbrechen** die **Wesensveränderungen** und **Vigilanzstörungen**. Die im Fall beschriebenen Symptome sind bis zum Beweis des Gegenteils verdächtig auf einen Hirntumor! Auf einen Tumor des Kleinhirns deuten **Ataxie** (Romberg-Stehversuch, Unterberger-Tretversuch, Seiltänzergang) und **Intentionstremor** (Finger-Nase-Versuch) hin. Auch **Krampfanfälle, motorische Ausfälle** und Apraxie können auftreten.

Diagnostik: Erster Schritt zur Diagnosefindung ist die sorgfältige Anamnese! Eine ausführliche klinische und neurologische Untersuchung schließt sich an (s. Antwort zur Frage 49.1). Es folgt die **kraniale Bildgebung** (evtl. mit Kontrastmittelgabe). Die höchste Aussagekraft hat hierbei die Kernspintomografie, da mit ihr die Darstellung der Weichteile am besten gelingt. Bei Verdacht auf Tumoraussaat (MRT) sollte zusätzlich eine **Liquorzytologie** erfolgen. Diese darf jedoch nur durchgeführt werden, wenn vorher ein Hirndruck (Stauungspapille?) ausgeschlossen worden ist.

Differenzialdiagnosen: andere intrakranielle Raumforderungen (z. B. Hämatome, Hirnabszesse), entzündliche Erkrankungen des Gehirns (z. B. Meningitis, Enzephalitis, Zerebellitis).

Therapie: An erster Stelle steht die – möglichst komplette – **Resektion des Tumors**, da die Kinder durch die lokale Raumforderung und Liquorzirkulationsstörung vital bedroht sind. Lebensbedrohliche Hirndrucksteigerungen werden durch eine passagere **externe Liquordrainage** therapiert. Die weitere Tumortherapie richtet sich dann nach Patientenalter und Tumorstadium:

Lokal begrenzte, **nichtmetastasierte Tumoren bei Kindern unter 3–5 Jahren** werden nur mit Chemotherapie behandelt. Die Bestrahlung des Schädels hätte in dieser Altersklasse schwerwiegende Nebenwirkungen wie neurologische Defizite, neuroendokrine Ausfälle und Entwicklungsstörungen. Zum Einsatz kommen im Rahmen von Studien Kombinationen aus verschiedenen Zytostatika: Es werden grundsätzlich mehrere Substanzen kombiniert: Nitroseharnstoffe (CCNU und BCNU) und Platinderivate (Cisplatin, Carboplatin) und das Alkaloid Vincristin. Zur neoadjuvanten Therapie werden weitere Substanzen wie z. B. alkylierende Substanzen wie Ifosfamid und Cyclophosphamid, Platinderivate und Alkaloide, Topoisomerashemmer und evtl. auch das Antimetabolit Methotrexat eingesetzt.

Nicht metastasierte Medulloblastome bei Patient*innen **jenseits des 3.–5. Lebensjahres** werden primär bestrahlt. Eine Chemotherapie mit Cisplatin, CCNU und Vincristin über mehrere Zyklen schließt sich an.

Bei Hochrisikopatient*innen wird nach der Induktionschemotherapie eine Hochdosis-Chemotherapie durchgeführt, auf die anschließend eine autologe Stammzelltransplantation folgt. Verwendet werden Kombinationen aus mehreren Zytostatika wie Carboplatin, Cyclophosphamid und Etoposid, außerdem werden u. a. Busulfan, Melphalan und Thiotepa eingesetzt.

Liegen bei Diagnosestellung bereits Metastasen vor, muss von einer schlechten Prognose ausgegangen werden. Hier sind experimentelle Therapieansätze notwendig.

Prognose: Die Prognose des Medulloblastoms ist sehr von der Operabilität des Tumors, dem Ansprechen auf die Chemotherapie und dem Alter des Kindes abhängig, d. h. je älter das Kind ist, desto besser ist die Prognose. Die 10-Jahres-Überlebensrate liegt bei etwa 70 %, mit Spätrezidiven muss man aber auch noch nach 10 Jahren rechnen. Langzeitfolgen können durch Therapie (v. a. Strahlentherapie) und durch das destruktive Wachstum des Tumors bedingt sein. Sie manifestieren sich in Form von Paresen, Koordinationsstörungen, neuroendokrinologischen Störungen (z. B. Wachstumshormonmangel mit Minderwuchs) und neuropsychologischen Störungen wie Konzentrationsstörungen, gestörtem Kurzzeitgedächtnis, Lernstörungen u.a.

Zusatzthemen für Lerngruppen

- weitere Hirntumoren des Kindesalters (z.B. Astrozytome, Kraniopharyngeom, Hirnstammtumoren)
- weitere maligne Tumoren des Kindesalters
- Hydrozephalus
- Meningitis

Fall 50 Appendicitis acuta

50.1 Versuchen Sie durch Befragung der Eltern und des Kindes die in Frage kommenden Ursachen zu reduzieren! An welche Ursachen denken Sie und wonach fragen Sie?

- **akute Gastroenteritis**: Stuhlfrequenz, -konsistenz, auffälliger Geruch des Stuhls, Bauchschmerzen im Zusammenhang mit Defäkation, Genuss verdorbener Lebensmittel (ähnliche Symptome bei Personen, die Gleiches gegessen haben?) oder Salmonellen-kontaminierter Speisen (z.B. Eier, Milch, Speiseeis, Mayonnaise, Geflügel), Kontakt zu Personen mit Gastroenteritis
- **Obstipation**: Stuhlgangsfrequenz, Ernährungsgewohnheiten, Trinkmenge
- **Harnwegsinfekt**: häufiger Harndrang, Schmerzen bei der Miktion, bekannte Fehlbildungen des Harntraktes, Harnwegsinfekte in der Vorgeschichte
- **fortgeleiteter Schmerz aus Respirationstrakt**: katarrhalische Symptome (Husten, Schnupfen, Halsschmerzen)
- **Appendicitis acuta**: wandernde Schmerzlokalisation (Beginn häufig im Epigastrium oder periumbilikal, später Schmerzverlagerung in den rechten Unterbauch); *Cave*: bei Kindern häufig sehr unspezifische Symptome!
- **inadäquate Schmerzlokalisation** bei Angina, Otitis media, Coxitis usw.; infolge des noch fehlenden Körperschemas bei Kindern wird der Schmerz häufig in das Abdomen projiziert
- **Invagination**: plötzlicher Schmerzbeginn, rezidivierendes Erbrechen, schmerzfreies Intervall, rezidivierendes Schreien, blutiger Stuhlabgang
- **Lymphadenitis mesenterialis**: Z.n. Gastroenteritis
- **akute Pankreatitis**: gürtelförmige Schmerzausstrahlung vom Oberbauch in den Rücken
- **Meckel-Divertikulitis**: blutige Stühle, kolikartige Schmerzen.

50.2 Welche diagnostischen Maßnahmen sollten Sie anschließend zur Diagnosefindung durchführen?

- **klinische Untersuchung**:
  - Kopf/Hals: Racheninspektion, Otoskopie, Palpation der Lymphknoten zum Ausschluss von Erkrankungen im HNO-Bereich
  - Herz/Lunge: Auskultation zum Ausschluss einer Pneumonie, Bronchitis
  - Abdomen: Palpation zum Ausschluss einer Appendicitis acuta (s. Kommentar)
  - Extremitäten: Beweglichkeit, Exantheme
  - zusätzlich: Temperaturmessung → axillo-rektale Temperaturdifferenz > 1 °C spricht für Appendicitis acuta
- **Labordiagnostik**: Blutbild, Entzündungsparameter (BSG, CRP), Lipase, Amylase, GOT, GPT, Elektrolyte, Blutzucker, Blutgasanalyse, Kreatinin, Urinstatus
- **Abdomen-Sonografie**:
  - Doppelkokarde: Hinweis auf Invagination
  - Beurteilung der Darmmotilität, -wanddicke und -füllung: Hinweis auf akute Gastroenteritis
  - stark gefüllte Darmschlingen: Hinweis auf Obstipation
  - ödematöse Wandverdickung (Kokarde)/gestautes Lumen/Kotstein der Appendix vermiformis: Hinweis auf Appendicitis acuta
  - freie Flüssigkeit: Hinweis auf Aszites, entzündlichen Prozess oder Perforation
  - Beurteilung der abdominellen Lymphknoten: zum Ausschluss einer Lymphadenitis mesenterialis
  - Beurteilung des Pankreas: Schwellung, Nekrosen, Verkalkungen
  - Beurteilung der Nieren: Hinweis auf Pyelonephritis, Konkremente, Harnstau.

50.3 Wie gehen Sie nun weiter vor?

- stationäre Aufnahme des Kindes zur Beobachtung
- Kind immer wieder untersuchen, um Veränderungen/Verschlechterungen des Allgemeinzustandes und Lokalbefundes frühzeitig festzustellen
- Einlauf, um eventuell „festsitzende" schmerzende Kotballen in Bewegung zu bringen
- Hinzuziehen eines chirurgischen Kollegen zur Mitbeurteilung
- Appendektomie, wenn sich Hinweise auf akute Appendizitis verdichten (Labor: Entzündungsparameter (CRP, Leukozyten) ↑, sonografische Hinweise [s. Antwort zur Frage 50.2 und Kommentar], typische Untersuchungsbefunde [s. Kommentar]).

50.4 Mit welchen Komplikationen müssen Sie rechnen, falls es sich um eine akute Appendizitis handelt?

- Perforation/Durchwanderungsperitonitis (bei Kindern ist wegen atypischer/schneller Verläufe eine präoperative Perforation häufig, aber gute Prognose)
- Abszessbildung (sog. perityphlitischer Abszess)
- paralytischer Ileus.

50.5 Welche Differenzialdiagnosen des akuten Bauchschmerzes müssten Sie zusätzlich berücksichtigen, wenn es sich um ein 15-jähriges Mädchen handeln würde?

Gynäkologische Ursachen wie z.B. Ovarialzysten, Torsionsovar, Adnexitis, Extrauteringravidität, Menarche, Hämatometra/-salpinx bei Hymenalatresie, Ovulation

- **Klinik**: Unterbauchschmerz, Übelkeit, Erbrechen, evtl. Schock
- **Diagnostik**: Labor (β-HCG, Entzündungsparameter), Sonografie, gynäkologisches/chirurgisches Konsil.

Kommentar

Definition und Ätiopathogenese: Bei der Appendicitis acuta handelt es sich um eine Entzündung der Appendix vermiformis.

Ursache ist eine Lumenverlegung der Appendix vermiformis, z.B. durch Hyperplasie des lymphatischen Gewebes in der Appendix, Entleerungsstörungen (z.B. durch Kotsteine), Würmer (z.B. Oxyuris vermicularis) oder Darmabknickungen sowie lokale bakterielle Entzündungen.

Epidemiologie: Der Häufigkeitsgipfel liegt zwischen dem 4. und 12. Lebensjahr.

Klinik: Die Appendicitis acuta hat typischerweise eine **kurze Anamnese** (12–24 Stunden).

Die Schmerzen beginnen meist im Epigastrium und sind begleitet von Übelkeit. Im Krankheitsverlauf wandern sie in den rechten Unterbauch, zusätzlich kann Erbrechen auftreten. Anfangs sind die Schmerzen nur zeitweilig vorhanden, bis sich ein Dauerschmerz entwickelt. Perforiert die entzündete Appendix, werden die Schmerzen zunächst weniger oder verschwinden für kurze Zeit ganz („Ruhe vor dem Sturm"). Die der Perforation folgende Peritonitis führt dann aber rasch zu einem schweren, manchmal lebensbedrohlichen Krankheitsbild. Durchfall tritt meist nicht auf, schließt aber eine akute Appendizitis nicht aus! *Cave*: Der Verlauf bei Kindern ist oft atypisch und sehr schnell.

Diagnostik: Die Diagnosestellung kann v.a. beim Kleinkind schwierig sein. Häufig finden sich nur unspezifische klinische und laborchemische Befunde. Leukozytose und axillo-rektale Temperaturdifferenz (s.u.) können fehlen.

Bei unklaren Bauchschmerzen muss daher – unabhängig von der Lokalisation – immer an eine Appendizitis gedacht werden, v.a. wenn zusätzlich Entzündungszeichen (Leukozytose, CRP ↑) vorliegen. Es sollte immer nach Verläufen von Appendizitiden in der Familie, v.a. bei Geschwistern gefragt werden, da sich innerhalb einer Familie oft ähnliche Krankheitsverläufe finden.

Klassische Untersuchungsbefunde, die man bei typischer Lage der Appendix finden kann, sind (s. Abb. 50.1):

- **McBurney-Punkt**: Druckschmerz auf halber Strecke zwischen Bauchnabel und Spina iliaca anterior superior rechts, Lage des Zäkums mit Abgang der Appendix
- **Lanz-Punkt**: Druckschmerz am Übergang zwischen mittlerem und rechtem Drittel einer Verbindungslinie der beiden Spinae iliacae anteriores superiores
- **Blumberg-Zeichen**: kontralateraler Loslassschmerz bei bereits vorliegender peritonitischer Reizung
- **Rovsing-Zeichen**: retrogrades Ausstreichen des Kolons führt zu Schmerzen im rechten Unterbauch
- **Psoaszeichen**: schmerzhafte Reizung der Psoasfaszie führt zur Entlastungshaltung durch Beugung des rechten Beins im Hüftgelenk, bei Streckung wird Dehnungsschmerz empfunden

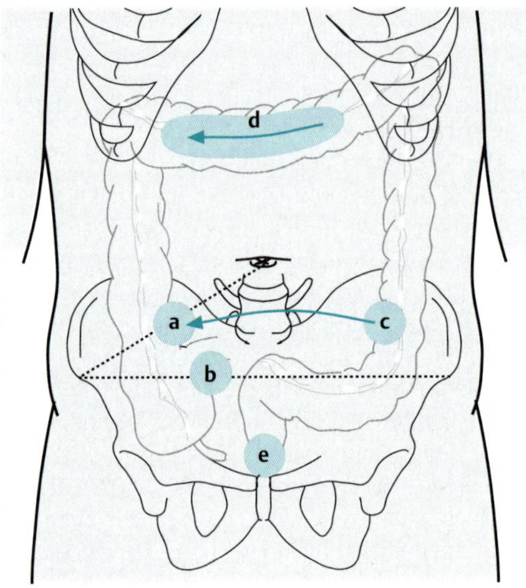

a McBurney-Punkt
b Lanz-Punkt
c Blumberg-Zeichen
d Rovsing-Zeichen
e Douglas-Schmerz

Abb. 50.1 Druck- und Schmerzpunkte bei Appendicitis acuta

- **Erschütterungsschmerz**: beim Hüpfen, evtl. Schonhinken
- **Douglasschmerz**: Schmerz bei rektaler Palpation als Hinweis auf peritoneale Reizung, rechte Darmwand bei der Untersuchung schmerzhafter als übrige Stellen.

Cave: Eine rektale Untersuchung darf bei einem Kind mit Bauchschmerzen nie unterbleiben! Eine rektale Untersuchung ist für Kinder jedoch besonders unangenehm. Die Untersuchung sollte daher den Kindern immer vorher erklärt werden, ggf. ist ein Vergleich mit rektalem Fiebermessen oder Zäpfchengabe sinnvoll. Man bittet das Kind, sich auf die Seite zu legen mit dem Rücken zum Untersucher/zur Untersucherin und die Knie bis ans Kinn heranzuziehen. Dadurch entspannt sich der Schließmuskel, die Untersuchung ist für das Kind weniger unangenehm. Während der Untersuchung sollte man versuchen, das Kind abzulenken (z. B. über den Kindergarten, den Lieblingssport reden). Die Untersuchung erfolgt möglichst mit dem behandschuhten kleinen Finger und Vaseline.

Weitere Befunde, die zum klassischen Bild einer akuten Appendizitis gehören, sind die **axillo-rektale Temperaturdifferenz** von mehr als 1 °C in 50 % der Fälle sowie im Labor eine **Erhöhung der Entzündungsparameter** (Leukozyten, CRP). Die **Abdomen-Sonografie** kann die klinische Diagnose nur ergänzen. Eine ulzero-phlegmonöse Appendizitis ist dabei relativ gut zu erkennen. Im Querschnitt stellt sich die entzündete Appendix als Kokarde mit einem Gesamtdurchmesser von über 6 mm dar, im Längsschnitt findet sich eine blind endende tubuläre Struktur, evtl. mit Inhalt (z. B. Konkrement). Bei Perforation umgibt freie Flüssigkeit die Appendix. *Cave*: Ein negativer sonografischer Befund schließt eine akute Appendizitis nicht aus.

Therapie: Bei eindeutigen Befunden muss unverzüglich die Appendektomie – laparoskopisch oder konventionell – erfolgen. Ist es bereits zu einer Perforation oder entzündlichen Mitbeteiligung des Peritoneums gekommen, erfolgt zusätzlich zur Operation eine antibiotische Therapie (z. B. mit Cefuroxim und Metronidazol oder Ampicillin/Sulbactam). Die stationäre Behandlung kann in Abhängigkeit von der Ausprägung des Lokalbefundes meist nach 3 bis 5 Tagen beendet werden.

Ist die Diagnose nicht eindeutig zu stellen, nimmt man den Patienten/die Patientin zur stationären Beobachtung auf und untersucht regelmäßig den Bauch und kontrolliert die Entzündungsparameter. Die chirurgischen Kolleg*innen sollten mit einbezogen werden. Das Kind erhält Infusionstherapie und bleibt zunächst nüchtern, bis offensichtlich ist, ob eine Operation notwendig ist. Fiebersenkende und schmerzstillende Maßnahmen, z. B. mit Paracetamol oder einer Eisblase auf dem Bauch, sollten unterstützend erfolgen. Empfehlenswert ist (nur, wenn keine Kontraindikationen [Ileus, Perforation] vorliegen!), auch immer ein Einlauf. Liegt den Beschwerden eine Obstipation zugrunde, so kann durch Abführen Besserung verschafft werden. Viele appendizitisverdächtige Befunde bessern sich innerhalb von 1 bis 2 Tagen.

Zusatzthemen für Lerngruppen

- Meckel-Divertikulitis
- Invagination
- Oxyuriasis

Fall 51 Chassaignac-„Lähmung"

51.1 Begründen Sie anhand der Anamnese und des klinischen Bildes Ihre Verdachtsdiagnose!

Chassaignac-„Lähmung" (Syn.: Pronatio dolorosa, Subluxation des Radiusköpfchens, Morbus Chassaignac); Begründung: typische Anamnese (plötzlicher Zug am Arm des Kindes), klinisches Bild (betroffener Arm wirkt wie gelähmt, Arm wird in Pronationsstellung gehalten, scheint schmerzhaft zu sein und wird selbst zum Ergreifen eines Bonbons nicht mehr benutzt).

51.2 An welche möglichen anderen Verletzungen sollten Sie denken? Wie können Sie diese von Ihrer Verdachtsdiagnose abgrenzen?

- **Differenzialdiagnosen**: Gelenkluxation, Fraktur
- **Abgrenzungsmöglichkeiten**: kein typisches Unfallereignis, ggf. Röntgenaufnahme des Ellenbogengelenks in 2 Ebenen.

51.3 Erläutern Sie den Verletzungsmechanismus bei Ihrer Verdachtsdiagnose!

Meist wird das Kind an der Hand gehalten und z.B. vor einem Hindernis abrupt nach oben gezogen. Durch den plötzlichen Zug am Arm des Kindes, der im Ellenbogengelenk gestreckt und proniert ist (s. Abb. 51.2), kommt es zur Subluxation des Radiusköpfchens aus dem oberen Anteil des Ligamentum anulare.

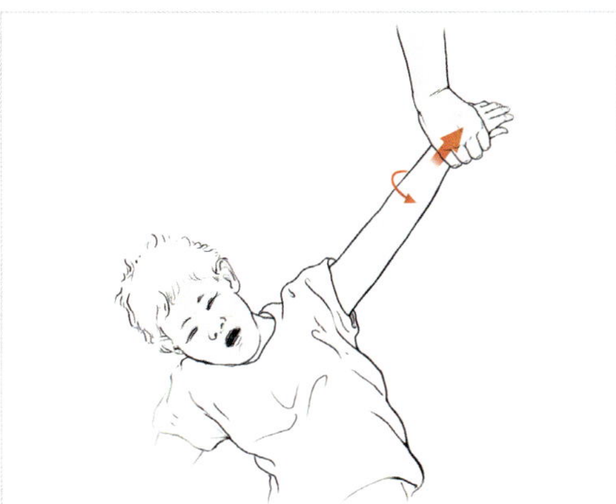

Abb. 51.2 Verletzungsmechanismus (Quelle: Schünke M, Schulte E, Schumacher U. Prometheus. LernAtlas der Anatomie. Allgemeine Anatomie und Bewegungssystem. Illustrationen von Voll M. und Wesker K. 6. Auflage. Stuttgart: © 2022. Thieme. All rights reserved.)

51.4 Wie gehen Sie weiter vor?

Bei der hier geschilderten typischen Anamnese und Klinik sind keine weiteren Röntgenuntersuchungen notwendig. Eine Reposition kann sofort erfolgen (s. Abb. 51.3 Repositionsmanöver). Danach ist das Kind wieder beschwerdefrei, eine weitere Therapie oder Ruhigstellung ist nicht erforderlich. *Tipp*: Ein Repositionsversuch ist nur kurz schmerzhaft. Daher sollte man das Überraschungsmoment ausnutzen: Man erklärt den kleinen Patient*innen z.B., dass man erst mal vorsichtig den kranken Arm kitzeln wolle, um aus dem Arm „herauszukitzeln", warum er sich nicht mehr bewegen kann. Dabei ertastet man sich das Radiusköpfchen und führt ohne große Vorwarnung schnell die Reposition durch. Das Kind merkt, dass es den Arm wieder bewegen kann und verzeiht die schmerzhafte Aktion (zumindest meist). Eine lange Ankündigung oder evtl. sogar Sedierung

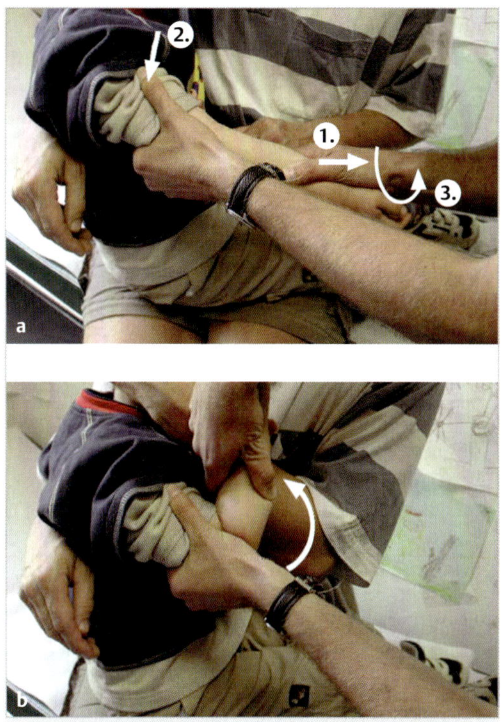

Abb. 51.3 Repositionsmanöver: **a** 1. Rechte Hand umfasst den Unterarm, übt Zug aus; 2. linker Daumen ertastet Radiusköpfchen, übt Druck auf das Radiusköpfchen aus; 3. unter Zug und Druck wird der Arm supiniert und dann **b** im Ellenbogen gebeugt, dabei ist eventuell ein Knacken spürbar.

zieht die Sache nur unnötig in die Länge und macht dem Kind noch mehr Angst. Verletzen kann man beim Repositionsversuch nichts. „Komplikationen" treten dann auf, wenn die Reposition nicht sofort gelingt, v.a. wenn man zu schonend zieht. Dies ist meist der Fall, wenn man eine Reposition das erste Mal selbst durchführen muss!

Kommentar

Definition: Bei der Chassaignac-„Lähmung" handelt es sich um eine schmerzhafte Subluxation des Caput radii innerhalb des Ligamentum anulare radii.

Epidemiologie und Ätiopathogenese: Zwischen dem 1. und 4. Lebensjahr ist die Chassaignac-Lähmung eine außerordentlich häufige Verletzung. Zur typischen Ätiopathogenese s. Antwort zur Frage 51.3. Aber auch durch ein indirektes (z. B. Sturz) bzw. direktes Trauma (z. B. beim Sport [Judo]) kann es v. a. bei älteren Kindern zur Subluxation kommen.

Klinik: Auffällig ist eine schmerzbedingte Bewegungshemmung des Unterarms im Ellenbogengelenk mit Fixation in Pronationsstellung. Der Arm wird geschont (s. Fall).

Diagnostik und Therapie: Bei **typischer Anamnese** und **klinischem Bild** ist **keine weitere Diagnostik** notwendig. Hier kann **sofort ein Repositionsversuch** erfolgen (s. Antwort zur Frage 51.4). Der Erfolg der Therapie wird geprüft, indem man den gesunden Arm festhält und dem Kind ein Spielzeug o. ä. reicht. *Cave*: Vor und nach Therapie sollten immer **D**urchblutung, **M**otorik und **S**ensibilität (DMS) überprüft werden. Lässt sich aus der Anamnese kein typisches Ereignis herleiten oder liegt ein Trauma vor, muss auch an eine Ellenbogenluxation oder eine Fraktur gedacht werden. Die Indikation zur Röntgenaufnahme des Ellenbogengelenks in 2 Ebenen (a.-p., seitlich) sollte dann großzügig gestellt werden (s. Antwort zur Frage 51.2).

Prophylaxe: Die Eltern sollten ruckartiges Reißen am Arm des Kindes (z. B. bei Überquerung großer Straßen oder wenn das Kind plötzlich losrennt) vermeiden. Auch Spiele wie „Engelchen-Flieg", „Flieger" usw. sollte man eigentlich nicht spielen, da sie eine Chassaignac-„Lähmung" verursachen können.

Prognose: Ein Rezidiv ist möglich, da der Bandapparat sich lockern kann. Die Prognose ist jedoch gut. Ab dem Vorschulalter wird eine Chassaignac-„Lähmung" sehr selten.

Zusatzthemen für Lerngruppen

- kindliche Frakturen (z. B. Grünholzfraktur)

Fall 52 Migräne

52.1 Welche Differenzialdiagnosen ziehen Sie in Erwägung? Welche Diagnose ist am wahrscheinlichsten? Begründen Sie dies!

- **Migräne** mit Aura: wahrscheinlichste Diagnose; Begründung: vorübergehende neurologische Ausfälle als „Aura" der Migräneattacke, streng halbseitiger Kopfschmerz, vegetative Begleitsymptomatik
- **entzündliche Erkrankungen** (z. B. Meningoenzephalitis, Neuritis, fortgeleitete Entzündungen aus dem HNO-Bereich): Reizung der Meningen kann zu Kopfschmerzen, Übelkeit führen, neurologische Ausfälle sind untypisch
- **Gefäßstörungen (z. B. Aneurysmen)**: Ischämie oder vermehrter Blutfluss kann zu Sehstörungen, Kopfschmerzen führen
- **Subarachnoidalblutung**: heftigste Kopfschmerzen, die von Erbrechen, Übelkeit, Schwitzen und Lichtempfindlichkeit begleitet werden, gefolgt von Vigilanzstörungen bis hin zum Koma; neurologische Ausfälle im Vorfeld der Kopfschmerzen sind allerdings untypisch
- **Tumoren** (z. B. Astrozytom, Meningeom): erhöhter Hirndruck kann Kopfschmerzen, Übelkeit, neurologische Ausfälle verursachen
- **Spannungskopfschmerz**: Kopfschmerzen, die durch muskuläre Verspannung bedingt sind, können (selten) auch mit vegetativen Begleiterscheinungen wie Sehstörungen einhergehen
- **psychogene Ursachen**: z. B. bei Depression, Angst.

52.2 Welche weiteren Untersuchungen halten Sie für sinnvoll?

Zur Abgrenzung von sekundären Kopfschmerzen:

- sorgfältige **Anamnese** mit Frage nach Beginn, Lokalisation, Stärke, familiären Kopfschmerzen, Abfragen der „red flags“ (s. u.)
- sorgfältige **neurologische Untersuchung**: Reflexe, Hirnnerven, Pupillenweite und -reaktion auf Licht, grobe Kraft, Gleichgewicht, Gangbild, Koordination, Diadochokinese
- **orientierendes Labor**: Blutbild, CRP, Elektrolyte, Gerinnungsparameter (zum Ausschluss von Entzündung, Elektrolyt- oder Gerinnungsstörung)
- **augenärztliche Untersuchung**: Beurteilung des Augenhintergrundes, Stauungspapille, Gesichtsfeldausfälle, Sehschwäche
- ggf. **MRT oder CT des Schädels:** immer bei V. a. auf Hirndruckerhöhung oder sichtbaren fokalen Veränderungen im EEG; zum Ausschluss von Raumforderungen, Hirnblutung
- ggf. **EEG**: sehr variable Störungen, z. B. Grundrhythmusveränderungen, Verlangsamung, herdförmige Allgemeinveränderungen (zum Ausschluss fokaler Veränderungen als Hinweis auf entzündlichen oder raumfordernden Prozess).

52.3 Welche Behandlung leiten Sie ein?

- **Behandlung des akuten Migräneanfalls**:
  - stationäre Aufnahme, Ruhe, Reizabschirmung (Abdunkeln des Zimmers, kein Fernsehen oder Lesen, keine lauten Geräusche)
  - nichtsteroidale Antiphlogistika: Mittel der Wahl Ibuprofen 8–10 mg/kg KG p. o. alle 6–8 h (max. Tagesdosis 30 mg/kg KG), Mittel der 2. Wahl Paracetamol 10–15 mg/kg KG p. o. alle 6–8 h (max. Tagesdosis 60 mg/kg KG)
  - Antiemetikum (z. B. Dimenhydrinat 1,25 mg/kg KG/Dosis, max. 4 × täglich p. o.; ab 30 kg: 50 mg/Dosis p. o., max. 3 × täglich; ab 14 Jahren: 50–100 mg/Dosis p. o., max. 4 × täglich; alternativ: 2,5–5 mg/kg KG/d rektal in 1–3 ED)
  - bei schweren Anfällen: Sumatriptan 10 mg intranasal (zugelassen ab 12 Jahren)
- **Migräneprophylaxe**:
  - Führen eines Kopfschmerzkalenders zum Erfassen möglicher auslösender Faktoren
  - verhaltenstherapeutische Maßnahmen zur Reduktion der Anfallsfrequenz und Linderung der vegetativen Begleitsymptome
  - Entspannungstechniken (z. B. progressive Muskelentspannung nach Jacobson, autogenes Training)
  - medikamentöse Prophylaxe (s. Kommentar).

Kommentar

Definition und Epidemiologie: Die Migräne ist eine komplexe Funktionsstörung des Gehirns, die durch rezidivierende, intensive Kopfschmerzepisoden gekennzeichnet ist, die von vegetativen und/oder neurologischen Symptomen begleitet werden.

Die Inzidenz der Migräne liegt bei 250 pro 100 000 Einwohner. In 10 % der Fälle kommt es bereits im Kindesalter zum ersten Anfall. Im Vorschulalter besteht eine Knabenwendigkeit, postpubertär sind Mädchen häufiger betroffen.

Pathophysiologie: Der Pathomechanismus der Migräne ist noch nicht vollständig aufgeklärt. Bei 70–90 % der Patient*innen findet sich eine familiäre Belastung.

Der Schmerz entsteht im trigemino-vaskulären System. Eine Ausschüttung vasoaktiver Substanzen (Calcitonin, Substanz P, Stickstoffmonoxid) aus den Nervenenden des N. trigeminus führt zur Vasodilatation und Ausbildung einer sterilen Entzündung. In den Wänden kranialer Blutgefäße finden sich Dehnungs- und Schmerzrezeptoren des N. trigeminus. Deren Reizung führt zum typischen Kopfschmerz. Die vorangehende Aura lässt sich durch eine Hemmung der kortikalen Aktivität erklären, die sich von okzipital allmählich nach parietal und temporal ausbreitet. Die Mitbeteiligung weiterer Hirnstammzentren, wie z. B. der Area postrema erklärt die vegetativen Begleitsymptome (Übelkeit und Erbrechen).

Ein Migräneanfall lässt sich durch Stress, Schlafmangel, Zeitverschiebungen, den Genuss von Alkohol oder bestimmten Nahrungsmitteln (z. B. Schokolade, Käse, Nüsse, Bananen) oder auch hormonell auslösen. Nicht selten tritt die Migräneattacke auch in der Entspannungs-phase nach Stress auf („Wochenend-Migräne").

Klinik: Laut der International Cassification of Headache Disorders (ICHD) spricht man von **Migräne ohne Aura**, wenn 5 oder mehr Attacken auftreten, die die folgenden Kriterien erfüllen:

- Die Kopfschmerzattacken halten bis zu 72 Stunden an.
- Der Kopfschmerz weist mindestens 2 der folgenden Charakteristika auf:
  - beidseitig oder einseitig
  - pulsierend oder drückend
  - mittlere bis starke Intensität
  - Verstärkung durch körperliche Aktivität

Lösungen

- Während der Kopfschmerzen bestehen mindestens 1 der folgenden Begleitbeschwerden: Übelkeit und/oder Erbrechen, Photophobie und Phonophobie
- Die Kopfschmerzen lassen sich nicht durch andere ICHD-Diagnosen erklären.

Bei etwa 15–20% der Patienten wird die Migräne von einer **Aura** begleitet. Aurasymptome entstehen durch eine vorübergehende Depolarisation kortikaler Nervenzellen (Cortical Spreading Depression), die sich ausbreitet. Die Aurasymptome gehen der Kopfschmerzattacke typischerweise voraus und halten definitionsgemäß nicht länger als 60 Minuten an. Treten unterschiedliche Aurasymptome auf, folgen sie typischerweise aufeinander.

In gut 90% der Fälle werden **visuelle** Symptome beschrieben wie Flimmerskotome, Fortifikationsfiguren (blitzende Sensationen, die von zentral nach peripher wandern) und Gesichtsfeldausfälle.

Es werden auch **sensorische** Symptome oder **Sprachstörungen** beobachtet.

Als **Migräne mit Hirnstammaura** (früher: Basilarismigräne) werden Migräneattacken bezeichnet, die mit Schwindel, Dysarthrie, Ataxie oder Bewusstseinstörung einhergehen.

Selten werden auch das Alice-im-Wunderland-Syndrom (visuell bizarre Phänomene wie verzerrte Größenempfindung, Mikropsie, Makropsie, Dysmorphopsie) und die hemiplegische Migräne (autosomal-dominant vererbt, geht mit Halbseitenschwäche einher) beobachtet.

Die Migräne des Kindes verläuft im Vergleich zu der des Erwachsenen kürzer und oft auch atypischer. So lokalisieren betroffene Kinder die Schmerzen eher beidseitig und frontotemporal, die Schmerzen werden eher als drückend empfunden und nicht selten von Bauchschmerzen begleitet. Kinder brechen oft geliebte Aktivitäten ab und ziehen sich zurück. Oft besteht ein imperativer Schlafdrang, nach dem Schlaf ist die Episode in der Regel überstanden.

Diagnostik: Besonders bei Migräne mit Aura können bei der ersten Episode neben der gründlichen körperlichen und neurologischen Untersuchung Laboruntersuchungen und apparative Untersuchungen (EEG, Bildgebung) zur Abgrenzung der wichtigen Differenzialdiagnosen notwendig werden (s. Antwort zur Frage 52.2).

Differenzialdiagnosen: s. Antwort zur Frage 52.1.

Grundsätzlich unterscheidet man zwischen primären (Kopfschmerzen als eigenständige Erkrankung: Migräne, Spannungskopfschmerz, Cluster-Kopfschmerz) und sekundären Kopfschmerzen (Kopfschmerzen als Begleiterscheinung oder Folge einer anderen Erkrankung, z. B. Meningitis, Sinusitis, Hirntumor, Bluthochdruck, Sehschwäche etc.).

Wichtig ist, sekundäre Kopfschmerzen nicht zu übersehen. **Warnsymptome („red flags“),** die auf sekundäre Kopfschmerzen hindeuten, sind:

- akuter Vernichtungskopfschmerz
- Dauer länger als 72 h
- Fieber
- Nüchternerbrechen
- (bleibende) neurologische Ausfälle
- Bewusstseinsstörungen.

Therapie: s. Antwort zur Frage 52.3.

Medikamentöse Therapie

Bei der Migräne ist es entscheidend, frühzeitig und ausreichend hoch dosiert zu behandeln. Als Therapie empfiehlt sich im **akuten Anfall** neben **reizabschirmenden Maßnahmen** zunächst die Gabe eines nicht steroidalen Antiphlogistikums. Mittel der Wahl ist Ibuprofen, als Mittel der 2. Wahl kann Paracetamol eingesetzt werden. Ab dem 12. Lebensjahr ist auch Acetylsalicylsäure möglich (davor wegen Gefahr des Reye-Syndroms kontraindiziert). Bei Erbrechen kann die Gabe eines **Antiemetikums** (z. B. Dimenhydrinat, Domperidon [ab 12 Jahre]), Metoclopramid [ab 14 Jahre]) sinnvoll sein. Dieses lindert die vegetativen Begleitsymptome wie Übelkeit und Erbrechen, regt die Darmperistaltik an und führt somit zu einer besseren Resorption des Analgetikums.

Bei schweren Migräneattacken haben sich im Erwachsenenalter schon seit Jahren Serotoninrezeptoragonisten (Triptane) bewährt. In klinischen Studien hat sich ihre Wirksamkeit auch bei Jugendlichen gezeigt. Für die Behandlung des schweren Migräneanfalls ist Sumatriptan-Nasenspray in einer Dosierung von 10 mg für Jugendliche ab 12 Jahren zugelassen.

Nicht-medikamentöse Therapie

Lokale Anwendungen von 10%igem Pfefferminzöl an Schläfen und Nacken kann im akuten Anfall Linderung bringen, genau wie das Auflegen von kühlen Waschlappen/Kühlpacks auf die Stirn oder Anwendung von Wärme im Schulter-/Nackenbereich.

Anfallsprophylaxe

Zur Überprüfung der Notwendigkeit einer Anfallsprophylaxe ist zunächst das **Führen eines Kopfschmerzkalenders** wichtig, um mögliche auslösende Faktoren (s. Pathophysiologie) zu finden. Über mehrere Wochen werden Auftreten, Lokalisation,

Quantität und Qualität der Kopfschmerzen und deren Therapie erfasst. Auslösende Faktoren gilt es dann möglichst zu vermeiden.

Ein geregelter Tagesablauf mit ausreichend Schlaf sollte angestrebt werden. Akupressur und Akupunktur, verhaltenstherapeutische Maßnahmen und Entspannungstechniken können Linderung bringen. Sind Nahrungsmittel als Anfallstrigger identifiziert worden (sehr selten), kann eine Eliminationsdiät versucht werden.

Eine **medikamentöse Migräneprophylaxe** für 3 bis 6 Monate sollte erwogen werden, wenn mehr als 4 Anfälle pro Monat auftreten, die Anfälle länger als 48 Stunden dauern oder die Schmerzintensität bzw. der Leidensdruck sehr hoch sind; außerdem bei extremer Begleitsymptomatik, stark prolongierter Aura oder Komplikationen.

Hierbei kommen im Kindesalter Kalziumantagonisten (z. B. Flunarizin) oder β-Blocker (z. B. Metoprolol) zum Einsatz. Magnesium scheint einen günstigen Effekt zu haben.

Prognose: Migräne ist nicht heilbar, kann jedoch durch eine adäquate und rechtzeitige Therapie gut beherrscht werden. Es gibt jedoch Fälle, in denen sie nach der Pubertät nicht mehr auftritt.

Zusatzthemen für Lerngruppen

- epileptischer Anfall
- Kopfschmerzen

Fall 53 Maldescensus testis

53.1 Was halten Sie davon, dass bis jetzt keine Abklärung bzw. Therapie erfolgt ist? Was raten Sie den Eltern?

Hodendystopien (Fehllagen des Hodens) während des frühen Säuglingsalters sind physiologisch, ein Deszensus erfolgt bei 70% bis zum 6. Lebensmonat. Deszendiert der Hoden bis dahin nicht, ist dies abklärungs- und behandlungsbedürftig. Die Therapie muss spätestens bis zur **Vollendung des 1. Lebensjahres** abgeschlossen sein, da dystop liegende Hoden in ihrer exokrinen Funktion (Fertilität) geschädigt werden sowie ein erhöhtes Entartungsrisiko haben. Diagnostik und Therapie sollten bei diesem Jungen somit sofort beginnen.

! 53.2 Was wollten Sie in Erfahrung bringen, als Sie die Eltern fragten, ob der Hoden sich beim Baden im Skrotum befindet?

Hiermit sollte eine Abgrenzung des Leistenhodens bzw. Gleithodens vom Pendelhoden erfolgen. Ein Pendelhoden wandert in warmer Umgebung, z. B. beim Baden, in das Skrotum.

53.3 Nennen und erläutern Sie die verschiedenen Formen des Maldescensus testis!

- **Retentio testis inguinalis (Leistenhoden)**: der Hoden ist im Leistenkanal tastbar
- **Retentio testis abdominalis (Kryptorchismus)**: der Hodens liegt intraabdominell und ist daher nicht tastbar
- **Gleithoden**: der Hoden liegt vor dem äußerem Leistenring im Leistenkanal, kann durch Zug in das Skrotum gelagert werden, gleitet jedoch nach dem Loslassen wieder in die Ausgangslage zurück
- **Pendelhoden**: physiologische Sonderform des Gleithodens; der Hoden liegt im Skrotum, wird jedoch durch übermäßigen Zug des M. cremaster zeitweilig in den Leistenkanal verlagert
- **Ectopia testis**: der Hoden liegt außerhalb des physiologischen Deszensusweges (z. B. Damm, Oberschenkelinnenseite, unter der Bauchhaut).

53.4 Welche Ursachen können einem Maldescensus testis zugrunde liegen?

- Die **Ätiologie** ist noch nicht vollständig geklärt. Es werden jedoch anatomische, physiologische sowie mechanische Ursachen verantwortlich gemacht:
  - Mangel an Gonadotropinen in den letzten Schwangerschaftswochen
  - Defekt der pränatalen Androgensekretion
  - Hodenagenesie
  - Hodenatrophie, z. B. aufgrund einer intrauterinen Hodentorsion
  - mechanische Hindernisse, z. B. bei anatomischen Besonderheiten
- Als **Risikofaktoren** wurden identifiziert:
  - genetische Disposition
  - Gestationsdiabetes, Rauchen und Alkoholkonsum in der Schwangerschaft.

53.5 **Welche therapeutischen Möglichkeiten stehen zur Behandlung eines Maldescensus testis grundsätzlich zur Verfügung? Welche Behandlung empfehlen Sie den Eltern in diesem konkreten Fall?**

Grundsätzliche Behandlungsmethoden:

- **hormonelle Behandlung**: kann erwogen werden
  - zunächst mit intranasaler GnRH-Applikation (Gonadorelin 3×400 µg/d intranasal über 4 Wochen)
  - bei ausbleibendem Therapieerfolg Injektion von hCG 1×500 IE/Woche i. m. über 3–4 Wochen)
- **operative Therapie**:
  - Bei Versagen der konservativen Therapie erfolgt die operative Verlagerung des Hodens in das Skrotum mit Orchidopexie bis zum Ende des 1. Lebensjahres.
  - Bei ektoper Hodenlage ist primär immer die operative Therapie indiziert.

Im konkreten Fall:

- rasche sonografische „Hodensuche"
- Falls der Hoden am inneren Leistenring (**Bauchhoden**) darstellbar ist, muss **zeitnah** eine offene oder laparoskopische **Orchidopexie** erfolgen.
- bei fehlendem sonografischem Hoden-Nachweis **laparoskopische „Exploration"** und Korrektur nach diagnostischem Ergebnis
- Begründung: Alter des Jungen, Hoden noch nie palpabel, bislang keine Diagnostik erfolgt.

Kommentar

Definition und Epidemiologie: Ein Maldescensus testis (Syn.: Hodenhochstand) ist eine Fehllage des/der Hoden außerhalb des Skrotalfachs aufgrund eines unvollständigen Deszensus (siehe Schemazeichnung).

Einen Hodenhochstand findet man bei etwa 3% aller männlichen Neugeborenen. Im Laufe des 1. Lebenshalbjahrs kommt es bei 70% der Fälle zu einem spontanen Deszensus.

Ätiologie: s. Antwort zur Frage 53.4.

Komplikationen: Durch unphysiologische Druck- und Temperaturverhältnisse außerhalb des Skrotalfachs kommt es zu Hemmung des Tubuluswachstums, Atrophie der Leydig-Zellen sowie Bildungsstörung der Spermatogonien im Hoden schon in der 2. Hälfte des 1. Lebensjahres. Bei unbehandeltem einseitigen Maldeszensus kommt es in 30% der Fälle, bei unbehandeltem beidseitigen Maldeszensus in 80% der Fälle zur Infertilität. Es besteht ein erhöhtes Risiko für Hodentorsionen und maligne Entartung, sowie später für psychosexuelle Störungen. Das Risiko, später einen malignen Hodentumor zu entwickeln, ist im dystopen Hoden gut 5- bis 10-mal höher als im orthotopen.

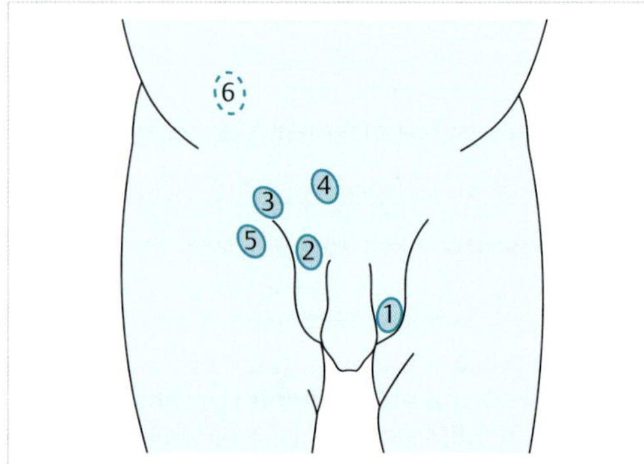

Abb. 53.1 ① deszendierter Hoden, ② Gleithoden, ③ Leistenhoden, ④+⑤ ektoper Hoden, ⑥ Bauchhoden

Klinik: s. Antwort zur Frage 53.3.

Differenzialdiagnosen: Hodenagenesie (Anorchie), sekundärer Hodenhochstand, z. B. nach Hernienoperation.

Diagnostik und Therapie: Der Hodenhochstand ist eine **klinische Diagnose**. Die Untersuchung sollte in angenehmer und warmer Umgebung erfolgen. Zunächst wird das Genitale im Stehen und/oder Liegen inspiziert. Dabei sollte auch Augenmerk auf altersgemäße Entwicklung und eventuelle Fehlbildungen des Genitales sowie Ausprägung und Symmetrie des Skrotums gelegt werden. Dann versucht man – mit warmen Händen – die Hoden zu ertasten. Dazu sollten größere Kinder im Schneidersitz sitzen (Kremaster-Reflex wird so nicht ausgelöst, ein Pendelhoden lässt sich in dieser Position sicherer von einem Gleithoden unterscheiden), Säuglinge werden im Liegen untersucht. Bei der Untersuchung werden die Lage des Hodens, seine Größe und Konsistenz beurteilt. Die Untersuchung erfolgt am besten **bimanuell**: ertastet man den Hoden z. B. in der Leiste, kann man versuchen, ihn mit der einen Hand ins Skrotum zu verlagern, während die andere Hand durch Druck auf den äußeren Leistenring verhindert, dass der Hoden in den Leistenkanal zurückwandert. Kann der Hoden nicht ins Skrotum verlagert werden, liegt ein **Leistenhoden** vor, der behandelt werden muss. Lässt sich der Hoden leicht ins Skrotum verlagern und bleibt er dort liegen, handelt es sich um einen – nicht behandlungsbedürftigen –**Pendelhoden**. Davon zu unterscheiden ist der behandlungsbedürftige **Gleithoden**, der sich nur unter Spannung des Samenstrangs in den Hodensack bewegen lässt und bei Loslassen sofort wieder in die Leiste zurück gleitet. Kann man keinen Hoden tasten, muss an eine **ektope Hodenlage** (s. Abb. 53.1) oder einen nicht **deszendierten Bauchhoden** gedacht werden. Beim Leistenhoden und nicht tastbaren Hoden wird zunächst versucht, den Hoden **sonografisch** darzustellen. Dazu sind große Erfahrung und ein hochauflösendes Gerät notwendig. Besonders bei retroperitonealer Lage gelingt die Darstellung oft nicht. Auch die Kernspintomografie bietet hier keine Vorteile, da die oft zu kleinen Hoden nicht sicher erfasst werden. Dann ist eine **explorative Laparoskopie** indiziert. Der Hoden kann dabei lokalisiert und inspiziert werden und ggf. durch Mobilisation ins Skrotum verlagert werden.

Sind beide Hoden nicht tastbar, versucht man, mit dem **hCG-Stimulationstest** funktionstüchtiges Hodengewebe nachzuweisen. Der Test fällt positiv aus, wenn nach i.m.-Applikation von hCG der Testosteronspiegel ansteigt. Auch der Nachweis des von den Sertoli-Zellen gebildeten **basalen Inhibin B** gibt Aufschluss darüber, ob funktionierendes Hodengewebe vorhanden ist. Fallen die laborchemischen Testergebnisse negativ aus, ist von einem **Kryptorchismus** auszugehen. Eine **Laparoskopie** sollte sich aber in jedem Fall anschließen, da auch atrophe, nicht funktionstüchtige Hoden wegen des Entartungsrisikos lokalisiert und entfernt werden sollten. Zur **Therapie** s. Antwort zu Frage 53.4. **Therapieziel** ist die Verlagerung des Hodens ins Skrotum. Wegen der negativen Auswirkungen des Hodenhochstandes auf die Spermiogenese und das erhöhte Risiko, später ein Hodenkarzinom zu entwickeln, sollte die Therapie so früh wie möglich eingeleitet werden, am besten in der 2. Hälfte des ersten Lebensjahres. Die Therapie muss spätestens bis zum 1. Geburtstag abgeschlossen sein. Der Erfolg der Hormontherapie liegt bei 20–50%. Auch nach erfolgreicher Therapie muss die Hodenlage regelmäßig kontrolliert werden. Nicht selten kommt es – meist innerhalb der ersten 6 Monate – zu einem Rezidiv, das eine zeitnahe operative Korrektur mit Orchidopexie erforderlich macht.

Prognose: Die medikamentöse Therapie des nicht deszendierten Hodens führt in 20–50% zum Erfolg. Die operative Therapie ist in 80–90% der Fälle erfolgreich.

Zusatzthemen für Lerngruppen

- Leistenhernie

Fall 54 Diabetes mellitus Typ 1

54.1 Welche Verdachtsdiagnose stellen Sie aufgrund dieser Anamnese? Welche pathologischen Befunde könnten Sie bei der klinischen Untersuchung erheben, wenn Ihre Verdachtsdiagnose zutrifft?

- Verdachtsdiagnose: **Manifestation eines Diabetes mellitus Typ 1**; Begründung: Alter des Patienten, akut auftretende Polyurie und Polydipsie, Enuresis, Gewichtsabnahme (trotz ausreichender Nahrungszufuhr), Abgeschlagenheit, Übellaunigkeit, Bauchschmerzen, Übelkeit, Erbrechen
- **pathologische Untersuchungsbefunde**:
  - trockene Haut und Schleimhäute, eingesunkene Bulbi
  - bei Ketoazidose: Präkoma bzw. Koma, Azetongeruch in der Ausatemluft (süßlich wie Obst), Kussmaul-Atmung (tiefe thorakale Atmung), hypovolämischer Schock (RR ↓, HF ↑).

54.2 Welche Untersuchungen führen Sie durch, um die Diagnose zu sichern und welche Ergebnisse erwarten Sie jetzt, wo Sie den Jungen untersucht haben? Welche Diagnose kann nun gestellt werden?

- **Labor:**
  - Blut/Serum: Blutzucker > 200 mg/dl, Blutgasanalyse (metabolische Azidose: pH < 7,3, pCO_2 ↓, BE ↓, Bicarbonat ↓), Blutbild (Hämatokrit ↑), Elektrolyte (Na normal, ↑ oder ↓; K normal oder ↑; Calcium, Magnesium, Phosphat, Chlorid), Kreatinin (normal oder ↑), Harnstoff (normal oder ↑), Albumin, Cholesterin, Triglyzeride (↑), HbA_{1c} (↑)
  - Urin: Glukosurie, Ketonurie (> 2+)
- **Diagnose:** Manifestation eines Diabetes mellitus Typ 1 mit diabetischer Ketoazidose.

54.3 **Welche Akuttherapie leiten Sie ein? Wie sieht das weitere Vorgehen aus?**

- **Akuttherapie der diabetischen Ketoazidose**:
  - stationäre Aufnahme zur Überwachung der Vitalfunktionen (RR-, EKG-Monitoring, Atmung, Ausscheidung, Intensivstation bei pH < 7,1)
  - Rehydratisierung (Infusionstherapie initial mit NaCl 0,9 %, bei Blutzuckerwerten < 250 mg/dl (13,9 mmol/l) halbisotone NaCl-Lösung mit Glukose 5 %); nach Beginn der Diurese Elektrolytsubstitution (v. a. Kalium) unter engmaschigen (alle 4 Stunden) Elektrolyt- und BGA-Kontrollen
  - i.v.-Gabe von Altinsulin (Richtwert: 0,1 IE/kg KG/h), langsames Absenken des Blutzuckers (nicht mehr als 100 mg/dl/h [5,5 mmol/l]! *Cave*: Gefahr des Hirnödems), deshalb initial stündliche Blutzuckerkontrollen, Kaliumsubstitution
- **weiteres Vorgehen**: „4 Säulen der Diabetes-Therapie"
  - **Insulintherapie** (konventionell, intensiviert, Insulinpumpentherapie)
  - **ausgewogene Ernährung**
  - **Bewegung**
  - gründliche **Schulung** von Patient*in und Eltern, Betreuung durch Diabetes-Spezialambulanz, regelmäßige Vorsorgeuntersuchungen bzgl. Spätkomplikationen (s. Kommentar).

54.4 **Erläutern Sie die Ätiologie des Krankheitsbildes!**

- Die Ätiologie ist ungeklärt, vermutet wird eine genetische Disposition und Assoziation mit bestimmten Virusinfektionen (z. B. Coxsackie, Mumps, CMV, Röteln).
- Bildung von Autoantikörpern gegen die β-Zellen des Pankreas mit Zerstörung der β-Zellen und konsekutivem **absoluten Insulinmangel**.

! **54.5** **Wie sollte die Ernährung des Kindes bei dieser Erkrankung aussehen? Erläutern und berechnen Sie den Energiebedarf des 8-jährigen Jungen!**

- **Ernährung**:
  - ausgewogen und vielseitig, an die Bedürfnisse und Gewohnheiten des Kindes angepasst
  - wünschenswert sind Nahrungsmittel mit hohem Ballaststoffgehalt, geringem Fettgehalt, hohem Proteingehalt
  - Vermeidung schnell resorbierbarer Zucker (z. B. Rübenzucker)
  - körperliche Bewegung vermindert den Insulinbedarf und verbessert die Insulinwirkung
- **Kalorienbedarf**:
  - 1000 + (Lebensjahre des Kindes · 100) = Gesamtkalorienbedarf pro Tag
  - Deckung des Kalorienbedarfs durch 50–60 % Kohlenhydrate, 30 % Fette, 10–20 % Eiweiß
  - 1 g Kohlenhydrate bzw. Eiweiß = 4 kcal, 1 g Fett = 9 kcal
  - 12,5 g (= 50 kcal) Kohlenhydrate = 1 Broteinheit (BE)
  - Berechnung des Kohlenhydratanteils der verwendeten Nahrungsmittel wird durch die Verwendung von BE-Austauschtabellen erleichtert
- **Kalorienbedarf des 8-jährigen Jungen**:
  - 1000 + (8 · 100) = 1800 kcal
  - 50–60 % der Kalorien = 1000 kcal Kohlenhydrate; 1000 kcal = 250 g Kohlenhydrate oder 20 BE
  - Kohlenhydrattagesmenge soll – bei konventioneller Insulintherapie – auf etwa 6 bis 7 Mahlzeiten verteilt werden (3 Hauptmahlzeiten, 2–3 Zwischenmahlzeiten, 1 Spätmahlzeit).

Kommentar

Definition: Diabetes mellitus bezeichnet eine Stoffwechselstörung, die durch ein **Ungleichgewicht in der Regulation des Blutzuckerspiegels** mit einem Überwiegen der blutzuckererhöhenden Einflüsse charakterisiert ist. Neben der Hyperglykämie kommt es zu einem vermehrten Abbau von Fettgewebe und Eiweiß mit erhöhten Plasmalipidspiegeln bis hin zur Ketoazidose. Je nach Ursache und Verlauf unterscheidet man verschiedene Typen (s. Tab. 54.1).

Epidemiologie: Der Diabetes mellitus Typ 1 ist die häufigste Stoffwechselerkrankung im Kindes- und Jugendalter. Es wird eine steigende Inzidenz beobachtet, aktuell liegt sie bei 8–17/100 000/Jahr. Die Häufigkeit steigt jährlich um 3–4 %. Die Ursache dieses Anstiegs ist bislang unklar. Die Altersgipfel der Manifestation liegen im 3. und 4. Lebensjahr (20 %) sowie 7. und 8. Lebensjahr (30 %) und zu Beginn der Pubertät (50 %).

Ätiologie: s. Antwort zur Frage 54.4.

Pathogenese: Die Ursachen des Diabetes Typ 1 sind noch nicht völlig geklärt, 20 verschiedene Genorte sind bislang identifiziert. Das höchste Erkrankungsrisiko haben erstgradige Verwandte von Menschen mit Typ-1-Diabetes.

Diabetes Typ 1 ist eine Autoimmunerkrankung. Körpereigene T-Zellen zerstören die β-Zellen in den Langerhans'schen Inseln des Pankreas, die das

Tab. 54.1 Merkmale der unterschiedlichen Diabetesformen

Diabetesform	Merkmale
Typ 1	insulinpflichtiger Diabetes mellitus (=IDDM), Auftreten v. a. im Kindes- und Jugendalter, **absoluter Insulinmangel** aufgrund autoimmuner Zerstörung der β-Zellen
Typ 2	nicht insulinabhängiger Diabetes mellitus (=NIDDM), Auftreten bei Insulinresistenz (meist bei älteren, adipösen Menschen), **relativer Insulinmangel,** Insulinresistenz der Zielgewebe
andere spezifische Diabetes-Typen	Subtyp A: genetische Defekte der β-Zell-Funktion Subtyp B: genetische Defekte der Insulinwirkung Subtyp C: Erkrankung des exokrinen Pankreas Subtyp D: Diabetes durch Endokrinopathien Subtyp E: Medikamenten- u. Chemikalieninduziert Subtyp F: Diabetes durch Infektion Subtyp G: seltene Formen des immunvermittelten Diabetes Subtyp H: andere gel. mit Diabetes assoziierte Syndrome
Schwangerschafts-diabetes	Manifestation des Diabetes mellitus in der Schwangerschaft, Stoffwechselstörung meist auf den Zeitraum der Schwangerschaft begrenzt

Peptidhormon Insulin produzieren. Wenn der überwiegende Teil der Zellen zerstört ist, kommt es zum Insulinmangel.

Insulin hat die Aufgabe, den Blutzuckerspiegel zu senken, die Zellen mit Glucose zu versorgen und Energiereserven zu schaffen. Es bewirkt die Aufnahme von Glukose v.a. in die Muskel- und Fettzellen, hemmt die Gluconeogenese und fördert die Glykogensynthese in der Leber (antiglykämischer Effekt), hemmt die Lipolyse (antilipolytischer bzw. antiketogener Effekt), stimuliert die Proteinsynthese (anaboler Effekt) und verschiebt Kalium in den Intrazellulärraum.

Ein Insulinmangel führt also zu einer verminderten Glukoseaufnahme in die Zellen und somit zu einem Ansteigen des Blutzuckerspiegels. Die Glukoneogenese aus Aminosäuren läuft verstärkt ab, ebenso die Glykogenolyse. Körpereiweiß wird vermehrt abgebaut. Durch die verminderte Aufnahme von Glukose in die Muskelzellen und den Abbau von Muskelproteinen entwickelt sich eine Muskelschwäche. Die Anhäufung von Glukose im Extrazellularraum verursacht eine Hyperosmolarität. In der Niere wird das Transportmaximum für Glukose überschritten (>180 mg/dl), Glukose wird mit dem Urin ausgeschieden. Folge ist eine osmotische Diurese (Polyurie) mit Verlust von Wasser (hypertone Dehydratation), Natrium und Kalium. Im Fettgewebe überwiegt der Fettabbau. Fette werden verstärkt ins Blut abgegeben (Hyperlipidazidämie) und in der Leber zu Azetessigsäure und β-Hydroxybuttersäure umgebaut. Die Anhäufung dieser Säuren führt zur metabolischen Azidose. Der Organismus versucht, die Azidose durch eine vertiefte Atmung (Kußmaul-Atmung) respiratorisch zu kompensieren. Teilweise werden die Fettsäuren auch zu Ketonkörpern abgebaut, die über die Atemluft abgeatmet (Azetongeruch) und mit dem Urin ausgeschieden werden (Ketonurie).

Klinik: Verlauf und Schweregrad der Erkrankung sind sehr variabel. In 80% der Fälle ist der **Beginn schleichend** mit Symptomen wie **Polyurie**, starkem Durst und vermehrtem Trinken (**Polydipsie**) sowie **Gewichtsabnahme**, Müdigkeit, Abgeschlagenheit, Konzentrationsschwäche, Reizbarkeit und evtl. sekundärer Enuresis (durch Polyurie), Erbrechen und Bauchschmerzen („Pseudoappendicitis diabetica"). In 20% der Fälle manifestiert sich der Diabetes mellitus mit der diabetischen Ketoazidose (s. Fallbeispiel). Die diabetische Ketoazidose ist eine schwere, lebensbedrohliche Komplikation des Diabetes mellitus. Sie kann sowohl bei der Manifestation des Diabetes als auch bei Entgleisung eines bestehenden Diabetes auftreten. Der Insulinmangel führt neben der Hyperglykämie auch zu gesteigerter Lipolyse. Dabei fallen vermehrt Ketonkörper an, die wiederum eine Azidose bedingen. Der pH-Wert sinkt unter 7,3, Bikarbonat sinkt unter 15 mmol/l, zusätzlich findet sich eine Ketonämie (>0,6 mmol/l) und Ketonurie (>2+). Symptome sind Azetongeruch, rezidivierendes Erbrechen, Exsikkose, Apathie, Bewusstseinstrübung, Kußmaul-Atmung, Hypotonie und Tachykardie.

Spätkomplikationen: Mikro- und Makroangiopathie (Retinopathie, Nephropathie, Neuropathie, arterielle Hypertonie), Veränderungen an Haut (Necrobiosis lipoidica) und Gelenken (Cheiroarthropathie = schmerzlose Bewegungseinschränkung, v. a. der Fingergelenke), Abwehrschwäche (v. a. bakterielle [Haut-]Infektionen), Fettstoffwechselstörung.

Diagnostik: Die klassischen Symptome und Befunde **Polyurie, starker Durst (mit Polydipsie), Gewichtsabnahme** sowie **Glukosurie, Ketonurie** und **erhöhte postprandiale Blutzuckerwerte** (> 200 mg/dl) **bzw. Nüchtern-Blutzuckerwerte** (> 140 mg/dl) sowie ein pathologischer Glukosetoleranztest (2-Stunden-Wert > 200 mg/dl) sichern die Diagnose des Diabetes mellitus.

Zur Abgrenzung zu anderen Diabetes-Typen werden im Blut Insulin, C-Peptid (erniedrigt bei absolutem Insulinmangel), Inselzell-Antikörper und GAD (Glutamat-Decarboxylase)-Antikörper bestimmt.

Da Diabetes mellitus Typ 1 nicht selten mit anderen Autoimmunkrankheiten assoziiert ist, ist es sinnvoll, nach Autoantikörpern gegen Schilddrüsenmikrosomen (TPO) und Thyreoglobulin (Hashimoto-Thyreoiditis) und Gewebstransglutaminase (Zöliakie) zu suchen.

Zur Einschätzung einer möglichen diabetischen Nephropathie muss der Urin regelmäßig auf Mikroalbumin untersucht werden. Zusätzlich sind regelmäßige augenärztliche Untersuchungen zum Ausschluss einer diabetischen Retinopathie notwendig.

Therapie: Zur Therapie der diabetischen Ketoazidose s. Antwort zur Frage 54.3.

Die **Akuttherapie** zielt auf die **Beseitigung der Hyperglykämie** und **Normalisierung des Energiestoffwechsels** durch Gabe von Insulin sowie den **Ausgleich des Elektrolyt- und Flüssigkeitsdefizits** unter kontinuierlicher Überwachung der Vitalparameter ab.

Zur Normalisierung von Blutzucker und Energiestoffwechsel erfolgt die intravenöse Dauerinfusion von Altinsulin unter engmaschigen Blutzuckerkontrollen, dabei ist ein langsamer Abfall der Blutzuckerwerte erwünscht (s. Antwort zur Frage 54.3). Ein zu schnelles Absinken der Blutzuckerkonzentration und damit der Serumosmolalität birgt die Gefahr des Hirnödems. Das Flüssigkeitsdefizit wird klinisch in Prozent des Körpergewichts geschätzt (s. Fall 4). Das Defizit muss langsam ausgeglichen werden, um eine Volumenüberlastung zu vermeiden. Eine zu schnelle Rehydratisierung kann durch den verstärkten Wassereinstrom in die Gehirnzellen zu einem Hirnödem führen. Mögliche Folgen sind Bewusstseinsverlust und zerebrale Krampfanfälle. Flüssigkeitssubstitution und (v. a. renale) Azidosekorrektur (nur ganz geringe Rückresorption von Ketonkörpern durch die Niere) sowie Insulingabe führen zu einer Kaliumumverteilung von extra- nach intrazellulär. Mit einem starken Abfall des Serumkaliums muss deshalb in den ersten Stunden gerechnet werden. Nach Einsetzen der Diurese muss Kalium daher unter engmaschiger Überwachung rasch substituiert werden.

Nach Ausgleich der Azidose und wenn das Kind klinisch gebessert ist (wach, reagiert adäquat, Nahrung wird wieder vertragen) kann auf eine subkutane Insulingabe umgestellt werden. Orale Antidiabetika wie Sulfonylharnstoffe sind beim Diabetes mellitus Typ 1 wirkungslos, da sie die Insulinfreisetzung aus den β-Zellen des Pankreas steigern. Beim Typ-1-Diabetes sind die β-Zellen zerstört, eine Steigerung der Insulinsekretion ist daher nicht mehr möglich.

Ziel der weiteren Therapie ist es, eine möglichst normale Stoffwechselsituation zu erreichen, um das Risiko für Spätkomplikationen (s. o.) zu reduzieren. Grundlage der Diabetes-Therapie sind **Insulinsubstitution**, **Diät**, **Bewegung** und ausführliche **Schulung** von Patient*in und Eltern. Die Betreuung durch ein erfahrenes Diabetesteam, z. B. in einer Diabetesambulanz, ist wünschenswert.

Die Insulintherapie kann auf 3 verschiedene Arten erfolgen:

- **konventionell:** Sowohl Insulindosis als auch Abfolge und Größe der Mahlzeiten sind verbindlich vorgegeben. Es werden 2 (bis 3) festgelegte Insulindosen (Mischung aus Verzögerungsinsulin und Normalinsulin) pro Tag (zu Frühstück und Abendessen) gegeben, wobei die Insulindosis möglichst gut an das Essverhalten der Patient*innen angepasst werden muss.
- **intensiviert** nach dem Basis-Bolus-Prinzip, wobei ein- bis zweimal täglich ein Verzögerungsinsulin gespritzt wird und zu den Mahlzeiten, die flexibel eingenommen werden können, Normalinsulin gegeben wird
- **Insulinpumpentherapie** mit kontinuierlicher Applikation von Normalinsulin, angepasst an den physiologischen Insulinbedarf des Körpers; zu den Mahlzeiten wird ein Insulinbolus abgerufen.

Welche Therapieform im einzelnen Fall gewählt wird, hängt vom Alter der Patient*innen , der Kooperation (und Fähigkeiten) sowie der Blutzuckereinstellung ab. Bevorzugt wird in der Regel die intensivierte Insulintherapie.

Blutzuckerkontrollen müssen mehrmals täglich erfolgen. Patient*innen und/oder Eltern werden zum Führen eines Blutzuckerprotokolls angehalten, in welches Blutzuckerwerte, verabreichte Insulindosen, evtl. Urinzucker- oder Ketonkörpernachweise eingetragen werden. Etwa alle 3 Monate sollte sich der Patient/die Patientin zur Kontrolluntersuchung in der betreuenden Diabetesambulanz vorstellen. Die Blutzuckereinstellung wird anhand des Protokolls überprüft, der HbA_{1c}-Wert im Serum zur Verlaufskontrolle bestimmt. So können Korrekturen am Insulin-Regime vorgenommen und die Blutzuckereinstellung optimiert werden. Bei der körperlichen Untersuchung wird besonders nach Diabetes-Komplikationen gesucht, Injektionsstellen begutachtet, die körperliche Entwicklung (Körpermaße, Pubertätsstadien) dokumentiert, Blutdruckwerte gemessen. Im jährlichen Abstand sollten zusätzlich ausführlichere Blutuntersuchungen (Blutfette, Nierenwerte, Schilddrüsenwerte, Urinstatus) erfolgen. Augenärztliche Kontrollen sind anfangs im jährlichen Abstand, bei mehr als 10-jährigem Krankheitsverlauf im halbjährlichen Abstand erforderlich.

Prognose: Die Prognose hängt sehr von der Güte der Blutzuckereinstellung ab. Gute Einstellungen mit nur geringen Schwankungen der Blutzuckerwerte lassen sich durch exakte Stoffwechselüberwachung und Schulung erreichen. Dekompensationen werden dadurch selten. Die Lebenserwartung wird aber durch Spätkomplikationen, v. a. Angio-, Neuro- und Nephropathie eingeschränkt. Sie liegt heute etwa 15 bis 20 Jahre unter der Lebenserwartung der Normalbevölkerung.

Zusatzthemen für Lerngruppen

- Somogyi-Effekt
- Dawn-Phänomen
- Coma diabeticum
- oraler Glukose-Toleranztest (oGTT)

Fall 55 Atemnotsyndrom, Retinopathia praematurorum, NEC

55.1 Welche Symptome deuten auf ein Atemnotsyndrom hin? Erläutern Sie die Ätiopathogenese des Atemnotsyndroms!

- **Symptome**: unmittelbar nach der Geburt oder innerhalb der ersten Lebensstunden kommt es zu **Atemnot** mit Einziehungen (interkostal, subkostal, jugulär, xiphoidal), Nasenflügeln, Tachypnoe (> 60/min), Knorksen, exspiratorischem Stöhnen, Nasenflügeln, abgeschwächtem Atemgeräusch, geringen Thoraxexkursionen, Zyanose, steigendem Sauerstoffbedarf, Hyperkapnie
- **Ätiopathogenese**:
  - **Surfactant** (Phospholipid) wird von den Pneumozyten ab der 26. SSW, in ausreichender Menge jedoch erst ab der 35. SSW gebildet, es benetzt als Film die Innenfläche der Alveolen und verringert die Oberflächenspannung, somit wird eine Entfaltung der Alveolen und damit der Gasaustausch ermöglicht
  - Ein Surfactantmangel (primär [meist bei unreifen Frühgeborenen], sekundär [Hemmung der Surfactantproduktion/gesteigerter Surfactantverbrauch]) führt zu einem Kollaps der Alveolen mit Mikroatelektasen und verminderter alveolärer Ventilation → die Residualkapazität sinkt → Perfusionsstörungen der Lunge mit Ausbildung intrapulmonaler Shunts → Sauerstoffaufnahme vermindert sich → Azidose und Hypoxie hemmen die Surfactantsynthese (Circulus vitiosus!); Hypoperfusion und vermehrte Gefäßpermeabilität führen weiterhin zu einem Plasmaeinstrom in die Alveolen, dies führt zur Ausbildung proteinhaltiger Membranen mit Verschlechterung des Sauerstoffaustauschs.

55.2 Wie wird das Atemnotsyndrom therapiert?

- leichtes Atemnotsyndrom (diagnostizierbar mit Röntgen-Thorax) beim Frühgeborenen: CPAP-Therapie mit Raumluft oder bedarfsgerechter Sauerstoffgabe (unter kontinuierlicher Überwachung der Sauerstoffsättigung) zur Verhinderung des Alveolarkollaps
- Frühe (Masken- oder binasale) CPAP-Beatmung direkt postnatal kann eine Intubation verhindern. Sie sollte spätestens bei Hyperkapnie (pCO_2 > 60 mmHg) und Sauerstoffbedarf > 40 % erfolgen.
- ggf. endotracheale Surfactant-Applikation über eine Magensonde mit anschließender CPAP-Atemhilfe („LISA = less invasive surfactant application")

- Surfactantgabe bei zunehmender RDS-Symptomatik
- bei Versagen der CPAP-Therapie: Intubation und kontrollierte Beatmung
- Sauerstoffbedarf > 40 % oder ansteigende Beatmungsparameter (Inspirationsdruck > 20 cmH_2O und/oder PEEP > 4 cmH_2O) beim intubierten und beatmeten Kind: endotracheale Surfactant-Applikation (100 mg/kg KG) unter kontinuierlicher Überwachung (da sich nach Surfactantgabe die Beatmungssituation stark verbessert, dies hat jedoch zur Folge, dass bei zu langsamer Reduktion der Beatmungsparameter Barotrauma und Hirnblutung drohen; Wirkung kann nach 1–12 h wieder nachlassen; Surfactantgabe kann bis zu 3-mal wiederholt werden).

55.3 Welche Erkrankung meinen die Eltern? Beschreiben Sie das Krankheitsbild!

- **Retinopathia praematurorum** (Frühgeborenenretinopathie): vasoproliferative Erkrankung der Retina bei sehr kleinen Frühgeborenen (< 31 + 0 SSW bzw. < 1500 g)
- **Einteilung**: Lokalisation (3 Zonen) und Schweregrad (5 Stadien)
- **Ätiologie**: in Folge langfristiger Beatmung
- **Pathogenese**: Die unreife Retina ist noch nicht vollständig vaskularisiert; hohe Sauerstoffpartialdrücke führen zu einem Stopp der Retina-Vaskularisation; Photorezeptoren wachsen jedoch weiter, deren vermehrter Sauerstoffbedarf kann durch die fehlende Vaskularisation nicht gedeckt werden, es kommt zur relativen Hypoxie. Das führt zur Ausschüttung von proangiogenen Faktoren in der Retina und überschießendem Gefäßwachstum mit Ausbreitung der Gefäße in Retina und Glaskörper.
- **Klinik**: in Abhängigkeit vom Schweregrad Netzhautblutungen, Narbenbildung, Netzhautablösung, Ausbildung einer retrolentalen Fibroplasie mit Erblindung
- **Therapie**: Stadium 1 und 2 meist spontane Abheilung, ab Stadium 3 Lasertherapie oder intravitreale Injektion von Anti-VEGF (Antikörper gegen angiogenen Faktor VEGF)
- **Prognose**: Stadien 1–3 gut; in Stadien 4 und 5 tritt eine retrolentale Fibroplasie auf, die zur Blindheit führt
- **Prophylaxe**: Vermeidung zu niedriger und zu hoher Sauerstoffpartialdrücke („so hoch wie nötig, so niedrig wie möglich"), regelmäßige augenärztliche Untersuchungen.

55.4 Welche Erkrankung kommt am ehesten in Frage? Wie können Sie Ihre Verdachtsdiagnose sichern?

- **Verdachtsdiagnose**: Nekrotisierende Enterokolitis (NEC); Begründung: NEC ist bei Frühgeborenen < 1500 g die häufigste Ursache für ein akutes Abdomen (aufgetriebenes, oft glänzendes Abdomen, galliges Erbrechen, blutiger Stuhl oder Stuhlverhalt); eine vorausgegangene Hypoxie (z. B. wegen eines Atemnotsyndroms) des Kindes kann zu einer ischämischen Schädigung der Darmwand geführt haben (s. Kommentar)
- **Diagnostik**:
  - **Untersuchung des Abdomens**: sichtbare Darmschlingen, fehlende Peristaltik, Druckschmerz, Abwehrspannung, Flankenrötung als Spätsymptom einer Peritonitis
  - **Labor**: Blutbild, Blutkultur, Gerinnungs- und Entzündungsparameter (CRP, Interleukin 6 oder Interleukin 8), BGA mit Laktat und Blutglukose, Elektrolyte (Hyponatriämie?, Hypokalzämie?), Stuhlkultur (Bakterien, Viren)
  - Calprotectin
  - **Röntgen**: Abdomenübersicht in Rücken- und Linksseitenlage mit horizontalem Strahlengang oder a.-p. im Hängen (Spiegelbildung, Pneumatosis intestinalis mit perlschnurartigen Lufteinschlüssen, Gas im Pfortadersystem, freie Luft („football sign" in Rückenlage) als Hinweis

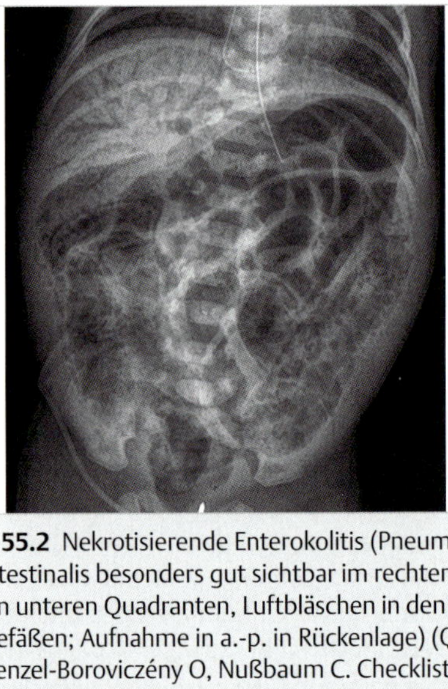

Abb. 55.2 Nekrotisierende Enterokolitis (Pneumatosis intestinalis besonders gut sichtbar im rechten und linken unteren Quadranten, Luftbläschen in den Lebergefäßen; Aufnahme in a.-p. in Rückenlage) (Quelle: Genzel-Boroviczény O, Nußbaum C. Checkliste Neonatologie. 7. Auflage. Stuttgart: Thieme; 2021)

auf Perforation, verdickte Darmwände, dilatierte Darmschlingen, [s. Abb. 55.2])

- **Sonografie** von Leber („fließende Gasblasen" im Pfortadersystem?) und Darm (intramurale Luft?, verdickte Darmschlingen?), Farbdoppleruntersuchung zur Beurteilung der Darmdurchblutung.

Kommentar

Frühgeburt (Definition, Problematik, Erstversorgung): Von **Frühgeburt** spricht man definitionsgemäß, wenn das Kind **vor Vollendung der 37. Schwangerschaftswoche** geboren wurde. Die Unreife des kindlichen Organismus bedingt hierbei eine Vielzahl von Problemen. Hierzu zählen v. a. Atemstörungen (z. B. Atemnotsyndrom, zentrale Atemstörungen), Hirnblutung, persistierender Ductus arteriosus (PDA), Retinopathia praematurorum und die nekrotisierende Enterokolitis (NEC).

Die **Erstversorgung** von (kleinen) Frühgeborenen im Kreißsaal sollte durch neonatologisch erfahrenes Personal (Pädiater*in und Kinderkrankenschwester/-pfleger) erfolgen. Besonders wichtig ist es, das Kind vor Wärmeverlusten zu schützen. Dazu gehört, dass die Reanimationseinheit vorgewärmt ist, die Türen zur Vermeidung von Zugluft geschlossen sind und ausreichend vorgewärmte Tücher zur Verfügung stehen. Je kleiner das Kind ist, desto vorsichtiger muss die Erstversorgung erfolgen: Trockentupfen statt „rubbeln", vorsichtige taktile Stimulation. Bei Anzeichen von Atemnot kann die Anlage eines CPAP bereits unmittelbar postnatal notwendig werden. Die Indikation zur nicht-invasiven Atemunterstützung oder – wenn nicht ausreichend – zur Intubation und Beatmung muss großzügig gestellt werden. Nach Stabilisierung sollte das Kind möglichst rasch auf eine Neugeborenenintensivstation verlegt werden. Am besten wird das Frühgeborene dazu in einen Transportinkubator gelagert. Gibt es vor Ort keine Neugeborenenintensivstation, dann muss die Verlegung in das nächste Perinatalzentrum mittels Baby-Notarztwagen („Abholdienst") organisiert werden.

Bei den **Vorbereitungen zur Geburt** eines Frühgeborenen darf man die **Eltern nicht vergessen**, v. a. dann, wenn mit einem sehr kleinen Frühgeborenen (< 1500 g) gerechnet wird. Die Eltern sind meist sehr besorgt, ängstlich und wissen in der Regel nicht, welche Besonderheiten und Probleme mit der Frühgeburtlichkeit verbunden sind. Wenn sie das Kind zum ersten Mal sehen, erschrecken viele Eltern darüber, wie klein das Kind wirklich ist und mit wie

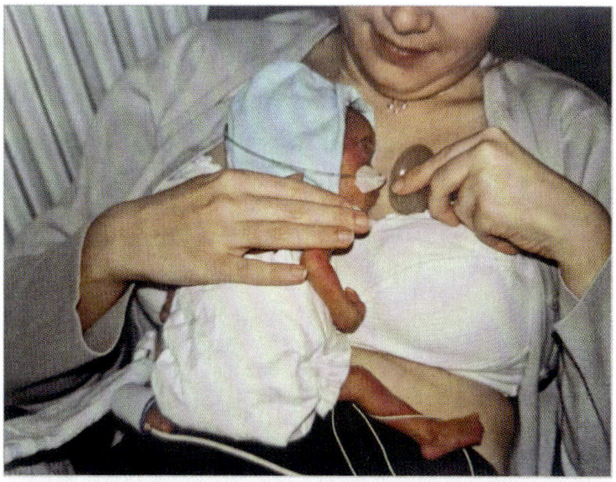

Abb. 55.3 Känguruhendes Frühgeborenes: Das nur mit Windeln bekleidete Kind liegt auf der Brust der Mutter.

vielen Kabeln und Schläuchen das Kind verbunden ist. Wenn möglich, sollte daher die Kontaktaufnahme zu den Eltern schon präpartal erfolgen. Man erklärt den Eltern, was bei der Erstversorgung des Kindes passiert, dass das Kind später in einen Inkubator gelegt und an Monitoren überwacht werden wird. Dazu werden viele „Kabel" notwendig sein. Eventuell wird das Kind auch Beatmung brauchen, weil es selbst aufgrund seiner Unreife noch nicht ausreichend atmen kann. Ein behutsamer Umgang mit den Eltern ist sehr wichtig. Die Prognose, auch bei extrem kleinen und unreifen Frühgeborenen, ist heutzutage relativ gut. Nach der Geburt sollten die Eltern ermutigt werden, Kontakt zu dem Kind aufzunehmen, keine Berührungsängste zu haben und viel mit dem Frühgeborenen zu sprechen. „Känguruhing" auf Mutters oder Vaters Oberkörper sollte angeboten werden (s. Abb. 55.3). Durch den intensiven Körperkontakt spürt das Kind Begrenzung, Wärme und Geborgenheit. Die Eltern-Kind-Bindung wird so gefördert, die Kreislaufverhältnisse des Kindes stabilisiert, das Selbstvertrauen der Eltern gestärkt.

Atemnotsyndrom: Zur Klinik und Ätiopathogenese s. Antwort zur Frage 55.1. (Syn.: ANS, Syndrom der hyalinen Membranen, IRDS = infant respiratory distress syndrome). Die Surfactantbildung kann u. a. durch Sympathomimetika, Thyroxin, Stressfaktoren (z. B. vorzeitiger Blasensprung, Geburt) und Kortison gesteigert werden. Eine Hemmung oder ein gesteigerter Verbrauch des Surfactants kann z. B. durch mütterlichen Diabetes, Hypoxie, Azidose, Schock, Amnioninfektionssyndrom oder Mekoniumaspiration verursacht werden. Zur **Prävention eines**

Tab. 55.1 Stadieneinteilung des Atemnotsyndroms

Grad	radiologische Kriterien
I	feinretikuläre Zeichnung der gesamten Lunge (Mikroatelektasen)
II	zusätzlich positives Luftbronchogramm
III	zusätzlich Unschärfe des Herzschattens und der Zwerchfellränder
IV	radiologisch „weiße Lunge"

Atemnotsyndroms sollten daher z. B. eine optimale Einstellung eines Diabetes mellitus der Mutter, bei V. a. ein Amnioninfektionssyndrom eine peripartale Antibiotikaprophylaxe und eine schonende Geburtsleitung (Vermeidung hypoxischer Zustände) erfolgen. Lässt sich eine Geburt vor Vollendung der 34. SSW nicht vermeiden, ist Wehenhemmung für mindestens 48 Stunden und die Gabe von Beta- oder Dexamethason an die Mutter anzustreben. Die Steroide erreichen diaplazentar den Fetus und stimulieren die Lungenreifung. Das Atemnotsyndrom wird nach radiologischen Kriterien in 4 Stadien eingeteilt (s. Tab. 55.1 und Abb. 55.4).

Retinopathia praematurorum: s. Antwort zur Frage 55.3.

Nekrotisierende Enterokolitis: Zur Klinik und Diagnostik s. Antwort zur Frage 55.4. Die Ursache dieser hämorrhagisch-nekrotisierenden Darmentzündung, die **gehäuft bei Frühgeborenen** auftritt und meist das terminale Ileum und Kolon betrifft (aber auch gesamter Darmbefall möglich) ist unklar. Eine multifaktorielle Genese, z. B. Unreife des Magen-Darm-Traktes, zu rascher Nahrungsaufbau mit Formulanahrung, primäre oder sekundäre Infektionen, Vorschädigung der Darmwände durch Minderperfusion oder Hypoxie, wird angenommen. Als Risikofaktoren gelten u. a. perinataler Stress, Hypothermie, Schock, Hypotension, Hypoxämie, Vitien und persistierender Ductus arteriosus. Infolge der Mukosaschädigung kommt es zur Einwanderung von gasbildenden Bakterien in die Darmwand mit konsekutiver submuköser bzw. subseröser Gasansammlung. Diese ist in der Abdomenübersichtsaufnahme sichtbar und wird als **Pneumatosis intestini** bezeichnet (s. Antwort zur Frage 55.4).

Die **Therapie** erfolgt im Anfangsstadium konservativ unter engmaschiger klinischer Kontrolle.

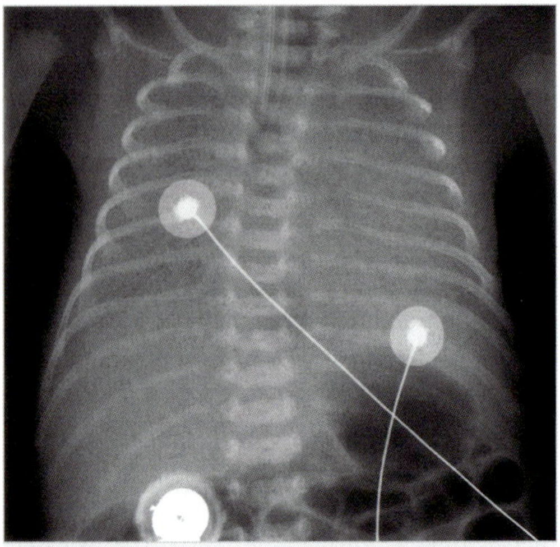

Abb. 55.4 „Weiße Lunge", Atemnotsyndrom Stadium IV

Hierzu gehören Nahrungskarenz, parenterale Ernährung, Ableitung des Magensekrets über eine Sonde, i.v.-antibiotische Therapie und Beatmung. Risikofaktoren (z. B. PDA) und Sepsisfolgen wie Verbrauchskoagulopathie oder Thrombozytopenien sollten behandelt werden. Zur Stützung des Kreislaufs kann neben Volumentherapie auch die Gabe von Dopamin notwendig werden. Bei Fortschreiten der Erkrankung mit Perforation und Peritonitis muss die operative Anlage eines Anus praeter und ggf. in einer Second-Look-Operation die Resektion der betroffenen Darmabschnitte erfolgen. Die nekrotisierende Enterokolitis ist je nach Schweregrad mit einer Sterblichkeit von 15–30 % verbunden. Während des Heilungsprozesses entstehen bei 10–30 % der Patienten Stenosen und Verwachsungen, die zu rezidivierender Ileussymptomatik führen können. In 5–10 % der Fälle entwickelt sich ein Kurzdarmsyndrom.

Hirnblutung: Eine weitere gefürchtete und häufige Komplikation der Frühgeburtlichkeit ist die Hirnblutung. Im Bereich der Ventrikel findet sich bei Frühgeborenen die Germinalmatrix mit sehr vulnerablen Gefäßen, sie reift bis zur 32. (–36. SSW) aus. Das Risiko der Hirnblutung nimmt mit dem Grad der Unreife zu. Es wird erhöht durch postnatalen Transport, fehlende präpartale Steroidgabe, Blutdruckschwankungen, CO_2-Schwankungen, Ischämie, Hypoxie, perinatale Infektion, Azidose und Gerinnungsstörungen. 90 % der Hirnblutungen manifestieren sich innerhalb der ersten 4 Lebenstage. Die Blutung kann symptomlos ablaufen. Plötzliche Verschlechterung des

Tab. 55.2 Stadieneinteilung von Hirnblutungen (nach DEGUM)

Stadium	Lokalisation
Grad I	subependymal, am Übergang des Nucleus-caudatus-Kopfs zum Thalamus
Grad II	Ventrikeleinbruch, Blutung füllt < 50 % des Ventrikels aus
Grad III	Ventrikeleinbruch, Blutung füllt > 50 % des Ventrikels aus

Allgemeinzustandes, Blässe, Hypotonie, zerebrale Krampfanfälle, Hb-Abfall müssen an eine Hirnblutung denken lassen. Die Diagnose wird sonografisch gestellt. Es werden 3 Schweregrade unterschieden (s. Tab. 55.2). Größere Ventrikelblutungen mit Austamponierung des Ventrikels behindern den Abfluss der Vena terminalis. Der konsekutive Aufstau führt zum hämorrhagischen Infarkt des periventrikulären Gewebes. (Früher ging man davon aus, dass die Ventrikelblutung ins Parenchym einbricht, also zu einer Parenchymblutung führt und bezeichnete dies als Hirnblutung Grad IV.)

Die Gerinnungsparameter sollten überprüft werden, Vitamin K prophylaktisch (0,1–0,2 µg/kg KG) i. v. verabreicht werden. Der Blutdruck sollte stabilisiert werden, Blutdruckspitzen vermieden werden (*Cave:* Bolusgabe beim Umhängen von Katecholamininfusionen!). Die Sauerstoffsättigung sollte im Zielbereich gehalten werden, ggf. muss dazu intubiert werden. Hypo- und Hyperkapnien müssen vermieden werden, da sie die Hirndurchblutung nachhaltig beeinflussen können. Sedativa sollten sparsam eingesetzt werden. Vorrang hat die optimale Anpassung der Beatmungsparameter an die Bedürfnisse des Kindes. Auch der Blutzuckerspiegel sollte im normalen Bereich gehalten werden. Bei Krampfanfällen muss großzügig antikonvulsiv behandelt werden.

Blutungen I. und II. Grades bedürfen keiner weiteren Therapie. Sie haben eine gute Prognose. Gelegentlich entwickeln sich kleine Zysten im Bereich des Keimlagers, ohne dass dadurch neurologische Symptome verursacht werden. Eventuell kommt es bei einer Blutung Grad II zu einem passageren Ungleichgewicht zwischen Liquorproduktion und -resorption mit Erweiterung des Ventrikels, ein therapiebedürftiger Hydrozephalus entwickelt sich aber in der Regel nicht. Drittgradige Hirnblutungen werden häufig durch Ausbildung eines posthämorrhagischen Hydrozephalus kompliziert, der oft eine liquorableitende Drainage erforderlich macht.

Zusatzthemen für Lerngruppen

- persistierender Ductus arteriosus
- CPAP (Wirkungsmechanismus, Indikationen)
- mütterliche bzw. kindliche Ursachen für Frühgeburtlichkeit

Fall 56 Obstipation

56.1 Erklären Sie der Mutter den Wechsel von Stuhlverhalt und Durchfällen. Worauf ist die verschmutzte Unterhose des Jungen zurückzuführen?

Beim Wechsel von Stuhlverhalt und Durchfall handelt sich hierbei um eine so genannte **paradoxe Diarrhoe**. Hierbei kommt es zu sekundärer Zersetzung des eingedickten Stuhls durch Bakterien und es entsteht ein übelriechender, flüssiger Stuhl, der wegen des gedehnten Rektums unkontrolliert an den verhärteten Stuhlmassen vorbei nach außen laufen kann. Der Junge versucht den Stuhl zurückzuhalten, schafft dies aber nicht immer rechtzeitig, so dass etwas Stuhl die Ampulle verlassen kann. Dadurch wird die Unterhose verschmutzt (= **Stuhlschmieren, Enkopresis**).

56.2 Welche Verdachtsdiagnose stellen Sie? Welche Ursachen können dieser Symptomatik generell zugrunde liegen?

- **chronische Obstipation und perianales Ekzem**; Begründung: rezidivierende Episoden von Stuhlverhalt in den letzten 2 Jahren, harter Stuhl in der Ampulle tastbar, paradoxe Diarrhoe und Stuhlschmieren, perianales Erythem, Juckreiz mit Kratzspuren.

Man unterscheidet:

- **primäre bzw. idiopathische Obstipation** (95 % der Fälle): bei „Fehlernährung" (zu geringe Trinkmenge, zu geringer Ballaststoffgehalt), Nahrungsumstellung (v. a. beim Säugling), Bewegungsmangel

- **sekundäre Obstipation**:
  - angeborene oder erworbene Erkrankungen des Darms, z. B. Morbus Hirschsprung, Dysganglionose, Stenosen im Dick- oder Enddarm (z. B. bei Morbus Crohn), anorektale Fehlbildungen, anorektale Läsionen (z. B. Analfissur), Sigma elongatum
  - Grunderkrankungen außerhalb des Darmes wie endokrine Erkrankungen (z. B. Hypothyreose), chronische Flüssigkeitsverluste (z. B. renal tubuläre Azidose, Diabetes insipidus), neurologische Ursachen (z. B. Meningomyelozele, Tethered cord), Immobilisation, Medikamenteneinnahme (z. B. chronischer Laxanzienabusus), Stoffwechselerkrankungen (z. B. Mukoviszidose), Zöliakie, Hyperkalzämie
  - situative Störfaktoren, psychische Belastungen.

56.3 Wie gehen Sie diagnostisch weiter vor?

- **ausführliche Anamnese**:
  - Beginn der Symptomatik
  - Stuhlanamnese: Frequenz (Obstipation schon im Säuglingsalter [Abgrenzung angeborene von erworbener Obstipation]), Konsistenz, Kaliber des Stuhls (Hinweise auf Stenosen), Stuhlmenge, Blutbeimengungen (Hinweis z. B. auf Analfissur)
  - Ernährungs- und Trinkgewohnheiten (alimentär bedingte Obstipation)
  - Enuresis, Harnwegsinfektionen: Innervationsstörungen von Blase und Mastdarm, z. B. bei Meningomyelozele, Spina bifida
  - chronische Erkrankungen: s. Antwort zur Frage 56.2
  - psychosoziale Konflikte, Sauberkeitserziehung
- Erfassen der Körpermaße und Eintragen in Somatogramm: Gedeihstörung z. B. als Hinweis auf chronische Erkrankungen
- Abdomensonografie: Stenosen, Tumoren
- Labor:
  - Blut (bei entsprechendem klinischen Verdacht): Blutbild, Schilddrüsenwerte, Nierenwerte, Elektrolyte
  - Urinstatus: Harnwegsinfekt (Abflussbehinderung häufig mit chronischer Obstipation vergesellschaftet)
  - Abstrich vom Anus: Nachweis von z. B. Streptokokken, Pilzen (häufige Ursache eines perianalen Ekzems).

56.4 Wie gehen Sie nun therapeutisch vor?

- **1. Desimpaktion** durch orale Gabe von Stuhlweichmachern, Mittel der Wahl: **Polyethylenglykol** oral (Dosierung auf 2 unterschiedliche Arten: Beginn mit 26 g/d und tägliche Steigerung um 13 g bis max. 78 g/d oder 1,5 g/kg KG/d für 3–4 Tage, danach Dosisreduktion), ggf. zusätzlich Natriumpicosulfat oral. Bei Versagen der oralen Therapie rektale Einläufe mit Natriumzitrat oder Sorbitol. *Cave*: Phosphathaltige Klistiere sind bei Kindern streng kontraindiziert! Unbedingt Traumatisierung vermeiden! Selten sind „hohe Einläufe" oder digitale Ausräumung des Rektums in Kurznarkose erforderlich.
- Bei Streptokokken-Nachweis im perianalen Abstrich systemische Antibiotikatherapie (Penicillin V 50 000–100 000 IE/kg KG/d p. o. in 2–4 ED) über 7 Tage, bei Nachweis von Pilzen lokale antimykotische Behandlung (z. B. Clotrimazolsalbe)
- **2. Erhaltungsterapie**: orale Stuhlweichmacher (Mittel der Wahl: Polyethylenglykol) über mindestens 6 Monate, Toilettentraining mit positiven Verstärkern, Lebensstiländerung mit ballaststoffreicherer Kost, ausreichenden Trinkmengen und mehr Bewegung, ggf. Psychoedukation.

Kommentar

Definition und Formen: Unter Obstipation versteht man eine Stuhlretention aufgrund einer unvollständigen Stuhlentleerung und/oder Defäkationsbeschwerden bei hartem Stuhl. Von **chronischer** Obstipation spricht man, wenn die Beschwerden länger als 3 Monate andauern. Von der **primären** oder idiopathischen Obstipation unterscheidet man **sekundäre** Formen, die in Folge von Darmerkrankungen oder aufgrund neurologischer oder metabolischer Erkrankungen entstehen (s. Antwort zur Frage 56.3).

Ätiologie: Die häufigste Ursache der Obstipation ist eine **falsche und einseitige Ernährung**. Insbesondere um die Oster- oder Weihnachtszeit kommt es aufgrund eines übermäßigen Verzehrs von Süßigkeiten häufig zu einer **akuten** Obstipation. Weitere Ursachen sind unzureichende Flüssigkeitsaufnahme, Hungern, Änderung der Lebensgewohnheiten auf Reisen, Flüssigkeitsverlust durch Fieber, Immobilisation, Stuhlretention aufgrund abdomineller Erkrankungen (z. B. abklingende Gastroenteritis) oder bei schmerzhafter Analfissur sowie Medikamenteneinnahme (z. B. Eisenpräparate). Weitere Ursachen s. Antwort zur Frage 56.2.

Klinik: Häufig geht die Obstipation mit akuten heftigsten Bauchschmerzen einher, das Abdomen kann aufgebläht und druckschmerzhaft sein. Die Symptomatik erinnert an ein „akutes Abdomen" (s. Fallbeispiel). Nicht selten werden die Bauchschmerzen von Übelkeit und Erbrechen begleitet. Die Patient*innen leiden unter Meteorismus. Bei chronischer Obstipation klagen die Patient*innen immer wieder über mehr oder weniger starke Bauchschmerzen. Stuhlschmieren, Einkoten sowie Wechsel zwischen sehr harten Stühlen und stinkendem Durchfall sind ein weiterer typischer Hinweis auf das Vorliegen einer chronischen Obstipation. Auch Blutbeimengungen zum Stuhl werden beobachtet, die als Folge von Schleimhautverletzungen des Anus durch harten Stuhl oder durch Analfissuren verursacht werden.

Diagnostik: Im Allgemeinen setzen Kinder täglich Stuhl ab, aber auch Pausen von mehreren Tagen können physiologisch sein. Ein „Normalverhalten" ist somit nicht anhand der abgesetzten Stühle pro Tag festzulegen, viel mehr müssen Stuhlqualität bzw. -quantität bzw. die Änderung der Stuhlgewohnheiten berücksichtigt werden.

Im Rahmen der Diagnostik ist daher eine **detaillierte Anamnese** (s. Antwort zur Frage 56.3) obligat, ebenso eine gründliche **pädiatrische Untersuchung inklusive rektaler Untersuchung** und Erfassen der Körpermaße. Außerdem sollte ein Urinstatus erhoben werden, evtl. können weitere Laboruntersuchungen (z.B. Blutbild, Schilddrüsenwerte, Transglutaminase-Antikörper, Nierenwerte, Elektrolyte) notwendig sein.

Bei hartnäckiger Obstipation trotz adäquater Therapie oder fehlenden konkreten Hinweisen auf eine Ursache können ein Kolonkontrasteinlauf, eine anorektale Manometrie oder eine Rektumbiopsie erforderlich sein.

Differenzialdiagnosen: Pseudoobstipation (kein Stuhl ohne Beschwerden bei gestillten Säuglingen bis zu 2 Wochen), Appendizitis, Harnwegsinfektion.

Therapie: Ziel der Therapie ist die **vollständige und regelmäßige Stuhlentleerung**, d.h. ein normaler Stuhl ohne Enkopresis sollte täglich oder zumindest jeden 2. Tag abgesetzt werden.

Erste Maßnahme ist die **Desimpaktion**. Stuhlverfestigung und die Aufweitung des Rektums müssen behoben werden. Der Stuhl muss so weich werden, dass das Absetzen des Stuhls keine Schmerzen verursacht. Dazu werden Stuhlweichmacher gegeben. Mittel der Wahl ist **Polyethylenglykol** (Dosierung auf 2 unterschiedliche Arten: Beginn mit 26 g/d p.o. und tägliche Steigerung um 13 g bis max. 78 g/d p.o. oder 1,5 g/kg KG/d p.o. für 3–4 Tage, danach Dosisreduktion). Gelingt die Darmentleerung innerhalb von 7 bis 10 Tagen nicht, kann man zusätzlich Natriumpicosulfat oral anwenden. In besonders hartnäckigen Fällen bzw. bei Versagen der oralen Therapie sind rektale Einläufe indiziert. *Cave:* Phosphathaltige Klistiere sind bei Kindern streng kontraindiziert! Verwendet werden Natriumzitrat- oder Sorbitol-Einläufe. Dabei muss unbedingt jede Traumatisierung vermieden werden, weil dadurch die Problematik des Stuhlverhaltens nur verstärkt würde. Bei schwersten Verläufen können hohe Einläufe (nicht nur ins Rektum, sondern ins Kolon) oder die digitale Ausräumung des Rektums in Kurznarkose erforderlich sein.

Sollten wie im Fallbeispiel bei perianaler Dermatitis Streptokokken im perianalen Abstrich nachgewiesen werden, erfolgt eine systemische Antibiotikatherapie (Penicillin V 50 000–100 000 IE/kg KG/d p.o. in 2–4 ED) über 7 Tage, bei Nachweis von Pilzen eine lokale antimykotische Behandlung (z.B. Clotrimazolsalbe).

Haben sich alle alten Stuhlmassen entleert, schließt sich die **Erhaltungstherapie** an. Sie verhindert, dass sich erneut Stuhlmassen im Darm ansammeln. Dazu wird die Therapie mit oralen Stuhlweichmacher (Mittel der Wahl ebenfalls Polyethylenglykol) über mindestens 6 Monate, oft auch länger in reduzierter Dosis fortgeführt. Ziel ist, dass jeden Tag ein weicher, gerade noch geformter Stuhl abgesetzt wird. Die Dosis des Polyethylenglykols wird je nach „Erfolg" erhöht oder reduziert. Kombiniert wird die medikamentöse Therapie mit Toilettentraining und Belohnungsverfahren (z.B. Belohnungskalender, den die Eltern mit dem Kind gestalten können, s. Abb. 56.1) als positiver Verstär-

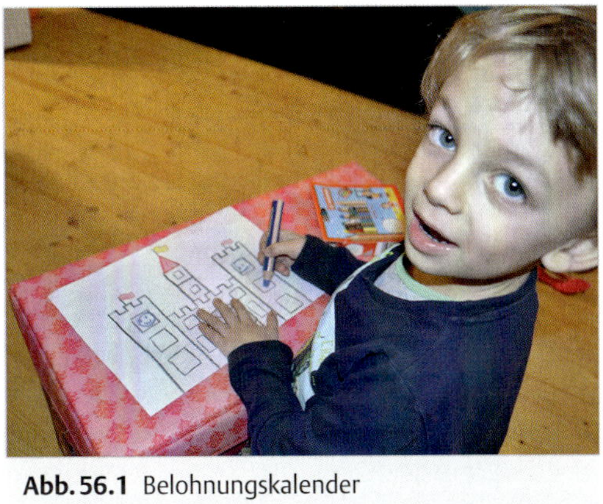

Abb. 56.1 Belohnungskalender

ker. Außerdem ist eine Lebensstiländerung mit ballaststoffreicherer Kost, ausreichenden Trinkmengen und mehr Bewegung sinnvoll. Unterstützend kann sog. Psychoedukation sinnvoll sein, in die auch die Eltern mit einbezogen werden sollten. Besonders wichtig ist dabei die Aufklärung und Schulung der Eltern. Sie sollten die Ursache und Entstehung (z. B. verminderte Bewegung des Darmes durch zu geringen Ballaststoffgehalt, zu wenig körperliche Bewegung, Eindicken der Stuhlmassen durch zu wenig Flüssigkeit, Schmerz bei der Stuhlentleerung durch verhärtete Stuhlmassen führt zu Stuhlretention und Verstärkung der Obstipation) der Obstipation verstehen. Ihnen muss verständlich sein, dass eine Therapie oft über Monate durchgeführt werden muss. Eine psychotherapeutische Begleitung von Eltern und Kind kann dabei sehr hilfreich sein.

Handelt es sich um eine sekundäre Obstipation, muss die Behandlung der Grunderkrankung im Vordergrund stehen, z. B. operative Therapie bei Morbus Hirschsprung, medikamentöse Therapie einer Hypothyreose usw.

Prognose: Die Prognose der chronischen Obstipation ist bei konsequenter Therapie, straffer Führung und Aufklärung der Patient*innen und seiner Eltern gut. Bei inkonsequenter Behandlung drohen Folgeerkrankungen im Erwachsenenalter wie Divertikulose, Divertikulitis und Laxanzienabusus.

Zusatzthemen für Lerngruppen

- Diarrhoe

Lösungen

Fall 57 Systemische juvenile chronische Arthritis (Still-Syndrom)

57.1 Welche Diagnose vermuten Sie? An welche Differenzialdiagnosen denken Sie?

- **Verdachtsdiagnose**: systemische juvenile chronische Arthritis (Still-Syndrom, Morbus Still), Begründung: Hauptsymptome Fieber, Arthritis, Exanthem; Nebenbefunde Hepatomegalie, generalisierte Lymphknotenvergrößerungen, Labor (erhöhte BSG, stark erhöhtes CRP, hypochrome Anämie, Leukozytose, Thrombozytose)
- **Differenzialdiagnosen**:
  - Sepsis: hohes Fieber, stark erhöhte Entzündungsparameter, Linksverschiebung im Differenzialblutbild
  - septische Arthritis: hohes Fieber, stark erhöhte Entzündungsparameter, Gelenkentzündung
  - Osteomyelitis: Gelenkschwellung, stark erhöhte Entzündungsparameter, hohes Fieber
  - Leukämie: generalisierte Lymphadenopathie, Hepatosplenomegalie, Leukozytose, Thrombozytose
  - rheumatisches Fieber: Gelenkschwellung, Ausschlag, Fieber
  - Infektarthritis: V. a. Ringelröteln
  - maligne Knochenerkrankung: Gelenkschwellung, Thrombozytose
  - Kawasaki-Syndrom: anhaltendes hohes Fieber länger als 5 Tage, Lymphknotenschwellungen, Exanthem, Thrombozytose.

57.2 Welche weiteren Untersuchungen sind sinnvoll?

- **Labor**: zur Diagnosefindung, Verlaufskontrolle; *Cave*: Interpretation nur im Zusammenhang mit klinischem Bild, da alle Laborparameter auch normal ausfallen können!
  - Blut: **Entzündungsparameter** (BSG, CRP); Verlaufskontrolle
  - Serologie zur **Abgrenzung** anderer Arthritisformen: IgM-Rheumafaktoren, ANA, HLA-B27, Borrelientiter, Harnsäure
  - Blutkulturen: **Ausschluss** einer Sepsis
  - Urin: **Ausschluss** einer Harnwegsinfektion als Ursache des Fiebers und der hohen Entzündungsparameter
- **Sonografie**:
  - Abdomen: **Beteiligung** viszeraler Organe, Serositis
  - Herz: kardiale Beteiligung (Peri-, Myokarditis), Perikarderguss
  - Gelenke: Ergüsse, **Synovialisschwellungen**, Synovialiszysten, Tendosynovitiden usw.
- **MRT**: Gelenke; zur Verlaufskontrolle
- **EKG**: Herzbeteiligung (Peri-, Myokarditis)
- **augenärztliche Untersuchung**: Iridozyklitis, Uveitis.

57.3 Wie wird die von Ihnen vermutete Erkrankung allgemein behandelt?

- **medikamentöse Stufentherapie**:
  1. nichtsteroidale Antiphlogistika (Naproxen, Indometacin, Ibuprofen oder Diclofenac)
  2. intraartikuläre und systemische Glucocorticoide
  3. konventionelle systemische DMARDs (disease modifying antirheumatic drugs, z.B. Methotrexat)
  4. biologische DMARDs (z.B. Anakinra, Canakinumab, Tocilizumab)
- **unterstützende Maßnahmen**:
  - Information und Schulung bzgl. Krankheit (Eltern + Kind)
  - begleitend Physio- und Ergotherapie
  - Sport und Bewegung
  - psychosoziale Betreuung (z.B. psychologische Familientherapie, Förderung des Schulunterrichts auch bei Krankenhausaufenthalt, Berufsberatung).

Kommentar

Definition und Formen: Unter dem Still-Syndrom versteht man die **systemische Verlaufsform** der juvenilen idiopathischen Arthritis (JIA), einer **chronischen destruierenden Gelenkentzündung**. Weitere Verlaufsformen der JIA siehe Anhang Abb. 89.1.

Epidemiologie: Die Inzidenz der JIA beträgt etwa 4–5 Erkrankungen/100 000 Kinder, d.h. es gibt 750–1000 Neuerkrankungen pro Jahr in Deutschland. **Das Manifestationsalter** des Still-Syndroms liegt in der Regel im Kleinkindalter **zwischen dem 1. und 4. Lebensjahr**.

Ätiopathogenese: Die Ursache der Erkrankung ist nicht bekannt. Diskutiert werden jedoch **autoimmunologische Mechanismen** bei entsprechender genetischer Disposition (z.B. HLA-DR4, -5, -6, -8) und unterschiedliche auslösende Noxen (z.B. Parvovirus B19) oder Traumen. Diese führen zu chronischer Synovitis, Knorpeldestruktion und extraartikulären Entzündungen. Die Erkrankung verläuft unterschiedlich schwer und in Schüben, wobei die systemischen Symptome mit der Zeit in den Hintergrund, die Arthritiden in den Vordergrund treten.

Klinik: Das Still-Syndrom ist durch **hohes, intermittierendes Fieber über mindestens 2 Wochen**, (lachsfarbenes) **Exanthem**, **Lymphadenopathie** und meist **Mitbeteiligung innerer Organe** (z.B. Polyserositis, Peri-/Myokarditis, Hepato-/Splenomegalie) sowie erhebliche Beeinträchtigung des Allgemeinzustandes – die betroffenen Kinder sind schwer krank – charakterisiert. Eine Uveitis, wie sie für andere Formen der JIA typisch ist, tritt beim Still-Syndrom in der Regel nicht auf. Häufig finden sich auch **Schmerzen im Bereich der Halswirbelsäule**, die v.a. zu Beginn der Erkrankung beobachtet werden und auch als Meningismus fehlgedeutet werden können. Die **Arthritis** kann zu Beginn der Erkrankung auftreten oder erst Monate bis Jahre später nachfolgen. Dadurch ergeben sich oft diagnostische Schwierigkeiten (s. Antwort zur Frage 57.1). Besonders häufig betroffen sind Handgelenke, Ellbogen, Schultern, Hüftgelenke, Knie- und Sprunggelenke.

Diagnostik: s. Antwort zur Frage 57.2. Anamnestisch hinweisend sind Episoden mit **intermittierendem septischem Fieber**, das bevorzugt in den **frühen Morgen- und Abendstunden** auftritt und spontan rückläufig ist. Gefragt werden sollte nach Muskelschmerzen, Lauffaulheit, Appetitlosigkeit, Gewichtsverlust, vorausgegangenen Infekten, Zeckenbissen und familiären Erkrankungen aus dem rheumatischen Formenkreis. Bei der körperlichen Untersuchung müssen v.a. alle Gelenke, auch die Wirbelsäule, ausführlich untersucht werden. Alle Lymphknotenstationen müssen getastet, Herz und Lunge auskultiert werden. Schmerzen bei tiefer Inspiration können auf eine Pleuritis hinweisen. Bei der Palpation des Abdomens achtet man besonders auf Organvergrößerungen. Die **Veränderungen der Laborparameter** sind insgesamt eher **unspezifisch**. Es finden sich **hohe Entzündungsparameter** (CRP, Leukozyten, BSG) sowie **erhöhte Komplementfaktoren** (C_3 und C_4), eine **Thrombozytose** und eine **hypochrome Anämie**. Antinukleäre Faktoren (ANA, anti-dsDNA, ENA, ANCA) sind in der Regel negativ, selten sind die Rheumafaktoren unspezifisch erhöht. Sonografischer Nachweis einer Hepato-/Splenomegalie und Serositis, im Echokardiogramm ggf. Hinweise auf Perikarderguss und Myokarditis. Das Ausmaß der Gelenkdestruktionen kann radiologisch nachgewiesen werden. Ausschluss einer Uveitis (wenn auch selten beim Still-Syndrom).

Therapie: s. Antwort zur Frage 57.3. Eine **kausale Therapie** der Erkrankung ist **nicht bekannt**. Therapieziel ist der vollständige Rückgang der lokalen und systemischen Entzündung, Schmerzfreiheit und die

Vermeidung von Deformitäten und Organkomplikationen. Die Therapie orientiert sich dabei am Ausmaß der Symptome (Stufentherapie). **Mittel der Wahl** sind zunächst **nichtsteroidale Antiphlogistika**, die über eine Beeinflussung der Prostaglandinsynthese entzündungshemmend wirken. Der schmerzlindernde Effekt tritt dabei sofort auf, der Entzündungsprozess wird erst nach einigen Wochen gehemmt. Sehr effektiv antiphlogistisch wirken auch **Glukokortikoide**, die in Abhängigkeit vom Schweregrad sowohl systemisch als auch lokal (intraartikuläre Injektion) verabreicht werden können. Die Vielzahl und Schwere der Nebenwirkungen (z.B. Cushing-Syndrom mit Stammfettsucht, arterielle Hypertonie, Hyperglykämie, Infektionsneigung, Osteopenie, Wachstumsretardierung und Kleinwuchs) sollte dabei jedoch immer im Hinterkopf behalten werden.

Außerdem kommen sog. **krankheitsmodifizierende Medikamente** (DMARD = disease modifying antirheumatic drugs) wie Methotrexat, Anakinra, Canakinumab und Tocilizumab zum Einsatz. Diese Medikamente haben einen günstigen Einfluss auf den Krankheitsverlauf, dies kann z.B. an den radiologisch nachweisbaren Gelenkveränderungen gemessen werden. Krankheitsmodifizierende Medikamente wirken nicht primär und sofort antiphlogistisch oder analgetisch, daher ist eine Kombination mit nichtsteroidalen Antiphlogistika und/oder Glukokortikoiden meist unvermeidlich. Basistherapeutika wie Gold, Penicillamin oder Hydroxychloroquin werden im Kindesalter nicht eingesetzt, da sie keine oder nur geringe Wirksamkeit auf die JIA haben. Neben der medikamentösen Therapie spielen v.a. **Physio- und Ergotherapie und Sport** eine wichtige Rolle in der Behandlung der juvenilen idiopathischen Arthritis, um die sekundären Gelenkdysfunktionen, die in Folge von Schmerzen und Schonhaltung entstehen, zu reduzieren. Bei hartnäckiger Monoarthritis kann eine Synovektomie Besserung bringen, sekundäre Gelenkveränderungen durch den chronischen Entzündungsprozess können Umstellungsosteotomien erforderlich machen. Die Langzeitbehandlung chronisch rheumakranker Kinder erfordert weiterhin eine umfassende **Information und Schulung** zur Krankheit bzw. Krankheitsbewältigung sowie eine **psychosoziale Betreuung** unter Einbeziehung der Familie.

Prognose: Die Prognose der JIA ist bei früher Diagnosestellung und adäquater Therapie generell gut. Im Erwachsenenalter sind 75% der Fälle ausgeheilt oder weisen nur noch eine geringe Krankheitsaktivität auf. 25% entwickeln einen schweren Gelenkverlauf.

Zusatzthemen für Lerngruppen

- Formen der JIA (Oligo-/Polyarthritiden)
- Wirkungen/Nebenwirkungen von Glukokortikoiden

Fall 58 Leistenhernie

58.1 Nennen und begründen Sie Ihre Verdachtsdiagnose! Welche Differenzialdiagnosen müssen Sie bei einer Schwellung im Bereich der Leiste berücksichtigen?

- **Verdachtsdiagnose**: (inkarzerierte) Leistenhernie rechts; Begründung: Alter des Kindes, Schwellung der Leiste rechts, vermutlich sehr schmerzhaft (ununterbrochenes Schreien)
- **Differenzialdiagnosen** (s. auch Abb. 58.1):
  - Hydrocele funiculi spermatici: prallelastische Schwellung im Bereich des Samenstrangs
  - Hydrocele testis: prallelastische Schwellung im Skrotum
  - Hodentorsion: Hoden druckschmerzhaft und vergrößert, eventuell livide Verfärbung des Skrotums
  - Leistenhoden: kleine, verschiebliche, derbe Schwellung in der Leistenregion
  - Schwellung der Leistenlymphknoten: derbe verschiebliche Schwellung in der Leiste.

58.2 Es gibt 2 Formen dieser Erkrankung. Nennen Sie Unterschiede! Welche Form liegt bei dem Säugling am wahrscheinlichsten vor?

- **indirekte Leistenhernie (Hernia inguinalis lateralis)**:
  - meist angeboren (durch unvollständigen Verschluss des Processus vaginalis peritonei), aber auch erworben
  - häufig bei Frühgeborenen (wegen Bindegewebsschwäche)
  - Bruchpforte (= innerer Leistenring) **lateral** der epigastrischen Gefäße
  - Bruchinhalt: meist Darm, bei Mädchen auch Tube und Ovar

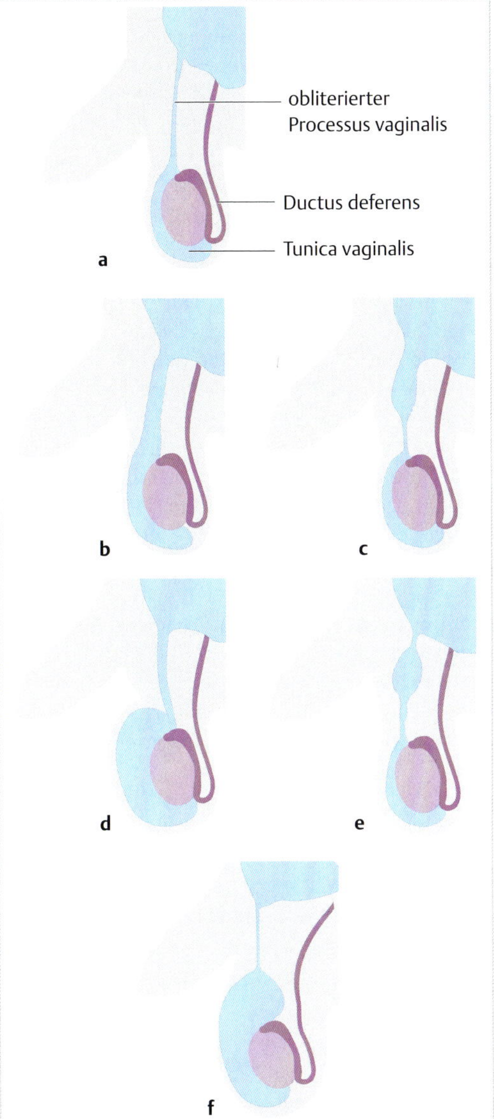

Abb. 58.1 Ursachen von Schwellungen im Bereich von Leiste und Hoden (Quelle: Hegele A, Skrobek L. Urologie essentials. 2. Auflage. Stuttgart: Thieme; 2022)
a) Normalzustand (Processus vaginalis ist obliteriert)
b) indirekte Leistenhernie (Processus vaginalis ist weit offen)
c) indirekte Leistenhernie mit partieller Obliteration des Processus vaginalis
d) kommunizierende Hydrocele (offener Processus vaginalis, Inkarzeration von Darmanteilen weitgehend ausgeschlossen)
e) Hydrocele funiculi spermatici (Flüssigkeit innerhalb des Samenleiters)
f) Hydrocele testis (Flüssigkeit innerhalb der Hodenhüllen)

- **direkte Leistenhernie (Hernia inguinalis medialis)**:
  - immer erworben (Herniation erfolgt durch muskelschwache Lücken der Bauchwand)
  - Bruchpforte (= äußerer Leistenring) **medial** der epigastrischen Gefäße (Fossa inguinalis)
  - im Kindesalter selten
- Bei dem Säugling liegt sehr wahrscheinlich eine indirekte Leistenhernie vor.

58.3 Wie gehen Sie weiter vor?

- Die Diagnose wird **klinisch** gestellt! Sonografie nur bei unklarer Diagnose zum Ausschluss z. B. einer Hodentorsion oder eines Leistenhodens.
- 30 min nach Analgesie (z. B. mit Paracetamol-Supp.) des Kindes Versuch der vorsichtigen Reposition. Praktisches Vorgehen: Man legt die Hände auf den Bruchsack und versucht diesen wieder nach intraabdominell zu schieben, möglichst wenn das Kind nicht schreit und entspannt ist (z. B. Flasche/Brust trinken, während eines Bades, Ablenkung durch Lieblingsspielzeug).
- nach erfolgreicher Reposition zeitnahe Operation
- falls Reposition nicht möglich, Indikation zur sofortigen Operation.

58.4 Nennen Sie Komplikationen dieser Erkrankung!

Inkarzeration mit Ileus/Subileus/Peritonitis/Darmgangrän, bei Mädchen Herniation des Ovars.

Kommentar

Definition und Epidemiologie: Leistenhernien (Syn.: Hernia inguinalis) sind Ausstülpungen des Peritoneums mit Inhalt (z. B. Darm, Tube, Ovar) im Bereich des Leistenkanals. Die rechte Seite ist wesentlich häufiger betroffen. Nicht selten treten Leistenhernien aber auch beidseitig auf.

Sie treten mit einer Inzidenz von 1–2 % auf, bei Frühgeborenen erhöht sich die Rate auf 30 %. Jungen sind 6–8-mal häufiger als Mädchen betroffen. Der Altersgipfel liegt im 1. Lebensjahr, häufig werden Leistenhernien bereits im 1. Lebensmonat manifest.

Formen, Pathogenese und Komplikationen: Man unterscheidet zwischen **direkter** und **indirekter Leistenhernie** (s. Antwort zur Frage 58.2). Für das Kindesalter ist die indirekte Leistenhernie typisch.

Die Wanderung des Hodens in das Skrotum erfolgt durch eine peritoneale Ausstülpung, den Processus vaginalis peritonei. Nach abgeschlossenem Deszensus obliteriert dieser nicht oder nur unvollständig. Bei Mädchen verläuft der nicht obliterierte Processus vaginalis peritonei entlang des Lig. rotundum durch den Leistenkanal. Der Bruchinhalt tritt nun durch den inneren Leistenring entlang des nicht (komplett) verschlossenen Processus vaginalis peritonei (= Bruchsack). Der Bruchinhalt besteht in der Regel aus Darm, bei Mädchen auch oft aus Tube und Ovar.

Bei Inkarzeration von Darmanteilen kann es zur Behinderung des venösen Rückflusses mit Darmwandnekrose, Subileus, Ileus, Perforation und Peritonitis kommen.

Klinik: Klinisch findet sich eine **Leistenschwellung**, die besonders beim Schreien oder Pressen manifest wird. Kinder, die bereits mit einer eingeklemmten Leistenhernie vorgestellt werden, zeigen neben der Leistenschwellung weitere Symptome wie Schmerzen, Unruhe und Erbrechen.

Diagnostik: Das Fallbeispiel zeigt, wie wichtig eine **ausführliche körperliche Untersuchung** des Kindes ist. Dazu muss es vollständig unbekleidet sein! Bei aus unersichtlichen Gründen schreienden Kindern sollte immer an das Vorliegen einer Leistenhernie gedacht werden. Andere Ursachen für unklares Schreien sind häufig eine akute Otitis media und bei Jungen eine Hodentorsion.

Therapie: Man versucht, den Hernieninhalt vorsichtig in den Bauchraum zu reponieren. Dies kann ggf. erst während eines Bades oder nach Einsatz von Sedativa (Diazepam) und Analgetika gelingen. *Cave:* Niemals darf versucht werden, den Bruchsack zu reponieren, wenn sich das Ovar (ist als kugelige Struktur im Bruchsack zu tasten) im Bruchsack befindet!

Jede diagnostizierte Leistenhernie muss operiert werden! Die Operation sollte zeitnah erfolgen, um ein Einklemmen zu verhindern. Bei Frühgeborenen erfolgt die Operation in der Regel erst kurz vor der Entlassung nach Hause, dann sind die Kinder ausreichend schwer (> 2000 g) und die anatomischen Strukturen übersichtlicher. Die Bruchpforten sind meist recht groß, Einklemmung droht meist nicht. Klemmt die Hernie dennoch ein, erfolgt die Operation unabhängig vom Körpergewicht.

Sollte die Reposition nicht möglich sein, muss von einer eingeklemmten oder inkarzerierten Leistenhernie ausgegangen werden. Bei einer Inkarzeration von Darmanteilen kommt es durch Behinderung des venösen Rückflusses zur Schwellung. Die Reposition des Bruchinhalts wird dadurch unmöglich. Die inkarzerierte Leistenhernie stellt eine Indikation zur dringlichen chirurgischen Intervention dar.

Prognose: Bei rechtzeitiger Diagnosestellung und adäquatem Behandlungsverlauf ist die Prognose sehr gut. Wird die Diagnose zu spät gestellt, kann die Resektion von Darmteilen notwendig werden. Das Risiko einer Leistenhernie auf der Gegenseite ist erhöht.

Zusatzthemen für Lerngruppen

- Hodentorsion
- Nabelhernie (Hernia umbilicalis)
- Hydrocele testis

Fall 59 Hämolytisch-urämisches Syndrom (HUS)

59.1 Welche diagnostische(n) Maßnahme(n) halten Sie als Nächstes für sinnvoll? Begründen Sie diese!

Bei dem Kind finden sich klinische Zeichen einer **hämolytischen Anämie** (fahl-blasses, ikterisches Hautkolorit), einer **Blutgerinnungsstörung** (einzelne Hämatome, petechiale Hautblutungen), einer **Exsikkose** (stehende Hautfalten, halonierte Augen) und einer **Gastroenteritis** (Durchfall, Erbrechen, blutiger Stuhl), daher sollte zunächst eine Infusionstherapie eingeleitet werden. Bei der Anlage der Venenverweilkanüle nimmt man Blut für die **Laboruntersuchung** ab: Blutbild (Hb, Hk, Leukozyten, Thrombozyten), Differenzialblutbild, Blutausstrich, Serum (Harnstoff, Kreatinin, Elektrolyte [Na, K, Ca], LDH, Bilirubin), Gerinnungsstatus.

59.2 Interpretieren Sie die Laborbefunde! Welche Diagnose stellen Sie?

- **Labor**:
  - Blutbild: Anämie, Thrombozytopenie, Retikulozytose
  - Blutausstrich: zerstörte eierschalenförmige Erythrozyten (= Fragmentozyten)
  - Serum: Nierenretentionsparameter ↑ (Harnstoff ↑, Kreatinin ↑), Kalium ↑, LDH ↑, Gesamt-Bilirubin ↑
- **Diagnose**: hämolytisch-urämisches Syndrom, V. a. STEC-HUS; Begründung: Alter des Kindes; gastrointestinaler Infekt (Erbrechen, blutiger Durchfall seit 1 Woche); blasses, ikterisches Hautkolorit;

petechiale Blutungen; einzelne Hämatome; neurologische Symptome (Eintrübung); Anurie; Laborveränderungen (**Thrombozytopenie**, **hämolytische Anämie** [und Fragmentozyten], **Urämie**).

59.3 Erläutern Sie die Pathogenese der Erkrankung!

Tab. 59.1 Pathogenese

gastrointestinaler Infekt mit Shigatoxin-bildenden enterohämorrhagischen E. coli
↓
Freisetzung bakterieller Endotoxine (Shigatoxin)
↓
Schädigung des Gefäßendothels
↓
Aktivierung der intravasalen Gerinnung (Bildung von Mikrothromben und Fibrinnetzen)
↓
Thrombozytenverbrauch, Okklusion v. a. der Glomeruluskapillaren, mechanische Erythrozytenschädigung
↓
Thrombozytopenie, hämolytische Anämie, Urämie (akutes Nierenversagen)

59.4 Wie behandeln Sie die Patientin?

- nur **symptomatische** Therapie möglich!
- stationäre Aufnahme auf die Kinder-Intensivstation, Zusammenarbeit mit kindernephrologischem Zentrum
- bilanzierte Flüssigkeitstherapie mit vorsichtiger **Rehydratisierung** (Überwässerung vermeiden!) durch Infusionstherapie mit halbisotoner Lösung (NaCl 0,9% und Glukose 5% im Verhältnis 1:1)
- Überwachung des Blutdrucks, bei arterieller Hypertonie antihypertensive Therapie (z. B. Nifedipin [0,1 mg/kg KG einmalig initial, Erhaltungsdosis 0,25–0,5 mg/kg KG/d in 1–4 ED p. o.] oder Propranolol [1–2 mg/kg KG/d in 2–3 ED p. o.])
- bei weiterhin ansteigenden Nierenretentionswerten (Kreatinin, Harnstoff): frühzeitig Nierenersatztherapie (Peritoneal-/Hämodialyse)
- bei fortschreitender Anämie (Hb < 5–7 mg/dl, je nach Dynamik des Hb-Abfalls): Gabe von Erythrozytenkonzentrat; *cave*: strenge Indikationsstellung; nur bei vitaler Indikation, da durch sie der Krankheitsprozess reaktiviert und eine Volumenüberladung verursacht werden kann!
- Abfall der Thrombozytenwerte < 15 000–20 000/µl: Thrombozytenkonzentrate.

Kommentar

Definition und Epidemiologie: Als hämolytisch-urämisches Syndrom (HUS) wird das Zusammentreffen von **hämolytischer Anämie**, **Thrombozytopenie** und **akuter Niereninsuffizienz** bezeichnet.

Es ist die **häufigste Ursache** für das **akute Nierenversagen** im Kindesalter. Der Häufigkeitsgipfel liegt im frühen Kindesalter. Endemische Verläufe in den Sommermonaten (Häufung von Lebensmittelinfektionen) werden beim STEC-HUS beobachtet.

Ätiopathogenese: s. Antwort zur Frage 59.3.

Infektions-assoziiertes HUS:

Das durch Shigatoxin verursachte **STEC-HUS** (STEC = **S**higa**t**oxin bildende **E**scherichia **c**oli) stellt mit 90% die häufigste Form des HUS im Kindesalter da. Ursächlich sind Gastroenteritiden durch Shigatoxin-(Verotoxin)-bildende Erreger (enterohämorrhagische Escherichia coli (EHEC), Shigella dysenteriae), bei denen die freigesetzten Toxine zu Endothelschädigung und thrombotischer Mikroangiopathie führen. Infektionsquelle für die EHEC-Infektion sind kontaminierte Nahrungsmittel wie unpasteurisierte Rohmilchprodukte und Tierkontakte. Der Altersgipfel liegt bei 2 bis 5 Jahren.

Ebenfalls zu den infektionsassoziierten HUS zählt das **P**neumokokken-assoziierte HUS (**P-HUS**), das mit etwa 5% der Fälle selten ist. Hierbei führt die von den Pneumokokken freigesetzte Neuramidase durch noch nicht vollständig verstandene Mechanismen zur thrombotischen Mikroangiopathie. Es tritt überwiegend bei Säuglingen und Kleinkindern unter 2 Jahren auf.

Komplementvermitteltes HUS:

Etwa 5–10% der Fälle des HUS sind **komplementvermittelt**. Genetisch bedingt oder auch erworben besteht bei diesen Patient*innen eine Störung im alternativen Weg der Komplementaktivierung. Getriggert durch äußere Faktoren (Operationen, Infektionen, Schwangerschaft etc.) wird unkontrolliert das alternative Komplementsystem aktiviert. Dies führt zu Schädigungen des Endothels und thrombotischer Mikroangiopathie. Das komplementvermittelte HUS kann in jeder Altersgruppe auftreten, auch rezidivierende Verläufe werden beobachtet.

Weitere HUS-Formen:
Es gibt weitere angeborene HUS-Formen, die sich im Säuglings- und Kleinkindalter manifestieren, z. B. bei Cobalamin-C-Mangel. Nicht selten kann ein hämolytisch-urämisches Syndrom auch **sekundär** durch Medikamente (Calcineurininhibitoren) ausgelöst werden. Auch bei Tumorerkrankungen, systemischem Lupus erythematodes und nach Knochenmark- und Organtransplantationen kann ein HUS auftreten.

Klinik: Beim STEC-HUS treten etwa 2–3 Tage nach Aufnahme Shigatoxin-bildender Erreger (meist) blutige Durchfälle, **Fieber**, **Erbrechen**, Müdigkeit, **Bauchschmerzen**, **Oligo- bis Anurie**, **zerebrale Symptome** (z. B. Eintrübung, Krampfanfälle) sowie ein (krisenhafter) **Blutdruckanstieg** auf. Die Hämolyse führt zur Anämie (**blasses Hautkolorit**) und Hämoglobinurie (**bierbrauner Urin**). Aufgrund des Thrombozytenverbrauchs kommt es zu petechialen oder flächenhaften **Haut- und Schleimhautblutungen**.

In 40–70 % der Fälle entwickelt sich ein dialysepflichtiges Nierenversagen.

Das HUS ist keine isolierte Nierenerkrankung, sondern eine Multisystemerkrankung, die mit schwerwiegenden lebensbedrohlichen extrarenalen Komplikationen einhergehen kann: ZNS (z. B. Krampfanfälle, Bewusstseinsstörungen, Ataxie), Gastrointestinaltrakt (z. B. hämorrhagische Enteritis, Darmperforation, Pankreatitis), Herz-Kreislauf-System (arterielle Hypertonie/hypertensive Krise, Herzinfarkt, Kardiomyopathie, Perikarderguss), respiratorisches Versagen durch Überwässerung.

Diagnostik:
- Labor: Differenzial-Blutbild (Anämie und Thrombozytopenie), Hämolyseparameter (Blutausstrich, Retikulozyten, LDH, Haptoglobin, Bilirubin), Nierenretentionswerte (Kreatinin, Harnstoff, Harnsäure, Cystatin C), Blutgasanalyse, Elektrolyte, Leberwerte, Lipase, Troponin, CK, Gerinnungsparameter, C3-, C4- Komplement
- Stuhlbakteriologie, Shigatoxin-PCR
- Abdomen-/Nierensonografie: Aszites?, Hepatosplenomegalie?, Nierenparenchym und Mark-Rinden-Differenzierung, Nierendurchblutung, Pleuraergüsse?
- regelmäßige RR-Kontrollen (renale Hypertonie)
- je nach klinischer Symptomatik weitere Untersuchungen wie EKG, Echokardiografie, EEG, MRT.

Differenzialdiagnosen: Akutes Nierenversagen anderer Genese, Schock, Waterhouse-Friderichsen-Syndrom.

Therapie: s. Antwort zur Frage 59.4.

Prognose: In 25 bis 30 % der Fälle finden sich renale Spätfolgen wie Einschränkungen der Nierenfunktion, Proteinurie, renale Hypertonie. Etwa 5 % der betroffenen Kinder werden dauerhaft dialysepflichtig. Im Säuglingsalter wird auch häufig eine Restitutio ad integrum beobachtet.

Die Letalität liegt weltweit bei 1 bis 5 %. Prognostisch ungünstig sind eine zerebrale Beteiligung und eine schwere arterielle Hypertonie.

Zusatzthemen für Lerngruppen

- Anämie
- Ikterus (Formen)
- Gastroenteritis
- Nierenersatztherapie

! Fall 60 Kongenitale Herzfehler

60.1 Welche Diagnose stellen Sie anhand des echokardiografischen Befundes?

Echokardiografie: Aorta liegt vorn und entspringt aus rechtem Ventrikel, Pulmonalarterie entspringt aus linkem Ventrikel, charakteristisch ist im parasternalen Längsschnitt die **Parallelstellung der großen Gefäße** (s. Abb. 60.1 Fallbeispiel), dadurch Parallelschaltung von Lungen- und Körperkreislauf, es handelt sich um eine **Transposition der großen Arterien (d-TGA)**

60.2 Wie wird diese Fehlbildung behandelt?

- Offenhalten (oder Wiedereröffnen) des Ductus arteriosus Botalli, um die Perfusion des Körperkreislaufes zu gewährleisten: Der Körperkreislauf erhält aufgrund der Parallelschaltung zum

Lungenkreislauf kein mit Sauerstoff angereichertes Blut, über den Ductus arteriosus sind beide Kreisläufe verbunden. Das Blut wird durchmischt, der Körperkreislauf so mit Mischblut versorgt. Um den Ductus arteriosus offen zu halten, wird eine Prostaglandin-E1-Dauerinfusion (5–15 ng/kg KG/min, ggf. höhere Dosis initial [30–40 ng/kg KG/min] für 30–120 min) bis zur Operation angelegt. *Cave:* Als Nebenwirkung sind Apnoen möglich, ggf. werden Intubation und Beatmung notwendig!
- ggf. Notfall-Ballonatrioseptostomie nach Rashkind bei bedrohlicher Hypoxämie (s. Kommentar)
- arterielle Switch-Operation innerhalb der ersten beiden Lebenswochen (s. Kommentar)
- Vorhof-Umkehr-Operation (nach Senning oder Mustard) durch Umleitung der Blutströme auf Vorhofebene bei älteren Patient*innen.

60.3 Wie gehen Sie weiter vor?

- sorgfältige körperliche Untersuchung inklusive Palpation der Pulse an oberer und unterer Extremität (Puls an der unteren Extremität schwächer tastbar als an der oberen Extremität bei Aortenisthmusstenose), Herzspitzenstoß („Präkordialschwirren" durch Fortleitung des Herzgeräusches in umliegendes Gewebe), Lebergröße, Ödeme, Atemfrequenz und Nasenflügeln (Anzeichen für Herzinsuffizienz?)
- Blutdruckmessung an allen 4 Extremitäten
- EKG: Bestimmung der Herzachse (beim Neugeborenen in der Regel Rechtstyp wegen physiologischer Rechtshypertrophie, Verlagerung der Herzachse als Hinweis auf Volumen- oder Druckhypertrophie, verdächtig sind v. a. überdrehte Lagetypen), Suche nach Schenkelblockbildern, Rhythmusstörungen
- Echokardiografie: Suche nach Vitium cordis, Beurteilung der Kontraktilität.

60.4 Befunden Sie das Echokardiogramm! Was stellen Sie fest?

Kleiner Ventrikelseptumdefekt (VSD); Begründung: „Lücke" im perimembranösen Ventrikelseptum.

60.5 Bei vielen angeborenen Herzfehlern spricht man von einem erhöhten Endokarditisrisiko. Was versteht man in diesem Zusammenhang unter Endokarditisprophylaxe?

- Die **Endokarditis** stellt eine durch Bakterien (seltener durch Pilze) verursachte entzündliche Erkrankung der Herzklappen, des Endokards oder des Endothels der herznahen großen Arterien dar. Durch turbulente Blutflüsse im Bereich eines Defekts und auch nach dessen Korrektur entstehen Läsionen im Bereich des benachbarten Endokards bzw. Endothels, auf denen sich thrombotische Auflagerungen entwickeln. An diese Auflagerungen heften sich v. a. Gram-positive Bakterien (Streptokokken, Staphylokokken) an. Eintrittspforte für diese Erreger ist v. a. der Oropharyngealraum.
- **Endokarditisprophylaxe**:
  - Antibiotikagabe (s. u.) bei zahnärztlichen oder kieferorthopädischen Eingriffen mit Verletzung des Zahnfleisches, Eingriffen im Nasen-Rachen-Raum (z. B. Adenotomie oder Tonsillektomie), ggf. auch bei Eingriffen im Gastrointestinaltrakt, Urogenitaltrakt und an der Haut, falls mit bakteriellen Infektionen zu rechnen ist.
  - Außerdem gute Zahnpflege und regelmäßige zahnärztliche Kontrollen, bei Fieber Fieberursachen abklären, bei manifesten bakteriellen Infektionen konsequente antibiotische Behandlung je nach Erregerspektrum über 8–12 Tage
  - Aufklärung der Eltern und Ausstellen eines „Herzpasses"
- Endokarditisprophylaxe ist empfohlen für Menschen, die ein **hohes Risiko** haben, eine Endokarditis zu entwickeln:
  - Patient*innen mit Herzklappenprothesen oder rekonstruierten Herzklappen
  - Patient*innen mit überstandener Endokarditis
  - Patient*innen mit angeborenen zyanotischen Herzfehlern oder nach Korrektur eines Vitiums unter Verwendung von prothetischem Material für 6 Monate
  - Patient*innen nach Herztransplantation mit Funktionsstörung der Herzklappen.

Kommentar

Definition und Einteilung: Unter dem Begriff der kongenitalen Herzfehler werden alle angeborenen Herzfehlbildungen zusammengefasst. Sie werden nach hämodynamischen Gesichtspunkten eingeteilt in:
- **azyanotische Herzfehler**:
  - **ohne Shunt** mit rechts- oder linksseitiger Obstruktion der Ausflussbahn, z. B. Pulmonalstenose, Aortenstenose, Aortenisthmusstenose
  - **mit Links-Rechts-Shunt**, z. B. Ventrikelseptumdefekt (s. u.), Vorhofseptumdefekt, offener Ductus arteriosus Botalli

- **zyanotische Herzfehler (mit Rechts-Links-Shunt)**: z. B. Transposition der großen Arterien (s. u.), Fallot-Tertralogie (s. u.), Ebstein-Anomalie, Pulmonalatresie, Trikuspidalatresie, hypoplastisches Linksherzsyndrom, totale Lungenvenenfehlmündung, double outlet right ventricle, Truncus arteriosus communis, singulärer Ventrikel.

Epidemiologie: Etwa 0,8–1 % aller Neugeborenen werden mit einem Herzfehler geboren.

Ätiologie: Die genaue Ursache ist nicht bekannt. Der größte Anteil der Herzfehler tritt isoliert auf, 25–30 % der Fälle sind mit Chromosomenanomalien, Punktmutationen oder komplexen Fehlbildungssyndromen assoziiert. Zu den Chromosomenaberrationen, die mit Herzfehlern einhergehen, gehören z. B. die Trisomie 18, die Trisomie 21 und das Turner-Syndrom. Die Trisomie 21 ist häufig mit einem AVSD vergesellschaftet, beim Turner-Syndrom findet man gehäuft Aortenisthmusstenosen. Außerdem werden virale Infektionen (z. B. Röteln, CMV, Herpes simplex), Stoffwechselerkrankungen (z. B. Diabetes mellitus), Medikamenteneinnahme (z. B. Phenytoin, Cumarine, Lithium) oder Alkoholabusus in der Schwangerschaft für die Entstehung angeborener Herzfehler verantwortlich gemacht.

Transposition der großen Arterien (TGA): s. Antworten zu Fragen 60.1 und 60.2. Die Transposition der großen Arterien gehört zu den zyanotischen Vitien und macht etwa 8 % aller angeborenen Herzfehler aus. Bei der Transposition der großen Arterien entspringt die Aorta aus dem rechten, die Pulmonalarterie aus dem linken Ventrikel. Aorta und Pulmonalarterie verlaufen parallel, die Aorta liegt dabei rechts (**D**extroposition der Aorta) (s. Abb. 60.3).

Lungen- und Körperkreislauf sind dadurch nicht hintereinander, sondern **parallel** geschaltet, d. h. das venöse Blut wird zurück in den Körperkreislauf, das arterielle Blut zurück in den Lungenkreislauf gepumpt. Nur durch **Kurzschlussverbindungen** (Shunts, Septumdefekte oder offener Ductus arteriosus Botalli) wird der Sauerstofftransport aus dem kleinen in den großen Kreislauf gewährleistet. Bei fehlendem Shunt kommt es zur Hypoxämie, die nicht mit dem Leben vereinbar ist. Die Neugeborenen fallen bereits **kurz nach Geburt** durch eine **generalisierte Zyanose** („Blue Babys") auf, die durch Sauerstoffgabe nicht zu beheben ist. Der **Hyperoxietest** (Patient*in bekommt für 10–15 min 100 % Sauerstoff) führt zu keiner Verbesserung der Sauerstoffsättigung. Ein Herzgeräusch fehlt in der Regel. Die **Diagnose** wird **echokardiografisch** gestellt. Erster Schritt nach der Diagnosestellung ist zunächst das **Offenhalten des Ductus arteriosus Botalli**, um eine ausreichende Zufuhr von oxygeniertem Blut über den Ductus arteriosus zu gewährleisten. Dies gelingt durch Dauerinfusion von Prostaglandin E1. Kommt es trotzdem zu einer kritischen Hypoxämie, kann durch eine **Ballonatrioseptostomie nach Rashkind** (Zerreißen des Vorhofseptums mittels eines Ballonkatheters) eine Stabilisierung der Herz-Kreislauf-Situation erreicht werden. Innerhalb der ersten beiden Lebenswochen wird der Herzfehler dann in einem Herzzentrum chirurgisch korrigiert. Methode der Wahl ist dabei die **arterielle „Switch-Operation"**, bei der die großen Arterien oberhalb des Sinus durchtrennt und in vertauschter Position neu anastomosiert werden. Zusätzlich ist eine Neuimplantation der Koronararterien in die neue Aorta notwendig. Alternativ kommt, wenn die Switch-Operation aufgrund einer besonderen Herzfehlermorphologie nicht möglich ist, die **Vorhof-Umkehr-Operation nach Senning oder Mustard** zur Anwendung, bei der die Blutströme auf Vorhofebene umgeleitet werden.

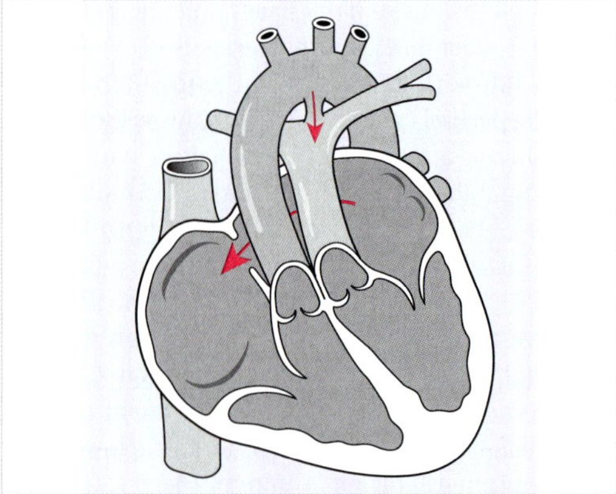

Abb. 60.3 Transposition der großen Arterien (d-TGA). Großer und kleiner Kreislauf sind parallel geschaltet. Nur zusätzliche Querverbindungen (→) in Form von Septumdefekten oder persistierendem Ductus arteriosus ermöglichen die partielle Durchmischung mit oxygeniertem Blut. (Quelle: Gortner L, Meyer S. Duale Reihe Pädiatrie. 5. Auflage. Stuttgart: Thieme; 2018)

Ohne Maßnahmen beträgt die Letalität im 1. Lebensjahr etwa 90 %. Die **Langzeitprognose** nach vollständiger Korrektur ist jedoch **gut**. Nach der Switch-Operation muss v. a. mit Stenosen im Bereich der Anastomosen von Aorta, Pulmonalarterie und Koronararterien sowie Herzrhythmusstörungen gerechnet werden. Häufige Komplikationen der Vorhof-Umkehr-Operation sind rechtsventrikuläres Versagen, Stenosen der Hohlvene und lebensbedrohliche supraventrikuläre Tachyarrhythmien und Bradykardien als Folge von Verletzungen der Sinusknotenarterie („sick-sinus-syndrom").

Ventrikelseptumdefekt (VSD): Der VSD (s. Abb. 60.4) ist der **häufigste kongenitale Herzfehler** (25 %). Oft ist er mit anderen Defekten kombiniert. Nach der Lokalisation unterscheidet man perimembranöse (70 %) von muskulären Defekten. Nach Absinken des postnatal erhöhten Lungenwiderstandes entwickelt sich ein Links-Rechts-Shunt ohne Zyanose über den Septumdefekt.

Die **Klinik** wird im Wesentlichen von der **Größe des Defekts** bestimmt. **Kleine (drucktrennende) Defekte** verursachen dann in der Regel außer einem **lauten Systolikum** im 3./4. ICR links parasternal keine Symptome („viel Lärm um nichts"). Bei **größeren (druckmindernden oder druckausgleichenden) Defekten** kann man zusätzlich über der Herzspitze ein **diastolisches Geräusch** auskultieren, im Bereich des Sternums ist ein **Schwirren** zu tasten.

Unbehandelt entwickelt sich bei größeren Ventrikelseptumdefekten eine **zunehmende (globale) Herzinsuffizienz** mit Symptomen wie Tachypnoe, Tachykardie, Hepatomegalie, peripheren Ödemen, Trinkschwäche, Schwitzen und Gedeihstörung. Außerdem besteht eine Neigung zu bronchopulmonalen Infekten. *Merke:* Bei rezidivierenden pulmonalen Infekten immer ein Vitium cordis ausschließen! Ohne Therapie entwickelt sich bei großen Defekten im weiteren Verlauf eine pulmonale Hypertonie, die schließlich zur irreversiblen Shuntumkehr (**Eisenmenger-Reaktion**) führt.

Kleine Defekte bedürfen **keiner Therapie**, sie verschließen sich in den meisten Fällen spontan. **Größere Defekte** werden **interventionell oder operativ** korrigiert. Bei pulmonaler Hypertonie und schwer therapierbarer Herzinsuffizienz erfolgt die Operation noch im Säuglingsalter. Entwickelt sich keine pulmonale Hypertonie und lässt sich die Herzinsuffizienz beherrschen, erfolgt die Korrektur im Vorschulalter. Es besteht ein **erhöhtes Endokarditisrisiko**. Bis zur Operation wird zunächst die Herzinsuffizienz medikamentös, z. B. mit Diuretika, ACE-Hemmer und Digitalis, behandelt. Der Defekt wird dann durch Einnähen eines **Patches** („Flicken" meist aus Dacron) oder durch direkte Naht verschlossen.

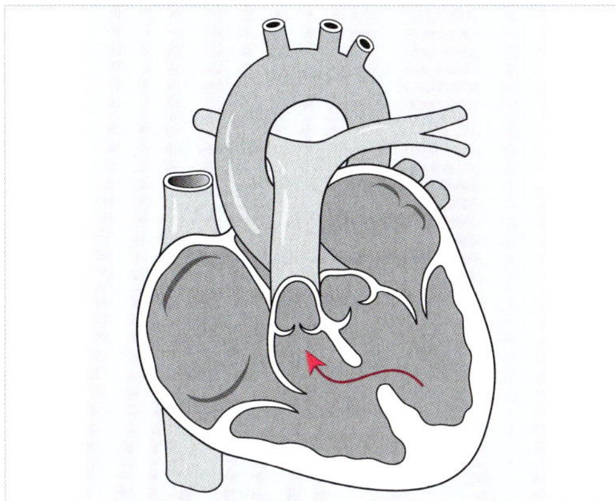

Abb. 60.4 Ventrikelseptumdefekt (VSD), muskuläre Form (Quelle: Gortner L, Meyer S. Duale Reihe Pädiatrie. 5. Auflage. Stuttgart: Thieme; 2018)

Die **Prognose** des operierten Ventrikelseptumdefekts ist **gut**. Als häufigste postoperative Komplikation treten Herzrhythmusstörungen auf.

Fallot-Tetralogie: Die Fallot-Tetralogie gehört zur Gruppe der zyanotischen Herzfehler mit verminderter Lungendurchblutung. Sie tritt mit einer Häufigkeit von 1:1500 Geburten auf, der Anteil unter den angeborenen Herzfehlern beträgt 8–11 %. Jungen sind häufiger betroffen. **Klassische Merkmale sind Ventrikelseptumdefekt, „überreitende" Aorta, Pulmonalstenose und rechtsventrikuläre Hypertrophie** (s. Abb. 60.5).

Unterschiedlich schwere Ausprägungsgrade werden beobachtet. Bei nur gering ausgeprägter Pulmonalstenose und nicht wesentlich überreitender Aorta ist die Lungendurchblutung vermehrt, eine Zyanose tritt dann nicht auf. Man spricht vom sog. „Pink-Fallot". Hämodynamik und **klinische Symptomatik** werden v. a. durch das Ausmaß der **Obstruktion des rechtsventrikulären Ausflusstraktes** bestimmt. Die klinische Symptomatik ist beim Neugeborenen oft nur diskret ausgeprägt, evtl. fällt das Kind durch eine leichte bis mäßige zentrale **Zyanose** auf. Ein lautes **Systolikum** (Pulmonalstenose) ist im 2. bis 4. ICR links parasternal auskultierbar. Die Zyanose nimmt im Laufe der ersten Lebensmonate typischerweise zu. Ab dem 3. bis 6. Lebensmonat können die sog. **hypoxämischen Anfälle** auftreten. Sie werden durch **Spasmen der hypertrophierten Infundibulummuskulatur** ausgelöst, v. a. nach dem Aufwachen oder nach körperlicher Anstrengung. Die Kinder werden zyanotisch, dann treten **Blässe und Tonusverlust auf, auch Krampfanfälle bis zur Bewusstlosigkeit**

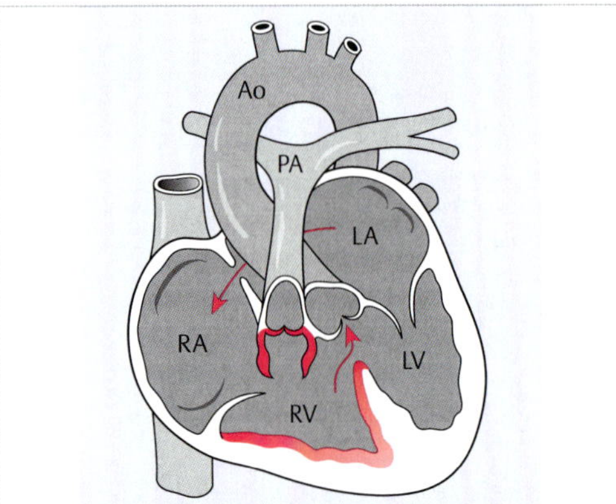

Abb. 60.5 Fallot-Tetralogie: Kombination aus Ventrikelseptumdefekt mit „überreitender" Aorta, Pulmonalarterienstenose und rechtsventrikulärer Hypertrophie. In ca. 25 % der Fälle besteht zusätzlich ein Vorhofseptumdefekt. (Quelle: Gortner L, Meyer S. Duale Reihe Pädiatrie. 5. Auflage. Stuttgart: Thieme; 2018)

werden beobachtet. Ein hypoxämischer Anfall dauert wenige Minuten bis Stunden. Früher konnte häufig (heute aufgrund der frühen chirurgischen Intervention kaum noch) beobachtet werden, dass die Kinder in Anstrengungssituationen eine **Hockstellung** einnehmen, um damit eine Besserung der Hypoxie zu erreichen. Weitere Symptome bei älteren Kindern sind Uhrglasnägel, Trommelschlegelfinger und Polyglobulie aufgrund des chronischen Sauerstoffmangels.

Die **Diagnose** wird **echokardiografisch** gestellt. Im EKG finden sich Zeichen der Rechtsherzhypertrophie und evtl. Herzrhythmusstörungen. Im Röntgenbild des Thorax sieht man eine angehobene Herzspitze, verstärkte Herztaille und verminderte Lungengefäßzeichnung. Außerdem ist eine Herzkatheteruntersuchung indiziert, um die Morphologie der Pulmonalarterie und begleitende Fehlbildungen zu erfassen. Interventionell kann während der Herzkatheterisierung bei kritischer Pulmonalstenose eine **Ballonvalvuloplastie der Pulmonalarterie** erfolgen.

Zur Prophylaxe hypoxämischer Anfälle werden bis zur Operation β-Blocker eingesetzt, (z. B. Propranolol 1–3 mg/kg KG/d in 3–4 Einzeldosen p. o. [einschleichend]). Der hypoxämische Anfall wird durch Lagerung (Seitlage, Beine anwinkeln) und Gabe von Esmolol (0,5 mg/kg KG langsam i. v.) und Morphin (0,1 mg/kg KG s. c. oder i. v.) unterbrochen. Eine **Endokarditisprophylaxe** ist erforderlich.

Die **operative Korrektur** sollte möglichst bald nach Diagnosestellung erfolgen. Der VSD wird durch einen Patch (z. B. aus Dacron) verschlossen, die rechte Ausflussbahn ebenfalls durch einen Flicken erweitert. Trotz bestmöglicher Korrektur bleiben immer **residuale Funktionsstörungen** der Pulmonalklappe (Pulmonalinsuffizienz oder -stenose) zurück, die eingeschränkte Belastbarkeit und Herzrhythmusstörungen zur Folge haben können. Die Symptomatik nimmt mit dem Alter zu. Eine medikamentöse oder chirurgische Therapie (Pulmonalklappenersatz) kann notwendig werden.

Persistierender Ductus arteriosus Botalli: Der Ductus arteriosus Botalli ist eine Gefäßverbindung zwischen der Bifurkation der A. pulmonalis und der Aorta descendens und ein wesentlicher Bestandteil des **fetalen** Kreislaufsystems. Er verschließt sich normalerweise durch Kontraktion seiner Wandmuskulatur innerhalb der ersten Lebenstage und bildet das sog. Ligamentum arteriosum. Verschließt sich der Ductus nicht spontan, spricht man vom offenen Ductus arteriosus oder dem Ductus arteriosus persistens (s. Abb. 60.6). Bei Frühgeborenen verschließt sich der Ductus aufgrund der Unreife (Unreife des Ductusgewebes und erhöhte Prostaglandinspiegel) **verspätet**. Ein Ductus arteriosus persistens beim reifen Neugeborenen ist eine Anomalie, ein Spontanverschluss ist selten. Der isolierte offene Ductus arteriosus gehört mit 8 bis 10 % zu den häufigen Herzfehlern, zusätzlich tritt er komplizierend bei komplexeren Vitien auf.

Ein hämodynamisch bedeutsamer Ductus arteriosus führt zu einem **Links-rechts-Shunt mit Volumenüberladung** von linkem Vorhof und linkem Ventrikel. Blut strömt auch in der Diastole in die Lunge (Lungenüberflutung, Gefahr von Lungenödem und [beim Frühgeborenen] bronchopulmonaler Dysplasie). Eine **hohe Blutdruckamplitude mit hohem systolischem und niedrigem diastolischem Druck ist die Folge** (Pulsus celer et altus). Es kommt zur **Minderversorgung des Körperkreislaufs** (v. a. der Abdominalorgane und der Nieren), bei Neu- und Frühgeborenen besteht zusätzlich ein erhöhtes Risiko eine **nekrotisierende Enterokolitis** zu entwickeln. Auch die **Hirnperfusion** ist vermindert, bei unreifen Kindern droht eine periventrikuläre Leukomalazie.

Die **Klinik** hängt von der Größe des Ductus ab. Leitsymptom ist ein **wechselnd lautes systolisch-diastolisches „Maschinengeräusch"** mit p. m. im 2. Interkostalraum links parasternal. Oft wird das Herzgeräusch von einem **palpablen präkordialen Schwirren** begleitet. Die **Femoralispulse** sind wegen der hohen Blutdruckamplitude **hebend** zu tasten. Bei großem Ductus entwickelt sich eine

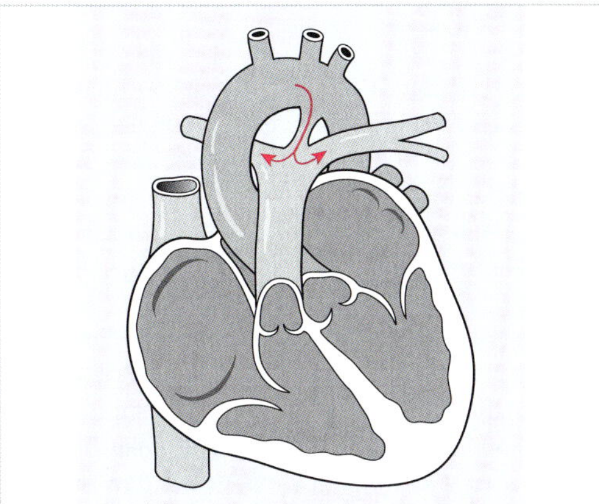

Abb. 60.6 Persistierender Ductus arteriosus Botalli (Quelle: Gortner L, Meyer S. Duale Reihe Pädiatrie. 5. Auflage. Stuttgart: Thieme; 2018)

Herzinsuffizienz mit Hepatomegalie, Ödemen, Tachypnoe. Verminderte körperliche Belastbarkeit (schlechtes Trinkverhalten, verstärktes Schwitzen) und Gedeihstörung sind weitere charakteristische Symptome. Beim kleinen, hämodynamisch unbedeutenden Ductus arteriosus persistens beschränkt sich die Symptomatik auf das Herzgeräusch. Das Endokarditisrisiko ist erhöht.

Die **Diagnose** wird **echokardiografisch** gestellt. Die Lungenüberflutung kann im Röntgenbild des Thorax dargestellt werden. Der hämodynamisch bedeutsame Ductus arteriosus stellt eine Indikation zur **Therapie** dar. Bei kleinen Frühgeborenen (<1000 g) wird die Therapie bereits bei diskreter Symptomatik empfohlen. Sie umfasst eine genaue Flüssigkeitsbilanzierung, um einen Volumenmangel (verstärkt die Minderperfusion der Organe) oder Überwässerung (verstärkt die Volumenbelastung des linken Ventrikels) zu vermeiden. Ein medikamentöser Behandlungsversuch mit **Indometacin** (initial einmalig 0,2 mg/kg KG, im Abstand von 12–24 Stunden zwei weitere Dosen, je nach postnatalem Alter mit einer Dosierung von 0,1–0,25 mg/kg KG/Dosis) als Kurzinfusion kann durch Hemmung der Prostaglandinsynthese zum Verschluss des Ductus führen. Die Ausscheidung muss dabei besonders überwacht werden, als Nebenwirkung ist mit einer vorübergehenden Niereninsuffizienz zu rechnen. Auch die Gefahr einer passageren zerebralen und intestinalen Minderperfusion ist erhöht. Bei Erfolglosigkeit kann ein 2. Therapieversuch mit Indometacin erfolgen. Schlägt auch der 2. Versuch fehl, muss der Ductus **operativ oder interventionell verschlossen** werden. Ein operativer Verschluss erfolgt auch bei älteren Säuglingen und Kindern. Zwei mögliche Therapieverfahren stehen zur Auswahl. Beim interventionellen Verschluss wird während einer Herzkatheterisierung eine Spirale in den Ductus eingebracht und dieser dadurch verschlossen. Beim großen Ductus empfiehlt sich der operative Verschluss entweder durch Ligatur oder Durchtrennung des Ductus. Ligatur und interventioneller Verschluss haben ein Restshunt-Risiko von 5–20 %. Die Prognose des Ductus arteriosus nach Verschluss ist gut.

Zusatzthemen für Lerngruppen

- **weitere Herzfehler (z. B. Vorhofseptumdefekt, Pulmonal- und Aortenstenosen)**
- **EKG**

Fall 61 Angina tonsillaris, Peritonsillarabszess, Rheumatisches Fieber

61.1 Welche Diagnose stellen Sie?

Peritonsillarabszess bei akuter Angina tonsillaris; Begründung: fieberhafte Angina tonsillaris, heftige Schluckschmerzen (Nahrungsverweigerung), Speichelfluss (Speichel wird wegen der Schluckbeschwerden nicht geschluckt), dadurch auch rasselndes Atemgeräusch, Schmerzausstrahlung in die Ohren, Racheninspektion (Vorwölbung der linken Tonsille mit Abdrängung der Uvula), Halslymphknotenschwellung.

61.2 Wie gehen Sie weiter vor?

- hochdosierte antibiotische Therapie, z. B. Aminopenicillin + Betalaktamase-Inhibitor (z. B. Amoxicillin + Clavulansäure) oder Clindamycin bzw. Cephalosporin der 1. oder 2. Generation + Metronidazol über 10 Tage, Eiskrawatte
- Es besteht eine **OP-Indikation**, da es sich um einen manifesten Abszess handelt (Ubi Pus, ibi evacuo)! Abhängig vom Lokalbefund, Zustand des Patienten:
  - Abszesstonsillektomie, d. h. Abszessspaltung, -ausräumung und Tonsillektomie in einer Sitzung; Vorteil: Patient benötigt nur eine Narkose;

Nachteil: erhöhtes Risiko für Wund- und Umgebungsinfektionen
- oder Abszessspaltung; 3–4 Tage danach Tonsillektomie.

61.3 Nennen und erläutern Sie Komplikationen einer Streptokokkenangina!

- **Lymphadenitis colli** (häufig): durch Fortleitung der Infektion in die lokalen Lymphknoten (s. Fall 13)
- **tonsillogene Sepsis** (selten): schweres Krankheitsbild mit Schüttelfrost und septischem Fieber, hohen Entzündungsparametern (Leukozytose, Linksverschiebung, CRP-Erhöhung), Splenomegalie, septischen Absiedelungen in Lunge, Haut und Leber
- **rheumatisches Fieber**: 1–3 Wochen nach einer Streptokokken-Infektion kommt es im Rahmen von Antigen-Antikörper-Reaktionen zu Zweiterkrankungen ([Poly-]Arthritis v. a. der großen Gelenke, Endo-/Myokarditis, Chorea minor).

61.4 Was versteht man unter den Diagnose-Kriterien nach Jones?

Diagnose-Kriterien nach Jones: klinische und paraklinische Parameter (s. Tab. 61.1) werden zur Diagnosestellung eines rheumatischen Fiebers herangezogen. Das Vorliegen von 2 Hauptkriterien bzw. 1 Haupt- und 2 Nebenkriterien machen die Diagnose rheumatisches Fieber sehr wahrscheinlich. Außerdem ist der Nachweis einer Streptokokkeninfektion (durch kulturellen Nachweis oder Antigentest bzw. ansteigende Streptokokken-Antikörpertiter) erforderlich.

Tab. 61.1 Diagnose-Kriterien nach Jones

Hauptkriterien	Nebenkriterien
1. Karditis	1. Fieber
2. (wandernde) Polyarthritis	2. Arthralgien
3. Erythema anulare marginatum	3. verlängertes PQ-Intervall im EKG
4. subkutane Knötchen	4. BSG und CRP ↑
5. Chorea minor	

Kommentar

Angina tonsillaris: Bei der Angina tonsillaris handelt es sich um eine akute Entzündung der Tonsillae palatinae, die durch **β-hämolysierende Streptokokken der Gruppe A**, in seltenen Fällen auch durch Staphylokokken, Haemophilus influenzae oder Pneumokokken oder auch durch Viren hervorgerufen wird. Es kommt zu **hohem Fieber** und **Schluckbeschwerden mit starken Schmerzen**, die oft bis in die Ohren ausstrahlen sowie zur **Schwellung der Halslymphknoten**. Bei der Racheninspektion finden sich **hochrot geschwollene Tonsillen**, bei bakterieller Infektion mit **weiß-gelblichen Belägen**. Die Entzündungsparameter (Leukozyten, BSG, CRP) im Blut sind erhöht. Ein Rachenabstrich zur mikrobiologischen Erregerdiagnostik kann sinnvoll sein. Eine Streptokokkeninfektion kann auch durch den Streptokokken-Schnelltest, der auf einem Antigen-Nachweis beruht, diagnostiziert werden.

Bei Vorliegen β-hämolysierender Streptokokken wird **über 7 Tage Penicillin V** (50 000–100 000 IE/kg KG/d in 2–4 ED p. o.) verabreicht. Alternativ kann, v. a. wegen des besseren Geschmacks, Amoxicillin (50 mg/kg KG/d in 2–3 ED p. o.) verabreicht werden. Effektiv sind auch Cephalosporine (z. B. Cefalexin, Cefaclor), die über 5 Tage gegeben werden. Sie sind aber besonderen Situationen vorbehalten, z. B. bei Versagen der Penicillin-Therapie oder häufigen Rezidiven. Bei Penicillinallergie kommen Makrolide oder Clindamycin zum Einsatz.

Komplikationen der Angina tonsillaris: Der **Peritonsillarabszess** ist eine seltene, aber schwerwiegende Komplikation der Angina tonsillaris, die v. a. ab dem Schulalter auftritt.

Die Entzündung wird hierbei vom Tonsillenparenchym in das unmittelbar benachbarte Gewebe fortgeleitet. Es kommt zur Abszessbildung. Die klinischen Symptome entwickeln sich im Verlauf einer Angina tonsillaris. Die Kinder klagen ebenfalls über **starke Schmerzen** beim Schlucken, die meist bis in die Ohren ausstrahlen und häufig zur Nahrungsverweigerung führen. Das Öffnen des Mundes ist erschwert **(Kieferklemme)**, typischerweise treten starker **Speichelfluss und starker, fauliger Mundgeruch** auf. Die **Sprache klingt kloßig**. Begleitend kommt es zu unterschiedlich stark ausgeprägten **Lymphknotenschwellungen**. Bei der Racheninspektion, die aufgrund der Kieferklemme erschwert sein kann, fallen **Rötung, Schwellung und Vorwölbung von Tonsillen, Gaumenbogen und Gaumensegel**

auf, die Uvula wird zur gesunden Seite verdrängt. In der Tonsillenregion ist der Abszess auch sonografisch gut darstellbar.

Es droht die **Verlegung des Kehlkopfeingangs** mit zunehmender **Atemnot und Erstickungsgefahr**. Deshalb muss **rasch chirurgisch interveniert** werden, d. h. eine Abszesspunktion oder -spaltung erfolgen. Ggf. erfolgt wegen Rezidivgefahr gleichzeitig die Tonsillektomie. Außerdem wird hochdosiert parenteral antibiotisch behandelt. Neben Streptokokken können auch Staphylokokken, Haemophilus- oder Bacteroides-Spezies u. a. einen Peritonsillarabszess verursachen, was bei der Auswahl des Antibiotikums bedacht werden muss (s. Antwort zu Frage 61.2).

Eine weitere schwerwiegende Komplikation der Streptokokkenangina ist das akute **rheumatische Fieber**. In den Industrienationen ist diese Erkrankung in den letzten Jahren sehr selten (Inzidenz 2/100 000) geworden. Als Ursache hierfür wird neben dem großzügigen Einsatz von Antibiotika bei Infekten der oberen Luftwege auch die verbesserte sozioökonomische Situation der Bevölkerung angenommen. Der Altersgipfel des rheumatischen Fiebers liegt um das 10. Lebensjahr. Es tritt 1–3 Wochen nach einer Infektion des oberen Respirationstrakts mit β-hämolysierenden Streptokokken der Gruppe A als Zweiterkrankung, d. h. **nicht direkt infektionsbedingt, sondern infolge einer Autoimmunreaktion** (!), auf. Das heißt, dass das rheumatische Fieber trotz einer adäquaten antibiotischen Therapie auftreten kann.

Das spezifische M-Protein bestimmter Streptokokkenstämme (sog. rheumatogene Stämme) induziert bei einer Infektion eine Immunantwort mit Bildung von Antikörpern. Diese zeigen eine Kreuzreaktivität mit den sarkolemmalen Antigenen Tropomyosin und Myosin. Daher kommt es zur Ankopplung von Antikörpern an Myokard und Endokard (v. a. Herzklappen). Gleichzeitig kann es zu Immunkomplexbildung (Poststreptokokken-Glomerulonephritis, s. Fall 18) sowie zur Kreuzreaktivität der Antikörper gegen Antigene des Nucleus caudatus und subthalamicus kommen. Hieraus resultieren neben Allgemeinerscheinungen wie Fieber, Kopfschmerzen und Schwitzen auch **Karditis, Arthritis, Hauterscheinungen, subkutane Knötchen und Chorea minor**. Die **Karditis** kann alle Herzabschnitte betreffen. Leitsymptome sind Tachykardie und evtl. Herzrhythmusstörungen. Meist steht aber die Klappenbeteiligung (Endokarditis) im Vordergrund. Betroffen sind dabei v. a. Mitral- und/oder Aortenklappe. Die **Endocarditis verrucosa** stellt die Spätform dar. Es resultieren kombinierte erworbene Herzfehler mit Insuffizienz und Stenose. Bei der **Arthritis** handelt es sich typischerweise um eine akut auftretende wandernde Polyarthritis meist der großen Gelenke. Sie geht mit Schwellung, Rötung, Überwärmung und starkem Schmerz einher. Das seltene **Erythema anulare marginatum** ist die typische Hauterscheinung des rheumatischen Fiebers. Es ist durch flüchtige, ring- und girlandenförmige Hautveränderungen v. a. am Stamm gekennzeichnet. Zusätzlich kann man **subkutane Knötchen** im Bereich von Sehnenscheiden, Gelenkkapseln und Periost finden, die sich histologisch nicht von Rheumaknoten unterscheiden. Die **Chorea minor** tritt gelegentlich nach längerer Latenz (Monate nach Streptokokkeninfekt) auf und ist charakterisiert durch abrupt einschießende unwillkürliche Bewegungen mit schraubenförmiger Komponente und Seitenbetonung.

Die **Diagnose des rheumatischen Fiebers** wird klinisch gestellt. Sie orientiert sich an den **Diagnose-Kriterien nach Jones** (s. Antwort zur Frage 61.4): 2 Hauptkriterien oder 1 Haupt- und 2 Nebenkriterien machen die Diagnose sehr wahrscheinlich, wenn gleichzeitig ein positiver Streptokokkennachweis (Kultur, Schnelltest, ASL-Titererhöhung (> 300 IE) oder -anstieg) vorliegt. Die **Therapie** umfasst die **Streptokokkeneradikation** mit Penicillin V (100 000 IE/kg KG/d in 3 ED p. o., alternativ Cephalosporine) über 10 Tage sowie eine **antiinflammatorische Behandlung** und Schmerztherapie mit Ibuprofen (30 mg/kg KG/d in 3 ED p. o.) oder Naproxen (15 mg/kg KG/d in 2 ED p. o.) über mindestens 3 Monate. Schwere Karditisfälle werden über 4 bis 6 Wochen mit Prednisolon (2 mg/kg KG/d in 2–3 ED) behandelt. Eine Rezidivprophylaxe mit Penicillin (Penicillin V 400 000 IE/d in 2 ED p. o.) muss im Anschluss über mehrere Jahre, u. U. sogar lebenslang durchgeführt werden.

Zusatzthemen für Lerngruppen

- Differenzialdiagnosen des rheumatischen Fiebers
- weitere Tonsillitiden (Scharlachangina, Angina Plaut-Vincenti, Monozytenangina, Angina herpetica, Diphtherie)

Fall 62 Mukoviszidose

!

62.1 Beschreiben Sie die Auffälligkeiten des Ultraschallbefundes der Leber! Welche Erkrankung der Leber liegt hier wahrscheinlich vor?

- Auffälligkeiten des Ultraschallbefundes: rechter Pfortaderast mit deutlich echoreichen fibrotischen Veränderungen periportal, leicht vergröberte Echostruktur des Leberparenchyms
- Verdachtsdiagnose: Leberfibrose.

62.2 An welcher Erkrankung leidet der Junge Ihrer Meinung nach? Begründen Sie dies!

Mukoviszidose; Begründung: Gedeihstörung, rezidivierende bronchopulmonale Infekte, Leberzirrhose, Bauchschmerzen.

62.3 Welche pathophysiologischen Veränderungen liegen diesem Krankheitsbild zugrunde? Welche Organe sind v. a. von den Veränderungen betroffen?

- **Pathophysiologie**:
  - Mutation des **CFTR-Gens** (CFTR = cystic fibrosis transmembrane conductance regulator). Das Gen liegt auf dem langen Arm des Chromosoms 7 (7q23 1) und führt zu einer fehlerhaften Kodierung eines Chloridkanals im Epithel exokriner Drüsen.
  - Mittlerweile sind ca. 2000 Mutationen bekannt, die in Deutschland häufigste CFTR-Mutation (70 %) ist δF508.
  - Es kommt zu Ausfall/Störungen des **Chloridtransportes** mit Auswirkungen auf den Elektrolyt- und Wassertransport über die Zellmembran der Epithelzelle: Chlorid wird vermindert sezerniert → vermehrte Natriumaufnahme in die Zelle → vermehrter Wassereinstrom in die Zelle → Viskositätszunahme muköser Sekrete → Obstruktion der Ausführungsgänge der Drüsen → rezidivierende Entzündungen, zystisch-fibrotischer Organumbau.
- besonders betroffene Organe: **Schweißdrüsen**, **Lunge**, **Atemwege** (v. a. Nasennebenhöhlen), Dünn- und **Dickdarm, Pankreas, Gallenwege**
- seltener betroffen sind: Fortpflanzungsorgane, Knochen, Gelenke, Bindegewebe.

62.4 Welche weiteren Untersuchungen veranlassen Sie, um die Diagnose zu sichern?

- **Schweißtest** (s. Kommentar): positiv, wenn Chlorid > 60 mmol/l – **ein positiver Schweißtest sichert die Diagnose,** ein negativer schließt die Erkrankung aber nicht aus!
- bei positivem Befund: Gendiagnostik (Bestimmung der in Deutschland häufigsten Mutationen), Messung der nasalen Potenzialdifferenz (s. Kommentar)
- Bestimmung der fäkalen Pankreaselastase 1 im Stuhl (Normwert > 200 µg/g Stuhl), Vorliegen einer exokrinen Pankreasinsuffizienz, wenn < 50 µg/g Stuhl oder wiederholt < 200 µg/g Stuhl.

62.5 Erläutern Sie dem Vater, wieso Ihre Diagnose korrekt ist, obwohl die CF-Screening-Untersuchung unauffällig war.

Das CF-Screening kann negativ ausfallen bei zu spätem Abnahmezeitpunkt, Mekoniumileus, normaler Pankreasfunktion trotz Mukoviszidose oder wenn eine sehr seltene CFTR-Mutation vorliegt, die das Screening nicht erfasst.

62.6 Die Mutter des Jungen erwartet ihr 2. Kind. Wie groß ist die Wahrscheinlichkeit, dass dieses Kind ebenfalls erkrankt ist?

Die Mukoviszidose wird **autosomal-rezessiv** vererbt, die Wahrscheinlichkeit für eine Erkrankung des Kindes beträgt in jeder Schwangerschaft **25 %**. Eine pränatale Diagnostik (Chorionzottenbiopsie) ist möglich.

Kommentar

Definition: Die Mukoviszidose (Syn.: Cystische Fibrose, CF) ist eine **autosomal-rezessiv** vererbte Erkrankung der exokrinen Drüsen mit zunehmender respiratorischer und digestiver Insuffizienz.

Epidemiologie: Sie ist die häufigste angeborene lebensverkürzende Stoffwechselerkrankung der weißen Bevölkerung.

Die Inzidenz in Deutschland liegt bei 1:3300–4800. Beide Geschlechter sind gleich häufig betroffen. In Nordeuropa sind 5 % der Bevölkerung gesunde (heterozygote) Merkmalsträger, d. h. bei 1 unter 400 Paaren tragen beide Partner ein mutiertes Gen. In jeder Schwangerschaft besteht dann eine Wahrscheinlichkeit von 25 %, dass das Kind an Mukoviszidose erkranken wird.

Seit 2016 wird bei allen Neugeborenen im Neugeborenen-Screening auf Mukoviszidose untersucht. Zunächst wird in der Blutprobe das immunreaktive Trypsin (IRT) bestimmt. Ist die Konzentration des IRT im ersten Test erhöht, wird das Pankreatitis-assoziierte Protein (PAP) bestimmt. Ist auch dieser Test auffällig, erfolgt eine molekulargenetische Untersuchung der 31 häufigsten Mutationen für Mukoviszidose. Werden hierbei Auffälligkeiten gefunden, gilt der Test als auffällig und wird sofort an den Einsender der Probe gemeldet. Bei 5000 Untersuchungen werden etwa 5 positive Screening-Tests gefunden. ⅘ dieser Testergebnisse sind falsch positiv! Deshalb muss nach Erhalt des auffälligen Screening-Ergebnisses ein Schweißtest zur Bestätigung oder zum Ausschluss durchgeführt werden.

Ätiologie und Pathophysiologie: s. Antwort zur Frage 62.3.

Klinik: Leitsymptome der Mukoviszidose sind **Gedeihstörung**, **rezidivierende bronchopulmonale Infekte** sowie **voluminöse, fettig-glänzende Stühle**. Je nach Mutation können die Symptome unterschiedlich stark ausgeprägt sein.

In 10 bis 20% der Fälle manifestiert sich die Mukoviszidose bereits beim Neugeborenen mit einem **Mekoniumileus**. Zähes Mekonium führt zur Obstruktion des Dünndarms, meist im Bereich des terminalen Ileums.

Am schwerwiegendsten ist die **pulmonale Manifestation**. Häufig kommt es schon im Säuglingsalter zur bakteriellen Besiedlung zunächst v.a. durch Staphylococcus aureus. Später komplizieren **resistente Pseudomonasstämme** und Pilze (z.B. Aspergillus fumigatus [allergische Aspergillose mit asthmaähnlicher Symptomatik]) die Erkrankung. Als Folge der chronischen Infektion kommt es zur Zerstörung und zum **Umbau des Lungengewebes** mit Ausbildung von **Bronchiektasien, Fibrose und Emphysem**. Typische Komplikationen sind weiterhin Pneumothorax, Hämoptysen und Atelektasen. Mit Fortschreiten der Erkrankung kann man häufig die Ausbildung eines **Fassthorax** (Vorwölbung des Sternums, Brustkyphose) und von **Trommelschlegelfingern mit Uhrglasnägeln** beobachten (s. Abb. 62.2). Die zunehmende respiratorische Insuffizienz führt schließlich zum Cor pulmonale. 20–50% aller an Mukoviszidose erkrankten Kinder entwickeln im Verlauf eine fokale **biliäre Zirrhose**. Weitere Symptome der Leberbeteiligung können Gallensteine, Obstruktionen im Bereich der intra- und extrahepatischen Gallenwege, Cholestase (evtl. schon im Neugeborenenalter), Hepatopathie und Zirrhose mit portaler Hypertension sein.

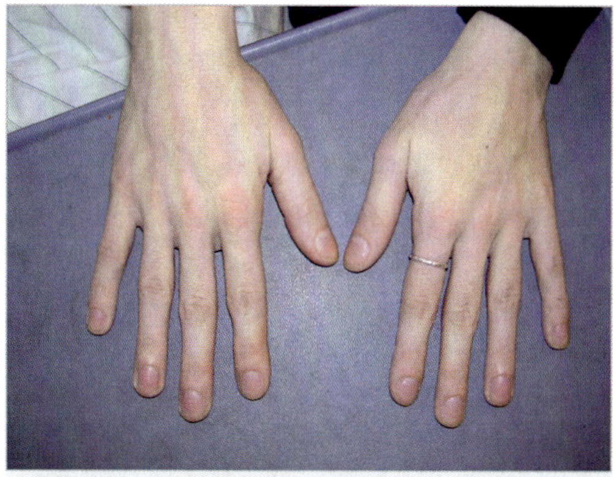

Abb. 62.2 Trommelschlegelfinger

Typisch ist eine **Pankreasbeteiligung**. Das zähe Drüsensekret führt zur Obstruktion der Ausführungsgänge und schließlich zur exokrinen Pankreasinsuffizienz. Sie äußert sich bereits kurz nach der Geburt durch voluminöse, fettglänzende und übelriechende Stühle. Schwere **Gedeihstörung** und **Vitaminmangelzustände** sind die Folge. Manchmal entwickelt sich als Folge der exokrinen Pankreasinsuffizienz auch ein **distales intestinales Obstruktionssyndrom** („Mekoniumileusäquivalent", Ileussymptomatik durch schlecht verdauten, eingedickten Darminhalt, „DIOS"). Durch den fibrotischen Umbau der Bauchspeicheldrüse kommt es im Krankheitsverlauf meist auch zu einer endokrinen Pankreasinsuffizienz mit Ausbildung eines **Diabetes mellitus**.

Die Fertilität bei Männern und Frauen ist beeinträchtigt.

Diagnostik: Der Verdacht auf Mukoviszidose wird bei entsprechender Klinik durch einen **Schweißtest** bestätigt. Dabei wird nach Stimulation der Schweißsekretion durch eine Pilocarpin-Iontopherese der Schweiß in speziellen Kollektoren gesammelt und anschließend die Chloridkonzentration im gesammelten Schweiß bestimmt. **Positiv** ist der Test, wenn **Chlorid > 60 mmol/l** gemessen wird. Liegt die Chlorid-Konzentration im Schweiß unter 30 mmol/l, ist eine Mukoviszidose sehr unwahrscheinlich. Bei Chloridkonzentrationen zwischen 30 und 59 mmol/l spricht man von Graubereich, weitere Untersuchungen zum Ausschluss der Erkrankung sind notwendig. **Zwei positive Schweißteste beweisen die Diagnose.** Bei positivem Befund schließt sich eine **molekulargenetische Untersuchung** an.

In Einzelfällen kann die Diagnose durch Schweißtest und Gendiagnostik nicht eindeutig gestellt werden. Dann kann die Diagnose auch durch Messung der **nasalen Potenzialdifferenz** (NPD) bestätigt werden. Die unterschiedlichen Ionenverteilungen zwischen der Oberfläche des respiratorischen Epithels und dem Interstitium, die hauptsächlich durch Sekretion von Chlorid- und die Reabsorption von Natriumionen entsteht, führt zu einer messbaren elektrischen Spannung, der transepithelialen Potentialdifferenz (PD). Besonders gut gemessen werden kann diese Potentialdifferenz am respiratorischen Epithel der unteren Nasenmuschel. Im Vergleich zu Gesunden ist diese Spannung bei CF-kranken Patient*innen deutlich negativer. Durch Zugabe des Natriumkanalblockers Amilorid verstärkt sich die Differenz.

Seit 2016 wird bei allen Neugeborenen im **Neugeborenen-Screening** (in der 36.–72. Lebensstunde) auf Mukoviszidose untersucht. Zunächst wird in der Trockenblutprobe das immunreaktive Trypsin (IRT) bestimmt. Ist die Konzentration des IRT im ersten Test erhöht, wird das Pankreatitis-assoziierte Protein (PAP) bestimmt. Ist auch dieser Test auffällig, erfolgt eine molekulargenetische Untersuchung der 31 häufigsten Mutationen für Mukoviszidose. Werden hierbei Auffälligkeiten gefunden, gilt der Test als auffällig und wird sofort an den Einsender der Probe gemeldet. Bei 5000 Untersuchungen werden etwa 5 positive Screening-Tests gefunden, 4 davon sind falsch positiv! Deshalb muss nach Erhalt des auffälligen Screening-Ergebnisses ein Schweißtest zur Bestätigung oder zum Ausschluss durchgeführt werden.

Die Bestimmung der fäkalen Pankreaselastase 1 (Normwert > 200 µg/g Stuhl) im Stuhl sowie des Fettgehalts des Stuhls geben Auskunft über das Ausmaß der exokrinen Pankreasinsuffizienz.

Zur initialen Diagnostik gehört außerdem ein Röntgenbild des Thorax in 2 Ebenen, um das Ausmaß der Lungenveränderungen festzustellen. Bei älteren Kindern sollte auch eine komplette Lungenfunktionsdiagnostik erfolgen. Ein tiefer Rachenabstrich oder die Untersuchung des Sputums bringt Klarheit über die bakterielle Besiedelung der Atemwege. Leberveränderungen, Gallensteine und Veränderungen des Pankreas lassen sich sonografisch feststellen. Entzündungsparameter im Blut (BSG, CRP, Leukozyten), Immunglobuline, Leberwerte, Gerinnungsparameter, Spiegel der Vitamine A, D und E sowie Blutfette, Eisen, Ferritin und Nierenwerte runden die Diagnostik ab.

Verlaufskontrollen: Etwa alle 3 Monate sollten sich die Patient*innen in einer CF-Spezialambulanz vorstellen, um den allgemeinen Gesundheitszustand und Probleme zu erfassen sowie die Therapie zu planen. Bei jeder Vorstellung sollten Anamnese und körperliche Untersuchung erfolgen, Größe und Gewicht bestimmt werden, Sputum-Diagnostik bzw. Rachenabstrich, Lungenfunktionsdiagnostik und Pulsoxymetrie erfolgen. Im halbjährlichen bis jährlichen Abstand sollte eine Reihe von Laborparametern (Entzündungswerte, Leber- und Gerinnungsparameter, Eisen, Ferritin, Nierenwerte, Eiweiß, Blutzucker und HbA_{1c}, Vitamine A, D und E, Immunglobuline und Blutgasanalyse, Pseudomonas-Antikörper) bestimmt werden. Im jährlichen Abstand sollten Bodyplethysmografie, Röntgen-Thorax, Oberbauchsonografie und ein oraler Glukosetoleranztest (v. a. bei Kindern > 10 Jahre) erfolgen.

Therapie: Eine kausale Therapie der Mukoviszidose ist bislang nicht möglich. Ziel der Therapie ist, einen „funktionellen" Normalzustand zu erreichen und möglichst lange zu erhalten. Frühtherapie, umfassende Schulung, Betreuung durch spezialisierte Mukoviszidose-Ambulanzen und psychosoziale Betreuung helfen, ein Höchstmaß an Lebensqualität für die Betroffenen zu erreichen. Die Patient*innen müssen **lebenslang symptomatisch** therapiert werden. Wichtig ist hierbei die Zusammenarbeit von Ärzt*innen, Physiotherapeut*innen, Diätberater*innen, Psycholog*innen, Sozialarbeiter*innen mit Patient*in und Eltern. Hauptziele der Therapie sind die **Erhaltung der Lungenfunktion und des Normalgewichts**.

Im Vordergrund der Behandlung stehen daher die **Therapie bronchopulmonaler Infektionen** durch Antibiotika (immer nach Antibiogramm, in der Regel oral, bei Nachweis von Pseudomonas intermittierende [i.v.-]Therapie), mehrmals tägliche **Inhalationsbehandlungen** (mit inhalativen Antibiotika, Bronchodilatatoren, hypertoner Kochsalzlösung und Dornase-α) und **Sekretmobilisierung durch Atem- und Krankengymnastik**. Auf optimale Handhygiene sollte geachtet werden. Die Benutzung fremder Inhalationsgeräte sollte vermieden werden. Körperkontakte sollten eingeschränkt werden und der Impfstatus (inkl. Pneumokokken, Haemophilus influenzae, Influenza) stets aktuell sein.

Das Ziel, einen funktionellen „Normalzustand" zu erreichen, lässt sich bei den Organen des Magen-Darm-Traktes leichter als bei der Lunge erreichen. Wichtig ist hierbei v. a. eine **hochkalorische Ernährung** (der Kalorienbedarf ist v. a. von der respiratorischen Situation abhängig, eine schlechte respiratorische Situation bedingt einen erhöhten Kalorienverbrauch durch vermehrte Atemarbeit) und eine **Substitution von Pankreasenzymen, Vitaminen, Eisen und Spurenelementen**. Zusätzlich gilt es, weitere Organkomplikationen wie Gallensteinbildung z. B. durch Gabe von Ursodesoxycholsäure zu verhindern oder die Folgen der Leberzirrhose und der portalen Hypertension (z. B. Sklerosierung blutender Ösophagusvarizen) zu behandeln.

Große Hoffnung wird auf die mutationsspezifische Therapie gesetzt. Ein erstes Medikament (Ivacaftor) ist für Kinder zwischen 12 und 24 Monaten zugelassen. Bei Einsatz in den ersten Lebensjahren kann die frühe Lungenerkrankung und die exokrine Pankreasinsuffizienz verbessert werden.

Prognose: Die Prognose der Mukoviszidose wird zu 90 % vom Ausmaß der Lungenbeteiligung und vom Ernährungszustand bestimmt. Der Krankheitsverlauf ist sehr variabel und hängt auch von Umwelteinflüssen ab. V. a. Pseudomonas-Infektionen verschlechtern die Prognose. Die mittlere Überlebenszeit hat sich in den letzten Jahren drastisch verbessert. In Deutschland liegt sie bei etwa 40 Jahren. Der individuelle Verlauf der Krankheit ist nicht voraussagbar. Für die Patient*innen ist es daher notwendig, einen möglichst optimalen Schulabschluss zu erreichen, um – trotz der körperlichen Einschränkungen – eine Chance auf dem Arbeitsmarkt zu haben.

Zusatzthemen für Lerngruppen

- andere angeborene Stoffwechselerkrankungen

Fall 63 Epileptischer Krampfanfall

63.1 Der Notarzt meint: „Das war sicher ein Krampfanfall." An welche möglichen Ursachen denken Sie?

- **Synkope**: vasovagal, orthostatisch oder kardial bedingte Bewusstlosigkeit, gelegentlich auch mit Kloni der Muskulatur
- **Gelegenheitskrampf**: z. B. bei Hypoglykämie, Elektrolytstörung, Alkohol-/Drogenabusus, Intoxikation, Schlafentzug, entzündlicher Erkrankung des ZNS
- **epileptischer Anfall**
- **psychogener Anfall**: „gespielter Anfall", Auslöser sind meist Konflikt- oder Angstsituationen, in der Regel vor „Publikum", rhythmische Zuckungen der Extremitäten, geschlossene Augen, Vokalisation, Weinen während des Anfalls, Fehlen von postiktaler Verwirrtheit und Nachschlaf; auch „Arc de cercle": Opisthotonus mit Reklination des Kopfes und extremer ventral-konvexer Beugung
- **Hyperventilationstetanie**: Kribbelparästhesien in den Händen und perioral, Pfötchenstellung der Hände („Karpopedalspasmen"), evtl. auch Bewusstlosigkeit
- **respiratorischer Affektkrampf**: meist bei Säuglingen und Kleinkindern, Auslöser sind unerwartete psychische oder körperliche Reize wie Tadel, Wut, Schreck oder Schmerz, imponieren wie epileptische Anfälle, vorher kräftiges Schreien, dann Luftanhalten mit Zyanose, Bewusstlosigkeit, dann „steif machen" und einzelne Kloni, danach Erwachen, dauert in der Regel weniger als 1 Minute.

63.2 Um welchen Anfallstyp handelt es sich? Worauf achten Sie bei der körperlichen Untersuchung besonders?

- **Anfallstyp**: Grand-mal-Anfall; Begründung: Initialschrei, plötzlicher Sturz, tonische Phase mit Strecken der Extremitäten, Zyanose durch Apnoe, gefolgt von einer klonischen Phase mit rhythmischen Zuckungen der Extremitäten sowie postiktalem Nachschlaf, dabei reagiert die Patientin nicht auf Ansprache
- **allgemeine Beurteilung**: Allgemeinzustand, Bewusstseinslage, Orientierung
- **neurologische Untersuchung**: Reflexstatus, Meningismus, Pupillenreaktion, Motorik, Sensibilität, visomotorische Koordination (Isokorie, Pupillenweite, Reaktion auf Licht, Motilität der Augen, grobe Perimetrie), Sprachstörungen
- **körperliche Untersuchung**: äußere Verletzungszeichen (z. B. Prellmarken, Hämatome, Frakturen durch den Sturz), Anhalt für Infektion, auffälliger Geruch (z. B. alkoholischer Foetor), Zungenbiss, Enuresis, Enkopresis.

63.3 Welche weiteren Maßnahmen schlagen Sie vor?

- **stationäre Aufnahme mit Überwachung der Vitalparameter** (Herzfrequenz, Blutdruck, Körpertemperatur) zum Ausschluss von Gelegenheitskrämpfen, Synkope

- **Anamnese**: vorangegangene Anfälle, Erkrankungen, Schädeltrauma, frühkindliche Anamnese (perinatale Anamnese, Meilensteine der Entwicklung), Krampfanfälle oder neurologische Erkrankungen in der Familie
- **Labor**:
  - Blutbild, Entzündungsparameter (CRP, BSG), Elektrolyte (Na, K, ionisiertes Ca), Kreatinin, Leberwerte (GOT, GPT), Blutzucker(-tagesprofil), Blutgasanalyse: zum Ausschluss von Elektrolytentgleisungen, Stoffwechselstörungen, Hyperventilation, Entzündung
  - Prolaktin, CK: als Hinweise für einen Krampfanfall
- **EEG und Provokations-EEG** (Hyperventilation/Flickerlicht/Schlafentzug): epilepsietypische Potenziale
- **ggf. Lumbalpunktion**: Ausschluss einer entzündlichen ZNS-Erkrankung
- **ggf. zerebrale Bildgebung (MRT)**: Ausschluss einer Raumforderung bei auffälligen EEG-Veränderungen (z. B. spike-wave-Komplexe, Verlangsamung, Fokus)
- **(Langzeit-)EKG, Schellong-Test, Kipptisch-Untersuchung**: Ausschluss kardiale, vasovagale Synkope
- bei Verdacht weitere Untersuchungen: z. B. Drogenscreening.

Kommentar

Definition: Ein epileptischer Anfall stellt eine pathologische Reaktionsform des zentralen Nervensystems dar, bei der es zu abnormen und exzessiven Entladungen von Neuronenverbänden im Gehirn kommt.

Formen, Ätiologie und Klinik: Man unterscheidet Gelegenheits- oder Okkasionskrämpfe von der Epilepsie. *Merke:* Ein epileptischer Anfall ist nicht gleichzusetzen mit Epilepsie, jeder Mensch kann unter bestimmten Voraussetzungen einen zerebralen Krampfanfall erleiden!

Als **Gelegenheitskrämpfe** werden epileptische Reaktionen im Rahmen akuter entzündlicher (z. B. Meningitis, Enzephalitis), toxischer (z. B. Alkohol), metabolischer (z. B. Hypoglykämie, Elektrolytstörungen) und traumatischer Erkrankungen bzw. Schädigungen des Gehirns verstanden. Der klassische Gelegenheitskrampf im Kindesalter ist der Fieberkrampf (s. Fall 3).

Eine **Epilepsie** liegt erst dann vor, wenn 2 oder mehr epileptische Anfälle aufgetreten sind, die nicht durch eine unmittelbare Ursache provoziert wurden. Die Epilepsie im engeren Sinne kann **genetisch** (hereditär) bedingt sein. Tritt eine Epilepsie als Folge hirnorganischer Defekte, z. B. nach Schädel-Hirn-Trauma, frühkindlichem Hirnschaden oder nach entzündlichen Erkrankungen des Gehirns auf, spricht man von **strukturell-metabolischer** Epilepsie. Bleibt die Ursache unklar, wird die Epilepsie als **unklar** bezeichnet. Eine einheitliche Einteilung der Epilepsien existiert nicht. Man unterscheidet grob zwischen **generalisierten** und **fokalen** Epilepsien.

Zu den **primär generalisierten Anfällen**, bei denen sich die neuronale Entladung primär über beide Großhirnhemisphären ausbreitet, gehören **Grand-mal-Anfälle** (nicht altersgebundene tonisch-klonische, tonische oder klonische Anfälle, evtl. mit Initialschrei) und **Petit-mal-Anfälle** (altersgebundene generalisierte Anfälle, die an bestimmte Hirnreifungsstufen gebunden sind, z. B. **Blitz-Nick-Salaam-Anfälle** [Serie von blitzartigen Myoklonien mit Kopfnicken, Auseinanderreißen der Arme und langsam tonischem Zusammenführen wie beim Salaam-Gruß], **Absencen** [kurze Bewusstseinsstörung von wenigen Sekunden, meist mit Blickwendung], **astatische** [kurzer Tonusverlust] **oder myoklonische Anfälle** [kurze, plötzlich auftretende bilaterale Myokloni]). Die tonischen und motorischen Komponenten laufen seitengleich ab. Der Anfall geht mit **Bewusstlosigkeit** einher. Autonome Symptome (z. B. Pupillenstarre, Atemstillstand, Enkopresis, Enuresis), Zungenbiss u. a. können begleitend auftreten.

Bei **fokalen Anfällen** beginnen die Entladungen in einem umschriebenen Neuronensystem innerhalb einer Hemisphäre. Einen Hinweis auf den Fokus erhält man durch Beobachtung des Anfallsgeschehens. Man unterscheidet zwischen **einfach fokalen** Anfällen (motorisch, sensibel oder sensorisch), die ohne Bewusstseinsstörung einhergehen und **komplex fokalen** Anfällen mit Bewusstseinsstörung. Nicht selten generalisiert ein Anfall nach fokalem Beginn, man spricht dann vom **sekundär generalisierten** Anfall.

Manchmal geht zerebralen Anfällen eine Aura, z. B. vegetative Symptome wie Unwohlsein, Hitzegefühl oder sensorische Symptome wie Geruchs-, Geschmacks- oder akustische Halluzinationen, voraus. Treten mehrere zerebrale Anfälle in Folge auf, ohne dass der Patient zwischenzeitlich das Bewusstsein wiedererlangt, spricht man vom **Status epilepticus** – ebenso bei einer Dauer des Krampfanfalls von mehr als 5 (tonisch-klonischer Anfall) bzw. 10 (komplex-fokaler Anfall) Minuten.

Differenzialdiagnosen: Anfall bei kardialen Erkrankungen (z. B. Long-QT-Syndrom), Synkopen bei Kreislaufregulationsstörungen, Narkolepsie oder andere Schlafstörungen (z. B. Parvor nocturnus), respiratorische Affektkrämpfe durch bei Wut oder Schmerzen ausbleibender Inspiration, psychogene Anfälle, Hyperventilationstetanie.

Diagnostik: s. Antwort zur Frage 63.3. Tritt ein Krampfanfall zum ersten Mal auf, gilt es, durch **Beobachtung** und **(Fremd-)Anamnese** die genauen Umstände (z. B. Auslöser) und Symptome herauszufinden. Eine sorgfältige **körperliche und neurologische Untersuchung** schließt sich an.

Die weitere Diagnostik zielt darauf ab, mögliche entzündliche, toxische oder metabolische Auslöser herauszufinden: eine **Blutentnahme** mit Untersuchung der Entzündungsparameter, Elektrolyte, des Blutzuckers und eine Blutgasanalyse gehören zum Basisprogramm. Prolaktin lässt sich etwa 1 Stunde nach einem generalisierten Krampfanfall und selten auch nach einem fokalen Anfall nachweisen. Eine 2,5–3-fache Erhöhung des Prolaktinwertes spricht für den Grand-mal-Anfall. Bei Absencen oder dissoziativen Anfällen wird kein Prolaktin ausgeschüttet. Deshalb eignet sich die Prolaktinbestimmung innerhalb der 1. Stunde nach dem Ereignis zur Differenzierung zwischen epileptischem oder psychogenem Anfall. Allerdings können auch hypoxische Zustände oder Synkopen zur Erhöhung des Prolaktinwertes führen. Eine Erhöhung der CK kann auf einen Krampfanfall hinweisen, sie wird v. a. bei längeren generalisierten tonisch-klonischen Anfällen ausgeschüttet.

Um eine entzündliche Erkrankung des ZNS auszuschließen, muss bei Verdacht eine **Liquorpunktion** durchgeführt werden. Bei entsprechender klinischer Symptomatik kann auch eine **toxikologische Untersuchung** (Drogenscreening, Alkoholspiegel) sinnvoll sein, generell empfohlen werden diese Untersuchungen aber nicht.

Die anderen differenzialdiagnostisch möglichen Grunderkrankungen (s. o.) werden durch **EKG** (Herzrhythmusstörungen), regelmäßige **Blutdruckmessungen** und **Schellong-Test** bzw. **Kipptischuntersuchung** (Kreislaufregulationsstörungen), ggf. **Schlaflaboruntersuchung** (Parvor nocturnus) ausgeschlossen.

Durch Ableitung von **EEG** und **Provokations-EEG** (Hyperventilation, Flickerlicht, Schlafentzug) lassen sich epilepsietypische oder herdverdächtige Veränderungen darstellen. Auch ein Langzeit-EEG kann sinnvoll sein, um Krampfpotentiale darzustellen. Pathologische EEG-Veränderungen können generalisiert oder fokal lokalisiert sein. Empfohlen wird außerdem eine zerebrale Bildgebung – in der Regel eine **Kernspintomografie** – zum Ausschluss einer zerebralen Ursache, z. B. einer Raumforderung.

Therapie: Zur **Akuttherapie** des generalisierten Anfalls ergreift man zunächst Maßnahmen, die dem Schutz der Patient*innen vor Verletzung dienen. Dazu gehören: Transport in sichere Umgebung, Überwachung der kardiorespiratorischen Funktionen, bei Zyanose ggf. Vorlage von Sauerstoff.

Dauert der Anfall länger als 3–5 Minuten sollte der Anfall medikamentös unterbrochen werden, s. dazu Tab. 63.1 .

Die Indikation zur **Langzeitbehandlung mit Antikonvulsiva** ist erst bei rezidivierenden oder schweren zerebralen Anfällen gegeben. Verschiedene Medikamente (Carbamazepin, Valproat, Phenobarbital u. a.) stehen je nach Anfallsart und EEG-Veränderungen zur Auswahl. Eventuell kann eine Kombinationstherapie aus verschiedenen Antiepileptika notwendig sein. Zur Behandlungskontrolle sollte ein Anfallskalender geführt werden, regelmäßige EEG-Kontrollen und je nach Medikament regelmäßige Kontrollen des Serum-Medikamentenspiegels erfolgen. Außerdem muss sorgfältig nach Nebenwirkungen der medikamentösen Therapie (bei Valproat z. B. Blutbildveränderungen wie Thrombozytopenie, Hepatopathie mit Gerinnungsstörungen, Pankreatitis) gesucht werden. Eine Betreuung durch neuropädiatrisch erfahrene Kinder- und Jugendärzt*innen oder eine neuropädiatrische Ambulanz ist sinnvoll. Neben der medikamentösen Therapie ist es wichtig, einen **geregelten Schlaf-wach-Rhythmus** mit ausreichend Schlaf einzuhalten, **keinen Alkohol** zu trinken. Bei photosensibler Epilepsie sollten auslösende Reize wie **Diskolicht, Fernsehen, Computerspiele** vermieden werden.

In Kindergarten und Schule sollten die betreuenden Personen informiert werden. Für den Sport gelten Einschränkungen nur für besonders gefährdende Sportarten wie Schwimmen, Klettern, Radfahren im Straßenverkehr. Jugendliche können den Führerschein erst nach 2-jähriger Anfallsfreiheit machen. Bei der Berufswahl sollten nur solche Berufe gewählt werden, die einen geregelten Wach-Schlaf-Rhythmus gewährleisten sowie den Patienten/die Patientin und andere nicht gefährden (z. B. nicht Dachdecker*in oder Kraftfahrer*in).

Tab. 63.1 Akuttherapie eines generalisierten Krampfanfalls

	Medikament	Dosierung	Komplikationen
1. Wahl	Diazepam rektal oder	<6 Monate: 2,5 mg 6 Monate – 3 Jahre: 5 mg >3 Jahre: 10 mg (ggf. einmalige Wiederholung nach 10 min)	Atemdepression
	Midazolam bukkal oder	3 Monate – 1 Jahr: 2,5 mg 1–5 Jahre: 5 mg 5–10 Jahre: 7,5 mg ≥10 Jahre: 10 mg	Atemdepression
	Midazolam nasal oder	0,2 mg/kg KG/ED der i.v.-Lösung, max. 10 mg als ED	Atemdepression
	Lorazepam i. v. oder	0,05–0,1 mg/kg KG/ED, max. 4 mg als ED (ggf. einmalige Wiederholung nach 10 min)	Atemdepression
	Clonazepam i. v. oder	0,01–0,05 mg/kg KG/ED (ggf. einmalige Wiederholung nach 10 min)	Atemdepression
	Diazepam i. v.	0,2–0,5 mg/kg KG/ED (ggf. einmalige Wiederholung nach 10 min)	stärker atemdepressiv + kürzer wirksam als Lorazepam/Clonazepam
2. Wahl	Pyridoxin i. v.	nur bei Kindern <2 Jahre: 100 mg einmalig	
	Phenobarbital i. v.	5–20 mg/kg KG/ED	Blutdruckabfall (v. a. nach Benzodiazepinen)
	Phenytoin i. v.	15–20 mg/kg KG/ED in 30 min (max. 25 mg/min über separaten i.v.-Zugang)	Arrythmien, Blutdruckabfall

Kontakt zu Selbsthilfegruppen kann hilfreich sein, den Alltag mit Epilepsie und epilepsiekranken Menschen zu erleichtern und neue Informationen über die Erkrankung und Möglichkeiten der Therapie zu erhalten.

Prognose: Die Prognose der Epilepsie ist sehr von der Art der Anfälle und dem Ansprechen auf Medikamente abhängig. Bei unkomplizierter Epilepsie kann nach 2-jähriger Anfallsfreiheit und unauffälligem EEG die medikamentöse Therapie in der Regel versuchsweise beendet werden. Viele Patient*innen bleiben dann auch anfallsfrei. Epilepsiesyndrome wie West-Syndrom, Lennox-Gastaut-Syndrom haben eine schlechtere Prognose. Die Anfälle lassen sich trotz medikamentöser Behandlung nicht verhindern. Eine mentale Retardierung tritt häufig auf.

Zusatzthemen für Lerngruppen

- Fieberkrampf
- West-Syndrom
- Epilepsie-Syndrome
- Antiepileptika

Fall 64 Salmonellenenteritis

64.1 Welche Informationen liefert Ihnen die Fieberkurve? Unter welcher Verdachtsdiagnose ist der Junge vermutlich aufgenommen worden?

- **Fieberkurve**: septisches Fieber, durch Gabe von Antipyretika nur kurzfristig zu senken, viele wässrige Stühle, Hypotonie mit Tachykardie (RR 80/50 mmHg, Puls 160/min), Hypoxie (O_2-Sättigung 91 %)
- **Aufnahmediagnose**: Salmonellenenteritis; Begründung: hohes Fieber, blutige Durchfälle, kolikartige Bauchschmerzen.

64.2 Interpretieren Sie die Laborwerte! Wie gehen Sie weiter vor?

- **Laborwerte**: massiver Anstieg der Entzündungswerte (CRP von 6,6 mg/dl auf 47,3 mg/dl), Hyponatriämie, Hypokaliämie, Differenzialblutbild: relative Neutrophilie als Hinweis auf bakterielle Erkrankung
- **Beurteilung des Gesundheitszustandes des Kindes**: septischer Schock (eingeschränkte Herz-Kreislauf-Situation [Tachykardie, Tachypnoe, Hypotonie, Zyanose, verlängerte Rekapillarisierungszeit, Hypoxie]) bei Salmonellenerkrankung
- **weiteres Vorgehen**:
  - **Schocktherapie**: Schocklagerung (Kopf tief, Beine hoch), i.v.-Flüssigkeitsgabe zur Kreislaufstabilisierung (20 ml/kg KG 0,9 %-ige NaCl- oder Ringerlösung über 20 min), fiebersenkende Maßnahmen (z. B. Paracetamol 10–15 mg/kg KG/ED p. o. alle 6–8 h, Ibuprofen 8–10 mg/kg KG/ED p. o. alle 6–8 h, Metamizol 10–15 mg/kg KG/ED alle 6 h p. o. oder i. v. [Reservemedikament])
  - **Intensivüberwachung**: Blutdruck, Herzfrequenz, Atmung, Allgemeinzustand, Ein-/Ausfuhr des Kindes
  - antibiotische Behandlung der Salmonelleninfektion wegen des septischen Verlaufes (mit Ampicillin 100–200 mg/kg KG/d in 3 ED i. v. oder Cefotaxim 100–200 mg/kg KG/d in 3 ED i. v.) über 7–10 Tage.

64.3 Erläutern Sie die Epidemiologie des Krankheitsbildes!

- **Erreger**: Salmonella (S.) enterica (2000 Serovare), meist S. typhimurium oder S. enteritidis bei Salmonellenenteritis
- **Erregerreservoir**: Tiere, v. a. Hühner, Schweine, Rind
- **Übertragung**: meist über kontaminierte Nahrungsmittel wie Fleisch erkrankter Tiere, Eierspeisen (z. B. Mayonnaise), Milchprodukte (z. B. Speiseeis, Pudding), Trinkwasser; Kontaminierung bei Zubereitung (z. B. Auftauen von Geflügelfleisch, Unterbrechen von Kühlketten, unzureichend erhitztes Fleisch), selten über direkten Tierkontakt (als Haustiere gehaltene Reptilien wie Schildkröten, Leguane); hohe Infektionsdosen nötig (10^5 Keime), asymptomatische Verläufe sind möglich
- **Inkubationszeit**: 5–72 h
- jahreszeitliche Häufung (v. a. warme Monate [Erreger können sich besser vermehren]; aber auch während der Vorweihnachtszeit [Naschen vom Plätzchenteig!]); nahrungsmittelassoziierte Endemien (z. B. in Kindergärten, Seniorenheimen) sind möglich.

64.4 Besteht eine Ansteckungsgefahr? Was raten Sie dem Vater?

- Übertragung fast ausschließlich über kontaminierte Nahrungsmittel; Übertragung von Mensch zu Mensch selten
- Bei Risikopatient*innen (z. B. Kleinkinder, alte Menschen, Menschen mit Immundefizienz oder Achlorhydrie, Patient*innen mit Antazidabehandlung, mangelernährte Menschen) reichen schon 10^2 Keime für Infektion.
- schwere Verläufe bei Immundefizienz
- **Empfehlung**: hygienische Vorkehrungen wie Schutzkittel, sorgfältigste Händedesinfektion, v. a. nach Kontakt mit Stuhl, Windeln usw., Benutzen getrennter Toiletten.

Kommentar

Definition: Salmonellen sind gramnegative, begeißelte Stäbchenbakterien aus der Familie der Enterobacteriaceae. Nach Antigenmustern werden die Salmonellen in über 2000 verschiedene Serogruppen eingeteilt.

Epidemiologie: s. Antwort zur Frage 64.3.

Pathogenese: Für eine Infektion muss eine relativ hohe Keimzahl (10^5 Keime) aufgenommen werden, da ein großer Teil der Erreger durch die Magensäure abgetötet wird. Bei Risikopatient*innen (s. Antwort zur Frage 64.4) kann die unspezifische Abwehr fehlen oder geringer ausgeprägt sein. Hier reichen schon geringere Dosen (10^2 Keime) zur Infektion aus. Hohe Infektionsdosen kommen dadurch zustande, dass sich die Salmonellen in Nahrungsmitteln vermehren, bevor sie vom Körper aufgenommen werden. Die Erreger durchdringen die Darmmukosa und lösen eine vermehrte Flüssigkeit- und Elektrolytausscheidung (= Diarrhoe) aus. In der Regel bleibt die Infektion lokalisiert, bei Risikopatient*innen kann es durch hämatogene Streuung der Erreger zur Sepsis und zur metastatischen Absiedelung in andere Organe (z. B. Osteomyelitis, Meningitis, Endokarditis, Pneumonie) kommen.

Salmonellen werden nach einer Infektion in der Regel wenige Tage (bis Wochen) ausgeschieden, so lange besteht Kontagiosität. Eine verlängerte Ausscheidung beobachtet man v. a. bei kleinen Kindern, aber auch nach Antibiotikatherapie.

Formen und Klinik: In Abhängigkeit vom klinischen Bild unterscheidet man frische symptomlose Infektion, akute Salmonellenenteritis, fokale Absiedelung als Folge einer Bakteriämie, Septikämie und chronischer Trägerstatus.

Die **akute Salmonellenenteritis** ist die häufigste Erscheinungsform. Typisch ist ein **plötzlicher Beginn mit Tenesmen** (kolikartige Bauchschmerzen, v. a. vor der Defäkation), **wässrigen, oft blutigen Durchfällen** sowie mäßigem bis hohem **Fieber**. Das Fieber persistiert meist nicht länger als 2 Tage, der Durchfall etwa eine Woche.

Bei etwa 5–6 % der Erkrankten (v. a. bei Risikopatient*innen s. Antwort zur Frage 64.4) kommt es zur **hämatogenen Streuung** mit Sepsis (s. Fallbeispiel) bzw. Absiedelungen in andere Organe.

Komplikation septischer Schock: Im Rahmen der Bakteriämie mit Ausschüttung von erregertypischen Endo- und Exotoxinen kann es zur ausgeprägten Vasodilatation und Schädigung des Gefäßendothels mit Extravasation von Plasma und Proteinen kommen. Dadurch wird ein Volumenmangel ausgelöst (im vorliegenden Fallbeispiel sogar der durch die Gastroenteritis vorbestehende noch verstärkt). Es resultiert ein septischer Schock. Zur Pathogenese und Therapieprinzipien des Schocks s. Fall 4. Beim septischen Schock sollte zusätzlich eine antiinfektiöse Therapie (z. B. Ampicillin, Cephalosporine der 3. Generation, evtl. in Kombination mit einem Aminoglykosid) bzw. ggf. eine chirurgische Herdsanierung bei metastatischen Absiedelungen erfolgen.

Diagnostik: Die Diagnose wird durch den **Nachweis der Erreger** gestellt. Er gelingt in der Regel aus dem Stuhl, aber z. B. auch aus dem Blut bei Bakteriämie.

Differenzialdiagnosen: Gastroenteritiden (z. B. Nahrungsmittelintoxikation durch Staphylokokken, andere infektiöse Erreger, z. B. Rotaviren) und Sepsis anderer Ursache, nichtinfektiöser Durchfall (z. B. bei Kuhmilchproteinintoleranz).

Therapie: Die unkomplizierte Salmonelleninfektion wird symptomatisch durch Flüssigkeit- und Elektrolytsubstitution sowie diätetisch (fettarme Diät, langsamer Kostaufbau) behandelt. Nur bei komplizierten Verläufen (Bakteriämie/Sepsis, fokale Absiedelung oder bei Risikokopatient*innen) ist eine Antibiotikatherapie indiziert. Mittel der Wahl sind Ampicillin (200 mg/kg KG/d i. v. in 3 ED), Cefotaxim (150 mg/kg KG/d i. v. in 3 ED) oder Ceftriaxon (75–100 mg/kg KG/d i. v. in 1 ED).

Prophylaxe: s. Antwort zur Frage 64.4. Solange Durchfälle bestehen, werden Kinder vom Kindergarten-/Schulbesuch ausgeschlossen. Asymptomatische Kinder dürfen Gemeinschaftseinrichtungen wieder besuchen, selbst wenn Salmonellen im Stuhl noch ausgeschieden werden (Übertragung der Erkrankung über kontaminierte Nahrungsmittel, nicht über Ausscheider).

Meldepflicht: Es besteht Meldepflicht bei Verdacht, Erkrankung, Erregerausscheidung und Tod. Das untersuchende Labor meldet den Salmonellennachweis namentlich ans Gesundheitsamt. Der behandelnde Arzt/die behandelnde Ärztin ist zusätzlich verpflichtet, Verdacht und Erkrankung an Salmonellen an das Gesundheitsamt zu melden, wenn die erkrankte Person im Lebensmittel verarbeitenden Gewerbe arbeitet bzw. wenn 2 oder mehr gleichartige Erkrankungen auftreten, bei denen ein epidemischer Zusammenhang vermutet wird.

Prognose: Die Prognose der sich selbstlimitierenden Gastroenteritis ist sehr gut. V. a. bei Säuglingen und Kleinkindern werden Salmonellen nach einer Erkrankung länger als 3 Monate ausgeschieden, ohne das Symptome auftreten bzw. Therapiebedarf besteht. Lassen sich 12 Monate nach Infektion immer noch Salmonellen im Stuhl nachweisen, spricht man von Dauerausscheidern. Die Prognose des septischen Verlaufs ist abhängig vom rechtzeitigen Therapiebeginn und auftretenden Komplikationen (Absiedelungen). Meningitis und Endokarditis durch Salmonellen gehen mit hoher Mortalität einher.

Zusatzthemen für Lerngruppen

- Gastroenteritiden anderer Ursache
- Schock (Klinik, Diagnostik, Therapie)

Fall 65 Erstversorgung und Erstuntersuchung eines Neugeborenen

65.1 Was bedeuten die Informationen, die Ihnen die Hebamme gibt?

- „II. Gravida" = 2. Schwangerschaft
- „I. Para" = Die Frau hat bereits 1 Kind geboren.
- „Kind am Termin" = Das Kind hat ein Reifealter von 40 vollendeten Schwangerschaftswochen.
- „Sectio bei Geburtsstillstand, V. a. Missverhältnis" = Die Schwangere befindet sich unter der Geburt, es ist jedoch kein Geburtsfortschritt mehr zu verzeichnen, weil das Kind wahrscheinlich zu groß für das mütterliche Becken ist.
- „CTG unauffällig" = Kardiotokografie unauffällig, d. h. die kindliche Herzfrequenz ist regelrecht, es gibt keine Anzeichen für eine Hypoxie des Kindes.
- „Schnitt in 5 Minuten" = Die Operation beginnt in 5 Minuten.

65.2 Wie gehen Sie vor?

- Nach Abnabelung des Kindes **Apgar-Uhr** starten und Apgar-Werte (s. Kommentar) nach 1, 5 und 10 Minuten bestimmen.
- Kind wird auf die beheizte **Reanimationseinheit** gelegt.
- Absaugen ist in der Regel nicht erforderlich (s. Kommentar).
- Kind abtrocknen, in ein **vorgewärmtes** Handtuch einwickeln, dann Herztöne auskultieren, Überprüfung der respiratorischen Adaptation, grobe klinische Untersuchung (5 Finger, 5 Zehen, Gaumen geschlossen, Analöffnung vorhanden, Abdomen weich, Genitale unauffällig, Fontanelle i. N.) und dann der Mutter auf die Brust legen bzw. den Eltern bringen („Bonding")
- **Säure-Basen-Status** aus Nabelarterienblut (s. Antwort zur Frage 65.4 und Kommentar)
- **Erstuntersuchung U1:** Suche nach (geburtstraumatischen) Verletzungen, Fehlbildungen, erneute Überprüfung von Atmung und Herz-Kreislauf-Situation, Untersuchung der Abdominalorgane, Bestimmung der Neugeborenenreifezeichen
- **Vitamin-K-Prophylaxe** (s. Kommentar).

65.3 Wie gehen Sie jetzt vor?

Atmung und Herz-Kreislauf haben sich postnatal noch nicht adaptiert: Das Kind schreit nicht, die Hautfarbe ist zyanotisch und es hängt schlaff im Arm der Hebamme. Es müssen rasch Reanimationsmaßnahmen eingeleitet werden, dabei gilt:

- **Selbst RUHE bewahren!!!**
- Apgar-Uhr starten
- Während der Versorgung des Kindes ständig beobachten: Muskeltonus, Hautkolorit, Spontanatmung und Herzfrequenz
- Basismaßnahmen: Das Wichtigste ist, einen **Wärmeverlust des Kindes** zu **vermeiden**, d. h. Kind abtrocknen und in warme Tücher einwickeln! Hypothermie führt zu einem erhöhten Energiebedarf, durch Unterkühlung wird die Sauerstoffabgabe im Gewebe erschwert, es droht Hypoxie. Bereits während des Abtrocknens kann **zart stimuliert** werden durch Massieren der Fußsohlen oder Reiben des Rückens.
- Bleibt der Muskeltonus reduziert, setzt die Atmung nicht ein oder bleibt sie insuffizient und/oder steigt die Herzfrequenz nicht über 100/min (= Anpassung gestört): Beginn von **Reanimationsmaßnahmen** (s. Kommentar).

65.4 Welchem Zweck dient die Blutgasanalyse aus Nabelarterien-Blut? Wie deuten Sie die Werte?

- Apgar-Werte reichen zur Zustandsbeurteilung des Neugeborenen nicht aus. In Kombination mit der Blutgasanalyse aus dem Nabelarterienblut und somit der Bewertung des Säure-Basen-Status (z. B. Hypoxie, Azidose) ist eine zuverlässige Zustandsdiagnostik des Neugeborenen möglich.
- Blut sollte noch vor Lösung der Plazenta aus einer Nabelarterie zur Untersuchung von pH, pCO_2, Base Excess (BE) entnommen werden.
- BGA-Beurteilung: pCO_2 ↑, pH-Wert ↓, BE ↓ = kombinierte metabolisch-respiratorische Azidose.

Kommentar

Erstversorgung durch den Pädiater/die Pädiaterin: Die Verantwortung für die Betreuung eines gesunden Neugeborenen liegt in erster Linie beim Geburtshelfer/der Geburtshelferin. Dazu gehört auch, dass ein funktionstüchtiger Reanimationsplatz mit allen erforderlichen Utensilien verfügbar ist. Natürlich kann die Erstversorgung an einen Pädiater/eine Pädiaterin delegiert werden. Situationen, in denen die Anwesenheit eines Pädiaters/einer Pädiaterin bei der Geburt empfohlen wird, sind:

- fetale Notsituationen wie Hypoxie unter der Geburt (erkennbar an pathologischer Kardiotokografie [Spätdezelerationen, schwere variable Dezelerationen]) oder intrauterine Azidose (fetale Blutgasanalyse pH-Wert < 7,25)
- grünes Fruchtwasser
- Nabelschnurvorfall
- Amnioninfektionssyndrom
- Blutungen (v. a. Plazenta praevia)
- operative Entbindung
- Mehrlinge
- Frühgeburt, d. h. Gestationsalter < 37 vollendete Schwangerschaftswochen (SSW)
- geschätztes Gewicht im Ultraschall < 2000 g
- insulinpflichtiger Diabetes mellitus der Mutter
- protrahierter bzw. erschwerter Geburtsverlauf
- regelwidrige Lage des Kindes
- Fehlbildungen des Kindes.

Vorbereitung: Wird man als Kinderarzt/Kinderärztin zur Geburt eines Kindes hinzugezogen, ist es wichtig, bereits im Vorfeld möglichst viele Informationen zu erhalten, um die optimale Erstversorgung des Kindes zu gewährleisten. Hierzu zählen Informationen zum Reifealter, Zustand von Mutter und Kind, Auffälligkeiten während der Schwangerschaft, ggf. Gründe für eine operative Entbindung, die man von den Geburtshelfer*innen erfragen muss.

Ebenso wichtig ist es, optimale Bedingungen für die Erstversorgung und/oder Reanimation des Neugeborenen zu schaffen. Dazu gehört auch, dass der Kinderarzt/die Kinderärztin weiß, wo er/sie alle wichtigen Utensilien findet: Wo gibt es warme Tücher? Wo liegen Beatmungsmasken, Beatmungsbeutel, Intubationsbesteck, Nabelklemmen, Medikamente, Infusionsnadeln u. a.? Daher sollte man unbedingt vor dem ersten Dienst (am besten nach Feierabend und ohne „Piepser") den Kreißsaal und die Reanimationseinheit inspizieren und sich mit den Instrumenten und Medikamenten dort vertraut machen – das erleichtert den ersten „wirklichen" Einsatz.

Unmittelbar vor der Erstversorgung überprüft man – quasi nach einer Checkliste – die Funktionstüchtigkeit der Reanimationseinheit:

- Ist die Wärmelampe eingeschaltet?
- Sind die Türen geschlossen (Vermeiden von Zugluft)?
- Liegen ausreichend vorgewärmte Tücher zum Abtrocknen des Kindes bereit?
- Funktioniert die Absaugvorrichtung?
- Ist ein Absaugkatheter der richtigen Größe aufgesteckt?
- Ist der Beatmungsbeutel korrekt zusammengesetzt?
- Ist die Sauerstoffzuleitung an den Beatmungsbeutel angeschlossen?
- Ist die Maskengröße passend ausgewählt?
- Ist der Pulsoxymeter einsatzbereit?
- Funktioniert das Beatmungsgerät?
- Sind die Beatmungsparameter und die Sauerstoffkonzentration korrekt eingestellt?
- Liegt das Intubationsbesteck bereit?
- Funktioniert das Laryngoskop?
- Ist die Spatelgröße passend ausgewählt?
- Liegt ein Tubus der richtigen Größe bereit?
- Steht die Apgar-Uhr auf 0?

Erste Maßnahmen: Ist das Kind geboren, wird es in der Regel nach dem Abnabeln von der Hebamme gebracht. Schon der erste Blick gibt Auskunft darüber, wie es dem Kind geht: Ein gesundes, lebensfrisches Neugeborenes hat einen **guten Tonus** (Extremitäten gebeugt, Schreien) und eine (zumindest zentral) **rosige** Hautfarbe. Das Kind wird zunächst in warme Tücher gehüllt und abgetrocknet, um es vor Wärmeverlusten zu schützen.

Absaugen: Nach einer normalen vaginalen Geburt mit klarem Fruchtwasser ist Absaugen nicht erforderlich. Absaugen stellt Stress für das Neugeborene dar, tiefes und exzessives Absaugen kann zudem über eine **Vagusreizung** Bradykardien und Apnoen auslösen. Auf jeden Fall sollten Neugeborene abgesaugt werden, die respiratorisch beeinträchtigt sind (Obstruktion der Atemwege durch Fruchtwasser) oder bei denen das Fruchtwasser auffällig (grün, blutig oder übelriechend) war.

Apgar-Score: Zur sofortigen Beurteilung des postnatalen Zustandes eines (reifen) Neugeborenen hat sich der Apgar-Score bewährt. Er unterstützt die Ent-

Tab. 65.1 Apgar-Score

Punkte	**0**	**1**	**2**
Hautfarbe	blass, blau	zentral rosig, Akrozyanose	rosige Hände und Füße
Herzfrequenz	keine	< 100/min	> 100/min
Reflexe beim Sondieren der Nase	keine	Grimassieren	Husten, Niesen, Schreien
Muskeltonus	schlaff	gebeugte Extremitäten	gute, spontane Bewegung
Atmung	keine	langsam, unregelmäßig	gut, Schreien

Bewertung: 8–10 lebensfrisch, 4–7 mäßige kardiorespiratorische Depression, 0–3 schwere kardiorespiratorische Depression

scheidung, ob Reanimationsmaßnahmen notwendig sind. Geht es dem Kind schlecht, muss die Reanimation natürlich sofort begonnen werden – auch bevor der 1-Minuten-Apgar-Wert erhoben werden konnte! Ein normaler Apgar-Wert nach 10 Minuten entbindet nicht von einer sorgfältigen weiteren Überwachung des Kindes. Frühgeborene Kinder lassen sich nach diesem Schema weniger gut beurteilen, da gerade Muskeltonus, Atmung und Reflexe stark vom Gestationsalter abhängig sind.

Mit dem Abnabeln wird die Apgar-Uhr gestartet. Im Alter von **1**, **5** und **10 Minuten** werden die Hautfarbe (**A**ussehen), die Herzfrequenz (**P**uls), Reflexe beim Sondieren der Nase (**G**esichtsbewegungen, Husten, Abwehr), Muskeltonus (**A**ktivität) und die Atmung (**R**espiration) beurteilt (s. Tab. 65.1). Die Punkte für die einzelnen Kategorien werden addiert und ergeben den Apgar-Wert. Dabei ist zu bedenken, dass die Werte ein Stück weit von der „Gunst" und der Erfahrung des Untersuchenden beeinflusst werden.

Ein unauffälliges Neugeborenes hat einen 1-Minuten-Apgar-Wert von 8–10, bei Werten von 4–7 spricht man von mäßiger kardiorespiratorischer Depression, Werte von 0–3 sind Ausdruck einer schweren kardiorespiratorischen Depression. Die Prognose des Kindes für die weitere Entwicklung nach Komplikationen bei der Geburt korreliert am ehesten mit dem Apgar-Wert nach 5 und 10 Minuten.

Nabelarterien-pH-Wert: s. Antwort zur Frage 65.4. Eine wesentliche Ergänzung bei der klinischen Beurteilung des Neugeborenen stellt die Bestimmung der Blutgase (pH, pCO_2, BE) aus dem Nabelarterienblut dar. Normale pH-Werte liegen zwischen 7,15 und 7,45. pH-Werte unter 7,15 sprechen für eine Hypoxie. Von perinataler Asphyxie spricht man, wenn zu fetalem Stress durch Hypoxie und Hyperkapnie mindestens eins der folgenden Kriterien hinzukommt: pH-Wert < 7,0, Basendefizit > 16 mmol/l oder 5-Minuten-Apgar < 7.

Die Azidose ist zunächst meist respiratorisch durch eine vermehrte CO_2-Retention (pCO_2-Normwerte 35–45 mmHg) bedingt, später entwickelt sich durch eine Gewebehypoxie eine zunehmende metabolische Azidose (BE wird negativ, Normwerte 0 ± 2 mmol/l).

Mutter-Kind-Vater-Beziehung: Das gesunde, postnatal regelrecht adaptierte Kind wird möglichst direkt nach der Erstversorgung – warm eingehüllt – der Mutter bzw. den Eltern gezeigt und auch für einige Minuten dort belassen, z. B. der Mutter auf die Brust gelegt. Dies ist für die Mutter-Kind-Vater-Bindung von besonderer Wichtigkeit („Bonding"). So bald wie möglich (optimal 20–30 min postnatal) wird es zum Stillen angelegt und ein Alleinsein mit dem Kind ermöglicht.

Ein Baden des Kindes im Kreißsaal ist nicht erforderlich (*cave*: Wärmeverlust). Die Vernix (Käseschmiere) sollte nicht entfernt werden. Sie schützt die Haut des Neugeborenen vor dem Austrocknen.

Erstuntersuchung U1: Danach erfolgt die Erstuntersuchung (U1), bei der die Bestimmung der Körpermaße (Gewicht, Körperlänge, Kopfumfang), des Reifealters (s. Tab. 65.2), die Suche nach Geburtsverletzungen (s. Fall 20) und Fehlbildungen (z. B. Spaltbildungen, Fehlbildungen der Extremitäten, Spina bifida, Analatresie, Fehlbildungen des Genitales etc.) sowie die postnatale Anpassung des Kindes im Mittelpunkt stehen.

Tab. 65.2 Petrussa-Index

	0	1	2
Haut	hellrot, verletzlich, durchscheinend	rosig, Venen sichtbar	fest, Hautfalten gut erkennbar
Mamillen	kaum Drüsengewebe	Drüsengewebe tastbar, Mamille erkennbar	Brustdrüse über dem Hautniveau
Ohrknorpel	kaum Knorpelgewebe	Knorpel in Tragus und Antitragus tastbar	Helixknorpel vollständig ausgebildet
Fußsohle	glatt, Fältelung nur im vorderen Drittel	Fältelung im vorderen und mittleren Drittel	Fältelung über gesamte Fußsohle
Genitale	Hoden nicht tastbar; große Labien überdecken kleine Labien nicht	Hoden evtl. noch inguinal; Labia majora und minora etwa gleich groß	Hoden im Skrotum; Labia majora überdecken Labia minora

Das Reifealter kann nach somatischen (Dubowitz-Farr-Score) oder neuromuskulären (Ballard-Score) Kriterien bestimmt werden. Ein vereinfachtes Schema für Neugeborene > 30. SSW ist z. B. der **Petrussa-Index** (s. Tab. 65.2). Hierbei werden Punkte je nach Ausbildung des Reifezeichens vergeben und anschließend zu 30 addiert. Die Summe ergibt das geschätzte Reifealter in SSW.

Bei der Erstuntersuchung muss eine gründliche körperliche Untersuchung erfolgen. Auf Folgendes muss besonders geachtet werden:

- Atmung und Lunge: Zyanose, Atemgeräusche (z. B. Stöhnen), thorakale Einziehungen, Nasenflügeln, Atemfrequenz (normale Atemfrequenz beim Neugeborenen 40–60/min)
- Herz-Kreislauf: Hautperfusion, Herztöne, -frequenz (normal 80–140/min) und -rhythmus, Herzgeräusche, periphere Pulse
- Abdomen: vergrößerte Organe, Bauchwanddefekte (s. Fall 75), Anzahl der Nabelschnurgefäße (normal: 2 Nabelarterien [„kleine Knubbel"], 1 Nabelvene [weit, schlaff]), innere Fehlbildungen bei Abweichungen möglich)
- Nervensystem: Tonus, Neugeborenenreflexe, Fehlbildungen wie z. B. Zelenbildung (Meningo-/Enzephalozele)
- Geburtsverletzungen: s. Fall 20
- äußerliche Fehlbildungen: z. B. Spaltbildungen, Kolobome
- Extremitäten: Fehlbildungen, Vierfingerfurche, Fehlstellung und Fehlhaltung der Füße (z. B. Sichelfüße, Klumpfuß), Abspreizhemmung
- Genitale: Testes deszendiert, Leistenhernie, Hypo- bzw. Epispadie, Schwellung des Skrotums (z. B. Hydrozele), Klitorishypertrophie
- Anus: Fehlbildungen.

Vitamin-K-Prophylaxe: Zur Prophylaxe einer **Vitamin-K-Mangel-Blutung** erhält das Neugeborene bei der Erstuntersuchung 2 mg Vitamin K oral. Vitamin K wird nur in geringem Maße plazentar übertragen und noch nicht ausreichend von den Darmbakterien synthetisiert, die Vitamin-K-Plasmaspiegel bei Neugeborenen sind daher niedrig. Muttermilch enthält nur geringe Mengen an Vitamin K, so dass bei gestillten Säuglingen eine Unterversorgung mit Vitamin K droht. Man unterscheidet 3 Formen der Vitamin-K-Mangel-Blutung:

Die **klassische** Vitamin-K-Mangel-Blutung tritt innerhalb der ersten Lebenswoche auf und ist Folge einer unzureichenden Zufuhr von Vitamin K über die Nahrung bzw. einer unzureichenden Nahrungszufuhr.

Die **frühe** Vitamin-K-Mangel-Blutung, die innerhalb der ersten 24 Lebensstunden auftritt, kommt praktisch nur bei Kindern von Müttern vor, die während der Schwangerschaft medikamentös (z. B. mit Antikoagulanzien, Antikonvulsiva, Antituberkulostatika, Antibiotika) behandelt wurden. Sie lässt sich durch regelmäßige Vitamin-K-Substitution bei der Mutter während des letzten Schwangerschaftsmonats wirksam verhindern.

Die **späte** Vitamin-K-Mangel-Blutung tritt fast ausnahmslos bei gestillten Säuglingen und Kindern mit Cholestase in der 2. bis 8. Lebenswoche – selten später – auf. Sie wird durch wiederholte Vitamin-K-Gaben (bei der U1, U2 und U3) verhindert.

Physiologie der Postnatalperiode: Das gesunde Neugeborene durchläuft nach der Geburt physiologische Umstellungsprozesse. Kälte, Berührung und Veränderung der Blutgase im kindlichen Blut nach Abklemmen der Nabelschnur (pO_2 ↓, pCO_2 ↑) stellen potente, postnatale Atemstimuli dar. Zur Entfaltung der Lunge sind hohe negative intrathorakale Drücke notwendig. Diese werden durch Schreien z.T. gegen die geschlossene Glottis erreicht. Der pulmonale Gefäßwiderstand sinkt in der Folge rasch ab. Durch Abklemmen der Nabelschnur steigt der periphere Widerstand an, damit nimmt der Gefäßwiderstand schlagartig zu, das sympathische Nervensystem wird stimuliert. Die fetale Zirkulation wird auf einen normalen postnatalen Kreislauf umgestellt, der Ductus arteriosus und das Foramen ovale verschließen sich.

Verlegung aus dem Kreißsaal: Ist die Geburt spontan und problemlos verlaufen, und möchte die Mutter ambulant entbinden, darf sie mit dem Neugeborenen, sobald die U1 erfolgt ist, nach Hause gehen. Der gesamte Aufenthalt im Kreißsaal sollte jedoch mindestens 1,5 bis 3 Stunden dauern, um die postnatal regelrechte Adaptation des Neugeborenen überwachen zu können.

Bei einer Sectio caesarea kann ein reifes und postnatal gut adaptiertes Kind nach der U1 in das Kinderzimmer verlegt werden. Die Mutter wird nach dem Aufenthalt im Aufwachraum auf die Station aufgenommen. Muss das Neugeborene auf eine Neugeborenenstation bzw. -intensivstation verlegt werden, erfolgt dies – in Abhängigkeit vom Zustand des Neugeborenen – meist nach der U1 und nachdem Mutter und/oder Vater es kurz gesehen und – wenn möglich – gehalten haben.

Kardiopulmonale Reanimation des Neugeborenen: Laufen die Umstellungsprozesse des Neugeborenen gestört ab, gilt es, durch suffiziente Maßnahmen eine (weitere) Asphyxie des Kindes zu vermeiden. Die Reanimation läuft prinzipiell nach dem **ABCD-Schema** ab (s. Abb. 65.2 Versorgung und Reanimation des Neugeborenen).

Zu den **Basismaßnahmen der Neugeborenenreanimation** gehören: Wärmeverlust vermeiden, Trockenreiben und taktile Atemstimulation durch Massage der Fußsohlen, der Zwischenrippen- und paravertebralen Muskulatur.

Airways/Atemwege freimachen (A):
Bei insuffizienter Atmung müssen die **Atemwege durch korrekte Lagerung „geöffnet"** werden. Dazu wird das Neugeborene auf den Rücken gelagert, so dass der Kopf in **„Schnüffelstellung"** (nicht überstreckt, nicht flektiert!) liegt. Eventuell kann es sinnvoll sein, den Thorax dazu auf ein zusammengefaltetes Handtuch zu lagern. Das Kinn wird mit dem **Esmarch-Handgriff** nach oben gezogen. Nur wenn nötig kurz und effektiv absaugen. Dabei immer die Zeit im Auge behalten!

Breathing/Beatmung (B):
Hat sich der Zustand 60 s nach Geburt nicht verbessert, bleibt die Atmung weiterhin aus oder ist sie zu schwach, Maske über Mund und Nase auf das Gesicht des Neugeborenen aufsetzen, mit C-förmig gekrümmtem Daumen und Zeigefinger (nicht zu starker Druck!) halten und mit Mittelfinger und Ringfinger den Unterkiefer nach oben ziehen. Dann mit dem Ambubeutel mit hohem Druck (30 cmH_20; mit Daumen und 2 Fingern den Ambubeutel zusammendrücken) 5 ruhige Atemzüge (**Raumluft!**) beatmen oder mit einem CPAP-System (15–20 cmH_2O) 3 bis 10 s „blähen", bis sich der Thorax hebt. Durch ein Blähmanöver oder langsame Beatmungshübe wird die intraalveoläre Flüssigkeit in das pulmonale Lymph- und Gefäßsystem gepresst und somit die Residualkapazität verbessert.

Das Kind beobachtet man während dieser Maßnahmen gut: Zeigen sich Atemexkursionen? Wird das Kind rosig? Man überprüft durch Auskultation der Herztöne oder Palpation des Nabelschnurpulses immer wieder die Herzfrequenz und legt zur kontinuierlichen Überwachung ein EKG-Monitoring an. Mit dem Pulsoxymeter überwacht man die Sauerstoffsättigung.

Führen diese Maßnahmen nicht zu einem Anstieg der Herzfrequenz oder zu Thoraxexkursionen, müssen Maskensitz und Kopfposition überprüft und ggf. korrigiert werden (Esmarch-Handgriff), ggf. 2-Helfer-Methode versuchen. Bei V.a. Obstruktion der Atemwege durch Sekret oder Schleim ggf. unter Sicht absaugen (kurz und effektiv!).

Steigt die Herzfrequenz nicht an, kann man einen Tubus über die Nase in den Pharynx einlegen, Mund und Nase verschließen und erneut beatmen. Eine Erhöhung des Spitzendrucks erwägen. Ggf. Anlage einer Larynxmaske. Zusätzliche Hilfe rufen (lassen)!

Bradykardien beim Neugeborenen sind fast immer durch Hypoxie bedingt, deshalb lassen sich die meisten Bradykardien durch suffiziente (Be-)Atmung und Oxygenierung beheben. Dabei ist es wichtig, nicht unkritisch mit dem Sauerstoff umzugehen. Sauerstoff verursacht Nebenwirkungen und muss deshalb – wie ein Medikament – sorgfältig nach Sättigung dosiert werden!

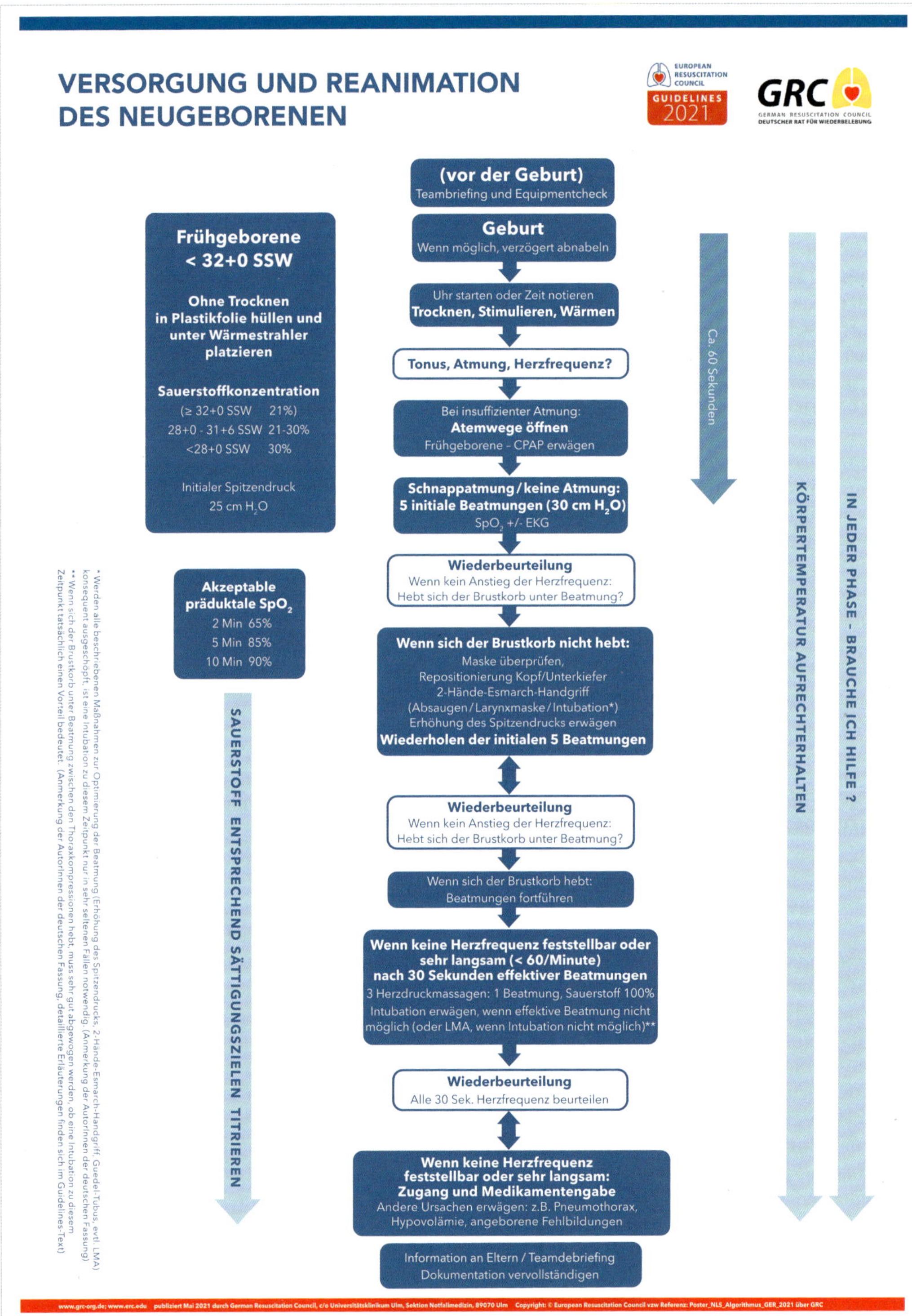

Abb. 65.2 (Quelle: © German Resuscitation Counsil (GRC) und Austrian Resuscitation Counsil (ARC) 2021 (Madar, J., Roehr, C. C., Ainsworth, S. et al. Versorgung und Reanimation des Neugeborenen nach der Geburt. Notfall Rettungsmed 24, 603–649 [2021]))

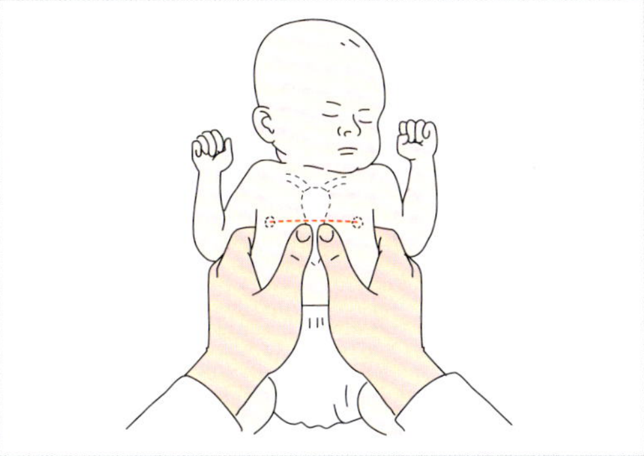

Abb. 65.3 Extrathorakale Herzdruckmassage beim Neugeborenen und Säugling (Quelle: Secchi A, Ziegenfuß T. Checkliste Notfallmedizin. 4. Auflage. Stuttgart: Thieme; 2009)

Circulation/Herzdruckmassage (C):
Steigt die Herzfrequenz unter effektiver Beatmung nicht in den nächsten 30 s auf 60 oder mehr/min an, muss zusätzlich mit der Herzdruckmassage begonnen werden. Dazu den Thorax mit beiden Händen umfassen, beide Daumen im unteren Drittel des Sternums aufsetzen, Kompressionstiefe ⅓–½ des Thoraxdurchmessers, Frequenz 100/min, 3 Kompressionen pro Beatmungshub (s. Abb. 65.3).

Falls eine effektive Beatmung nicht möglich ist, **Intubation** erwägen! Den Tubus dazu unter Zuhilfenahme von Laryngoskop und Magill-Zange in die Trachea vorschieben, FiO_2 auf 100 % erhöhen.

Haben die Maßnahmen nicht den gewünschten Erfolg, ist es wichtig, kritisch alles zu überprüfen: Beatmungsgerät korrekt eingestellt, alle Schläuche verbunden?, Kopfposition?, Maskensitz/Tubuslage?, Tubus abgeknickt?, Atemwege durch Sekret verlegt?, stark überblähter Bauch (und damit Einschränkung der Zwerchfellexkursionen)?, Atemgeräusch bei der Auskultation seitengleich?, Hinweise auf Pneumothorax?, evtl. Opiatüberhang (dann Naloxongabe [0,01 mg/kg KG langsam i. v., s.c oder i. m.] sinnvoll!)?

Drugs/Medikamente (D):
Zur Gabe von Volumen und Medikamenten braucht man einen venösen Zugang. Am schnellsten gelingt der Zugang über einen Nabelvenenkatheter (steril arbeiten!), aber auch über periphere Venen (*cave:* schwierig bei schlechter Kreislaufsituation, nicht zu viel Zeit vergeuden!) oder intraossär können Medikamente verabreicht werden.

Bei Hypovolämie ist die Gabe eines **Volumenbolus** (10 ml/kg KG NaCl 0,9 %, bis zu 3 mal) indiziert.

Die Gabe von **Adrenalin** (1 Ampulle Adrenalin 1:1000 mit 9 ml NaCl 0,9 % verdünnen, Dosierung: 0,1 ml/kg KG/ED dieser 1:10 000 verdünnten Lösung alle 3–5 Minuten i. v./i. o.) ist indiziert, wenn die bisher erfolgten Maßnahmen keine Verbesserung der Situation bewirken konnten. Falls die intravenöse oder intraossäre Gabe nicht möglich ist, kann Adrenalin auch endotracheal gegeben werden. Dazu wird die 5–10-fache Dosis (50–100 µg/kg KG/ED) verwandt.

Der Einsatz von **Natriumbikarbonat** (Dosierung $NaHCO_3$: ½ Basendefizit × kg KG × 0,3 ml; 1:1 verdünnt mit Glucose 5 %) erfolgt nur nach strenger Indikationsstellung bei schwerer metabolischer Azidose, da es hochosmolar ist und Hirnblutungen bedingen kann.

Die Dauer der Reanimation hängt vom Zustand des Kindes, evtl. Fehlbildungen usw. ab. In der Regel beendet man die Reanimationsmaßnahmen nach 30 Minuten. Irreversible Hirn- und Organschäden sind mit zunehmender Dauer der erfolglosen Wiederbelebungsmaßnahmen wahrscheinlich.

Falls das Kind verstorben ist, sollte den Eltern Gelegenheit gegeben werden, Abschied zu nehmen. Wichtig ist, den Eltern eine psychologische Betreuung oder auch Unterstützung durch einen Seelsorger anzubieten. Eine genaue Erläuterung der Todesursache(n) sollte erst später in einer ruhigen Situation erfolgen.

Zusatzthemen für Lerngruppen

- geburtstraumatische Schäden
- weitere Vorsorgeuntersuchungen

Fall 66 Influenza (Grippe)

66.1 Welche Erkrankung vermuten Sie hinter der „Epidemie"?

Influenza; Begründung: Häufung der Krankheitsfälle, Erkrankung in der Familie des Patienten, „passende" Jahreszeit (Winter), unspezifische respiratorische Symptome (Halsschmerzen, trockener Reizhusten), v.a. plötzlicher Beginn mit hohem Fieber, Kopf- und Gliederschmerzen, schweres Krankheitsgefühl.

66.2 Was wissen Sie über die Ursache des Krankheitsbildes?

- Tröpfcheninfektion mit Influenza-Viren (verschiedene Typen [A, B, C])
- Typ A ist wegen Antigen-Shift/Drifts (s. Kommentar) häufig für Epidemien und Pandemien zuständig
- Influenza-Viren besiedeln den Respirationstrakt und replizieren sich im respiratorischen Epithel
- hohe Kontagiosität, Inkubationszeit 2–3 d

66.3 Welche Komplikationen der Erkrankung sind Ihnen bekannt?

Gefährdet sind v.a. Risikopatient*innen (Neugeborene, Säuglinge, Schwangere, Patient*innen mit schweren Vorerkrankungen, Personen > 60 Jahre):
- bakterielle Superinfektion (v.a. Pneumokokken, Haemophilus influenzae) möglich
- Peri-/Myokarditis
- Enzephalitis, Myelitis
- Tod.

66.4 Welche Therapie erscheint Ihnen sinnvoll?

- **symptomatisch**: fiebersenkende Maßnahmen (z.B. Paracetamol, Ibuprofen, Wadenwickel), reichlich Flüssigkeit, Bettruhe
- ggf. Neuraminidasehemmer (s. Kommentar).

Kommentar

Definition: Die Influenza (Syn.: Grippe) ist eine akute, meist in Epidemien während der kalten Jahreszeit (die typische „Grippesaison" dauert von Dezember bis April) auftretende schwere Infektionserkrankung, die von der gewöhnlichen Erkältung bzw. dem grippalen Infekt zu unterscheiden ist.

Ätiopathogenese und Epidemiologie: Sie wird durch Influenzaviren der Gruppe der Orthomyxoviren ausgelöst. Man unterscheidet **3 Typen** (A, B, C). Das Genom liegt fragmentiert vor, so dass durch Austausch einzelner Abschnitte (sog. Reassortement) neue Subtypen entstehen. Sprunghafte Antigenveränderungen (**Antigen-Shift**) entstehen zum Beispiel durch Rekombination tierischer (Reservoir: z.B. Pferd, Schwein, verschiedene Vogelarten) und menschlicher Influenzaviren. In größeren Zeitabständen von ca. 15 bis 20 Jahren führt ein Antigen-Shift zu einer weltweiten Pandemie. Die schwerste heute bekannte Pandemie war die „Spanische Grippe" im Jahre 1918. Damals erkrankten weltweit etwa 500 Millionen Menschen, etwa 20 Millionen Menschen sind an den Folgen verstorben.

Kleinere Veränderungen der Oberflächenantigene (Punktmutationen; **Antigen-Drift**) Neuraminidase (N) und Hämagglutinin (H) des Influenzavirus Typ A sind für die alljährlich zu beobachtenden Grippeepidemien verantwortlich. Man nimmt an, dass in Deutschland jährlich bis zu 20000 Menschen an der Influenza versterben (Übersterblichkeit).

Die **Inkubationszeit** beträgt durchschnittlich **2–3 Tage**, die Kontagiosität ist hoch. Die Influenza wird durch Tröpfcheninfektion übertragen. Die Viren besiedeln die Schleimhäute der oberen Luftwege. Da die Abwehrreaktionen des Körpers Subtypen-spezifisch sind, kann man mehrfach an Influenza erkranken.

Klinik: Die Symptome sind unspezifisch und gerade zu Beginn der Erkrankung schwer von gewöhnlichen Erkältungskrankheiten zu unterscheiden. Das klinische Erscheinungsbild ist altersabhängig. So können bei sehr jungen Säuglingen **sepsisähnliche Krankheitsbilder** auftreten, bei älteren Säuglingen finden sich **Tracheitis, obstruktive Bronchitis oder Bronchiolitis**. Bei Kleinkindern können sich eine **stenosierende Laryngotracheitis**, **Exantheme** und **gastrointestinale Symptome** entwickeln. Bei Schulkindern und Jugendlichen finden sich ähnliche Symptome wie bei Erwachsenen: Charakteristisch ist hier ein **plötzlicher Beginn mit hohem Fieber, Schüttelfrost, Kopf- und Gliederschmerzen** sowie starkem Krankheitsgefühl. Weitere Symptome sind Husten, Heiserkeit und Halsschmerzen.

In der Altersgruppe der 2- bis 12-Jährigen wird in bis zu 30% der Fälle die Influenza von einer **Otitis media** begleitet. Symptomarme Verläufe sind möglich.

Komplikationen: Sie sind meist durch **bakterielle Superinfektion** bedingt und bei Risikopatient*innen (Neugeborene, Säuglinge, Schwangere, ältere Menschen; Kinder und Erwachsene mit Vorerkrankungen, z.B. chronische Lungenerkrankungen wie bronchopulmonale Dysplasie, Asthma bronchiale oder Mukoviszidose, angeborene oder erworbene Herzerkrankungen, angeborene oder erworbene Immundefekte, Diabetes mellitus) oft mit letalem Ausgang. Häufig treten **Pneumonien** durch sekundäre bakterielle Superinfektion mit Pneumokokken, Staphylokokken oder Haemophilus influenzae auf. Selten, aber besonders gefürchtet, ist hierbei die fulminant verlaufende Influenza-Pneumonie – eine nekrotisierende Lungenentzündung mit Mikroabszessen durch Staphylococcus aureus. Selten treten kardiale Komplikationen (Myo-/Perikarditis) und zerebrale Komplikationen (Enzephalitis, Myelitis) auf.

Diagnostik: Die Diagnose ist aufgrund der unspezifischen Symptome in der Anfangsphase bzw. bei sporadischer Erkrankung nicht immer leicht zu stellen. Lediglich bei Epidemien kann man die Erkrankung mit hinreichender Wahrscheinlichkeit diagnostizieren. Aus epidemiologischen Gründen ist zu Beginn einer Epidemie der Virusnachweis (aus Rachenspülwasser oder Nasen-Rachen-Sekret) sinnvoll, v.a. bei schweren Verläufen. Influenza-A-Schnelltests haben eine Sensitivität von etwa 80% und sind zur Frühdiagnose geeignet.

Das Robert-Koch-Institut veröffentlicht wöchentlich während der „Grippesaison" aktualisierte Daten zur Aktivität der Influenza in den verschiedenen Regionen Deutschlands (https://influenza.rki.de). Das Wissen um die Aktivität der Erkrankung in der eigenen Region erleichtert die Diagnosestellung.

Therapie: Die Therapie erfolgt v.a. **symptomatisch**. Fiebersenkende Maßnahmen (z.B. Paracetamol, Ibuprofen, Wadenwickel), ausreichende Flüssigkeitszufuhr und körperliche Schonung sind die Basis der Therapie.

Es existieren eine Reihe von Medikamenten, die eine spezifische Therapie der Grippe ermöglichen. Indiziert sind sie bei Menschen, die ein hohes Risiko für einen schwerwiegenden Verlauf einer Influenza haben. **Neuraminidasehemmer** (Zanamivir, Oseltamivir) blockieren die Wirkung des viralen Enzyms Neuraminidase, welches für die Freisetzung neuer Viruspartikel aus infizierten Zellen und damit für die Ausbreitung des Virus nötig ist. Neuraminidasehemmer wirken allerdings nur gegen Influenza-A- und Influenza-B-Viren, nicht gegen den Typ C. Die Therapie sollte so früh wie möglich beginnen, spätestens bis 48 Stunden nach Einsetzen der Symptome. Oseltamivir ist für Kinder ab 1 Jahr, Zanamivir erst ab 12 Jahren zugelassen.

Liegt bei einem Grippepatienten/einer Grippepatientin zusätzlich eine bakterielle Superinfektion vor, ist der Einsatz entsprechender Antibiotika indiziert.

Prophylaxe: Eine Prophylaxe ist wegen der möglichen schweren Verläufe v.a. bei Risikopatient*innen (s. Komplikationen) und besonders gefährdeten Personen (z.B. medizinisches Personal) ratsam.

Sie besteht in einer **Schutzimpfung**, die aufgrund des Antigen-Shifts/-Drifts jährlich zu erneuern ist. Die Weltgesundheitsorganisation (WHO) hat dazu ein zentrales Meldesystem aufgebaut, um sofort mit der Entwicklung eines neuen Impfstoffs reagieren zu können, falls ein neuer Virussubtyp auftaucht. Die empfohlenen Impfstoffe beinhalten eine „Antigen-Mischung", die gegen verschiedene Influenza-Viren wirksam ist. Die Impfung sollte vor Beginn der Grippesaison – also im Oktober – erfolgen. Mit der Impfung gelingt es, ca. 80–90% der Geimpften vor einer Erkrankung zu schützen oder aber zumindest einen milden, komplikationslosen Verlauf zu erreichen. Influenza-Impfstoffe sind ab dem 6. Lebensmonat zugelassen. Bis zum 8. Lebensjahr besteht die Grundimmunisierung aus 2 Impfungen im Abstand von 4 Wochen. Eine Auffrischung mit aktualisiertem Impfstoff erfolgt dann jährlich.

Bei nicht geimpften Risikopatient*innen bzw., wenn die Impfstoffe von den aktuell zirkulierenden Viren abweichen, kann man eine **Prophylaxe mit Neuraminidasehemmern** durchführen. Besonders nach Kontakt mit Grippekranken empfiehlt sich die vorbeugende Einnahme von Neuraminidasehemmern.

Patient*innen, bei denen Influenzaviren direkt nachgewiesen worden sind, müssen namentlich innerhalb von 24 Stunden an das Gesundheitsamt gemeldet werden.

Prognose: Die Prognose ist bei komplikationslosen Verläufen meist sehr gut. Es vergehen jedoch oft Wochen bis zur vollständigen Rekonvaleszenz. Die Prognose der komplizierten Influenza ist v.a. bei Risikopatient*innen sehr schlecht (häufig letaler Ausgang).

Zusatzthemen für Lerngruppen

- banaler Infekt/Erkältungskrankheiten (Ätiologie, Klinik, Diagnostik, Therapie)

Fall 67 Hypospadie

67.1 Beschreiben Sie den Befund! Welche Diagnose stellen Sie?

- **Befund**: Harnröhrenöffnung im Bereich der Corona penilis
- **Diagnose**: Hypospadie.

67.2 Worauf achten Sie bei der klinischen Untersuchung besonders?

- Harnröhrenöffnung erkennbar: Entfernung von der Penisspitze
- Meatusstenose (nur bei der Miktion beurteilbar): Miktion aus Meatus möglich?
- Miktion: Richtung des Miktionsstrahls, vollständige Entleerung der Blase möglich?
- Krümmung (ggf. bei Erektion des Penis): verhindert degeneriertes Corpus spongiosum (=Chorda) die Erektion?
- Palpation der Hoden: Hodenhochstand?
- gründliche körperliche Untersuchung: weitere Fehlbildungen (v.a. der Nieren/Harnblase).

67.3 Welche weitere Diagnostik ist notwendig?

- Anamnese der Eltern: Hypospadie in der Familie?
- Sonografie Nieren/Harnwege: Fehlbildungen?

67.4 Welche Therapie empfehlen Sie? Wann sollte die Therapie erfolgen?

- evtl. bestehende Meatusstenose durch Meatotomie frühzeitig beseitigen (Säuglingsalter)
- operative Korrektur der Hypospadie bis zum 3. Lebensjahr, OP häufig in mehreren Sitzungen notwendig.

Kommentar

Definition und Epidemiologie: Bei einer Hypospadie handelt es sich um einen unvollständigen Schluss der Harnröhre während der Fetalperiode mit **ventral** ektoper Mündung des Orificium urethrae externum. Sie gehört zu den **häufigsten** Fehlbildungen bei Jungen mit einer Inzidenz von etwa 1:300. Eine familiäre Häufung wird beobachtet.

Ätiopathogenese: Sie kann **idiopathisch** oder durch **hormonelle** bzw. **chromosomale** Störungen verursacht werden. Einer hormonellen Ursache liegt meist ein intrauteriner Androgenmangel bzw. eine fehlende Androgenwirkung vor der 14. Schwangerschaftswoche zugrunde.

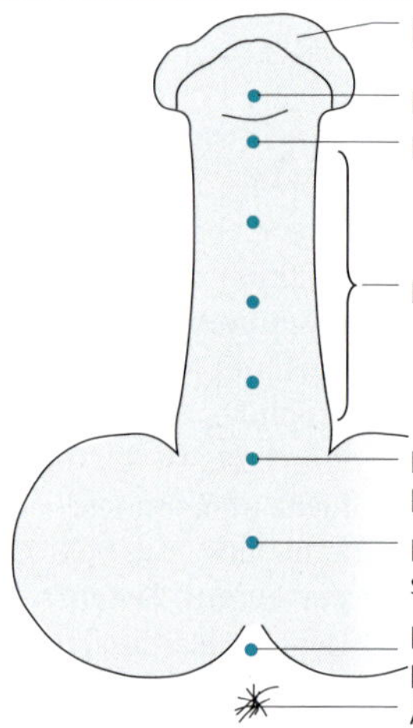

Abb. 67.2 Schematische Darstellung der Hypospadieformen

Klinik: Die Hypospadie ist charakterisiert durch eine **Fehlmündung der Urethra auf der Unterseite des Penis**, eine dorsale Vorhautschürze (Präputialschürze) bzw. eine ventral fehlende Fusion des Präputiums. Fakultativ kann der Penisschaft wegen eines degenerierten Corpus spongiosum nach ventral gekrümmt sein (Chorda). Bei der Miktion ist der Harnstrahl nach dorsal gerichtet. Häufig besteht zudem eine Meatusstenose.

Je nach Lage der Urethralmündung unterscheidet man verschiedene Formen der Hyopospadie (s. Abb. 67.2).

Diagnostik: Es handelt sich um eine **klinische Diagnose**. Auf weitere Fehlbildungen des äußeren Genitales, z.B. ein Hodenhochstand, muss geachtet werden. Fehlbildungen des oberen Harntraktes werden **sonografisch** ausgeschlossen. Um eine hormonelle Ursache (z.B. adrenogenitales Syndrom, sehr selten) auszuschließen, sollte eine **Hormonbestimmung** (DHT, 17-OH-Progesteron) erfolgen. Manchmal ist eine Hypospadie mit syndromalen Erkrankungen (z.B. Klinefelter-Syndrom, Smith-Lemli-Opitz-Syndrom) assoziiert. Bei der klinischen Untersuchung muss deshalb besonders nach **assoziierten Fehlbildungen** gesucht werden, ggf. sollte eine chromosomale Abklärung bei sehr schweren Formen der Hypospadie erfolgen.

Differenzialdiagnosen: V.a. bei skrotalen und perinealen Formen, die dem weiblichen Phänotypus ähneln, muss ein 46, XY DSD (DSD = disorders of sexual development) mit überwiegend weiblichem Phänotyp ausgeschlossen werden.

Therapie: Ziel der chirurgischen Therapie ist es, den Penisschaft zu begradigen, einen regelrecht gerichteten Harnstrahl und eine normale Sexualfunktion zu erreichen sowie einen kosmetisch normalen Penis herzustellen. Die operative Korrektur sollte idealerweise in den ersten 2 Lebensjahren erfolgen. Eine Meatusstenose muss gegebenenfalls auch früher operiert werden. Eine Vielzahl von Operationstechniken steht zur Korrektur der Hypospadie zur Verfügung. Schweregrad und individuelle Befundkonstellation entscheiden über die Methode der Wahl. Glanduläre und coronare Hypospadien mit einer Meatusstenose erfordern meist eine Meatotomie und ggf. Zirkumzision. Bei schweren Fehlbildungen (z. B. Hypospadia skrotalis) wird die Schaffung einer neuen Urethra aus Penisschafthaut, Vorhaut oder auch Mundschleimhauttransplantaten notwendig. Deshalb sollte, wenn eine Präputialschürze besteht, keine Zirkumzision – auch nicht aus religiösen Gründen – ohne Rücksprache mit dem Kinderchirurgen/der Kinderchirurgin erfolgen!

Prognose: Die häufigsten Spätkomplikationen sind Fistelbildung, Harnröhrenstrikturen und Restverkrümmung. Sie treten in Abhängigkeit von der Form der Hypospadie und den damit verbundenen Möglichkeiten der Korrektur auf (je näher die Hypospadie am Anus ist, desto schwieriger ist die Rekonstruktion und umso schwerwiegender sind die Komplikationen).

Zusatzthemen für Lerngruppen

- weitere Fehlbildungen des äußeren Genitales bei Jungen (z. B. Phimose, Epispadie, Maldescensus testis)
- Entwicklung des Genitales (Embryologie).

Fall 68 Normale und pathologische Pubertätsentwicklung

68.1 Was fällt Ihnen bei der Inspektion der Patientin auf?

- Brustdrüsenschwellung bds (s. Abb. 68.1 Fallbeispiel).

68.2 Bestimmen Sie das Pubertätsstadium anhand der Tanner-Klassifikation!

- **Brust**: Brustdrüse ist stärker vergrößert als die Areola = Tanner-Stadium B3
- **Genitalbereich**: Wachstum einzelner, langer und dunkel pigmentierter Haare im Bereich des Mons pubis = Tanner-Stadium P2.

68.3 Welche Erkrankungen müssen Sie differenzialdiagnostisch bedenken?

Aufgrund des Auftretens sekundärer Geschlechtsmerkmale vor dem 8. Geburtstag kommen folgende Diagnosen in Frage: **Pubertas praecox vera** und **Pseudopubertas praecox** (s. Kommentar).

68.4 Welche weitere Diagnostik ist erforderlich?

- **Bestimmung von Körperlänge/-gewicht**, Eintragen in Perzentilen: altersentsprechende Entwicklung von Körperlänge/-gewicht?
- **Sonografie des Genitales**: Ovarialzysten, Uterusgröße
- **Röntgenbild der linken Hand und des Handgelenkes**: Bestimmung des Knochenalters
- **Labor:** basales LH, FSH, Östradiol, Testosteron, Prolaktin, β-HCG, **TSH, fT_3, fT_4**
- **GnRH-Test**:
  - stimulierter LH/FSH-Quotient > 1, LH-Anstieg ≥ 5 IU/l → GnRH-abhängige (echte) Pubertas praecox
  - stimulierter LH/FSH-Quotient < 1 → GnRH-unabhängige Pseudopubertas praecox
- **weitere Hormonuntersuchungen**: 7-OHP, DHEAS, Androstendion (ggf. weitere Steroide bei V. a. NNR-Erkrankung), Inhibin B (bei V. a. Tumor)
- **MRT Schädel**
- **Sonografie Nebennierenrinde bzw. MRT des Abdomens**: sekretorisch aktive Nebennierenrinden-/Gonadentumoren als Ursache einer Pseudopubertas praecox.

68.5 Welche Therapie ist indiziert?

- **Therapie der Pubertas praecox vera**:
  - abwartende Haltung (6 Monate): Fortschreiten der Symptomatik?
  - bei Fortschreiten: medikamentöse Therapie mit GnRH-Analoga (Leuprorelinacetat Depot s. c. oder Triptorelinacetat Depot s. c. alle 28 Tage)

zur Vermeidung einer psychosozialen Belastung/späteren Kleinwuchses; geringe Nebenwirkungen, volle Reversibilität der Symptome
- **Therapie der Pseudopubertas praecox**: Behandlung der Grunderkrankung, z. B. AGS, HCG-produzierende Tumoren, Ovarialzyste, McCune-Albright-Syndrom.

Kommentar

Normale Pubertätsentwicklung: Die Pubertät beginnt bei Mädchen normalerweise zwischen dem 9. und 14. Lebensjahr, bei Jungen etwa 2 Jahre später.

Die Pubertätsmerkmale **beim Mädchen** treten üblicherweise in folgender Reihenfolge auf: **Thelarche** (Entwicklung der Brustdrüsen), **Entwicklung der Axillarbehaarung und Pubarche** (Entwicklung der Schambehaarung), **Wachstumsschub**, **Menarche** (Einsetzen der Regelblutung). Das durchschnittliche Alter der Menarche liegt bei 12,8 Jahren.

Bei den **Jungen** nimmt als erstes Pubertätszeichen das **Hodenvolumen** von 1–2 ml vor dem 10. Lebensjahr auf 3–8 ml vor dem Auftreten der ersten Schamhaare zu. Danach folgt die **Entwicklung des Genitales** sowie der **Pubes- und Axillarbehaarung**. Der pubertäre Wachstumsschub schließt sich an und erreicht sein Maximum mit etwa 14 bzw. 15 Jahren. Danach tritt der **Stimmbruch** auf. Zum Abschluss der Pubertät beträgt die endgültige Hodengröße etwa 10–25 ml.

Normvarianten der normalen Pubertätsentwicklung: Normvarianten des physiologischen Pubertätsablaufs sind das **isolierte, vorzeitige Auftreten eines Pubertätszeichen**. Sie sind ohne Krankheitswert und ohne Einfluss auf die weitere Entwicklung (Knochen-/Längenentwicklung normal, Hormonbefunde altersentsprechend). Eine weitere Diagnostik zum Ausschluss einer Pubertas bzw. Pseudopubertas praecox sollte erfolgen. Eine Therapie ist nicht erforderlich.

Bei der **prämaturen Thelarche** handelt es sich um eine isolierte Vergrößerung der Brustdrüsen beim Mädchen. Sie tritt in der Regel zwischen dem 6. Lebensmonat und dem 2. Lebensjahr auf. Ihre Ursache ist unklar. Man nimmt an, dass wechselnd große Follikelzysten ausreichend Östrogene produzieren, um ein Brustwachstum ohne weitere Pubertätszeichen zu verursachen. Eine Progredienz wird nicht beobachtet.

Bei der isolierten **prämaturen Menarche** treten zyklische vaginale Blutungen ohne andere Zeichen der Pubertätsentwicklung auf. Als Ursache kommen z. B. passagere ovarielle Follikelzysten vor. Differenzialdiagnostisch muss an vaginale Fremdkörper gedacht werden. Eine Behandlung ist nicht notwendig (nachgewiesene Fremdkörper müssen natürlich entfernt werden).

Unter der **prämaturen Pubarche** versteht man das verfrühte und isolierte Auftreten von Schambehaarung.

Bei der **Pubertätsgynäkomastie** kommt es vorübergehend zu einer ein- oder beidseitigen Brustschwellung bei pubertierenden, oft auch übergewichtigen Jungen. Als Ursache wird ein vorübergehendes Ungleichgewicht zwischen Östrogenen und Androgenen angenommen. Die Diagnose wird klinisch gestellt, weitere Untersuchungen sind in der Regel nicht erforderlich.

Vorzeitige Pubertätsentwicklung (Pubertas praecox): Hierunter versteht man das vorzeitige Auftreten sekundärer Geschlechtsmerkmale bei **Mädchen vor dem 8. Geburtstag**, bei **Jungen vor dem 9. Geburtstag**. Man unterscheidet die **echte Pubertas praecox** (Pubertas praecox vera), die durch vorzeitige hypothalamische und hypophysäre Aktivitäten ausgelöst wird, von der **Pseudopubertas praecox**, der adrenale, gonadale oder ektope Ursachen zugrunde liegen.

Pubertas praecox vera: Nach Schätzungen liegt die Inzidenz der Pubertas praecox vera zwischen 1:5000 und 1:10000. In etwa 80% der Fälle sind Mädchen betroffen. Die Ursache für die vorzeitige Aktivierung der Hypothalamus-Hypophysen-Gonaden-Achse ist in den meisten Fällen ungeklärt. Selten sind hirnorganische Störungen wie Tumoren (Astrozytom, Ependymom, Optikusgliom oder Kraniopharyngeom), Hydrozephalus, angeborene Fehlbildungen, eine lang bestehende, unbehandelte Hypothyreose oder Z. n. Trauma bzw. zerebraler Infektion Auslöser der vorzeitigen Pubertätsentwicklung. Typisch für die echte Pubertas praecox sind neben der Ausbildung der typischen sekundären Geschlechtsmerkmale wie Thelarche, Pubarche, Menarche und vorzeitiger Geschlechtsreife auch oft ein Wachstumsschub und eine Akzeleration der Knochenreifung. Es kommt zum vorzeitigen Schluss der Epiphysenfugen, in deren Folge die zunächst großwüchsigen Kinder kleinwüchsig bleiben. Die Endgröße überschreitet selten 155 cm. Psychische Probleme bei den betroffenen Kindern und Verunsicherung bei den Eltern können schwerwiegend sein.

Entwicklung der Schambehaarung

P 1 kindliche Verhältnisse, keine Schambehaarung

P 2 wenige, gering pigmentierte Haare an der Peniswurzel bzw. an den großen Labien

P 3 kräftigere, dunklere gekräuselte Haare, bis über die Symphyse ausgedehnt

P 4 ähnlich wie bei Erwachsenen, aber nicht auf die Oberschenkel übergehend

P 5 Ausdehnung und Dichte wie bei Erwachsenen, auf die Oberschenkel übergehend

P 6 auf der Linea alba in Richtung Nabel weiterreichende Behaarung, in 80 % bei Männern, in 10 % bei Frauen

bei Mädchen

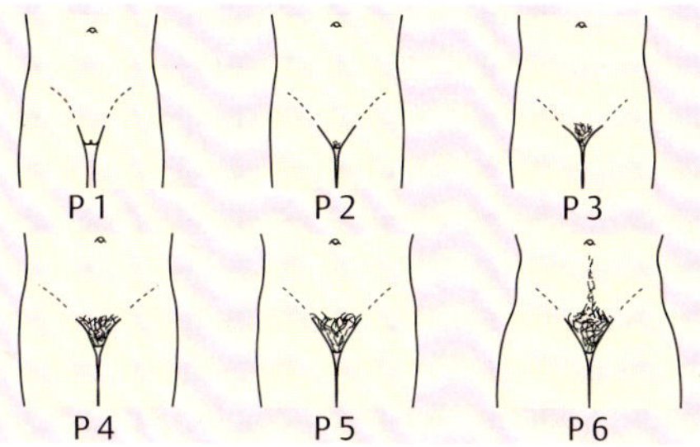

bei Jungen

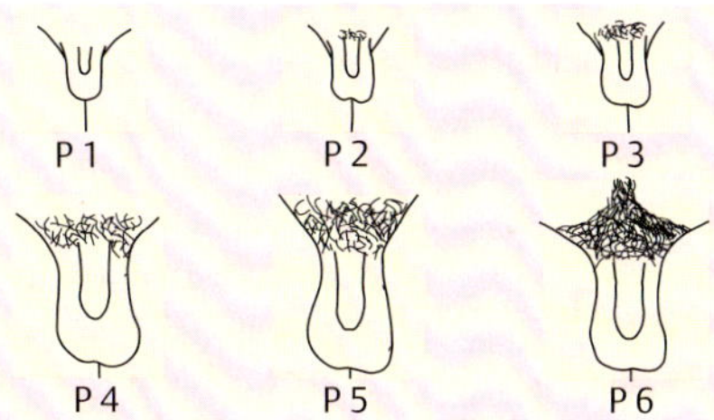

Brustentwicklung bei Mädchen

B 1 kindliche Verhältnisse, lediglich Erhebung der Brustwarze

B 2 Brustdrüse vergrößert. Vorwölbung des Warzenhofs. Areola imDurchmesser größer

B 3 weitere Vergrößerung, Volumen des Drüsenkörpers größer als das der Areola

B 4 Brustwarze und Areola bilden jetzt über dem Drüsenkörper eine zweite Vorwölbung

B 5 vollentwickelte Brust mit kontinuierlichem Übergang vom Drüsenkörper zu Areola und prominenter Mamille

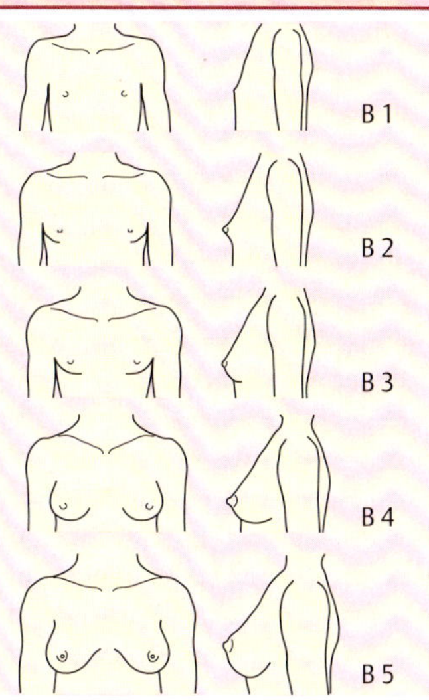

Genitalstadien bei Jungen

G 1 Hoden, Skrotum und Penis wie in der Kindheit
G 2 Hodenvolumen ca. 4 ml, Skrotum größer, Penis noch wie in der Kindheit
G 3 Hodenvolumen und Skrotum größer, Penis länger
G 4 Hodenvolumen ca. 12 ml, Skrotum dunkler pigmentiert, Penis länger und dicker
G 5 Hoden, Skrotum und Penis in Größe und Aussehen wie beim Erwachsenen

Abb. 68.2 Pubertätsstadien (nach Tanner und Whitehouse) (Quelle: Gortner L, Meyer S. Duale Reihe Pädiatrie. 5. Auflage. Stuttgart: Thieme; 2018)

Pseudopubertas praecox vera: Unter dem Begriff der Pseudopubertas praecox werden alle Störungen zusammengefasst, die zur vorzeitigen Pubertätsentwicklung führen, aber nicht mit einer Aktivierung der Hypothalamus-Hypophysen-Gonaden-Achse einhergehen. Man unterscheidet isosexuelle (gleichgeschlechtliche Pubertätsmerkmale) von heterosexuellen (Geschlechtsmerkmale des anderen Geschlechts) Formen.

Als Ursache kommen z. B. hormonproduzierende Ovarialzysten, Ovarialtumoren, kongenitales adrenogenitales Syndrom, Tumoren der Gonaden bzw. Nebennieren oder Teratome in Frage.

Verzögerte Pubertätsentwicklung (Pubertas tarda): Unter der Pubertas tarda versteht man ein Fehlen sekundärer Geschlechtsmerkmale bei Mädchen ab dem Alter von 13,5 Jahren, bei Jungen ab 14 Jahren. Die Ursachen sind vielfältig. Neben endokrinen (z. B. hypothalamische oder hypophysäre) und chromosomalen Störungen (z. B. Turner-Syndrom beim Mädchen) führen Mangelernährung (z. B. Anorexia nervosa), Hochleistungssport und Drogenabusus (v. a. Marihuana) zum Ausbleiben der Pubertät. Die Diagnose wird durch Messung der Sexualsteroide im peripheren Blut gesichert, die Bestimmung der Gonadotropine erlaubt die weitere Unterteilung in hypogonadotrope und hypergonadotrope Formen. Differenzialdiagnostisch muss die konstitutionelle Entwicklungsverzögerung bedacht werden. Die Therapie umfasst die Substitution der fehlenden Hormone, falls sich die zugrunde liegenden Ursachen nicht beseitigen lassen. Darunter reifen die sekundären Geschlechtsmerkmale aus, das Wachstum wird günstig beeinflusst.

Diagnostik: s. Antwort zur Frage 68.4. Die Diagnostik richtet sich nach der Klinik und sollte zurückhaltend, aber gezielt sein. Bei der körperlichen Untersuchung werden die Pubertätszeichen anhand des Schemas nach **Tanner** (s. Abb. 68.2) bestimmt.

Bei Jungen wird die Hodengröße mit dem **Orchidometer** (s. Abb. 68.3) ermittelt.

Sonografisch lässt sich eine dem Pubertätsstadium entsprechende Vergrößerung der Gonaden und bei Mädchen auch des Uterus nachweisen, evtl. kann man beidseitige Ovarialzysten feststellen. Das Knochenalter wird durch ein Röntgenbild der linken Hand und des Handgelenkes bestimmt. Hormonanalysen erfolgen zur Differenzierung von normaler und vorzeitiger Pubertätsentwicklung bzw. Pubertas praecox vera und Pseudopubertas praecox. EEG, Kernspintomografie und augenärztliche Untersuchung werden zum Ausschluss zerebraler Prozesse empfohlen. Ist das Knochenalter nicht beschleunigt, muss außerdem eine Hypothyreose (Bestimmung von TSH und Schilddrüsenhormonen) ausgeschlossen werden.

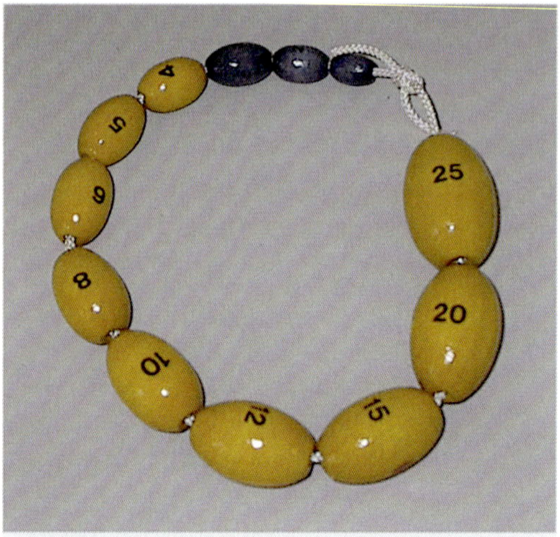

Abb. 68.3 Orchidometer

Therapie: s. Antwort zur Frage 68.5.

Prognose: Die Prognose ist bei rechtzeitigem Therapiebeginn sowohl bei der Pubertas praecox vera als auch bei der Pseudopubertas praecox meist sehr gut. Nachteilige Langzeitwirkungen der medikamentösen Therapie wurden nicht beobachtet. Nach Beendigung der Behandlung setzt die pubertäre Hormonbildung wieder ein, die Reifeentwicklung wird abgeschlossen und eine normale Endgröße erreicht. Bei zu spätem Therapiebeginn muss mit sekundärem Kleinwuchs gerechnet werden.

Zusatzthemen für Lerngruppen

- disorders of sexual development (DSD)

Fall 69 Bakterielle Infektionen des Neugeborenen

69.1 Wie gehen Sie weiter vor?

- **Atmung sichern**: CPAP-Beatmung, evtl. Intubation und Respiratortherapie
- Infusionstherapie mit Glukose-Elektrolyt-Gemisch zur Flüssigkeitssubstitution
- Kreislaufstabilisierung: kristalline Lösungen (NaCl 0,9% oder Ringer-Laktat 10–20 ml/kg KG über 20 min), engmaschige Überwachung des Blutdrucks
- **Labor**:
  - Blut/Serum: Blutbild, Differenzialblutbild, CRP, Interleukin 6 oder 8, Elektrolyte (Na, K), Kreatinin, Leberwerte (γ-GT, GOT, GPT), Blutgasanalyse, Blutzucker → Entzündungszeichen, Hinweise auf Stoffwechselstörung
  - Urinstatus am besten aus Blasenpunktionsurin: Harnwegsinfektion
  - mikrobiologische Untersuchung: Blut-, Urin-, Liquorkultur → Erregernachweis
  - Lumbalpunktion: Meningitis
- **empirische antibiotische Behandlung** (s. Kommentar).

69.2 Interpretieren Sie die Laborwerte!

- **Blut/Serum**:
  - Thrombozytopenie, Leukozytopenie und CRP-Erhöhung: bakterielle Infektion
  - Hyponatriämie: mögliche Ursachen sind Verdünnungshyponatriämie, Natriumverlust, Dehydratation, inadäquate ADH-Sekretion, Medikamentenwirkung, Mukoviszidose
  - Hyperkaliämie: mögliche Ursachen sind Azidose, zu hohe parenterale Zufuhr, Hämolyse der Blutprobe
  - Hypochlorämie: Verlust durch Erbrechen, Mukoviszidose
  - Gerinnung: Quick ↓, PTT ↑ → Verbrauch von Gerinnungsfaktoren; Antithrombin ↓ → disseminierte intravasale Gerinnung; Fibrinogen ↑ → akute Infektion (Akut-Phase-Protein)
- **Liquor**: Zellzahl ↑ ↑, Liquorzucker ↓, Liquorprotein ↑ → eitrige Meningitis (s. Fall 1)
- **Urinstatus**: kein Hinweis auf Harnwegsinfekt, Hyperosmolalität als Ausdruck von Exsikkose oder inadäquater ADH-Sekretion.

69.3 Interpretieren Sie den Befund im Zusammenhang mit der bisherigen Krankengeschichte! Was wissen Sie über dieses Krankheitsbild?

- Krankheitsbild: **Neugeborenensepsis** (hier durch B-Streptokokken, „Late-onset"-Form s. u.) mit eitriger Meningitis; Begründung: klinische und laborchemische Infektionszeichen, Verbrauchskoagulopathie, Keimnachweis aus Blutkultur; gespannte Fontanelle, Erbrechen
- 2 Formen:
  - **Infektionen mit Beginn in den ersten 3 (–5) Tagen („Early onset sepsis" oder EOS)**: Auftreten innerhalb der ersten 72 Stunden nach Geburt; vertikale Infektion (mütterliche Keime der Rektovaginalflora) v. a. mit E. coli, **B-Streptokokken**, Staphylococcus aureus, Haemophilus influenzae, **koagulase-negativen Staphylokokken**, Listerien, Candida, Enterobacterien und Anaerobier; Risiko bei Neugeborenen < 1 %, bei Frühgeborenen bis zu 20%; Prognose bei rechtzeitiger Behandlung gut
  - **Infektionen mit Beginn nach dem 3.(–5.) Lebenstag u./o. nach der 1.antibiotischen Therapie („Late-onset-sepsis")** : Auftreten 1.–6. Lebenswoche; v. a. horizontale (z. B. nosokomiale) Infektion z. B. mit **Koagulase-negativen Staphylokokken**, Staphylococcus aureus und Enterobakterien, sehr selten auch Pilze, Virusinfektion (z. B. Herpes simplex-Virus); Verlauf meist mit Meningitis, Prognose schlechter als bei „Early-onset"-Sepsis.

69.4 Die Blutuntersuchung zeigte eine Hyponatriämie. Wie deuten Sie diese Elektrolytverschiebung, wenn Sie gleichzeitig feststellen, dass der Junge an Gewicht zunimmt und weniger ausscheidet?

!

- V. a. **Schwartz-Bartter-Syndrom** oder **SIADH** (Syndrom der inadäquaten ADH-Sekretion): zentral bedingte pathologisch erhöhte ADH-Sekretion mit Wasserretention (dadurch Gewichtszunahme) und Verdünnungshyponatriämie; tritt u. a. bei Meningitis, Hirnblutungen, Asphyxie, Stress, Opiatmedikation auf; Therapie: Flüssigkeitsrestriktion, ggf. Diuretika (Furosemid 0,5–1 mg/kg KG/Dosis, max. 2 mg/kg KG/d, p. o. oder i. v.), vorsichtige Natriumsubstitution (Kontrolle Na-Spiegel!)
- Differenzialdiagnose: Überinfusion, dann aber eher Polyurie!

Kommentar

Einteilung: Bakterielle Infektionen lassen sich unterteilen in Lokal- und Organinfektionen, systemische Entzündungsreaktionen (=SIRS; klinische Sepsis-Symptomatik *ohne* Erregernachweis im Blut) und Sepsis (klinische Sepsis-Symptomatik *und* Erregernachweis in der Blutkultur).

Epidemiologie: Bakterielle Infektionen sind die häufigsten Erkrankungen in der Neugeborenenperiode. Frühgeborene sind besonders gefährdet, weil vorzeitige Wehen und Frühgeburtsbestrebungen häufig durch ein Amnioninfektionssyndrom (s. u.) ausgelöst werden.

Ätiologie: Der wichtigste Risikofaktor ist ein Amnioninfektionssyndrom bzw. Triple-I (intrauterine Inflammation oder Infektion oder beides) mit mütterlichem Fieber, erhöhtem CRP, Leukozytose, fötide riechendem Fruchtwasser oder eitrigem Fluor vaginalis, nicht hemmbaren Wehen und anhaltender fetaler Tachykardie. Weitere Risikofaktoren sind vorzeitiger Blasensprung (Dauer zwischen Blasensprung und Entbindung > 18 Stunden), Nachweis von Streptokokken der Gruppe B im Vaginalabstrich, perinatale Asphyxie, protrahierte Geburt und erbsbreiartiges, grünes Fruchtwasser.

Klinik: Das klinische Bild ist sehr variabel und reicht von asymptomatischen bis hin zu foudroyanten Verläufen mit letalem Ausgang. Je unreifer das Neugeborene ist, desto häufiger verläuft das Krankheitsbild septisch.

Die **klinischen Symptome** einer Infektion sind bei Früh- und Neugeborenen sowie jungen Säuglingen (< 6 Monate) sehr **unspezifisch. Muskelhypotonie, verminderte Reaktionen oder Hyperreagibilität, Berührungsempfindlichkeit, Unruhe, Trinkunlust, plötzliche oder gehäufte Atempausen und/oder Bradykardien, Stöhnatmung, Tachypnoe, Dyspnoe, erhöhter Sauerstoffbedarf, Tachykardie, arterielle Hypotonie, Temperaturinstabilität, Glukoseintoleranz, gestörte Hautperfusion mit verlängerter Rekapillarisierungszeit (> 3 s), Blässe und Marmorierung der Haut** können frühe Hinweise auf eine schwere Infektion des Kindes sein.

Bei reifen Neugeborenen verläuft die Infektion häufig als Pneumonie, die Symptome ähneln einem Atemnotsyndrom (s. Fall 55). *Cave:* Nie mit der Diagnose Atemnotsyndrom bei reifen Neugeborenen „zufriedengeben", immer eine Sepsis ausschließen!

Bei der protrahierten „Late-onset-sepsis" tritt oft eine Meningitis auf mit Symptomen wie gespannter Fontanelle, Fieber, Lethargie bis hin zum Koma und zerebralen Krampfanfällen.

Diagnostik: Mütterliches Fieber und/oder erhöhte Entzündungszeichen (CRP > 2,0 mg/dl [> 20 mg/l], Leukozytose > 15 000/µl), grünes, fötides Fruchtwasser und fetale Tachykardie sind Hinweise auf ein Amnioninfektionssyndrom. Ein Zervix- und Vaginalabstrich bei der Mutter sollten schon präpartal zur Erregeridentifikation durchgeführt werden. Beim Neugeborenen finden sich die Keime der Rektovaginalflora der Mutter in Gehörgang oder im Magensaft. Bei Infektionsverdacht sollten daher unmittelbar nach der Geburt **Ohrabstrich oder Magensaft** des Neugeborenen gewonnen und untersucht werden.

Beobachtungen des betreuenden Pflegepersonals bzw. der Eltern („Das Kind gefällt mir/uns gar nicht."), müssen immer ernst genommen werden!

Bei geringstem Anhalt für eine Infektion sollte das Kind sorgfältig **untersucht** und überwacht werden, Blut **(Blutbild mit Differenzialblutbild, CRP, Interleukin 6 oder 8, Blutgasanalyse, Blutzucker, Elektrolyte, Leberwerte, ggf. Blutkultur)** abgenommen und **Urin** sauber gewonnen werden und ggf. auch eine **Lumbalpunktion** erfolgen.

Laborveränderungen, die auf eine bakterielle Infektion hinweisen, sind

- Leukozytopenie (< 6000/µl, ein „Leukozytensturz" ist hochverdächtig auf eine Infektion)
- Leukozytose (> 30 000/µl; *cave*: Erythroblasten müssen von der Leukozytenzahl abgezogen werden! Bei unreifen Kindern finden sich im Differenzialblutbild häufig Erythroblasten/Normoblasten, die bei der maschinellen Auszählung fälschlicherweise als Leukozyten gezählt worden sind)
- Linksverschiebung im Differenzialblutbild (vermehrtes Auftreten von stabkernigen und jugendlichen Granulozyten im weißen Blutbild)
- Thrombozytopenie (< 100 000/µl, Ursache: gesteigerter Verbrauch)
- Erhöhung des CRP-Wertes > 2 mg/dl (*cave*: diagnostisches Fenster → CRP steigt erst 12–24 Stunden nach der Infektion an!)
- erhöhte Werte für Interleukin 6 und 8 in der Frühphase des infektiösen Geschehens
- Hypo- oder Hyperglykämie
- metabolische Azidose, Basendefizit unter −10 mmol/l
- Elektrolytverschiebungen: Hyponatriämie, Hypokalzämie.

Vor Beginn einer empirischen Antibiotikatherapie sollten unbedingt auch (aerobe) **Blutkulturen** abgenommen werden, Urin sauber gewonnen und untersucht (Harnwegsinfektion?, Glukosurie?) werden sowie eine Urinkultur angelegt werden. Bei klinischem Verdacht auf eine Meningitis ist auch eine Lumbalpunktion und Anlegen einer Liquorkultur erforderlich. Sie kann bei instabilem Kind ggf. auch bis zur Stabilisierung aufgeschoben werden.

Beweisend für eine Infektion ist allein der Nachweis des Erregers in Blut- oder Liquorkultur. Abstriche von Rachen, Ohr, Haut oder Nabel weisen per se nur die Besiedelung mit dem Keim nach. Bis zum Erhalt der Ergebnisse von Blutkultur und Abstrichen wird empirisch antibiotisch behandelt, weil bakterielle Infektionen beim Neugeborenen nicht selten foudroyant verlaufen.

Differenzialdiagnosen: Differenzialdiagnostisch muss bei einem septischen Krankheitsbild des Neugeborenen auch immer an eine Stoffwechselentgleisung („Stoffwechselnotfall") bei angeborenem Stoffwechseldefekt gedacht werden. Hinweise erhält man z. B. durch eine ausgeprägte metabolische Azidose in der Blutgasanalyse, Elektrolytverschiebungen, Hypoglykämie, Laktaterhöhung, Cholestasezeichen.

Therapie: Die Indikation zur **antibiotischen Behandlung** wird großzügig gestellt, da der frühzeitige Beginn entscheidend für den Erfolg der Behandlung ist. Die Antibiotikatherapie muss zunächst kalkuliert („blind") beginnen und erfolgt immer intravenös. Aus dem Zeitpunkt der Infektion lassen sich Rückschlüsse auf den Erreger (s. Antwort zur Frage 69.3) ziehen. Die gewählte Antibiotikakombination sollte ein möglichst breites Keimspektrum abdecken.

Die Empfehlungen zur Antibiotikatherapie der Neugeboreneninfektion der Deutschen Gesellschaft für pädiatrische Infektiologie (DGPI) lauten:

- **Infektion mit Beginn in den ersten 3 (–5) Lebenstagen (früher „Early-onset-sepsis"):**
  - Standardtherapie: Ampicillin (150–200 mg/kg KG/d in 3 ED) + Aminoglykosid (z. B. Gentamicin nach SSW 3,5–5 mg/kg KG/d in 1–2 ED)
  - bei Meningitis(verdacht): Ampicillin (300 mg/kg KG/d in 3 ED) + Cefotaxim (200 mg/kg KG/d in 3–4 ED) ggf. + Aminoglykosid (z. B. Gentamicin nach SSW 3,5–5 mg/kg KG/d in 1–2 ED)
- **Infektion mit Beginn nach dem 3. (–5.) Lebenstag (früher „Late-onset-sepsis"):**
  - Standardtherapie: Ampicillin (150–200 mg/kg KG/d in 3 ED) + Cefotaxim (100–150 mg/kg KG/d in 3 ED) + evtl. Aminoglykosid (z. B. Gentamicin nach SSW 3,5–5 mg/kg KG/d in 1–2 ED)
  - bei Meningitis(verdacht): Ampicillin (300 mg/kg KG/d in 3 ED) + Cefotaxim (200 mg/kg KG/d in 3–4 ED) ggf. + Aminoglykosid (z. B. Gentamicin nach SSW 3,5–5 mg/kg KG/d in 1–2 ED)
  - bei Hinweisen auf eine Katheter-assoziierte Sepsis: ggf. zusätzlich Glykopeptidantibiotika (z. B. Vancomycin nach SSW 15–30 mg/kg KG/d in 1–2 ED).

Nach Eingang des Antibiogramms muss die Antibiotikatherapie ggf. umgestellt werden. Zeigen sich nach 36–48 Stunden weder klinische Infektionszeichen noch auffällige Blut- und Liquorkulturen und bleibt das CRP < 1 mg/dl, so kann die Therapie beendet werden. Bei klinisch blandem Verlauf ohne Erregernachweis kann die Therapie beendet werden, wenn keine klinischen Symptome mehr bestehen und das CRP < 1 mg/dl ist, meist nach 5 bis 10 Tagen. Ist der Nachweis von Bakterien in der Blutkultur positiv, sollte die Behandlung über 7–14 Tage erfolgen, bei Meningitis über 10–21 Tage.

Daneben erfolgen supportive Maßnahmen wie intensivmedizinische Überwachung, Stabilisierung des Kreislaufs, ggf. Behandlung von Krampfanfällen und Sicherung der Atmung. Bei ausgeprägten Atempausen oder Sauerstoffbedarf ($FiO_2 > 0{,}4$) kann dazu auch CPAP (= Continuous positive airway pressure)-Beatmung notwendig werden. Über Maske, binasale Prongs, nasale High Flow Canulas oder einen Nasopharyngealtubus wird mit einer Beatmungsmaschine (hoher Flow, PEEP) ein positiver Druck in den Atemwegen aufgebaut. Dadurch werden atelektatische Lungenareale wieder eröffnet, die funktionelle Residualkapazität erhöht und der Gasaustausch verbessert. Lassen sich die Atempausen damit nicht beherrschen oder steigt der Sauerstoffbedarf weiter an, können Intubation und Beatmung erforderlich werden.

Prophylaxe: Eine antibiotische Behandlung der Mutter unter der Geburt bei Besiedelung mit B-Streptokokken, vorzeitigem Blasensprung oder klinischen bzw. laborchemischen Infektionshinweisen kann die „Early-onset-sepsis" des Kindes wirksam verhindern. Nicht sinnvoll ist jedoch die prophylaktische Antibiotikabehandlung während der Schwangerschaft, da es meist zu einer Wiederbesiedlung nach Beendigung der Therapie kommt.

Zur Prophylaxe der „Late-onset-sepsis" gibt es nur wenige Möglichkeiten. Peinliche Hygiene (z. B. sorgfältige Händedesinfektion, kein Handschmuck bei Pflegepersonal/Ärzten/Ärztinnen, Desinfektion der

Stethoskope, Flächendesinfektion) ist Grundvoraussetzung. Fremdmaterial (z.B. Venenverweilkanülen, zentrale Venenkatheter, Tubus, Blasenkatheter) sind häufig Eintrittspforte der Erreger. Sie sollten daher nur so lange belassen werden, wie es unbedingt notwendig ist.

Prognose: Bei adäquater Behandlung und Überwachung einer „Early-onset-sepsis" beträgt die Letalität auch bei kleinen Frühgeborenen weniger als 1%. Die „Late-onset-sepsis", v.a. mit Meningitis, hat eine schlechte Prognose. Zerebrale Spätschäden wie Bewegungsstörungen, Hydrozephalus und mentale Retardierung werden in vielen Fällen beobachtet. Die Letalität der Meningitis bei der „Late-onset-sepsis" ist aufgrund des begleitenden Hirnödems hoch. Sie liegt bei etwa 25%.

Zusatzthemen für Lerngruppen

- weitere Infektionen von Neu- und Frühgeborenen (z.B. Herpes simplex, Lues, Listerien)

Fall 70 Hyperplasie der Rachenmandel (Adenoide)

70.1 Was fällt Ihnen bei der Inspektion des Mädchens auf? Welche anamnestischen Angaben interessieren Sie noch?

- **Inspektion**: Facies adenoidea (= charakteristischer „dümmlicher" Gesichtsausdruck mit offenstehendem Mund bei Mundatmung)
- **Anamnese**:
  - Schnarcht das Mädchen nachts? → Hyperplasie der Adenoiden
  - Sind „Atempausen" im Schlaf beobachtet worden? → kurze vollständige Verlegung der Atemwege
  - Ist das Kind häufig erkältet? → Mundatmung
  - Leidet es an rezidivierenden Entzündungen des Mittelohrs? → Verlegung der Eustachische Röhre durch Rachenmandel, führt zur Minderbelüftung des Mittelohres mit konsekutiven Mittelohrentzündungen
  - Gibt es Hinweise auf ein vermindertes Hörvermögen?

70.2 Stellen Sie eine Verdachtsdiagnose! Wie sichern Sie die Diagnose?

- **obstruktives Schlaf-Apnoe-Syndrom bei adenoiden Vegetationen**; Begründung: Facies adenoidea, nächtliches Schwitzen, Müdigkeit und Konzentrationsstörungen am Tage
- **Diagnosesicherung**: gründliche körperliche Untersuchung inklusive
  - Palpation der Halslymphknoten
  - **HNO-Status**: Inspektion des Rachens und der Nasenhöhle (Fremdkörper), Beurteilung des Zahnstatus (Zahnfehlstellungen), posteriore Rhinoskopie (Hyperplasie der Rachenmandel/Gaumenmandel), Inspektion der Gehörgänge (Paukenerguss, Otitis media), Hörprüfung (Tympanometrie, Audiogramm), ggf. digitale Untersuchung des Gaumens (submuköse Gaumenspalte).

70.3 Erläutern Sie die Pathogenese des Krankheitsbildes!

- **obstruktives Schlaf-Apnoe-Syndrom**: die Verlegung der oberen Atemwege führt zu frustranen Atembewegungen und verlängerten Atempausen (> 10 s), hierdurch kommt es zu Hypoxie und CO_2-Anstieg, die wiederum zu Weckreaktion (arousal) und verstärkter Atmung führen, Folgen sind Nachtschweiß, Tagesmüdigkeit, Konzentrationsstörungen, Apathie
- **adenoide Vegetationen**: Hyperplasie der Rachenmandel, hierdurch wird die Nasenatmung verlegt; Folge: gehäufte Atemwegsinfekte, rezidivierende Otitiden, Schnarchen, obstruktives Schlaf-Apnoe-Syndrom, Gedeihstörung.

70.4 Welche Therapie ist erforderlich?

Operative Sanierung durch Adenotomie.

Kommentar

Definition: Adenoide Vegetationen sind eine Vergrößerung der Rachenmandel (Tonsilla pharyngealis) als Ausdruck einer besonders aktiven Immunabwehr im Kindesalter. Im Volksmund werden sie fälschlicherweise als „Polypen" bezeichnet.

Anatomie: Die Rachenmandel als Teil des lymphatischen Rachenrings (Waldeyer-Rachenring) ist am Übergang von der Nasenhöhle zum Rachen im Rachendach lokalisiert (s. Abb. 70.2). Sie ist dort – wie

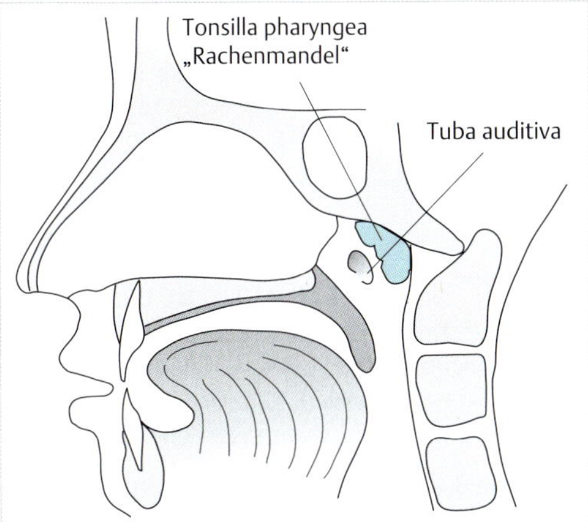

Abb. 70.2 Schematische Zeichnung zur Lage der Rachenmandel

auch die Gaumenmandeln (Tonsillae palatinae) – für die Erregerabwehr verantwortlich. Zum Waldeyer-Rachenring gehören außerdem die Tonsillae tubariae, Tonsilla lingualis, die Seitenstränge (Plicae tubopharyngiae) und lymphoepitheliale Ansammlungen im Bereich des Morgagnischen Ventrikels des Kehlkopfes.

Pathogenese und Klinik: s. Antwort zur Frage 70.3. Die vergrößerte Rachenmandel behindert die Nasenatmung, d.h., die Kinder atmen laut durch den Mund. Sie „schniefen" ständig. Die Sprache ist nasal. Sie entwickeln eine typische **Facies adenoidea** mit offenstehendem Mund, stumpfem, fast „dümmlichem" Gesichtsausdruck (s. Abb. 70.1 Fallbeispiel). Bleibt die Symptomatik über längere Zeit bestehen, entwickeln sich Zahnfehlstellungen aufgrund des fehlenden Kontakts zwischen Unter- und Oberkiefer. Durch die behinderte Nasenatmung schnarchen die Patient*innen, nicht selten kommt es zu obstruktiven Apnoen (verlängerte Atempausen durch Obstruktion der Atemwege) mit Hypoxie und vermehrter CO_2-Retention. Der Schlaf ist unruhig. Dadurch sind die Kinder tagsüber unausgeschlafen und schlecht gelaunt. Konzentrationsstörungen, Teilnahmslosigkeit und schlechte Leistungen sind die Folge des **obstruktiven Schlaf-Apnoe-Syndroms**. Unmittelbar neben der Rachenmandel liegt der Eingang zum Mittelohr, die Tuba auditiva (s. Abb. 70.2). Wird diese durch Adenoide verlegt, sammelt sich Flüssigkeit im Mittelohr, ein Paukenerguss (Seromukotympanon) bildet sich aus. Aufsteigende Infektionen führen zu rezidivierenden Mittelohrentzündungen und Atemwegsinfekten. Schallleitungsstörungen mit Hörminderung und Sprachentwicklungsverzögerung können die Folge sein. Nicht selten leiden die Kinder außerdem unter Appetitlosigkeit und Gedeihstörung, die behinderte Nasenatmung erschwert die Nahrungsaufnahme. Das Essen schmeckt nicht, da die Geruchsqualität fehlt.

Differenzialdiagnosen: Ausgeschlossen werden müssen Choanalatresie und andere Fehlbildungen des Nasopharynx (z.B. submuköse Spaltbildungen, Zysten), Fremdkörper in der Nase und andere Ursachen für eine chronische Behinderung der Nasenatmung (z.B. Allergien, Lymphome oder andere Raumforderungen).

Diagnostik: Klassische Anamnese und typischer Gesichtsausdruck führen bereits zur Verdachtsdiagnose adenoide Vegetationen. Eine gründliche körperliche Untersuchung muss sich anschließen. Dabei sollte ein besonderes Augenmerk auf den HNO-Bereich (s. Antwort zur Frage 70.2) gelegt werden – hierzu auch ein **HNO-Konsil** veranlassen! Zur Diagnose des **Schlaf-Apnoe-Syndroms** kann ggf. eine **Schlaflabor-Untersuchung** (Polysomnografie) notwendig werden. Die Patient*innen übernachten hierzu (bis zu 3 Nächte) in einem speziellen Schlaflabor. Ihr Schlaf wird videoüberwacht. Geräusche (z.B. Schnarchen), Herz- und Atemfrequenz werden kontinuierlich aufgezeichnet. Die Sauerstoffsättigung wird pulsoxymetrisch gemessen und die Atembewegungen werden über spezielle Sensoren erfasst. Atemflusssonden registrieren den Atemfluss über Mund und Nase. Mittels EEG-Ableitung können die Schlaftiefe bestimmt und Aufweckreaktionen festgestellt werden. Mit dieser Untersuchung lassen sich Aussagen über die Ausprägung der obstruktiven Apnoen stellen. Die Indikation zur operativen Therapie kann hiermit insbesondere beim Kleinkind leichter gestellt werden.

Therapie: Die Indikation zur chirurgischen Intervention, der Adenotomie, wird klinisch gestellt. Bis zur Operation wird symptomatisch mit Nasentropfen mit abschwellender Wirkung, bei Zeichen einer bakteriellen Infektion auch antibiotisch (z.B. Amoxicillin 50 mg/kg KG/d p.o. in 3 ED) behandelt. Grundsätzlich sollte jede symptomatische Adenoidenhyperplasie, die sich nach 2–3 Monaten nicht zurückgebildet hat, operativ behandelt werden, erst recht bei Komplikationen und beim obstruktivem

Schlaf-Apnoe-Syndrom. Bei Vorliegen eines Paukenergusses wird meist gleichzeitig eine Parazentese ggf. mit Einlage von Paukenröhrchen durchgeführt.

Prognose: In 85 % der Fälle kommt es nach der Adenotomie zur Besserung der Symptomatik.

Zusatzthemen für Lerngruppen

- Otitis media
- Tonsillenhyperplasie

Fall 71 Beratung von Eltern bei „Schreikind", Stillen und Ernährung

71.1 Wie beurteilen Sie die Situation der Eltern? Was würden Sie den Eltern raten?

- **Beurteilung der Situation**:
  - offenbar unspezifisches Schreien des Kindes
  - große Verunsicherung der Eltern, daher wurden viele Ratschläge/Tipps eingeholt und ausprobiert
  - Stress für die Eltern durch fehlenden Rhythmus des Kindes, fehlenden Schlaf, Sorge um das Kind, Verärgerung der Nachbarn
- **Aufklärung der Eltern**:
  - Erst einmal Beruhigung der Eltern!
  - Unspezifisches Schreien ist ein häufiges Problem vieler Familien, es erreicht seinen Höhepunkt um die 6.–8. Lebenswoche und ist meist auf die ersten 3 Lebensmonate beschränkt.
  - Es beruht nicht auf Fehlern der Eltern, sondern stellt eher eine Phase der Anpassung und des (Kennen-)Lernens für Kind **und** Eltern dar.
- **Empfehlungen für die Eltern**: Besserung häufig durch
  - Strukturierung des Tagesablaufs (z. B. feste Fütterungszeiten, denn Schreien bedeutet nicht immer Hunger!)
  - viel Zuwendung, mit dem Kind sprechen, Kind häufig aufnehmen und halten, im Arm wiegen, Herumtragen
  - abwechselnde „Auszeit" für jedes Elternteil, um Entlastung zu schaffen
  - ruhiges und konsequentes Elternverhalten (Keine Panik, wenn das Kind schreit! Nicht gleich beim ersten „Quäken" springen! Nicht ständig Essensplan, Tagesablauf usw. ändern! Ruhig mit dem Kind sprechen, wenn es schreit.)
  - ggf. auch stationäre Behandlung anbieten, um Ruhe und Unterstützung für Eltern und Kind zu erreichen (Kind und Mutter werden stationär aufgenommen, Therapie: Strukturierung des Tagesablaufs, psychologische Betreuung; Unterstützung bei schreiendem Kind erfolgt durch Pflegepersonal).

71.2 Welche Vorteile hat das Stillen? Wie lange sollte voll gestillt werden? Gibt es Situationen, in denen vom Stillen abgeraten werden sollte?

- **Vorteile des Stillens/der Muttermilch**: kostengünstig; ständig verfügbar; immer richtig temperiert; keimarm; enthält biologisch hochwertiges, leicht verdauliches Eiweiß (hoher Molkeproteingehalt erleichtert die Verdauung) und spezielle Fettsäuremuster, v. a. langkettige, mehrfach ungesättigte Fettsäuren (besser resorbierbar); niedriger Mineraliengehalt (schützt die noch unreifen Nieren); enthält Schutz- und Immunfaktoren (IgA); Atopie- und Adipositas-Prophylaxe; Laktose der Muttermilch fördert die Bildung der Bifidusflora des Darms und ist damit auch antiinfektiös wirksam (Hemmung gram-negativer Bakterien und Pilze); Vitamingehalt (bis auf Vitamine D und K) deckt den Bedarf des Säuglings; ausreichend Spurenelemente; Förderung der Mutter-Kind-Bindung; Verringerung des Risikos für den „plötzlichen Kindstod"; Förderung der Uterusrückbildung bei der Mutter durch Oxytocin-Ausschüttung während des Stillens
- **Stilldauer**: ausschließliches Stillen für mindestens 4 Monate, Beginn mit Beikost frühestens ab dem 5. Lebensmonat bis spätestens 7. Lebensmonat, auch nach Beginn der Beikost sollte weitergestillt werden, so lange, wie Mutter und Kind wollen.
- **nicht gestillt werden sollte bei**
  - **Hepatitis-B-Infektion**: Kind darf nach Simultanimpfung gestillt werden.
  - **Hepatitis-C-Infektion**: relative Kontraindikation; Infektionsrisiko besteht wahrscheinlich nur bei hoher Viruslast
  - **offener Tuberkulose**: Gefahr der Tröpfcheninfektion
  - **CMV-Infektion**: gilt nur bei Frühgeborenen < 32. SSW, da bei diesen die diaplazentare Übertragung protektiver Antikörper noch nicht erfolgt ist und sie sich somit über die Muttermilch mit CMV infizieren können, schwere Krankheitsverläufe sind dann möglich; Pasteurisieren der Muttermilch eliminiert CMV

- **konsumierenden Erkrankungen und Neoplasien**: zu starke Belastung für die Mutter
- **Einnahme bestimmter Medikamente** (z. B. Zytostatika, Immunsuppressiva, bestimmte Antibiotika, Ergotaminpräparate, Valproinsäurederivate): mögliche Schädigung des Kindes durch Übertreten der Medikamente in die Muttermilch. Ob ein Medikament in der Stillzeit angewendet werden kann, kann man bei www.embryotox.de nachlesen.
- **Alkoholabhängigkeit**: quantitativ und qualitativ unzureichende Milch, Übertreten des Alkohols in die Muttermilch, mögliche Schädigung des Kindes
- **Drogenabhängigkeit**: mögliche Schädigung des Kindes durch Übertreten von Abhängigkeit erzeugenden Stoffen in die Muttermilch (Ausnahme: im Rahmen eines Substitutionsprogramms ohne zusätzlichen Beikonsum [regelmäßige Urinkontrollen!]).

71.3 Was versteht man unter „Pre-, 1er- und 2er"-Nahrung? Wie unterscheiden sich diese Säuglingsnahrungen? Wie beurteilen Sie den bisherigen Nahrungsaufbau des Kindes? Was empfehlen Sie der Familie?

- **„Pre-, 1er- und 2er-Nahrung"**: industriell hergestellte Säuglingsnahrung auf Kuhmilchbasis
- **„Pre-Nahrung"**: Säuglingsanfangsnahrung; ähnlich dünnflüssig wie Muttermilch; enthält Laktose als alleiniges Kohlenhydrat; kann bedenkenlos während des gesamten 1. Lebensjahres gefüttert werden
- **„1er-Nahrung"**: Säuglingsanfangsnahrung; dickflüssiger als Muttermilch; enthält neben Laktose einen geringen Stärkeanteil [2 %] und andere Kohlenhydrate, stärker sättigend
- **„2er-Nahrung"**: Folgenahrung; enthält neben Laktose auch andere Kohlenhydrate, v. a. Stärke, höherer Protein-/Mineralstoffgehalt; Fütterung frühestens ab dem 5. Lebensmonat möglich (ernährungsphysiologisch nicht unbedingt notwendig)
- **Beurteilung des Nahrungsaufbaus des Kindes**: Säugling ist erst 8 Wochen alt, die Ernährung wurde in dieser kurzen Zeit bereits mehrfach umgestellt! Dies zeugt von großer Unsicherheit der Eltern und falscher Beratung. „2er-Nahrung" ist für Säuglinge unter 5 Monaten nicht geeignet, da sie aufgrund ihrer Zusammensetzung die noch unreifen Nieren des Kindes zu stark belastet.

71.4 Wie sollte ein Ernährungsplan für das 1. Lebensjahr normalerweise aussehen?

- **erste 4 Lebensmonate**: ausschließliche Milchfütterung
  - ideal: ausschließlich Stillen
  - oder „Zwiemilch", d. h. Teilstillen, Zufütterung von industriell hergestellter Säuglingsmilch („Pre- oder „HA [= hypoallergene]-Nahrung")
  - oder ausschließliche Fütterung von industriell hergestellter Säuglingsmilch: Anfangsnahrungen wie „Pre- oder 1er-Nahrung"
- **ab dem 5.–7. Lebensmonat**: Einführung von Beikost durch Ersetzen einer Milchmahlzeit im 4-wöchentlichen Abstand (s. Abb. 71.1)
  - Gemüse-Kartoffel-Fleisch/Fisch-Brei
  - dann Vollmilch-Getreide-Brei
  - dann Getreide-Obst-Brei

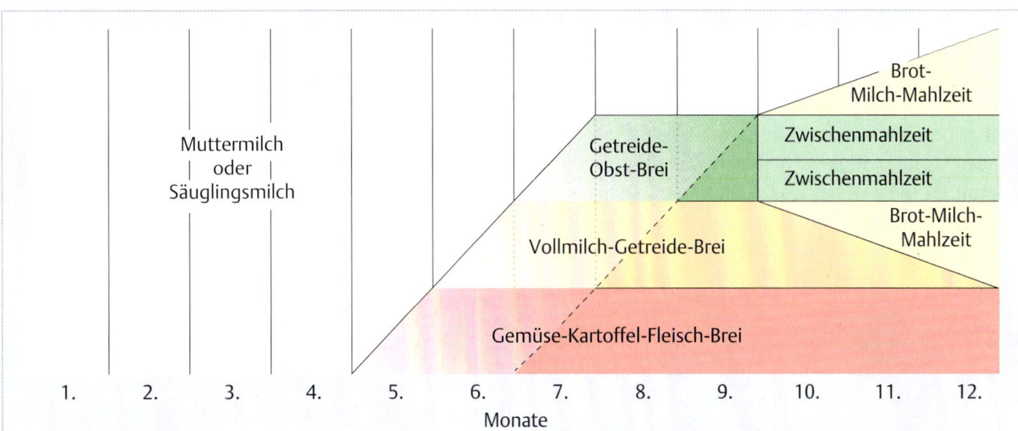

Abb. 71.1 Schema Ernährungsplan (Quelle: Gortner L, Meyer S. Duale Reihe Pädiatrie. 5. Auflage. Stuttgart: Thieme; 2018)

- **ab dem 10. Lebensmonat**: Einführung der Familienkost
- im 1. Lebensjahr sollten vermieden werden:
  - kleine feste Lebensmittel, die aspiriert werden können wie Nüsse, Karottenstücke, Apfelstücke
  - sehr fettreiche Lebensmittel, Fettgebackenes, da es schwer verdaulich ist
  - blähende Nahrungsmittel wie z. B. Hülsenfrüchte, Zwiebel, Knoblauch, Kohl
  - Rohmilch und Rohmilchkäse, rohe Wurst wie Teewurst, Mettwurst, rohes und kurz gebratenes Fleisch wie Tatar, Steak, roher Fisch und rohe Eier
  - stark gewürzte/gesalzene Lebensmittel
  - reiner Bienenhonig.

71.5 Benötigen Säuglinge neben Muttermilch oder Flaschennahrung zusätzlich Nahrungsergänzungen?

Unabhängig von der Art der Milch- oder Beikostfütterung wird empfohlen:

- **Vitamin K**: Prophylaxe einer Vitamin-K-Mangel-Blutung (s. Fall 65), erfolgt im Rahmen der U1–U3-Vorsorgeuntersuchungen (jeweils 2 mg Vitamin K p. o.)
- **Vitamin D**: Rachitisprophylaxe, Vitamin D_3 400–500 IE/d p. o. während des 1. Lebensjahres und im 2. „Lebenswinter"
- **Fluorid**: Kariesprophylaxe (0,25 mg/d p. o.), in der Regel kombiniert mit Vitamin D in Tablettenform.

Kommentar

Beratung bei „Schreikind": Im 1. Trimenon erfolgen wichtige Reifungs- und Anpassungsprozesse in Bezug auf Nahrungsaufnahme, Verdauung, Immunabwehr, Thermoregulation sowie Organisation eines Schlaf-wach-Rhythmus. Hierbei muss der Säugling mit seinen noch eingeschränkten Fähigkeiten zur Selbstregulation von seinen Eltern adäquat unterstützt werden. Erfolgt dies nicht, so treten **Regulationsstörungen** wie exzessives Schreien, Schlafstörungen, Fütter- und Gedeihstörungen auf. Diese Verhaltensauffälligkeiten stellen extreme Ausprägungen ansonsten normaler Verhaltensmuster dar und sind Krisen einer normalen Entwicklung. Wie den Eltern im Fallbeispiel geht es 15–30 % aller Eltern: Das Kind schreit – oft ohne ersichtlichen Grund – und ist einfach nicht zu beruhigen. Dies kann zu Überforderung und Unsicherheit bei den Eltern führen. Wichtig ist daher, die Eltern über das „Schreien" aufzuklären. Ein Kind schreit einerseits, um **körperliche Bedürfnisse** wie Hunger und **Probleme** wie Schmerz, Langeweile, Übermüdung und Überreizung mitzuteilen. Dabei geben oft schon die Art und die Intensität des Schreiens Hinweise auf seine Ursache (z. B. Hunger, Schmerzen oder einfach nur Langeweile).

Andererseits beobachtet man aber auch Schreien ohne ersichtlichen Grund, das sog. **unspezifische Schreien**, welches auf eine Regulationsstörung des Kindes (noch „unreife" Selbstregulation, fehlender Schlaf-wach-Rhythmus, unreife Reaktionen auf Umgebungsreize) zurückgeführt wird. Das unspezifische Schreien hat einen charakteristischen Verlauf: Es nimmt von Woche zu Woche zu, der Höhepunkt wird mit etwa 6 bis 8 Lebenswochen erreicht. Es dauert in der Regel nicht länger als 3 Monate. Die Schreiperiode tritt überwiegend in den Nachmittags- und Abendstunden auf. Das Schreien und die oft frustranen Beruhigungsversuche verunsichern die Eltern, sie suchen die Ursache in eigenem Fehlverhalten. Häufig werden auch Nahrungsunverträglichkeiten angenommen oder das Schreien auf Bauchkoliken („3-Monats-Koliken") zurückgeführt. Die Frage ist dabei jedoch: Schreit das Kind, weil es Bauchschmerzen hat oder hat es Bauchschmerzen, weil es schreit? Beim Schreien schluckt das Kind viel Luft! Die Mutter hört auf zu stillen, die Ernährung wird umgestellt, Ratschläge werden von Bekannten, Verwandten und Fachleuten eingeholt.

Wichtig im Umgang mit diesem Problem ist die **Beruhigung der Eltern**, indem man erklärt, worum es sich beim unspezifischen Schreien handelt und dass dieses Schreien nur eine begrenzte Zeit andauert. Bei einer Regulationsstörung kann es helfen, den Tagesablauf des Säuglings zu strukturieren: Dazu zählen feste Fütterungs- und Schlafzeiten, nicht jedes Schreien sollte mit Stillen oder der Milchflasche beantwortet werden, Störungen im Tagesablauf durch Gäste, Besuch, Ausflüge etc. minimiert werden. Vermehrtes Tragen des Kindes am Tag, evtl. in einem Tragetuch verringert Intensität und Frequenz der Schreiperioden.

Auch ein zu viel an „Input" (singen, spielen, streicheln, wiegen etc.) kann den Säugling überfordern. Dann kann es sinnvoll sein, das Baby nicht herumzutragen, sondern z. B. in einem ruhigen, vielleicht etwas abgedunkelten Raum abzulegen. Eltern müssen durch Beobachtung lernen, die „Signale" des Kindes (z. B. Gähnen, Augenreiben, aufmerksamer Blick, Wegdrehen des Kopfes usw.) wahrzunehmen. Man kann den Eltern eine Art „Checkliste" empfehlen, die sie für sich in Situationen, in denen das Kind aus unerfindlichen Gründen schreit, abhaken können. Eine solche Checkliste könnte folgende Fragen enthalten:

Ist mein Kind satt? Braucht mein Kind eine frische Windel? Friert mein Kind? Ist es meinem Kind zu warm? Beruhigt sich mein Kind, wenn ich es im Arm halte und herumtrage? Beruhigt sich mein Kind, wenn ich es ablege? Wie geht es mir?

Die letzte Frage ist von besonderer Wichtigkeit, denn das anhaltende Schreien des Babys, Schlafmangel, die neuen Lebensumstände, zusätzliche Belastung durch Hausarbeit etc. verursachen Stress bei den Eltern. Diesen Stress spürt das Kind, er verstärkt die Unruhe. Entlastung von Hausarbeit, kurze Auszeiten (z.B. Spaziergänge ohne Kind, ein heißes Bad etc.), Unterstützung durch Familie und Freunde können hier hilfreich sein. Hilfe können Betroffene z.B. auch in Schreiambulanzen oder beim „Nationalen Zentrum Frühe Hilfen“ (www.fruehehilfen.de) finden. Bei drohender Überlastung der Mutter oder beider Elternteile kann auch eine kurzzeitige stationäre Aufnahme des Kindes (und der Mutter) hilfreich sein, um Ruhe „in die Situation" zu bringen.

Nahrungsbedarf des Säuglings: Die gängigen Empfehlungen zur Ernährung eines Säuglings berücksichtigen erstens den durch Wachstum und Entwicklung bedingten erhöhten Energie- und Nährstoffbedarf und zweitens, dass sich die Funktionen von Verdauung, Stoffwechsel und Immunsystem – zumindest noch im 1. Lebenshalbjahr – in Entwicklung befinden.

Der Säugling benötigt täglich etwa **90–95 kcal/kg KG**. Die Energiezusammensetzung der Nahrung sollte hierbei je zu ca. 45% aus Fett und Kohlenhydraten und zu ca. 10% aus Eiweiß bestehen. Der Säugling reguliert den Appetit selbst unter der Voraussetzung, dass gestillt wird bzw. dem Alter entsprechende Säuglingsanfangsnahrungen gefüttert werden (= „feeding on demand" bzw. ad libitum; nur beim Schreikind festes Schema). Ob das Kind genug Nahrung erhält, erkennt man daran, dass das Kind regelrecht gedeiht. Im 1. Lebenshalbjahr sind Gewichtszunahmen von 100–300 g pro Woche wünschenswert.

Muttermilch: A**usschließliche Milchnahrung** wird in den **ersten 4 Monaten** empfohlen. Muttermilch ist aufgrund ihrer Zusammensetzung besonders **gut verdaulich** und genau **an den Bedarf des Kindes angepasst** (s. Antwort zur Frage 71.2). Die Muttermilchzusammensetzung ändert sich v. a. hinsichtlich des Protein- und Fettgehaltes vom immunglobulinreichen Kolostrum (sog. Vormilch), welches während der 1. Lebenswoche des Neugeborenen von der Mutter gebildet wird, über eine sog. Übergangsmilch (2. Lebenswoche) bis hin zur reifen Muttermilch (ab der 3. Woche, energiereicher, d.h. mehr Fette und Laktose). Auch während des Stillvorgangs (erst fettärmere, dann fettreichere Milch) und im Tagesverlauf ändert sich die Zusammensetzung.

Tab. 71.1 Zusammensetzung von Muttermilch und Kuhmilch im Vergleich

	Muttermilch	**Kuhmilch**
Energiegehalt (kcal/100 ml)	67–70	66
Eiweiß (g/100 ml)	1,0	3,3
Fett (g/100 ml)	3,5–4,0	3,5
Kohlenhydrate (g/100 ml)	7,0	4,8
Molkenprotein : Kasein	2:1	1:4
gesättigte Fettsäuren : ungesättigte Fettsäuren	50:50	65:35
Mineralstoffe (g/100 ml)	0,2	0,7
fettlösliche Vitamine	+++	+
wasserlösliche Vitamine	+	+++
IgA, Lysozym	+	0

Die Unterschiede in der Zusammensetzung im Vergleich zur Kuhmilch sind in Tab. 71.1 aufgeführt. Muttermilch ist leichter verdaulich, da das Eiweißangebot mit geringerem Kaseingehalt, die Fettzufuhr mit dem muttermilcheigenen hohen Lipasegehalt und das höhere Kohlehydratangebot dem Nährstoffbedarf des Säuglings optimal angepasst sind. Muttermilch ist außerdem reicher an ungesättigten Fettsäuren, Immunglobulinen, Mineralstoffen und Laktose.

Stillen: Zu Vorteilen des Stillens, Stilldauer s. Antwort zur Frage 71.2. Immer wieder gerät das Stillen aber auch in die Diskussion: Muttermilch ist v.a. durch chlororganische Verbindungen wie Pflanzenschutzmittel, PCB, Dioxine u.a. belastet, die über die Nahrungskette in die Muttermilch gelangen. Schäden bei gestillten Säuglingen konnten bislang nicht nachgewiesen werden. Seit dem Verbot dieser Stoffe in den EU-Ländern nehmen die Konzentrationen dieser Schadstoffe in der Muttermilch wieder ab. Einschränkungen der Still-Empfehlung waren bisher nicht erforderlich.

Stillen muss gelernt sein! Schon in der Geburtsklinik wird die Mutter sorgfältig in der Stilltechnik angeleitet, um die Voraussetzung für ein gutes Stillergebnis und Zufriedenheit von Mutter und Kind zu erreichen. In bequemer Haltung sollten dem Kind bei jeder Mahlzeit beide Brüste angeboten werden. Die Trinkzeit sollte auf jeweils 10 bis 15 Minuten begrenzt werden, um wunden Brustwarzen und Rhagaden vorzubeugen. Die Brust soll sauber und nach dem Stillen trocken gehalten werden. Das Stillen erfolgt normalerweise nach dem Prinzip des „Self-demand-feeding" („ad libitum"), d. h. das Kind „meldet" sich zu den Mahlzeiten, in der Regel im 2- bis 4-Stunden-Abstand. Die Stillende sollte sich gesund ernähren (viel Obst und Gemüse; blähende Lebensmittel meiden).

Beim Stillen regelt die Nachfrage das Angebot, d. h. durch häufiges Anlegen kann die Milchproduktion gesteigert werden.

Beim Flaschenfüttern steigert das Kind selbst die Menge: Man rührt exakt wie auf der Packung beschrieben (Abstreifen der Dosierlöffels um Überdosierung zu vermeiden!) die kleinste Menge an. Trinkt das Kind die Mahlzeit vollständig, rührt man die nächste vorgeschlagene Menge an.

Stillprobleme: Es gibt Situationen, in denen Muttermilchfütterung bzw. Stillen kontraindiziert sind (s. Antwort zur Frage 71.2). Mütterliches **Rauchen** stellt keine Kontraindikation gegen das Stillen dar. Zwar geht Nikotin in signifikanter Menge in die Muttermilch über, Belege für Schädigungen des Kindes gibt es aber nicht. Das Kind sollte aber unter keinen Umständen dem Zigarettenrauch ausgesetzt werden (erhöhtes Risiko für SIDS, s. Fall 42).

Weitere Stillhindernisse von Seiten der Mutter sind **Flach- bzw. Hohlwarzen**, die das Anlegen des Kindes an die Brust erschweren. Stillhütchen (= Aufsätze für die Brustwarze aus Kautschuk oder Silikon) können hier Abhilfe schaffen. Häufig befürchten stillende Mütter, dass ihre Milch nicht ausreiche. Eine **A- bzw. Hypogalaktie ist sehr selten!** Meistens bringt Aufklärung, häufiges Anlegen und reichlich Flüssigkeitszufuhr bei der Mutter Abhilfe. Beim Stillen muss nicht nur ausreichend Milch gebildet werden, die Milch muss auch fließen. Dazu wird z. B. durch Schreien des Kindes, Anschauen und Anfassen des Babys der sog. **Milchspendereflex** ausgelöst (die Stillende fühlt ein leichtes Ziehen in der Brust). Dieser Reflex kann durch Stress (Schlafmangel, schmerhafte Brustwarzen, Schreibaby etc.) blockiert werden, was dann zum Stillproblem führt. Entspannungsmaßnahmen für die Mutter bringen den Milchfluss in Gang.

Die **Mastitis puerperalis**, die durch Milchstau begünstigt wird, muss antibiotisch behandelt werden. Der Milchstau wird durch regelmäßiges Ausstreichen der schmerzhaften Verhärtungen und häufiges Anlegen oder Abpumpen der Milch behandelt. Bei zu hoher Keimzahl (Keime > 10^5/ml) muss das Stillen an der betroffenen Brust vorübergehend unterbleiben, die Milch wird abgepumpt und verworfen.

Oft ist der Milcheinschuss von Schmerzen begleitet, die die Mutter vom Stillen abhalten. Hier empfehlen sich warme Umschläge und eine zeitweise Begrenzung der mütterlichen Trinkmenge. Wunde oder blutige Brustwarzen sind oft durch „Nuckeln" und falsche Anlegetechnik, nicht durch das Saugen per se bedingt. Der kindliche Mund sollte Brustwarze und Hof umfassen, nicht nur die Warze.

Von Seiten des Kindes können Saugunfähigkeit bei sehr unreifen Frühgeborenen, schwere Krankheit (z. B. angeborene Herzfehler, konnatale Pneumonie), Stoffwechselstörungen (z. B. angeborene Laktoseintoleranz, Galaktosämie), Operation, Fehlbildungen des Kiefers oder Verdauungstrakts das Stillen erschweren oder verhindern.

Tabus oder falsche Vorstellungen, mangelnde Information und Vorbereitung, Ängste, Unerfahrenheit, mangelnde Unterstützung durch den Partner sind häufige Gründe dafür, dass eine Mutter nicht oder nicht mehr stillen möchte.

Muttermilchersatz: Wird nicht gestillt, steht eine Reihe von **industriell hergestellten Säuglingsnahrungen** (s. Antwort zur Frage 71.3) zur Verfügung, deren Zusammensetzung Anfang der 1990er Jahre durch EG-Richtlinien geregelt wurde und sich an der Muttermilch orientiert. Als Eiweißquellen sind modifiziertes Kuhmilchprotein und Sojaproteinisolate (für spezielle kuhmilchfreie Diät) zugelassen.

Bei atopischer Disposition sollten nicht gestillte Säuglinge in den ersten 4 Lebensmonaten mit sog. **HA-Nahrungen** auf der Basis von Proteinhydrolysaten gefüttert werden.

Für vegane Ernährung oder kuhmilchfreie Diät (z. B. bei Galaktosämie) stehen kuhmilchfreie Sojanahrungen zur Verfügung. Sie dienen nicht der Allergieprävention und sind auch zur Therapie der Kuhmilchproteinallergie nur bedingt geeignet (*Cave*: Bei Kuhmilchproteinallergie besteht häufig auch eine Allergie gegen Sojaprotein!). Ernährungsexperten und Fachgesellschaften raten davon ab, alternative Nahrungen auf Basis von Ziegen-, Schafs-, Stutenmilch oder pflanzlichen Milchen wie Hafer- oder Mandelmilch zu füttern. Auch die Selbstherstellung von Säuglingsmilch wird nicht empfohlen. Die eigene Herstellung mag zwar kostengünstiger sein, die Zusammensetzung gelingt dabei nicht, Fehl- und Mangelernährung mit Gedeihstörungen sind die Folge. Außerdem ist selbst bei größter Sauberkeit im Haushalt die hygienische Sicherheit bei der Selbstzubereitung nicht gewährleistet. Dies erhöht v. a. das Risiko für Magen-Darm-Infektionen.

Für spezielle Probleme existieren weitere Spezialnahrungen wie z. B. Antirefluxnahrung (durch Zusatz von Johannisbrotkernmehl angedickte Nahrung), die das „Spucken" des Säuglings vermindern (sollen) oder auch spezielle Nahrungen gegen leichte Verdauungsprobleme (Verstopfung, Blähungen).

Beikost: Ab dem **5. bis 7. Lebensmonat** reichen Muttermilch bzw. Muttermilchersatz als alleinige Nahrung nicht mehr aus. Protein- und Energiegehalt sowie Zink- und Eisenkonzentration decken nicht mehr den Bedarf des Säuglings. Deshalb wird ab diesem Alter die Einführung einer Beikost empfohlen. Wenn die Eltern unter **Allergien, Neurodermitis oder Asthma** leiden, sollte **Beikost zum frühestmöglichen Zeitpunkt** (mit Beginn des 5. Lebensmonats) eingeführt werden. Studien zeigen, dass es offenbar ein „sensibles Fenster" zwischen dem 5. und 7. Lebensmonat gibt, in dem der Körper eher Toleranzen entwickelt, je mehr Allergene (z. B. auch Fisch, Erdnuss, Gluten) in dieser Zeit eingeführt werden. Das Risiko einer Allergie, von Neurodermitis, allergischem Asthma und Zöliakie wird minimiert.

Mit der Beikost wird Monat für Monat eine Milchmahlzeit durch einen **Brei** ersetzt (s. Antwort zur Frage 71.4), der mit dem Löffel gefüttert wird. Der relative Wassergehalt der Nahrung wird dadurch geringer, deshalb wird eine zusätzliche Flüssigkeitszufuhr von etwa 200 ml/d empfohlen. Am besten geeignet ist hierbei abgekochtes Leitungswasser oder ungezuckerter Tee. Abgekochtes Leitungswasser ist auch zur Zubereitung der Flaschen- und Breinahrung geeignet, Verwendung von Mineralwässern oder speziellen, im Handel zur Zubereitung von Säuglingsnahrung angebotenen Wässern ist nicht notwendig. Das Trinkwasser entspricht den Anforderungen, Konzentrationen von Nitrit, Nitrat und Natrium werden ständig überwacht. Vollmilch darf gegen Ende des ersten Lebensjahres getrunken werden. Davor ist sie wegen der kindlichen renalen Belastung durch Proteine und Mineralstoffe als alleiniges Flaschengetränk nicht geeignet.

Gegen Ende des 1. Lebensjahres (ab dem 10. Lebensmonat) sollte die Ernährung allmählich der **Familienkost** angepasst werden. Sie sollte aus gesunder Mischkost mit nicht zu großem Fettanteil bestehen, gewürzt hauptsächlich mit Kräutern. Auch zuckerreiche Nahrungsmittel wie Süßigkeiten, gesüßte Getränke etc. sollten nur ausnahmsweise und dann auch nur in begrenzter Menge angeboten werden. An blähende Lebensmittel sollten die Kinder langsam gewöhnt, scharfe Gewürze und Salz in Maßen verwendet werden. Vorsicht auch vor kleinen, festen Lebensmitteln wie Nüssen, Karottenstücken, Beeren. Hier besteht Aspirationsgefahr!

Prophylaxe: s. Antwort zur Frage 71.4.

Kariesprophylaxe: **Fluoride** schützen den Zahnschmelz vor Karies. Systemische oder lokale Anwendung sind möglich, lokale Anwendungen (fluoridhaltige Zahnpasten und Mundspülungen, Lacke und Gele) scheinen effektiver vor Karies zu schützen. Seit Jahren wird Fluorid systemisch kombiniert mit Vitamin D gegeben, das Säuglinge im ersten Lebensjahr täglich zur Rachitisprophylaxe erhalten. In vielen Ländern (z. B. Schweden, Schweiz, USA, China) wird dem Trinkwasser Fluorid zugesetzt und dadurch die Kariesrate der Bevölkerung stark gesenkt. Viele Eltern sind heute aber aufgrund von Informationen aus Internet und sozialen Medien besorgt, dass durch systemische Fluoridgabe unerwünschte Wirkungen wie Hyperfluorosen oder auch Krebserkrankungen ausgelöst werden. In Deutschland führt das dazu, dass immer mehr Eltern Fluoride eher lokal anwenden. Ab Durchbruch des ersten Zähnchens muss dann mit einer fluoridhaltigen Zahnpasta mit 1000 ppm Fluorid (2 × täglich eine reiskorngroße Portion) geputzt werden. Zusätzlich sollte Beratung

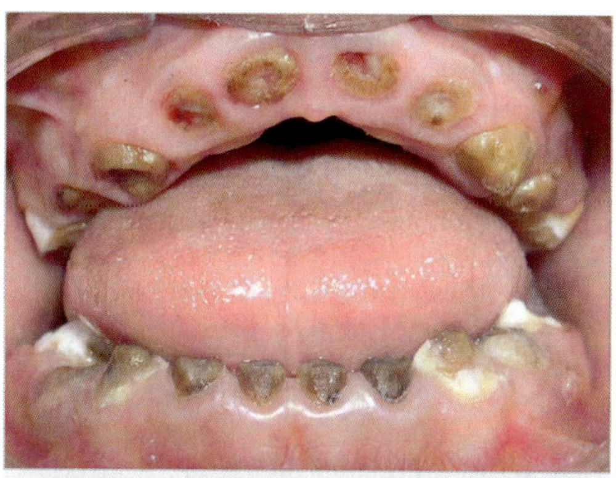

Abb. 71.2 frühkindliche Karies (Quelle: Meyer-Lückel H, Paris S, Ekstrand K. Karies. 1. Auflage. Stuttgart: Thieme; 2012)

erfolgen, wie Karies entsteht und zu regelmäßigen Zahnarztbesuchen auch schon im Kleinkindalter motiviert werden. Karies wird durch **Streptococcus-mutans-Bakterien und Lactobazillen** verursacht, die in Plaques auf den Zähnen sitzen und aus Zucker, der mit der Nahrung zu gefügt wird, zahnschmelzschädigende Säuren bilden. Deshalb ist es besonders wichtig, auch zur Ernährung zu beraten. Zuckerhaltige Speisen, Getränke und Süßigkeiten sollten nur in Maßen, am besten in Form einer einzigen Nachtischportion pro Tag gegeben werden. Außerdem muss unbedingt „Dauernuckeln" an der Babyflasche verhindert werden, es führt schon sehr früh zu ausgeprägter Karies, man spricht vom **„Nursing Bottle-Syndrom"** (s. Abb. 71.2). Säuglinge und Kleinkinder sollten z. B. nie die Milch- oder Trinkflasche als Einschlafhilfe mit ins Bett bekommen. Auch ein Dauernuckeln nur von Wasser kann Karies verursachen, weil es den pH-Wert in der Mundhöhle verändert.

Zusatzthemen für Lerngruppen

- Ernährung im Kleinkind-, Vorschul- und Schulalter
- Zahnentwicklung und Kariesprophylaxe
- Stillberatung

Lösungen

Fall 72 Tuberkulose

72.1 Welches sind Ihre nächsten Schritte bei der Diagnosefindung?

- **körperliche Untersuchung**:
  - Erhebung der Körpermaße und Eintragen in Perzentilen (altersentsprechende Körperentwicklung)
  - Beurteilung des Allgemeinzustandes (Beeinträchtigung, Hautfarbe/-turgor)
  - Lunge: Auskultation (Rasselgeräusche, seitendifferentes oder abgeschwächtes Atemgeräusch, Obstruktion)
  - Herz: Auskultation (Herzgeräusch, Frequenz, Rhythmus), Palpation der Pulse, Herzinsuffizienzzeichen (Ödeme)
  - Abdomen: Organvergrößerungen, Resistenzen, Darmgeräusche (vermehrt, vermindert)
  - Lymphknotenstatus (lokale oder generalisierte Lymphknotenschwellungen)
  - Palpation der Fontanelle (gespannt [bei Hirndruck/Meningitis], eingesunken [bei Dehydratation])
  - Fieber messen: Temperaturerhöhung
- **Labor**: Blutbild, CRP, BSG, Elektrolyte, Blutzucker, Leberwerte, Nierenfunktionswerte, Blutgasanalyse, Urinstatus
- **ggf. Rachenabstrich**: Erregeridentifikation
- **Sonografie des Abdomens**: Hinweise auf gastroösophagealen Reflux, Organvergrößerungen, Raumforderungen
- **Echokardiografie**: Ausschluss eines Vitium cordis
- **ggf. Röntgenaufnahme des Thorax**: pneumonische Infiltrate, Hinweise auf Fremdkörperaspiration, Herzgröße.

72.2 Beschreiben Sie, was Ihnen auf der Röntgenaufnahme des Thorax auffällt! Welche Verdachtsdiagnose stellen Sie unter Berücksichtigung der Anamnese, und wie können Sie sie bestätigen?

- **Röntgenaufnahme des Thorax**: weiches Infiltrat im linken Unterfeld mit Verbindung zum Lungenhilus (= Primärkomplex)
- **Verdachtsdiagnose**: Tuberkulose; Begründung: Anamnese und Klinik (Patient aus Osteuropa, anhaltender Husten, Abgeschlagenheit, Müdigkeit, Nachtschweiß), Auffälligkeit in der Röntgenaufnahme des Thorax
- **Diagnosesicherung**:
  - **Tuberkulin-Hauttest** nach Mendel-Mantoux (s. Kommentar) v. a. bei Kindern < 5 Jahren oder **IGRA (Interferon-Gamma-Test)** aus Blut
  - **Untersuchung von Magen-Nüchternsekret** (an 3 aufeinanderfolgenden Tagen gewonnen) oder provoziertem Sputum (nur bei älteren Kindern möglich) oder in speziellen Fällen aus bronchoalveolärer Lavage: **PCR** (liefert schnell Hinweise) und **Mikroskopie** nach Ziehl-Neelsen-Färbung (säurefeste Stäbchenbakterien?, gelingt im Kindesalter wegen geringerer Keimzahl und -dichte seltener als beim Erwachsenen), Anlegen einer **Kultur** („Goldstandard", zur Resistenzbestimmung notwendig, Ergebnisse aber erst nach 4–6 Wochen).

72.3 Schildern Sie kurz den Verlauf dieser Erkrankung!

- **Erreger**: unbewegliche, säurefeste Stäbchenbakterien des Mycobacterium-tuberculosis-Komplexes (M. tuberculosis, M. bovis, M. africanum)
- **Infektionsweg**: Tröpfcheninfektion, geringe Infektiosität
- **Inkubationszeit**: durchschnittlich 6–8 Wochen
- **Verlauf**: s. auch Kommentar
  - **latente tuberkulöse Infektion**: Erstinfektion mit Tuberkulose, die vom Immunsystem erfolgreich eingedämmt wurde, Erreger persistieren im Organismus, verursachen aber keine Symptome, immunologische Tests sind positiv, Patient*innen sind nicht ansteckend
  - **primäre pulmonale Tuberkulose**: bei guter Abwehrlage inapparenter Verlauf mit Ausbildung eines Primärkomplexes in der Lunge und Abkapselung/Verkalkung des Infektionsherds (dieser kann jedoch noch vitale Mykobakterien enthalten) ohne weitere Komplikationen. Von komplizierter primärer pulmonaler Tuberkulose spricht man, wenn die pulmonale Tuberkulose z. B. durch Lymphknoteneinbruch, Kavernen- oder Ergussbildung erschwert wird.
  - **postprimäre pulmonale Tuberkulose**: tritt in der Regel bei älteren Kindern und Jugendlichen auf und verläuft ähnlich wie bei Erwachsenen, manifestiert sich in 80 % der Fälle pulmonal, v. a. in den apikalen Segmenten der Oberlappen als verkäsende Pneumonie, oft mit Kavernenbildung.
  - **extrapulmonale Tuberkulose**: Ausbreitung der Tuberkulose auf andere Organe wie Lymphknoten, Darm, Haut, Urogenitalorgane, Meningitis etc.

72.4 Was wissen Sie zur Therapie der Erkrankung?

- **Säuglinge und Kleinkinder (< 5 Jahre)** mit gesichertem Kontakt zu einem Menschen mit offener Tuberkulose erhalten, auch bei negativer Immundiagnostik, eine **Expositionsprophylaxe** mit Isoniazid für 3 Monate. Dann erfolgt eine Kontrolle des Tuberkulin-Hauttests. Bei positivem Befund wird die Therapie mit Isoniazid weitere 6 Monate fortgeführt.
- **latente Infektion/Tuberkulinkonversion** (s. Kommentar): Isoniazid über 9 Monate
- **unkomplizierte Primärtuberkulose**: Kombinationsbehandlung aus 3 verschiedenen Tuberkulostatika (Isoniazid, Rifampicin, Pyrazinamid) für 2 Monate, anschließend 4 Monate Isoniazid und Rifampicin; die Kombinationstherapie ist notwendig, um Resistenzentwicklungen vorzubeugen; Medikamentenauswahl und Therapiedauer abhängig vom Ausprägungsgrad (s. Kommentar); ggf. Anpassung der Therapie nach Antibiogramm
- **komplizierte Primärtuberkulose:** Isoniazid, Rifampicin und Pyrazinamid für 2 Monate, dann Isoniazid und Rifampicin für weitere 7 Monate
- **Miliartuberkulose:** initial 4-fach-Therapie mit Isoniazid, Rifampicin, Pyrazinamid und Ethambutol über 2 Monate, dann Isoniazid und Rifampicin für (7–) 10 Monate. Die Gesamtdauer der Therapie sollte mindestens (9–) 12 Monate betragen. Ggf. ist zusätzlich Prednisolon für mindestens 6 Wochen sinnvoll.
- **tuberkulöse Meningitis:** Therapiebeginn schon bei Verdacht! Initial 4-fach Therapie mit Isoniazid, Rifampicin, Pyrazinamid und Ethambuol oder Protionamid (bessere Liquorgängigkeit!) über 2 Monate, dann Isoniazid und Rifampicin für weitere 10 Monate, zusätzlich Dexamethason für mindestens 4–6 Wochen, weitere Therapie nach klinischem Verlauf (Therapie mit Diuretika bei akutem Hydrozephalus, neurochirurgische Intervention bei intrazerebralen Tuberkulomen).

72.5 Welche Impfung meint die Mutter? Werden Sie das Kind impfen? Welche generellen Empfehlungen zur Prophylaxe dieser Erkrankung gibt es?

- **BCG-Impfung** (**B**acille-**C**almette-**G**uerin; Bezeichnung für attenuierten Lebendimpfstoff aus Mycobacterium bovis zur Schutzimpfung gegen Tuberkulose)
- Die Impfung wird seit 1998 aufgrund einer niedrigen Nutzen-Risiko-Relation nicht mehr empfohlen, die Forderung der Mutter nach Impfung wird deshalb nicht erfüllt.
- Rücksprache mit zuständigem Gesundheitsamt: bei Bestätigung der mütterlichen Angaben Chemoprävention einleiten
- Chemoprävention bei gesicherter Tuberkulose-Exposition mit Isoniazid über 3 Monate
- **generelle Prophylaxe-Empfehlungen**: gezielte Tuberkulintestung bei V. a. Tuberkulose (chronischer Husten, Gedeihstörung, Nachtschweiß) und Kontakt zu an Tuberkulose Erkrankten, bei längerem Aufenthalt in Hochprävalenzland (Entwicklungsländer [Asien, Afrika], Osteuropa/Russland) bzw. Emigranten aus Hochprävalenzländern, bei Kindern mit HIV-Infektion und Immundefizienz.

Kommentar

Definition: Die Tuberkulose ist eine **chronische bakterielle Infektionskrankheit**, die durch Erreger des Mycobacterium-tuberculosis-Komplexes verursacht wird und durch Granulombildung im infizierten Gewebe und zellvermittelter Überempfindlichkeit charakterisiert ist. Hauptmanifestationsort ist die Lunge.

Epidemiologie: Sie ist auf der ganzen Welt verbreitet. Inzidenz und Letalität sind in den Entwicklungsländern besonders hoch. In den Industrieländern hat die Tuberkulose in den letzten Jahrzehnten aufgrund der verbesserten sozialen und hygienischen Verhältnisse sowie effektiver Therapiemaßnahmen an Bedeutung verloren. Durch die Migration von Menschen aus Hochprävalenzländern sowie die Ausbreitung von HIV rückt die Erkrankung in den letzten Jahren wieder mehr in das Blickfeld der Öffentlichkeit.

Die Inzidenz in Deutschland beträgt etwa 5/100 000 Einwohner, betroffen sind zumeist Menschen ausländischer Herkunft. Besonders gefährdet sind neben Kindern Immunsupprimierte (z. B. HIV-Infizierte, Drogenabhängige, Alkoholabhängige, unterernährte Menschen).

Ätiopathogenese: Mykobakterien sind **unbewegliche Stäbchenbakterien**. Sie wachsen **aerob** und haben nur eine **geringe Teilungsrate.** Aufgrund ihrer besonderen Wandstruktur (Glykolipide, Wachse) sind sie **säurefest** und besonders widerstandsfähig gegenüber Noxen.

Die Erreger gelangen in die Alveolen und werden dort von Alveolarmakrophagen phagozytiert. Diese repräsentieren die Antigenstrukturen an ihrer Zelloberfläche und aktivieren so die T-Lymphozyten und damit die spezifische – zelluläre – Immunantwort. Die von den T-Helferzellen gebildeten Zytokine locken weitere Makrophagen an, die sich am Infektionsort zu Riesenzellen umwandeln. Die ortsansässigen Histiozyten differenzieren sich zu Epitheloidzellen. Dieser Zellverband aggregiert zu einer kompakten Struktur, um die sich durch Aktivierung der Fibroblasten ein Fibrinrandwall bildet. Im weiteren Verlauf kommt es zur Nekrose (= Verkäsung), Fibrose und Verkalkung im Inneren des Granuloms. Voraussetzung zur Granulombildung und damit Abgrenzung des entzündlichen Prozesses ist ein intaktes zelluläres Immunsystem. Bei Abwehrschwäche kann der Prozess nicht begrenzt werden, die Infektion generalisiert.

Die Tuberkulose wird vorwiegend durch **Tröpfcheninfektion** von Mensch zu Mensch übertragen.

Tab. 72.1 Stadien der Tuberkulose-Erkrankung

Stadium	Merkmale
Tuberkulose-Exposition	Kontakt zu einer infektiösen Person
(latente) Tuberkulose-Infektion	positive Immundiagnostik ohne manifeste Krankheitszeichen oder radiologische Veränderungen
Tuberkulose-Erkrankung	Primärinfektion bzw. Primärtuberkulose Postprimäre Tuberkulose Tuberkulose-Spätfolgen wie fibröse Läsionen, Verkalkungen, Narben

Infektionsquelle sind meist erkrankte Erwachsene mit offener Lungentuberkulose, die die Erreger durch Husten oder Niesen verbreiten. Die Tuberkulosebakterien können stundenlang in der Luft suspendiert bleiben. Eine Ansteckung kann also auch dann erfolgen, wenn der Patient/die Patientin den Raum schon lange verlassen hat. Ob es zur Infektion kommt, hängt von der Häufigkeit und Intensität des Kontakts, der Menge und Virulenz der inhalierten Erreger und der Abwehrlage der exponierten Person ab. Von extrapulmonalen Tuberkulosen (Lymphknoten, Urogenitalsystem, Knochen, Gelenke, Verdauungsorgane) geht nur dann ein Infektionsrisiko aus, wenn der Krankheitsherd durch Fisteln einen Kontakt nach außen erhalten hat. Andere Infektionswege, z. B. über mit Mycobacterium bovis kontaminierte Milch, sind in den Industrienationen sehr selten geworden. Die Inkubationszeit beträgt 6–8 Wochen, die Infektiosität ist gering.

Man unterscheidet verschiedene **Stadien der Tuberkulose** (s. Tab. 72.1) sowie zwischen **offener** und **geschlossener** Tuberkulose. Eine offene Lungentuberkulose entsteht durch Verflüssigung nekrotischer Lungenherde mit Ausbildung von Kavernen. Gewinnen die Kavernen Anschluss an das Bronchialsystem wird der Patient/die Patientin „offen", d. h. Tuberkelbakterien können durch Husten oder Niesen in die Außenwelt gelangen. Der Patient/die Patientin ist dann kontagiös. Bei der geschlossenen Tuberkulose besteht dagegen keine Infektionsgefahr.

Krankheitsverlauf und klinische Symptome: Eintrittspforte für die Tuberkelbakterien sind meist die Atemwege, die **Primärinfektion oder Primärtuberkulose** spielt sich daher oft in der Lunge ab.

Die Primärinfektion verläuft in der Regel (v.a. bei älteren Kindern) **subklinisch**. Gelegentlich treten für einige Tage Husten und subfebrile Temperaturen auf. Inappetenz, Gedeihstörung und nächtliches Schwitzen können dazu kommen. Der erste Kontakt mit den Mykobakterien erzeugt nach einer Latenz von 4 bis 6 Wochen den **Primärherd**, der überall in der Lunge liegen kann. Bei begleitender Lymphangitis und Lymphadenitis spricht man vom **Primärkomplex**. Ein großer Teil der Primärherde liegt pleuranah, eine pleurale Reaktion (z.B. Pleuritis, Pleuraerguss) kann begleitend auftreten, ebenso Husten, z.T. mit blutigem Auswurf, Dyspnoe, lokalen Lymphknotenschwellungen.

Bei einem Teil der Kinder, v.a. bei Säuglingen und Kleinkindern, kann es zu einer Progression dieser unkomplizierten Tuberkulose kommen.

Besonders bei Immungeschwächten wird die Reaktivierung latenter Tuberkuloseherde auch noch nach Jahren beobachtet. Man spricht dann von der **postprimären Tuberkulose**. Hämatogen oder per continuitatem kann sich eine sog. verkäsende **Pneumonie** entwickeln mit Symptomen wie Husten, Fieber, Dyspnoe, Appetitlosigkeit. Schmelzen die Herde ein, bilden sich Kavernen und daraus eine offene Lungentuberkulose (s.o.). In einem kleinen Teil der Fälle streut bereits der Primärkomplex hämatogen bzw. lymphogen und setzt kleine Läsionen, die sog. **minimal lesions** (Frühform), in der Lunge (z.B. Simon-Spitzenherd) oder anderen Organen.

Kann der Organismus abwehrgeschwächter Menschen (HIV-Patienten, Alkoholabhängige u.a.), von Säuglingen und Kleinkindern die Tuberkuloseinfektion bereits zum Infektionszeitpunkt nicht begrenzen, kommt es zur disseminierten Aussaat der Erreger mit Bildung von Tuberkeln in allen Organen (**Miliartuberkulose**), am häufigsten in Lunge, Meningen, Leber, Milz, Nieren, Nebennieren und Choroidea. Neben der Meningitis tuberculosa ist dies die schwerste Verlaufsform der Tuberkulose. Sie geht mit einer hohen Letalität einher. Die befallenen Organe sind mit multiplen hirsekornartigen (Milium = Hirsekorn) Granulomen durchsetzt. Die Symptome ähneln einer Sepsis. Die **Meningitis tuberculosa** (Frühform) ist die gefürchtetste extrapulmonale Tuberkulosemanifestation. Sie beginnt allmählich mit uncharakteristischen Symptomen wie Kopfschmerzen, Müdigkeit, Wesensveränderungen, Antriebslosigkeit und Fieber. Nach einigen Tagen oder Wochen setzen dann die Symptome einer Meningoenzephalitis (Krampfanfälle, Lähmungen, Bewusstseinsstörungen bis hin zum Koma) ein. Bei Säuglingen und Kleinkindern verläuft die Meningitis foudroyant. Die meningeale Entzündung betrifft v.a. die Hirnbasis. Sie geht mit einem gelatinösen fibrösen Exsudat einher, das schließlich Hirnnerven und Hirnarterien ummauert.

Durch hämatogene Streuung oder auch durch Verschlucken von infektiösem Material entwickelt sich eine **Abdominaltuberkulose**. Sie ist am häufigsten im Jejunum, Ileum, der Ileozökalregion und der Appendix lokalisiert. Symptome sind abdominelle Schmerzen, Durchfall und Gewichtsverlust. Durch Lymphknotenvergrößerung kann es zu intestinalen Obstruktionen kommen. Eine weitere Komplikation stellt die **Peritonitis tuberculosa** dar (Durchwanderungsperitonitis).

Beispiele für Postprimärtuberkulose sind die **Lymphknotentuberkulose** (langsame Vergrößerung zervikaler und submandibulärer Lymphknoten bei klinisch wenig beeinträchtigtem Allgemeinzustand), **Pleuritis tuberculosa** (Einbruch subpleural liegender tuberkulöser Herde in den Pleuraspalt und Verursachung einer unilateralen Pleuritis exsudativa, Fieber, Brustschmerzen, Atemnot), **Urogenitaltuberkulose** (im Kindesalter selten, klinisch meist inapparent; unbehandelt führt sie zu Pyelonephritis, Niereninsuffizienz, Epididymitis bzw. Adnexitis und damit zur Sterilität), **Knochentuberkulose** (meist bei älteren Patient*innen, v.a. Brustwirbelsäule betroffen) und **Gelenktuberkulose** (Schwellung, Schmerzen, Bewegungseinschränkung der großen Gelenke, bei Kindern auch an den kleinen Gelenken).

Diagnostik: Neben einer gründlichen **Anamnese**, wobei insbesondere nach Risikofaktoren wie Kontakt zu tuberkulosekranken Personen oder Personen mit chronischem Husten, Zugehörigkeit zu Risikogruppen (z.B. Asylbewerber*innen, nach Auslandsaufenthalten, kürzlich durchgemachten Infektionen) gefragt werden sollte, ist eine gründliche **körperliche Untersuchung** wichtig. **Laboruntersuchungen** zeigen nur unspezifische Veränderungen wie eine geringe Erhöhung der Entzündungsparameter (BSG, CRP, Leukozyten), Lymphopenie oder Anämie.

Bei Verdacht auf eine Tuberkuloseinfektion ist eine Immundiagnostik indiziert. Mit dem **Tuberkulin-Hauttest nach Mendel-Mantoux** wird geprüft, ob sich der Organismus immunologisch mit Mykobakterien auseinandergesetzt hat (Immunreaktion vom Spättyp). Die Immunreaktion kann durch eine lokale Injektion eines hochgereinigten Extraktes aus Mycobacterium tuberculosis (GT = gereinigtes Tuberkulin) nachgewiesen werden. Der Test wird ungefähr 6 bis 12 Wochen nach einer Primärinfektion positiv (*cave*: diagnostisches Fenster!). In der Regel wird eine Standarddosis von 2 Einheiten gereinigtes Tuberkulin (in Deutschland 0,1 ml der PPD-RT23-Lösung des staatlichen Seruminstituts Kopenhagen) an der Innenseite des linken Unterarmes streng **intrakutan** injiziert (s. Abb. 72.2). Die Injektion erfolgt mit einer Tuberkulinspritze und einer feinen, kurz angeschrägten Nadel. Die Öffnung muss nach oben schauen.

Bei der Injektion muss eine weiße Quaddel entstehen, die nach einigen Minuten spontan verschwindet. 72 Stunden (Reaktion vom Spättyp!) nach der Injektion kann das Ergebnis (Durchmesser der Papel in mm) abgelesen werden. Als positiv gilt der Test, wenn der Durchmesser der **palpablen Induration mehr als 5 mm** misst. Eine Rötung allein hat keinen diagnostischen Wert. Bei einer positiven Reaktion muss außerdem die epidemiologische Situation (Tuberkuloseinzidenz in der Region, Kontakt oder Zugehörigkeit zu einer Risikopopulation) berücksichtigt werden. Bei einer Induration von mehr als 10 mm muss aber von einer Tuberkuloseinfektion ausgegangen werden. *Cave*: Trotz stattgefundener Infektion kann das **Testergebnis falsch negativ** (Anergie) ausfallen, z. B. nach Lebendschutzimpfungen, Virusinfektionen (v. a. Masern), bei angeborenen/erworbenen Immundefekten, malignen Erkrankungen, Miliartuberkulose, Meningitis tuberculosa! **Falsch positive Ergebnisse** sind dagegen bei einer Infektion mit nichttuberkulösen Mykobakterien oder aufgrund einer BCG-Impfung (in Deutschland seit 1998 nicht mehr empfohlen, wird aber in Ländern mit hoher Tuberkulose-Inzidenz [z. B. Osteuropa, Russland] noch immer durchgeführt) möglich. Eine signifikante Veränderung des Indurations-Durchmessers im Vergleich zu einer früheren Testung (Zunahme > 9 mm) wird als **Tuberkulin-Konversion** bezeichnet. Dies weist auf eine zwischenzeitlich erfolgte Infektion mit Mykobakterien hin.

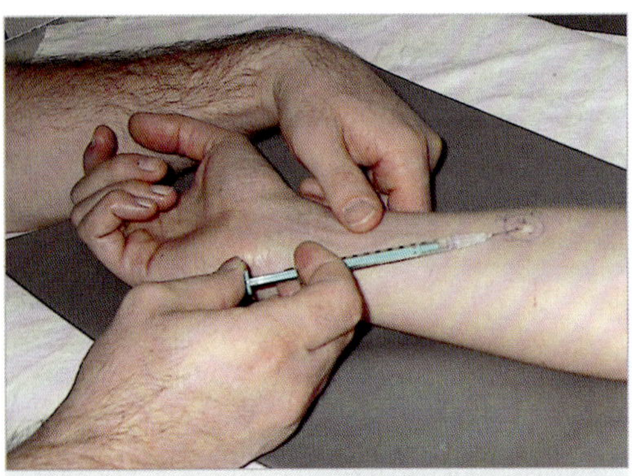

Abb. 72.2 Anlegen eines Mendel-Mantoux-Testes

Ein weiteres immunologisches Testverfahren ist der **IGRA (= Interferon-Gamma-Release-Assay)**. Dabei werden T-Zellen in vitro mit Antigenen von Mycobacterium tuberculosis stimuliert. Hatte das Immunsystem des Patienten/der Patientin schon einmal Kontakt zu Tuberkuloseerregern, lässt sich eine Gamma-Interferon-Sekretion der Gedächtniszellen nachweisen. Es gibt nur wenige Studien, die die Zuverlässigkeit des IGRAs bei Kindern unter 5 Jahren überprüfen. In dieser Altersklasse wird deshalb als Standardmethode der Tuberkulin-Hauttest nach Mendel-Mantoux empfohlen. Bei positivem Ergebnis wird ein IGRA zur Bestätigung durchgeführt.

Ist auch dieser positiv, erfolgt eine **Röntgenaufnahme des Thorax** p.-a. zum Ausschluss oder Beweis einer pulmonalen Manifestation. Die seitliche Aufnahme ist meistens verzichtbar. Ein Primärherd stellt sich hierbei als weiches Infiltrat dar. Heilt der Primärherd ab, finden sich radiologisch nur noch vergrößerte, verkalkte Hiluslymphknoten.

Bei Verdacht auf eine tuberkulöse Meningitis muss der **Liquor** untersucht werden (s. Tab. 72.2), bei Hinweisen auf eine Urogenitaltuberkulose der **Urin** (sterile Pyurie, asymptomatische Hämaturie).

Die Diagnosesicherung erfolgt durch den **Nachweis von Mykobakterien**. Dies kann durch **mikroskopische** Untersuchung nach Ziehl-Neelsen- oder Auramin-Färbung erfolgen. *Cave*: Hiermit ist nur ein Nachweis säurefester Stäbchenbakterien möglich, ob es sich bei diesen Bakterien wirklich um Tuberkelbakterien handelt, muss durch weitere Untersuchungen (Kultur, PCR) herausgefunden werden! Bei mikroskopischem Nachweis säurefester Stäbchen

Tab. 72.2 Liquorbefunde bei Meningitis tuberculosa

Untersuchung	Parameter
Mikroskopie	Pleozytose (20–500 Zellen/μl), v. a. Lymphozyten
Aussehen und Farbe	klar bis xanthochrom, Spinngewebsgerinnsel (entsteht erst nach längerem Stehen und zerfällt bei Bewegung)
Liquorzucker	↓ (< 40 mg/dl)
Eiweiß	↑ (> 400 mg/dl)
Bakteriologie	bakterienarm, Ziehl-Neelsen-Färbung nicht sensitiv, kultureller Nachweis, PCR

muss aber der Verdacht auf eine – wahrscheinlich ansteckende – Tuberkulose gestellt und entsprechende Maßnahmen (Isolierung des Patienten/der Patientin, tuberkulostatische Therapie) eingeleitet werden! Der **kulturelle Nachweis** dauert aufgrund der geringen Teilungsrate der Tuberkelbakterien sehr lange (4–6 Wochen). Er ist aber zur Diagnosebestätigung und Resistenzbestimmung unbedingt erforderlich. Ein Schnellnachweis von Mycobacterium tuberculosis gelingt mittels **PCR**. In der Regel wird zum Keimnachweis Sputum, Magensaft oder Punktionsmaterial bei extrapulmonaler Verlaufsform verwandt. Insbesondere bei jungen Patient*innen, die noch kein Sputum produzieren können, wird an 3 aufeinanderfolgenden Tagen (um die Wahrscheinlichkeit des Nachweises zu erhöhen, der Nachweis gelingt nur in 40–50% aus Magensaftaspirat) morgens nüchtern Magensaft durch Sondierung des Magens mit einer Magensonde (20 ml destilliertes Wasser instillieren und anschließend in eine sterile Spritze aspirieren) gewonnen.

Besonders wichtig ist, die Infektionsquelle durch **aktive Fallsuche** (s. Prophylaxe) unter den Kontaktpersonen herauszufinden. So kann eine weitere Ausbreitung der Erkrankung verhindert werden.

Differenzialdiagnosen: Herzfehler, gastroösophagealer Reflux mit rezidivierenden Pneumonien, Fremdkörperaspiration, Mukoviszidose.

Therapie: Entscheidend für eine effektive Tuberkulosebekämpfung ist die rasche Entdeckung erkrankter und infektiöser Personen und eine schnell einsetzende effiziente **Kombinationstherapie mit verschiedenen Tuberkulostatika**. Die Auswahl der Medikamente richtet sich nach dem Antibiogramm. Erstrang-Antituberkulotika sind Isoniazid (INH), Rifampicin (RMP), Pyrazinamid (PZA) und Ethambutol (EMB). Medikamente der 2. Wahl (Reservemedikamente bei Resistenzen oder Unverträglichkeiten) sind u. a. injizierbare Antituberkulotika wie Amikacin, Capreomycin und Streptomycin, Fluorchinolone wie Levofloxacin und Moxifloxacin, orale, bakteriostatisch wirkende Medikamente wie Ethionamid, Protionamid (PTH), Terizidon und weitere Medikamente, deren Effektivität bislang unklar ist. Die Dauer der Behandlung umfasst immer mehrere Monate, sie wird durch die Ausprägung und den Verlauf der Tuberkulose bestimmt (s. Tab. 72.3 Medikamentöse Therapie der Tuberkulose). Die Patient*innen sind in der Regel – bei sensiblen Stämmen – nach 2 bis 3 Wochen Behandlungsdauer nicht mehr infektiös.

Tab. 72.3 Medikamentöse Therapie der Tuberkulose

Tuberkulose-Stadium	empfohlene Therapie	Dauer der Behandlung
Tuberkulose-Exposition (z. B. Kontakt zu einer infektiösen Person)	INH	3 Monate
latente Tuberkuloseinfektion, d. h. Tuberkulinkonversion ohne klinische oder radiologische Zeichen	INH	9 Monate
unkomplizierte Lungentuberkulose	INH + RMP + PZA INH + RMP	2 Monate 4 Monate
komplizierte Primärtuberkulose (z. B. mit Lymphknoteneinbruch und/oder Belüftungsstörung durch bronchiale Lymphknotenkompression)	INH + RMP + PZA INH + RPM **oder** INH + RMP + PZA + EMB INH + RMP	2 Monate 7 Monate 2 Monate 4 Monate
Miliartuberkulose	INH + RMP + PZA + EMB INH + RMP + Prednisolon (initial)	2 Monate 7 Monate 6 Wochen
Meningitis tuberculosa	INH + RMP + PZA + PTH INH + RMP + Dexamethason/Prednisolon	2 Monate 10 Monate mind. 4–6 Wochen

Die **Nebenwirkungsrate der tuberkulostatischen Therapie** ist im Kindesalter sehr niedrig. INH, RMP und PZA können zu einer vorrübergehenden Erhöhung der Transaminasen führen. PZA führt zur vorrübergehenden Erhöhung der Harnsäure, die eine Therapie mit Allopurinol erforderlich machen kann. Kinder, die Ethambutol erhalten, müssen wegen der Möglichkeit (reversibler) Sehstörungen (Neuritis N. optici, Frühsymptom: Störung des Farbensehens) regelmäßig augenärztlich untersucht werden.

Prognose: Bei konsequenter und rechtzeitiger Therapie ist die Tuberkulose heilbar. Die tuberkulöse Meningitis kann nur bei früher Diagnose und Einsetzen einer optimalen Therapie ausheilen, unbehandelt führt sie meist zum Tod. In vielen Fällen kommt es zur Defektheilung mit Lähmungen, Anfallsleiden, Intelligenzdefekt und Hydrozephalus.

Prophylaxe: Die BCG-Impfung wird in Deutschland aufgrund der begrenzten Wirksamkeit des Impfstoffes bei niedriger Tuberkulose-Inzidenz und relativ häufigen Impfkomplikationen seit 1998 (STIKO) nicht mehr empfohlen. Stattdessen wird eine gezielte Tuberkulintestung (**aktive Fallsuche**), v. a. bei Kindern mit Tuberkulosekontakt oder Zugehörigkeit zu Risikogruppen empfohlen, um eine Primärinfektion möglichst früh zu diagnostizieren und ggf. therapeutisch intervenieren zu können.

Die Wiederzulassung zu Gemeinschaftseinrichtungen ist in der Regel 3 Wochen nach Beginn der Behandlung möglich, falls keine Medikamentenresistenz vorliegt und die Therapie zuverlässig durchgeführt wird. 3 negative Sputa (bei initial positivem Sputumbefund) können ein Wiederzulassungskriterium sein. Die Entscheidung muss aber immer individuell getroffen werden unter Einbeziehung aller Befunde. Ein ärztliches Attest ist erforderlich.

Meldepflicht: Die aktive, behandlungsbedürftige Erkrankung und der Tod durch Tuberkulose sind namentlich meldepflichtig. Außerdem muss auch gemeldet werden, wenn Patient*innen die Behandlung verweigern oder abbrechen.

Zusatzthemen für Lerngruppen

- HIV bei Kindern
- Immunmangelsyndrome

Fall 73 Leitsymptom Bauchschmerz

73.1 Erfragen Sie die „Red flags", die auf eine organische Ursache der Bauchschmerzen hindeuten.

Red flags:

- Bist du schon einmal nachts von den Bauchschmerzen aufgewacht?
- Sind die Bauchschmerzen dieses Mal anders als sonst?
- Wie stark sind die Schmerzen auf der Schmerzskala, nimmt die Schmerzintensität zu?
- Strahlen die Schmerzen aus, z. B. in den Rücken, in die Schulter oder die Beine?
- Werden die Beschwerden von Erbrechen oder Durchfall begleitet?
- Hast du blutige Stühle abgesetzt?
- Macht die Miktion Beschwerden?
- Hast du hohes Fieber?
- Hast du Gewicht verloren?

73.2 Worauf achten Sie bei der körperlichen Untersuchung?

- **Beurteilung des Allgemein- und Ernährungszustands**: Somatogramm/Perzentile, BMI (altersentsprechende Körperentwicklung, Über-/Untergewicht)
- **Körperhaltung**: Beeinträchtigung durch die Schmerzen, depressive/leidende Haltung
- **körperliche Untersuchung**:
  - Hautfarbe: gelb, blass, fahl
  - HNO-Bereich: Inspektion von Schleimhäuten, Zunge, Tonsillen, Trommelfelle
  - Lymphknoten: vergrößert, schmerzhaft
  - Herz: Herztöne/-geräusche/-frequenz
  - Lunge: Tachypnoe, Dyspnoe, Rasselgeräusche, bronchiale Obstruktion
  - **Abdomen**: Inspektion (gebläht, eingesunken), Auskultation (Peristaltik), Palpation (Druckschmerz, Abwehrspannung, Klopfschmerz, Resistenzen, Organvergrößerungen, Nierenlagerklopfschmerz)

- **rektale Untersuchung**: Inspektion des Anus (Ekzeme, Schleimhautveränderungen, Fistelgänge) und immer (**!**) rektal-digitale Untersuchung (Ampullenweite, Sphinktertonus, Stuhl/Blut am Fingerling)
- Genitale: Pubertätsstadien (altersentsprechende Körperentwicklung)
- Leistenregion: Leistenhernie
- Haut und Hautanhangsgebilde: Hautkolorit/-oberfläche, Hämatome, Effloreszenzen, Durchblutung; Haare („struppig", glänzend); Nägel (Nagelveränderungen, Uhrglasnägel)
- Messung von Blutdruck, Puls und Temperatur (z. B. axillo-rektale Temperaturdifferenz bei Appendizitis).

73.3 **Welche möglichen Ursachen kommen für die Beschwerden der Patientin in Frage?**

Für chronischen Bauchschmerz (Definition: rezidivierende Bauchschmerzen seit mehr als 3 Monaten) finden sich:

- **funktionelle Ursachen**: ca. 75 % der rezidivierenden Bauchschmerzen sind nicht primär organisch bedingt; häufig bei ehrgeizigen, empfindsamen Kindern in Stresssituationen; Auftreten in Form von Nabelkoliken, Colon irritabile, chronischer Gastritis, chronischer Obstipation
- **organische Ursachen**:
  - **abdominell**: z. B. rezidivierende Enteritiden, Harnwegsinfektionen, Postenteritis-Syndrom, Nahrungsmittelunverträglichkeiten, Kohlenhydratmalabsorption (z. B. Laktoseintoleranz), Dysmenorrhoe, Ovarialzysten, chronisch entzündliche Darmerkrankungen (Morbus Crohn, Colitis ulcerosa), Morbus Meulengracht, Gastritis, Chole-/Urolithiasis, rezidivierende Pankreatitiden, entzündliche Erkrankungen des inneren Genitales, rezidivierende Inkarzerierung von Hernien
  - **extraabdominell**: z. B. fortgeleitete Schmerzen bei Affektion der Pleura diaphragmalis und des Herzens, ausstrahlende Schmerzen von der Wirbelsäule.

73.4 **Welche weiteren Untersuchungen halten Sie als „Basisuntersuchungen" für notwendig, um die Ursachen der Beschwerden zu differenzieren?**

- **Labor**:
  - Blut/Serum: (Differenzial-)Blutbild (Hb, Leukozyten, Thrombozyten), Entzündungsparameter (CRP, BSG), Elektrolyte (Na, K), Blutzucker, Blutgasanalyse, Leberenzyme (γ-GT, GOT, GPT, LDH, aP), Gesamtbilirubin, Pankreasenzyme (Lipase, Amylase), Nierenretentionswerte (Kreatinin, Harnstoff), Gewebstransglutaminase, Gesamt-IgA (Zöliakie)
  - Harn: Eiweiß, Leukozyten, Erythrozyten, Nitrit, Glukose, evtl. Bakteriologie
  - Stuhl: Erregerdiagnostik (u. a. Lamblien, Wurmeier), Calprotectin
- **Sonografie des Abdomens**: Organvergrößerungen, Konkremente, Invagination, Darmwandauffälligkeiten, freie Flüssigkeit, Meteorismus, Obstipation, abdominelle Lymphadenitis, Hydronephrose, Harnstau, gynäkologischer Ultraschall (Ovarien, Uterusgröße).

73.5 **Auch dieses Mal können Sie keine organische Ursache der Beschwerden finden. Wie gehen Sie nun weiter vor?**

- aufklärendes Gespräch über Harmlosigkeit der Symptome
- Ernährungsberatung: gesunde Mischkost mit reichlich Obst und Gemüse, ausreichend trinken
- Führen eines Bauchschmerzkalenders
- Stressreduktion
- Bewegung, Ausgleichssport
- ggf. psychologische Mitbetreuung.

Kommentar

Allgemeines: Bauchschmerzen sind ein **häufiges Symptom** bei Kindern aller Altersklassen (Inzidenz 15–20 %). Dabei muss die Ursache nicht zwangsläufig im Bauchraum liegen! Je jünger ein Kind ist, desto unspezifischer sind die Angaben, die das Kind zu Schmerzart, Schmerzdauer und v. a. Lokalisation machen kann. Bei Kleinkindern werden selbst Ohren- und Halsschmerzen in den Bauchraum lokalisiert. Eine gründliche und vollständige körperliche Untersuchung der Patient*innen ist deshalb obligat! Wichtig ist v. a. eine sorgfältige Anamnese (s. Tab. 73.2).

Akute Bauchschmerzen (Ätiologie, Klinik, Therapie): Sie sind durch einen **plötzlichen Beginn ohne „Bauchschmerz-Vorgeschichte"** gekennzeichnet und müssen immer ernst genommen werden. Es muss rasch entschieden werden, ob ein **akutes Abdomen** vorliegt, welches einer sofortigen – oft chirurgischen – Therapie bedarf: Bauchschmerzen und Abwehrspannung sind hierbei meist umschrieben lokalisiert, anhaltend und heftig und werden häufig von Übelkeit und Erbrechen begleitet. Nicht selten

Tab. 73.1 Häufigste abdominelle Ursachen akuter Bauchschmerzen

Neugeborene	Säuglinge und Kleinkinder	ältere Kinder und Jugendliche
• Fehlbildungen des Magen-Darm-Traktes • Volvulus • Mekoniumileus • nekrotisierende Enterokolitis (Fall 55) • inkarzerierte Leistenhernie (Fall 58)	• „Dreimonatskoliken" • Gastroenteritis • Invagination (Fall 5) • Obstipation (Fall 56) • Morbus Hirschsprung • inkarzerierte Leistenhernie (Fall 58) • Hodentorsion (Fall 17)	• Gastroenteritis • akute Appendizitis (Fall 50) • akute Obstipation (Fall 56) • Harnwegsinfekt (Fall 44) • Chole-/Urolithiasis • Hodentorsion • gynäkologische Erkrankungen (z. B. stielgedrehte Ovarialzyste)

ist die Symptomatik progredient. Die Ursachen akuter Bauchschmerzen sind abdominell (gastrointestinal, urogenital, gynäkologisch [s. Tab. 73.1]) und extraabdominell (Begleitsymptom von Atemwegserkrankungen s. Fall 53, Allgemeinerkrankungen [z. B. Diabetes mellitus s. Fall 54, Blut- und Gefäßerkrankungen wie Purpura Schoenlein-Henoch s. Fall 8, hämolytische Krisen z. B. bei Sichelzellanämie]) zu suchen.

Die **Diagnostik** muss **rasch** erfolgen. Neben Laborparametern (Entzündungswerte, Blutbild, Lipase, Amylase, GOT, GPT, γ-GT, Urindiagnostik) erfolgt eine Abdomensonografie (z. B. freie Flüssigkeit als Hinweis auf akut entzündliches Geschehen, perforierte Appendizitis, intraabdominelle Blutung nach Bauchtrauma; Harnaufstau bei Nierenstein, Hinweise auf Pyelonephritis, Invagination, Volvulus), ggf. kann ergänzend eine Übersichtsaufnahme des Abdomens (Ileus, freie Luft) und auch des Thorax (Pneumonie mit abdomineller Beteiligung) notwendig sein, um die Ursache des akuten Abdomens zu klären. Frühzeitig sollten auch chirurgische Kolleg*innen, bei Mädchen auch Gynäkolog*innen hinzugezogen werden, um schnell eine entsprechende Therapie einleiten zu können.

Die **Therapie** der akuten Bauchschmerzen richtet sich nach der Ursache. Es ist sinnvoll, die Patient*innen stationär zu überwachen und zunächst Nahrungskarenz zu verordnen sowie eine Infusionstherapie (Ringerlösung oder Glukose-Elektrolyt-Gemisch) einzuleiten bis Klarheit über die Ursache der Beschwerden besteht. Hilfreich kann auch ein Einlauf sein, um die Darmperistaltik anzuregen und eine eventuell bestehende Obstipation zu beseitigen. *Cave*: Bei peritonitischen Reizzeichen, V. a. Appendizitis oder mechanischem Ileus ist ein Einlauf kontraindiziert (Gefahr der Perforation)!

Chronische Bauchschmerzen (Ätiologie, Klinik, Therapie): Von **chronischen Bauchschmerzen** spricht man, wenn die Beschwerden rezidivierend mindestens seit 3 Monaten auftreten. Die Diagnosestellung ist wegen der Vielzahl in Frage kommender Differenzialdiagnosen (s. Antwort zur Frage 73.3) schwierig. Bei chronischen Bauchschmerzen ist es zunächst wichtig, **organisch verursachte Bauchschmerzen** von **funktionellen Bauchschmerzen** zu unterscheiden.

Für eine **organische Ursache chronischer Bauchschmerzen** sprechen reduzierter Allgemeinzustand, Gewichtsverlust, Wachstumsverlangsamung, Blässe, anhaltendes Fieber, Erbrechen, blutige Stühle, anhaltende Durchfälle, lokalisierte (aber nabelfern) umschriebene Bauchschmerzen und Abwehrspannung sowie nächtliches Aufwachen wegen der Bauchschmerzen. Mögliche **Ursachen** s. Antwort zur Frage 73.3. Die wichtigsten werden im Folgenden genauer betrachtet:

Zu den **Kohlenhydratmalabsorptionen** gehören die Laktoseintoleranz, die Fruktose- und Sorbitmalabsorption. Bei der **Laktoseintoleranz** unterscheidet man den seltenen kongenitalen, absoluten Laktasemangel von der Hypolaktasie. Bei der **Hypolaktasie** ist aus bislang ungeklärten Gründen die Aktivität der Laktase in der Darmschleimhaut reduziert. Der Genuss von größeren Mengen an Milchprodukten und laktosehaltigen Lebensmitteln (viele Instant- und Fertigprodukte sowie Backwaren und Wurst enthalten Laktose!) führen zu Durchfällen mit Bauchkrämpfen. Etwa 30 % der Erwachsenen leiden unter Symptomen der Hypolaktasie! Bei der **Fruktosemalabsorption** führt der Verzehr von Obst, Obstsäften und Süßigkeiten, die reich an Fruktose sind, zu Bauchschmerzen und Durchfällen. Die Ursache ist nicht geklärt. Die Diagnose wird durch einen pathologischen H_2-Atemtest nach Verabreichung des entsprechenden Kohlehydrats bewiesen. Auch ein striktes Weglassen des entsprechenden Kohlehydrats für einen definierten Zeitraum ist eine Möglichkeit herauszufinden, ob eine Malabsorption vorliegt. Verschwinden die Beschwerden unter der Karenz und kommen sie bei Wiedereinführung des Kohlehydrats wieder, beweist das die Malabsorption. Die Therapie beider Störungen beruht auf der Reduktion der Aufnahme des entsprechenden Kohlehydrats. Eine völlige Karenz ist meist unnötig, da eine Restaktivität des Enzyms noch vorhanden ist. Bei der Laktoseunverträglichkeit kann das Enzym Laktase Milchprodukten zugefügt und damit die Verträglichkeit verbessert werden. Bei der Fruktosemalabsorption werden Obstsorten mit hohem Glukose- und geringem Fruktosegehalt (z. B. Bananen) in der Regel gut vertragen. Die Anwesenheit von Glukose erleichtert die Diffusion der Fruktose durch die Darmschleimhaut. Obst wird deshalb in Form von Obstsalat meist vertragen.

Beim **Postenteritis-Syndrom** (Syn.: Postenteritisches Malabsorptionssyndrom) hat eine vorangegangene Enteritis bzw. prolongierte Diät bei Magen-Darm-Infekt zu einem Mukosaschaden geführt, die allgemeine Enzymaktivität ist dadurch verringert worden. Zur Normalisierung der Darmflora werden Prä- (z. B. Oligosaccharide) und Probiotika (z. B. Lactobazillen, Bifidobakterien) eingesetzt sowie Milchprodukte wieder eingeführt, wobei vergorene Milch in Joghurt, Buttermilch usw. am besten vertragen wird. **(Allergische) Nahrungsmittelunverträglichkeiten** wie **Kuhmilchproteinintoleranz** oder **Zöliakie** (s. Fall 19) können ebenfalls zu chronischen Bauchschmerzen führen. Die Diagnostik umfasst serologische Untersuchungen, Auslassversuche der betroffenen Nahrungsmittel sowie ggf. Biopsie und Histologie der veränderten Darmschleimhaut. Die Therapie besteht in einer speziellen Diät, die bei der Kuhmilchproteinintoleranz zeitlich begrenzt, bei der Zöliakie lebenslang eingehalten werden muss.

Peptische Magen- und Darmerkrankungen sowie Helicobacter-pylori-Infektionen zeichnen sich durch epigastrische Schmerzlokalisation, blutiges Erbrechen oder positiven Blutnachweis im Stuhl, nächtliches Aufwachen (wegen der Bauchschmerzen) und Nüchternschmerz bzw. Schmerzen im zeitlichen Zusammenhang mit der Nahrungsaufnahme aus. Zur Sicherung der Diagnose erfolgt eine Ösophagogastroduodenoskopie mit Biopsien zur histologischen Untersuchung und ein Urease-Schnelltest (Helicobacter-pylori-Nachweis). Bei gesicherter, symptomatischer Helicobacter-pylori-Infektion sollte eine Eradikationstherapie (Triple-Therapie über 7 Tage: Protonenpumpenhemmer [Omeprazol] + Clarithromycin oder Metronidazol + Amoxicillin) erfolgen. Gastritis oder Ulzera ohne Helicobacter-pylori-Nachweis werden mit Protonenpumpenhemmern (z. B. Omeprazol) behandelt.

Bei **kolikartigem Charakter** der Bauchschmerzen müssen **Gallen- oder Nierensteine** ausgeschlossen werden. Dies gelingt am besten sonografisch. Findet sich ein Steinleiden, so muss eine medikamentöse, chirurgische oder lithotriptische Behandlung erfolgen. Treten die Schmerzen postprandial oder v. a. nach fettreichen Mahlzeiten auf und strahlen sie in den Rücken oder gürtelförmig aus, muss an eine **chronische** oder **rezidivierende Pankreatitis** gedacht werden. Ursache hierfür können z. B. Mukoviszidose, Fehlbildungen (Pancreas anulare/divisum), Autoimmunprozesse (Lupus erythematodes, Sarkoidose) sein. Hinweise erhält man durch Laboruntersuchungen (Amylase, Lipase, Trypsin) und eine Oberbauchsonografie. Die Therapie besteht in der Substitution von Pankreasenzymen, ggf. Schmerztherapie und Vermeidung blähender Speisen.

Bei chronischem Durchfall mit blutigen Stühlen kommen **chronisch-entzündliche Darmerkrankungen** wie Morbus Crohn und Colitis ulcerosa in Frage. Die Diagnose wird histologisch gestellt, daher ist eine Endoskopie mit Biopsieentnahmen notwendig. Eine medikamentöse (z. B. mit Glukokortikoiden, 5-Aminosalicylsäure, Azathioprin) und oft auch chirurgische (bei Fisteln, Abszessen, Fissuren, Perforation, Stenosen) Behandlung ist erforderlich.

Außerdem können u. a. Erkrankungen wie **Epilepsie** (Abdominalepilepsie), **Migräne** (Migraine abdominalis), **Morbus Meulengracht** (intermittierender Ikterus und Bauchschmerzen nach Hungerperiode und Stress) und **Harntransportstörungen** chronische Bauchschmerzen verursachen.

Zu den **funktionellen Bauchschmerzen** gehören das Reizdarmsyndrom oder Nabelkoliken.

Das **Reizdarmsyndrom** wird definiert als rezidivierender Bauchschmerz, der sich nach Stuhlentleerung bessert. Häufig gehen die Beschwerden mit Stuhlunregelmäßigkeiten (bzgl. Frequenz und Konsistenz sowie Schleimabgang und Gasbildung) einher. Die Symptome treten typischerweise nur tagsüber und periumbilikal auf, manchmal steht eine Obstipation im Vordergrund.

Bei Kindern zwischen 8 Monaten und 5 Jahren werden häufig unspezifische, chronische Durchfälle (große Mengen stinkenden wässrig-schleimigen Durchfalls, oft unverdaut) beobachtet, ohne dass eine Gedeihstörung besteht. Man spricht auch von der **„toddlers diarrhea"** oder dem **„peas and carots syndrome"**.

Die Diagnose **funktioneller Magen-Darm-Störungen** ist eine **Ausschlussdiagnose**. Neben der gründlichen körperlichen Untersuchung, Anamnese und Basisdiagnostik (s. Antworten zu den Fragen 73.1, 2 und 4) sollte v.a. den Patient*innen genau zugehört werden. Oft finden sich Hinweise auf psychische Stressfaktoren im schulischen oder familiären Umfeld. Die vorgestellten Kinder und Jugendlichen sind meist besonders sensibel und eher von ängstlicher Persönlichkeitsstruktur, die Eltern oft überbesorgt. Gerade pubertierende Jugendliche sind in ausgeprägter Weise mit sich selbst beschäftigt. Selbstbeobachtung und Ängste stehen im Vordergrund und können u.a. „Bauchschmerzen" verursachen (s. Fall 78).

Der wichtigste **therapeutische Ansatz funktioneller Bauchschmerzen** ist **aufmerksames Zuhören** und ernst nehmen der individuellen Beschwerden. Das Betonen der **Ungefährlichkeit der Symptome** kann schon zur Beschwerdeverringerung führen. Umstellung der Ernährung auf vollwertige, gesunde Mischkost, ausreichende Trinkmenge und Veränderungen des Lebensstils (Stressreduktion, zwangloser Sport, autogenes Training) leisten einen weiteren Beitrag. Wärmflasche und Kräutertee wirken manchmal Wunder. Ggf. kann auch das Führen eines Bauchschmerzkalenders, in dem Häufigkeit und Umstände der Bauchschmerzen vermerkt werden, sinnvoll sein.

An medikamentöser Behandlung bieten sich je nach Ursache Spasmolytika (Butylscopolamin 0,3–0,5 (-1) mg/kg KG/ED 3 × täglich p.o.) oder Stuhlweichmacher (Macrogol) bei Obstipation an. Ggf. kann Unterstützung durch eine/n Kinder- und Jugendpsychotherapeut*in hilfreich sein.

Allgemeine Bauchschmerzdiagnostik: Das diagnostische Vorgehen bei Bauchschmerzen beginnt mit einer **gründlichen Anamnese**, die neben den aktuellen Beschwerden auch die frühere Krankengeschichte und die Familienanamnese umfassen sollte (s. Tab. 73.2). Wichtig ist es, dabei immer die „Red flags" (s. Antwort zu Frage 73.1.) abzufragen, die auf eine organische Ursache hindeuten.

Dabei beobachtet man den Patienten/die Patientin und sein/ihr Verhalten, gewinnt einen Eindruck über den Leidensdruck und die Interaktion mit den Eltern.

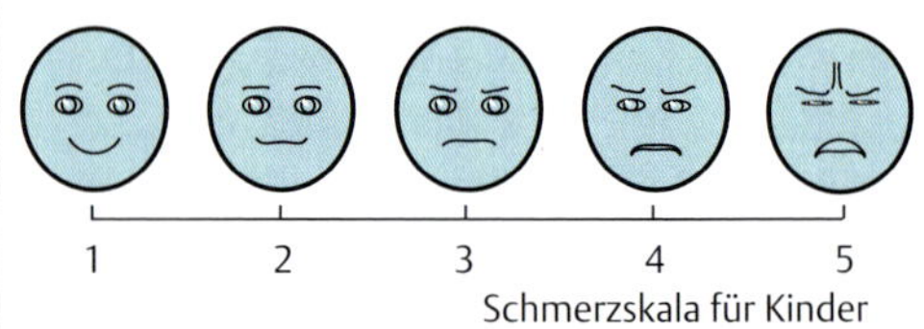

Abb. 73.1 Schmerzskala für jüngere Kinder

Es schließt sich eine vollständige **körperliche Untersuchung** (s. Antwort zur Frage 73.2) an. Bei der Palpation des Abdomens muss man den Patienten/die Patientin eventuell geschickt ablenken (z.B. vom Kindergarten, der Schule, Lieblingsbeschäftigung erzählen lassen, während man mit warmen Händen vorsichtig den Bauch palpiert), um die Druckschmerzhaftigkeit des Abdomens richtig beurteilen zu können. Bei schreienden Säuglingen und Kleinkindern ist die Beurteilung der Bauchdeckenspannung und die Palpation der Bauchorgane schwierig. Hier nutzt man die Schreipause beim Luftholen, um tief zu palpieren.

Vervollständigt wird die Untersuchung durch eine **Basisdiagnostik** (s. Antwort zur Frage 73.4). Je nach Untersuchungsbefunden und klinischem Verdacht müssen diese ergänzt werden durch:

- **spezielle Labordiagnostik**: z.B. IgE-RAST (Nahrungsmittelallergie), Eisen, Ferritin (Eisenresorptionsstörung, Anämiediagnostik), Stuhluntersuchungen: Helicobacter-pylori-Antigen-Test (HP-Gastritis), Pankreaselastase (Pankreasinsuffizienz), Stuhl auf Parasiten, Klebestreifentest (Oxyuriasis)
- **Atemteste**: H_2-Atemteste (Kohlenhydratmalabsorption s.o.) mit Laktose, Saccharose, Fruktose, Glukose, Sorbit; C_{13}-Harnstoff-Atemtest (Helicobacter-pylori-Infektion und Kontrolle nach Eradikationstherapie)
- **Endoskopie** mit Biopsien zur histologischen bzw. mikrobiologischen Untersuchung: Ösophagogastroduodenoskopie (Ösophagitis, Ulzera, Gastritis, Zöliakie [mit Dünndarmschleimhautbiopsie]), Koloskopie (chronisch entzündliche Darmerkrankungen, Polypen)
- **pH-Metrie**: gastroösophagealer Reflux
- **Röntgen**: Abdomenübersichtsaufnahme (freie Luft [Perforation eines Hohlorgans], Ileus, schattengebende Konkremente [Gallen-/Nierensteine], atypische Luftverteilungsmuster [z.B. massive Überblähung]); Thoraxaufnahme (Pneumonie)

Tab. 73.2 Anamnese bei Bauchschmerzen

wichtige Aspekte	
Auftreten der Symptomatik	erstmaliges Auftreten, situationsspezifischer Zusammenhang, zu welcher Tageszeit (nur tagsüber, auch nachts), belastungsabhängig (während Schul-/Ferienzeit, körperlicher Betätigung), Zusammenhang mit Mahlzeiten/Stuhlentleerung/Miktion
Schmerzcharakteristika	Schmerzintensität (Erfragen evtl. mittels Schmerzskala [s. Abb. 73.1]), zunehmende Intensität, Schmerzcharakter (dumpf, spitz, bohrend, kolikartig, anhaltend), Schmerzdauer (Minuten, Stunden, Tage), Schmerzlokalisation (wo, wechselnd, Ausstrahlung)
Begleitsymptome	Erbrechen und Durchfall (Qualität des Erbrochenen/Stuhls), Appetitlosigkeit, Mattigkeit, reduzierte Belastbarkeit, Leistungsminderung, Gewichtsstillstand/-abnahme
Vorerkrankungen	akute behandlungsbedürftige Erkrankungen, Harnwegsinfektionen, Bauchoperationen, Anämie, Hypothyreose, Gelenkerkrankungen, Krampfleiden, Diabetes mellitus, Cholelithiasis
Medikamenteneinnahme	z. B. Antibiotika, Eisenpräparate, nicht steroidale Antiphlogistika, Antiepileptika
Ernährung	Mahlzeiten, Nahrungsmittel (Obst, Gemüse, Ballaststoffe,Süßigkeiten), Getränke, Trinkmenge
Stuhlanamnese	regelmäßig/unregelmäßig, Konsistenz, Farbe, Geruch, Blutauflagerungen
Miktion	Dysurie, Pollakisurie, Harnfarbe, auffälliger Geruch
ggf. gynäkologische Anamnese	Menarche, Menstruationsstörungen, Dysmenorrhoe
Sozialanamnese	psychosoziale Belastungsfaktoren, z. B. Scheidung der Eltern, Schulprobleme, schwere Erkrankung oder Tod in der Familie/dem Freundeskreis
Familienanamnese	v. a. „familiäre Bauchschmerzbelastung", chronisch entzündliche Darmerkrankungen, funktionelle Störungen (z. B. Reizdarmsyndrom, Migräne), Zöliakie, Depression, sonstige Erkrankungen (z. B. akute Magen-Darm-Infektionen, Gastritis durch Helicobacter pylori, Ulkusleiden, Diabetes mellitus, Cholelithiasis, Fettstoffwechselstörungen

- spezielle Ultraschallverfahren (farbkodierte Dopplersonografie), MRT, bei speziellen Fragestellungen ggf. auch Kolonkontrasteinlauf oder Dünndarmkontrastdarstellung (Sellink): Fisteln, Stenosen im Rahmen chronisch entzündlicher Darmerkrankungen
- **Schweißtest**: Mukoviszidose.

Zusatzthemen für Lerngruppen

- weitere Symptome bei Magen-Darm-Erkrankungen (z. B. Übelkeit, Erbrechen, Brechreiz, Durchfälle, Obstipation), deren Ätiologie, Diagnostik und Therapie
- Gastroenteritis
- Appendizitis

Fall 74 Übergewicht und Adipositas

74.1 Beschreiben Sie, was Ihnen am Habitus des 13-jährigen Jungen auffällt!

- Pseudogynäkomastie, ausgeprägter Fettansatz (s. Abb. 74.1 Fallbeispiel).

74.2 Was interessiert Sie anamnestisch besonders?

- **Eigenanamnese**: seit wann besteht die Adipositas, Vorerkrankungen, Schlafverhalten, körperliche Beeinträchtigungen, Medikamenteneinnahme, Ernährungsanamnese (s. u.), Freizeitverhalten (s. u.), Schulleistungen, soziales Umfeld, bisherige körperliche Entwicklung (Vorsorgeheft des Patienten mit Körpermaßen/Perzentilen; Geburtsgewicht und körperlicher Entwicklung in den ersten Lebensjahren), bei Mädchen zusätzlich Frage nach Menarche und Menses (Dauer, Frequenz), Leidensdruck (z. B. „Hänseleien", Angst vor dem Sportunterricht oder vor Freizeitbeschäftigung mit Freunden)
- **Ernährungsanamnese**: Ernährungstagebuch (Anzahl und Art der Mahlzeiten, Süßigkeiten und Snacks [welche, wie viel, wie oft], Getränke [welche, wie viel])
- **Freizeitverhalten**: Lieblingsbeschäftigungen, körperliche Betätigungen (Sport), Belastbarkeit, Bildschirmzeit (Fernsehen, Spielekonsolen, Handy, Tablet)
- **Familienanamnese**: Risikofaktoren (arterielle Hypertonie, Diabetes mellitus, Fettstoffwechselstörungen, Gicht, Cholezystolithiasis), Größe/Gewicht von Eltern/Geschwistern
- **Sozialanamnese**: Familienstruktur (z. B. Eltern geschieden, alleinerziehend, berufstätig, Geschwister), Freundeskreis, Vernachlässigung, Verhältnis des Patienten zu Eltern/Geschwistern, welche Schule besucht der Patient (Lieblingsunterrichtsfach), Peergruppe (Größe, Einbindung).

74.3 Berechnen Sie den BMI (Body-Mass-Index)! Wie beurteilen Sie das Ergebnis (vgl. Anhang BMI-Tabellen)?

- **BMI = Körpergewicht [kg]/(Körperlänge [m])² = 94 kg/(1,80 m)²** = 29 kg/m²
- Bewertung: damit liegt der BMI > 97 % über dem Alters- und Geschlechtsnormwert, es liegt eine Adipositas vor.

74.4 Worauf sollte bei der körperlichen Untersuchung besonders geachtet werden? Welche weiteren Untersuchungen halten Sie für notwendig?

- **körperliche Untersuchung**:
  - Fettverteilungsmuster (Stammfettsucht), morphologische Auffälligkeiten wie kurze Finger und Zehen, hoher Gaumen, Polydaktylie, um syndromale Erkrankungen (z. B. Prader-Willi-Syndrom, Klinefelter-Syndrom) auszuschließen
  - Bestimmung des Pubertätsstadiums nach Tanner (s. Fall 68), Bestimmung der Hodengröße
  - Suche nach Begleiterkrankungen der Adipositas: arterielle Hypertonie (24h-Blutdruckmessung), orthopädische Untersuchung (Fehlhaltungen, übermäßige Gelenkbeanspruchung, Wirbelsäulenerkrankungen)
  - Haut: Striae, Akne, Hautinfektionen (Hautfalten), Acanthosis nigricans (bei Diabetes mellitus Typ 2), Behaarung, Unterscheidung Gynäkomastie (Brustdrüsengewebe tastbar) von Pseudogynäkomastie (Vergrößerung der männlichen Brust ohne tastbares Drüsengewebe, häufig durch Fetteinlagerungen bei Übergewicht)
- **Labor**:
  - Triglyzeride, Cholesterin, Lipoproteine (VLDL, LDL, HDL): Fettstoffwechselstörung
  - Nüchtern-Blutzucker, Hba1c, bei Auffälligkeiten ggf. oraler Glukosetoleranztest: Diabetes mellitus, pathologische Glukosetoleranz
  - Harnsäure: Hyperurikämie (Gicht)
  - Transaminasen: Fettleberhepatitis
  - Schilddrüsenwerte (TSH, fT_3, fT_4): Hypothyreose
- **ggf. weiterführende Untersuchungen**:
  - Abdomensonografie v. a. bei Bauchschmerzen (Ausschluss Cholelithiasis, Fettleber)
  - Bestimmung des Knochenalters (Röntgen: linke Hand und Handgelenk; akzeleriert z. B. bei nutritiver Adipositas, vermindert bei syndromalen Erkrankungen)
  - Hormonanalysen (z. B. Kortisol bei V. a. Cushing-Syndrom)
  - Chromosomenanalyse (z. B. Ausschluss Prader-Willi-Syndrom, Down-Syndrom) bei morphologischen Hinweisen.

74.5 **Beschreiben Sie die Auffälligkeiten im Ultraschallbild. Deuten Sie die Befunde in der Gesamtschau.**

- **Sonografie**: Lebertextur etwas vergröbert, Leberrand nicht spitz, sondern abgerundet, Leberparenchym stellt sich im Vergleich zum Nierenparenchym echodichter da.
- Die sonografischen Befunde, die palpatorisch diskret vergrößerte Leber und die erhöhten Leberwerte sprechen für eine am ehesten alimentär bedingte leichte **Fettleberhepatitis**. Weitere Komplikationen wie arterielle Hypertonie oder pathologische Glukosetoleranz/Diabetes mellitus, Hyperurikämie, wie sie bei einem metabolischen Syndrom vorliegen würden, finden sich (noch) nicht.
- Pseudogynäkomastie und Striae distensae sind Ausdruck der vermehrten Fetteinlagerungen durch die Adipositas.
- Leichte Akne-Veränderungen in Gesicht und Dekoltée und Pubertätsstadium P2 G2 nach Tanner deuten auf einen zeitgerechten Beginn der Pubertät hin.

74.6 **Welche Empfehlungen geben Sie dem Patienten und seinen Eltern? Nennen Sie Möglichkeiten, die Therapie besonders effektiv zu gestalten!**

- Beruhigung bzgl. Hypogenitalismus: erste Pubertätsanzeichen sind erkennbar, die Entwicklung ist völlig zeitgerecht, das Genitale erscheint nur kleiner wegen der Adipositas, die ist auch die Begründung für den Hochwuchs
- Empfehlung: dringend **Gewichtsreduktion** wegen leichter Fettleberhepatitis und weiteren drohenden Folgekrankheiten (s. Kommentar) und Leidensdruck („Hänseleien" der Mitschüler)
  - Reduktion der Energiezufuhr durch Ernährungsumstellung
  - Steigerung des Energieverbrauches durch Bewegung, z. B. Vereinssport, weniger Bildschirmzeit
  - beste Erfolgschance: Anbindung an eine ambulante Adipositas-Therapiegruppe **und** „Mitbehandlung" der Familie.

Kommentar

Definition: Übergewicht und Adipositas sind durch eine **Erhöhung der Körperfettmasse** gekennzeichnet. Zur Quantifizierung des Übergewichts hat sich beim Erwachsenen die Berechnung des Body-Mass-Indexes (BMI) bewährt:

$$BMI\ [kg/m^2] = Körpermasse\ [kg]/(Körperlänge\ [m])^2$$

Bei Kindern und Jugendlichen ist der absolute Wert des BMI wegen seiner physiologischen alters- und geschlechtsabhängigen Variabilität kein ausreichend guter Parameter. Deshalb wird der **relative BMI** (bezieht sich auf die alters- und geschlechtsspezifische 50. Perzentile) verwendet. Kinder, deren relativer BMI zwischen der 90. und 97. Perzentile liegt, gelten als „übergewichtig", liegt der Wert über der 97. Perzentile, spricht man von „Adipositas" (Fettsucht).

Epidemiologie: Die Prävalenz von Übergewicht und Adipositas im Kindes- und Jugendalter hat in den letzten 20 Jahren stark zugenommen. Sie wird in Deutschland mittlerweile mit etwa 20 % angegeben, d. h. bereits jedes 5. Kind leidet an Übergewicht! Die Ursache für die rasche Zunahme der Prävalenz ist dabei nicht eindeutig zu klären, ein wichtiger Faktor ist sicherlich die zunehmende Immobilität der Kinder. Das zeigt auch der steilere Anstieg, der seit der Corona-Pandemie mit ihren Lockdowns, Kitaschließungen, Homeschooling, Kontaktbeschränkungen, Quarantänen und Einschränkungen beim Vereinssport zu beobachten war.

Ätiopathogenese: Übergewicht entsteht, wenn über einen längeren Zeitraum mehr Energie aufgenommen als verbraucht wird. Der Energieverbrauch wird durch Grundumsatz, Thermogenese und Aktivität bestimmt. Die nicht verbrauchte Energie wird in Form von Fettgewebe gespeichert.

Man unterscheidet die weitaus häufiger multifaktoriell bedingte **primäre Adipositas** von der sehr seltenen **sekundären Adipositas** als Folge oder Symptom anderer Erkrankungen (s. u.). Bei vielen Kindern und deren Familien hat sich die Ernährung und das Essverhalten geändert: Das Angebot an gut schmeckenden, aber kalorienreichen Nahrungsmitteln ist groß. „Fast food" und Fertigprodukte stehen regelmäßig auf dem Speiseplan vieler Familien. Süßigkeiten und kalorienreiche Getränke sind überall verfügbar. Außerdem wandelt sich der Alltag der Kinder: Kinder bewegen sich weniger, werden z. B. zur Schule gefahren, spielen nicht mehr auf der Straße, verbringen mehr Zeit vor Fernseher, Tablet, Handy und Spielekonsole. Hinzu kommt erlerntes Fehlverhalten rund um die Nahrungsaufnahme wie hoher Stellenwert des Essens, Snacks, Belohnungsrituale, Essen vorm Bildschirm. Familienuntersuchungen und Zwillingsforschung belegen auch eine genetische Komponente der Adipositas-Entstehung: Der Grundumsatz von Kindern adipöser Eltern liegt um 20% unter dem von gleichgewichtigen Kindern normgewichtiger Eltern. Prädisponierende Faktoren finden sich bereits in Schwangerschaft und Stillzeit. Kinder von Schwangeren mit Diabetes und adipösen Schwangeren haben ein erhöhtes Geburtsgewicht und ein erhöhtes Risiko, selbst adipös zu werden. Auch Mangelgeborene, die postnatal schnell ihr Gewicht aufholen, sind später häufiger übergewichtig als andere Kinder. Gestillte Säuglinge werden später in Abhängigkeit von der Stilldauer signifikant seltener adipös als nicht gestillte Kinder. Weitere Einflussfaktoren sind mütterliche Essstörungen wie Anorexia bzw. Bulimia nervosa und das psychosoziale Umfeld. Wenig geforderte und geförderte Kinder haben ein höheres Adipositasrisiko, ebenso besteht eine negative Korrelation zwischen elterlichem Bildungsniveau und kindlichem Übergewicht.

Übergewicht hat aber häufig auch psychische Ursachen: Z. B. bei Verlusterlebnissen durch Trennung der Eltern, Einsamkeit, Belastungssituationen wie Mobbing, Langeweile, Frust, Depression wird Essen als Ersatzbefriedigung („Emotional overeating") angesehen, zum Frustabbau oder um sich etwas Gutes zu tun.

Selten (in weniger als 1% der Fälle) ist die Adipositas Symptom oder Folge anderer Erkrankungen (**sekundäre Adipositas**). Hierzu zählen syndromal (z. B. Prader-Willi-Syndrom, Bardet-Biedl-Syndrom), endokrinologisch (z. B. Morbus Cushing, Wachstumshormonmangel, Hypothyreose), in Folge von ZNS-Erkrankungen (z. B. Kraniopharyngeom, Bestrahlungsfolgen) oder Erkrankungen, die die Beweglichkeit einschränken (z. B. rheumatoide Arthritis) und medikamentös (z. B. Steroide, Thyreostatika, Valproinsäure) bedingte Adipositas. Sehr selten sind genetische Ursachen: z. B. Leptinmangel, Mutationen des Melanocortin-4-Rezeptors (beeinflussen das Sättigungsgefühl), Mutationen des FTO-Gens (beeinflussen die Fettspeicherung bzw. -verbrennung).

Klinik: Neben Übergewicht und übermäßigem Fettansatz fallen die Patient*innen meist durch ihre überdurchschnittliche Größe auf (**Adiposogigantismus**). Jungen weisen (s. Fallbeispiel) häufig eine **Pseudogynäkomastie** („Pseudo", weil es sich nicht um Brustdrüsengewebe, sondern um Fettpolster handelt!) auf. Ein **Hypogenitalismus** wird durch die Fettpolster vorgetäuscht. Der Pubertätsbeginn kann bei Jungen verspätet, bei Mädchen verfrüht einsetzen. Mädchen neigen außerdem zu Hirsutismus.

Meist finden sich Striae distensae (s. Abb. 74.3) im Bereich der Oberarme, Brust, Oberschenkel, Bauch und Hüften. Es treten gehäuft Hautinfektionen v. a. in den Hautfalten auf.

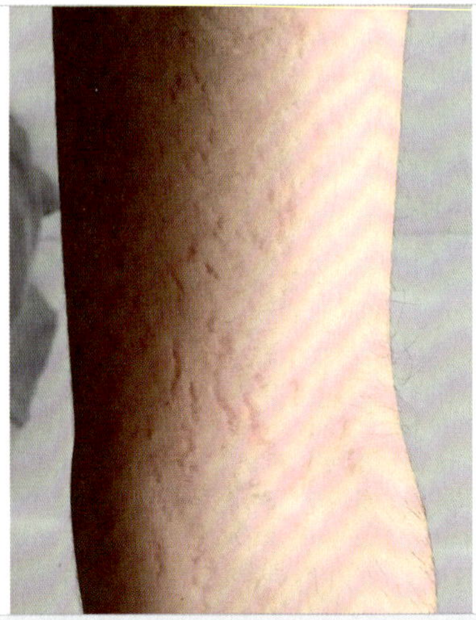

Abb. 74.3 Striae distensae

Auswirkungen und Komplikationen: Adipositas hat Auswirkungen auf alle Organsysteme. Manche Auswirkungen zeigen sich erst im Erwachsenenalter, wie z. B. das erhöhte **Risiko für kardiovaskuläre Erkrankungen** wie arterielle Hypertonie, Herzinfarkt und Schlaganfall. Diese Tatsache erschwert die Einsicht, dass es sich bei Adipositas auch schon im Kindes- und Jugendalter um ein eigenständiges und ernst zu nehmendes Krankheitsbild handelt. Viele Eltern gehen davon aus, dass die Fettansätze nur „Babyspeck" sind, der sich im Laufe der Zeit verwächst. Anders als bei Erwachsenen mit jahrelanger Adipositasanamnese finden sich bei Kindern und Jugendlichen im Allgemeinen nur diskrete Symptome bzw. Befunde Adipositas-assoziierter Erkrankungen wie metabolisches Syndrom mit Hypertonie, Dyslipoproteinämie, gestörter Glukosetoleranz und Hyperurikämie; kardiovaskuläre Erkrankungen mit arterieller Hypertonie und Atherosklerose; Cholelithiasis und Fettleber; orthopädische Erkrankungen mit Fehlhaltungen, Fehlstellungen und Epiphyseolysen sowie obstruktives Schlafapnoe-Syndrom. Psychosoziale Folgen sind vermindertes Selbstwertgefühl, Depression, Isolation und Essstörung mit Verstärkung der Adipositas.

Diagnostik: Sie beginnt mit einer ausführlichen **Anamnese** (s. Antwort zur Frage 74.2) und einer gründlichen **körperlichen Untersuchung**. Die Eltern bittet man hierzu, den Raum zu verlassen, und die

Untersuchung sollte, wenn möglich von einer gleichgeschlechtlichen Person, durchgeführt werden, um dem vermehrten Schamgefühl Jugendlicher Rechnung zu tragen. Bei der Untersuchung achtet man besonders auf das Ausmaß der Adipositas. **Gewicht** und **Körperlänge** werden bestimmt, in Perzentilen eingetragen und der **BMI** (s. Antwort zur Frage 74.3) berechnet. Das **Pubertätsstadium** wird z. B. anhand der Kriterien von Tanner (s. Fall 68) bestimmt. Man sucht außerdem gezielt nach Hinweisen (s. Antwort zur Frage 74.4) auf assoziierte Gesundheitsstörungen (s. Komplikationen) wie arterielle Hypertonie (**Blutdruckmessung!**) oder **Fehlhaltungen**. Eine **laborchemische Diagnostik** sollte ursächliche Grunderkrankungen sowie medizinische Folgen der Adipositas aufdecken. Erhöhte Ruhe-Blutdruckwerte machen die Durchführung einer **24-h-Blutdruckmessung** notwendig. Bei Verdacht auf Gallensteine bringt eine **Abdomensonografie** Klärung. Ein oraler Glukose-Toleranz-Test deckt eine pathologische Glukosetoleranz oder einen Diabetes mellitus Typ 2 auf. Es gilt außerdem, Anzeichen für das Vorliegen einer schwerwiegenden **psychiatrischen Grunderkrankung**, wie z. B. Depression, Bulimie oder Fresssucht, zu erkennen, damit ggf. ein/eine Kinderpsychologe*in bzw. -psychiater*in hinzugezogen werden kann.

Ergeben sich Hinweise (z. B. Wachstumsverzögerung, psychomotorische Entwicklungsretardierung) auf das Vorliegen einer **sekundären Adipositas** müssen weiterführende Untersuchungen wie **Chromosomenanalyse**, **Hormonanalysen** oder **Röntgen zur Bestimmung des Knochenalters** durchgeführt werden.

Therapie: Ziele der Adipositas-Therapie sind, die **Energiezufuhr zu reduzieren** und den **Energieverbrauch zu steigern**. Dies kann langfristig nur durch eine **Änderung der Ernährungs- und Bewegungsgewohnheiten** bei den Betroffenen und deren Familien (**!**) – am besten durch interdisziplinäre Zusammenarbeit mit Ernährungsberater*innen, Verhaltens- und Physiotherapeut*innen oder Sportvereinen – erreicht werden. Die Bildung von Therapiegruppen und die Schulung der Familien ist dabei von Vorteil. Ziel der Therapie ist nicht nur die Gewichtsreduktion, sondern v. a. das niedrigere Gewicht zu halten. Grundlage ist dabei eine gesunde, ausgewogene, fettarme Mischkost mit viel Obst und Gemüse. Null- oder hypokalorische Reduktionsdiäten verhelfen zwar zu raschem Gewichtsverlust, sind aber eher ungünstig für die langfristige Gewichtsstabilisierung (Jo-Jo-Effekt). Die körperliche Aktivität sollte gesteigert werden, kindgerechte Ausdauersportarten wie Radfahren und Schwimmen sind besonders zu empfehlen.

Prognose: Die Prognose ist nur bei konsequent (über Jahre!) durchgeführter Therapie gut. Nur 30 % der Kinder können dauerhaft geheilt werden. Je später die Adipositas beginnt, desto größer ist die Wahrscheinlichkeit, dass der/die Betroffene auch als Erwachsener adipös sein wird. Die schweren chronischen Folgeerkrankungen des Übergewichts sind aus der „Erwachsenenmedizin" hinreichend bekannt. Sie sind mit erhöhter Morbidität und Mortalität verbunden. Präventivmaßnahmen und Aufklärung sind notwendig.

Zusatzthemen für Lerngruppen

- Anorexia nervosa
- Bulimia nervosa
- Prader-Willi-Syndrom
- Bardet-Biedl-Syndrom

Fall 75 Sturz vom Wickeltisch (Schädel-Hirn-Trauma, Kindesmisshandlung)

75.1 Worauf achten Sie bei der Untersuchung?

- Kind vollständig entkleiden
- **Suche nach äußeren Verletzungszeichen**: z. B. Prellmarken (auch am behaarten Kopf !), palpable Stufen in der Schädelkalotte, Hämatome, Schwellungen, Bewegungseinschränkungen, Schmerzen bei aktiver/passiver Bewegung der Gelenke, Berührungsschmerz
- **körperliche Untersuchung**: v. a.
  - Auskultation der Lunge: seitendifferentes Atemgeräusch als Hinweis auf Thoraxverletzungen, Pneumothorax?
  - Palpation des Abdomens: Druckschmerz, Abwehrspannung als Hinweise auf Verletzungen innerer Organe?
  - Inspektion der Gehörgänge: Otorrhoe, Stufe als Hinweise auf Felsenbeinfraktur?

- Inspektion der Trommelfelle: Paukenhämatom als Hinweis auf Felsenbeinfraktur?
- Inspektion der Nase: Rhinorrhoe, Epistaxis als Hinweise auf Schädelbasisfraktur, Liquorfistel?
- Palpation der Fontanelle: Spannung, Vorwölbung als Hinweise auf Hirndruck, intrazerebrale Blutung?

- **neurologische Untersuchung**: Reflexstatus (Muskeleigenreflexe, Pupillenreaktion, Fremdreflexe, Pyramidenbahnzeichen), Tonus, Spontanmotorik, Sensibilität.

75.2 Ihre Untersuchung zeigt keine Auffälligkeiten. Was erklären Sie nun den Eltern? Was empfehlen Sie?

- **Beruhigung der Eltern**: „Wickeltischstürze" sind sehr häufig, Hinweise auf ein Schädel-Hirn-Trauma (Bewusstseinsstörung, vegetative Symptome, neurologische Auffälligkeiten usw.) fehlen bislang, wahrscheinlich liegt nur eine Schädelprellung vor
- **Tipps zur Unfallvermeidung**: Wickeln auf dem Boden; Kind nicht unbeobachtet lassen
- **stationäre Aufnahme**: zur Überwachung der Vitalparameter (Puls, Atmung, Blutdruck, Pupillenreaktion) für 24–48 Stunden notwendig, da nach einem adäquaten Trauma immer die Gefahr einer Hirnblutung besteht und die häusliche Überwachung eines Säuglings schwierig ist.

75.3 Ist eine Überwachung des Kindes zu Hause möglich? Begründen Sie Ihre Entscheidung! Worüber müssen Sie die Eltern aufklären, wenn sie das Kind zu Hause überwachen wollen?

- Ja, eine Überwachung ist bei adäquater Betreuung (hier: Mutter ist Krankenschwester) zu Hause möglich, da der 5 Monate alte Säugling nach seinem Sturz in den Wäschekorb weder eine Bewusstseinsstörung noch vegetative Begleitsymptomatik zeigte. Er hat vermutlich „nur" eine Schädelprellung (= stumpfes Kopftrauma ohne weitere Symptomatik) erlitten.
- Trotz allem ist eine sorgfältige Beobachtung des Säuglings (v. a. im Schlaf) zum Ausschluss einer intrazerebralen Blutung notwendig:
  - Vigilanz: vermehrte Müdigkeit, Schläfrigkeit, fehlende Reaktion auf Weckreize im Schlaf
  - vegetative Symptome: z. B. Blässe, Erbrechen, schlechtes Ess- und Trinkverhalten, Unruhe
- Bei Auffälligkeiten des Säuglings sofortige Wiedervorstellung beim Arzt/Ärztin!

75.4 Was stört Sie an diesem Fall?

- unklarer Unfallhergang: Wie kam es genau zu dem Sturz?
- Warum stellt die Mutter den Säugling erst Stunden nach dem Trauma vor?
- Wie erklärt sich die Prellmarke am Hinterkopf, wenn das Kind auf den Bauch gefallen ist?
- Hautrötung am Bauch erinnert an Handabdruck: Gewalteinwirkung?
- Wodurch sind die älteren Hämatome am Gesäß bedingt: rezidivierende Gewalteinwirkung?
- → Verdacht auf Kindesmisshandlung!

75.5 Wie gehen Sie nun weiter vor?

- vorsichtige und sorgfältige Anamnese, Misshandlungsverdacht zunächst nicht äußern
- sorgfältige Dokumentation (evtl. Fotografieren) der Verletzungen
- gründliche körperliche Untersuchung, Suche nach weiteren Verletzungen z. B. Hämatomen, Narben, Frakturen, Fehlstellungen
- stationäre Aufnahme des Kindes zur Überwachung bei Gehirnerschütterung (Klinik: vermehrte Müdigkeit, rasches Einschlafen, Erbrechen), um weitere Diagnostik (s. u.) zur Klärung Verdachtsdiagnose Kindesmisshandlung durchführen zu können und evtl. notwendige weitere Maßnahmen (Behandlungsstrategie, Erziehungsbeistand, Familienhilfe etc.) einzuleiten
- weitere Diagnostik:
  - Sonografie des Gehirns: Hinweise auf Hirnblutung
  - Sonografie des Abdomens: Verletzungen intraabdomineller Organe
  - Labor: Blutbild (Hb, Thrombozyten), Gerinnung
  - Funduskopie: retinale Blutungen häufig bei nicht durch Unfall bedingten ZNS-Verletzungen
  - ggf. Röntgen des Skeletts: Frakturen
  - ggf. kranielles MRT: intrazerebrale Blutungen, Hirnödem.

Kommentar

Schädel-Hirn-Trauma: Unter dem Begriff Schädel-Hirn-Trauma versteht man Funktionsstörungen des Gehirns, die durch äußere Gewalteinwirkung entstehen. Der Schweregrad des Schädel-Hirn-Traumas im Säuglings- und Kindesalter wird nach der **Glasgow-Coma-Scale** eingeteilt (s. Fall 23 Tab. 23.1).

Leitsymptom aller Schädel-Hirn-Traumata ist die **posttraumatische Bewusstseinsstörung**. Retro- und anterograde Amnesie, Blässe, Übelkeit, Erbrechen, Kopfschmerzen oder Schwindel können hinzukommen. Bei substanziellen Hirnverletzungen zeigen sich lokalisationsbezogen neurologische Ausfälle bis hin zu gravierenden Kreislauf- und Atemfunktionsstörungen beim schweren Schädel-Hirn-Trauma. Eine Schädelprellung zählt aufgrund der fehlenden Symptomatik (s.o.) im engeren Sinne nicht zu den Schädel-Hirn-Traumata. **Diagnostik und Therapie** richtet sich nach dem Schweregrad des Schädel-Hirn-Traumas (s. Fall 23). Auch bei Schädelprellung und leichtem Schädel-Hirn-Trauma kann sich eine – auch zweizeitige – intrazerebrale Blutung entwickeln. Die Gefahr ist innerhalb der ersten 24 bis 48 Stunden am größten. Deshalb wird die **sorgfältige Überwachung der Vitalparameter** für mindestens 24 bis 48 Stunden nach dem Trauma empfohlen. Bei fehlender Bewusstseinsstörung kann diese Überwachung – nach entsprechend **eindringlicher** Aufklärung der Eltern hinsichtlich der zu erwartenden Symptomatik bei Komplikationen – auch zu Hause erfolgen (s. Antwort zur Frage 75.3). Wenn der Unfallmechanismus unklar ist oder ein deutliches Trauma vorlag, sollte die Überwachung auf jeden Fall stationär erfolgen.

Kindesmisshandlung: Der zweite Teil des Fallbeispiels klingt ganz ähnlich wie der erste. Dennoch gibt es Unstimmigkeiten, die bei aufmerksamer Anamneseerhebung und Untersuchung den Verdacht aufkommen lassen, dass es sich bei dem Ereignis nicht um einen Unfall handelte.

Wird ein Kind mit einer Verletzung vorgestellt, muss sich der konsultierte Arzt/die konsultierte Ärztin fragen, ob die Art der Verletzung mit den anamnestischen Angaben übereinstimmen kann, die Verletzungsart typisch für das Unfallgeschehen ist, die Verletzungslokalisation zum Unfallgeschehen passt und ob es Hinweise auf mehrzeitige traumatische Einwirkungen gibt. Das Übersehen einer Kindesmisshandlung kann für das Kind und ggf. die Geschwisterkinder fatale Folgen haben, denn **Misshandlungen** stellen in der Regel **Wiederholungsdelikte** dar.

Eine falsche Beschuldigung der Sorgeberechtigten muss aber andererseits unbedingt vermieden werden. Folgende Hinweise sollten einen hellhörig werden lassen:

- **Verhaltensauffälligkeiten der Sorgeberechtigten**: verzögertes Aufsuchen ärztlicher Hilfe, sich widersprechende Angaben zum Ablauf des Geschehens, häufiger Wechsel des behandelnden Arztes/der behandelnden Ärztin
- **Verhaltensauffälligkeiten des Kindes**: fehlendes Lachen, Distanzlosigkeit, Kontaktstörungen, kommentarloses Tolerieren auch schmerzhafter Untersuchungen
- **typische körperliche Befunde**: reduzierter Allgemeinzustand, mangelnde Pflege, Untergewicht, Kleinwuchs
- **Art der Verletzung**: scharfe Gewalt (Stiche, Schnitte), stumpfe Gewalt (Striemen, Fingerabdrücke, Griffspuren, Schütteltrauma, Frakturen), thermische Gewalt (Verbrennung/Verbrühung, Zigarettenbrandmarken), chemische Gewalt (v.a. Alkohol, Sedativa, Säuren und Laugen).

Hämatome kommen im Kindesalter häufig vor und dürfen nicht überbewertet werden. Es gibt aber typische Verteilungsmuster, die eher für eine Misshandlung sprechen (s. Abb. 75.1).

Eine besondere Bedeutung kommt dem Schütteltrauma des Säuglings zu, dem sog. **Shaken-Baby-Syndrome**. Darunter versteht man das gemeinsame Auftreten von subduralen Hämatomen, Retinablutungen und diffusen Hirnschäden durch schweres Schütteln des Säuglings. Gelegentlich findet man zusätzlich Humerus-, Rippen- oder metaphysäre Frakturen. Der Kopf des meist an Brustkorb oder Oberarmen gepackten Kindes rollt beim Schütteln unkontrolliert hin und her (s. Abb. 75.2). Durch Scherkräfte löst sich das Gehirn von der am Knochen anliegenden Dura mater. Das führt zum Einriss der

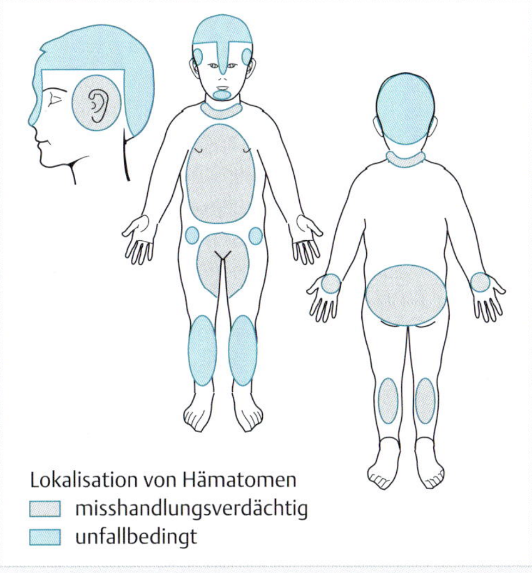

Abb. 75.1 Typische Verteilungsmuster von Hämatomen bei Kindesmisshandlung und nach Unfällen

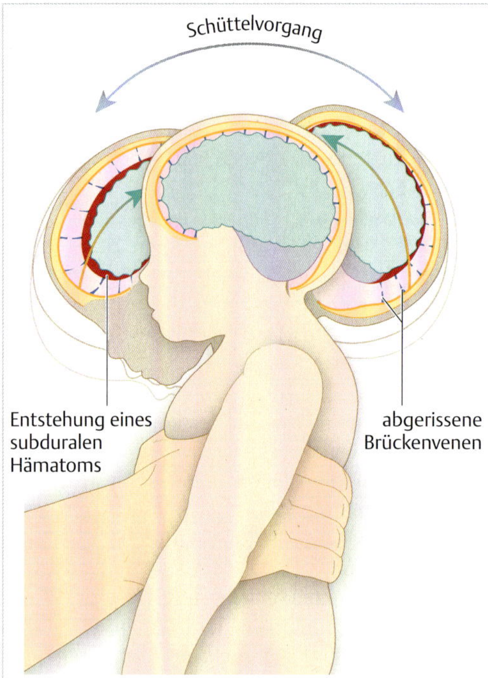

Abb. 75.2 „Schütteln" eines Säuglings, der Kopf rollt unkontrolliert hin und her (Quelle: Scholz J, Sefrin P, Böttiger B et al. Notfallmedizin. 3. Auflage. Stuttgart: Thieme; 2013)

dazwischen liegenden Brückenvenen und damit zu einem subduralen Hämatom. Die Symptomatik kann unspezifisch sein und z. B. einer Sepsis ähneln. Besonders häufig findet sich diese Misshandlungsform bei „Schreibabys" und überforderten Eltern.

Verdichtet sich der Verdacht auf eine Misshandlung, gilt es, die **Verletzungen** möglichst genau zu **dokumentieren**, am besten sogar zu **fotografieren**. Immer muss man auch mögliche Differenzialdiagnosen wie Gerinnungsstörungen oder Osteopathien bedenken und ggf. ausschließen.

Um zusätzliche akute oder ältere Verletzungen zu erkennen, ist die gründliche Untersuchung des vollständig entkleideten Kindes notwendig. Auch der Anogenitalbereich (zum Ausschluss eines sexuellen Missbrauchs) sollte untersucht werden.

Die weitere Diagnostik umfasst zunächst die **Wachstumsparameter** zur Objektivierung einer evtl. bestehenden Gedeihstörung, die einen wichtigen Hinweis auf Misshandlung und Vernachlässigung geben kann. Bei Säuglingen und Kleinkindern wird außerdem ein sogenanntes **Röntgenskelett-Screening** zur Suche nach alten und neuen Frakturen empfohlen (strenge Indikationsstellung wegen der Strahlenbelastung!). Ein weiterer wichtiger Bestandteil der Diagnostik stellt die Funduskopie zum Ausschluss retinaler Blutungen dar; diese zeigen eine hohe Korrelation zu nicht durch Unfall bedingten ZNS-Verletzungen. Die weitere apparative Diagnostik orientiert sich an der akuten Symptomatik und am klinischen Zustand des Kindes. An Laboruntersuchungen sind neben Blutbild v. a. auch der Ausschluss einer Gerinnungsstörung notwendig. Ggf. sollten Leberwerte, Pankreaswerte und Urinstatus zur Abschätzung evtl. bestehender Organverletzungen erfolgen.

Neben der **Problematik der Diagnosestellung** – handelt es sich um einen Unfall oder um eine Misshandlung? – stellt sich dann die Frage des **weiteren Vorgehens**. Neben der Behandlung der akuten Verletzungen und ihrer Auswirkungen steht der kurz- und langfristige Schutz des Kindes bei allen weiteren Maßnahmen im Mittelpunkt. Den Misshandlungsverdacht darf man **nie** im Aufnahmegespräch äußern. Man riskiert damit, dass die Sorgeberechtigten das Kind wieder mitnehmen, ohne dass eine Intervention erfolgen konnte. Vielmehr versucht man vorsichtig, möglichst viel über die Situation des Kindes, das aktuelle Geschehen, die Familie und ihre soziale Situation zu erfahren. Vielleicht gelingt es sogar, das Vertrauen der Familie zu gewinnen. Sinnvoll ist es außerdem, durch Gespräche mit dem behandelnden Kinderarzt/der behandelnden Kinderärztin, umliegenden Kliniken, Kindergarten oder Schule weitere wichtige Informationen zu sammeln.

Nach „Sicherung" der Diagnose, sorgfältiger Dokumentation und Ausschluss relevanter Differenzialdiagnosen gilt es, die Sorgeberechtigten mit dem Misshandlungsverdacht zu konfrontieren und den Sachverhalt zu klären. Dabei gilt das Prinzip „Hilfe vor Strafe". Durch stationäre Behandlung des Kindes kann eine Krisenintervention und Entschärfung der familiären Situation erreicht werden; Wiederholungstaten können so vermieden werden. Wichtig ist die Zusammenarbeit von Pädiater*innen, Psycholog*innen, Jugendamt und Sozialarbeiter*innen mit den Eltern. Gemeinsam sollte eine Behandlungsstrategie festgelegt werden. Erziehungsberatung, Erziehungsbeistand, Familienhilfe oder Erziehung des Kindes in einer Tagesgruppe, betreute Wohnformen und evtl. Heimunterbringung stellen mögliche Behandlungsmaßnahmen dar. Durch eine frühzeitige Kontaktaufnahme zu öffentlichen Organen wie Jugendamt oder Kinderschutzbund ergeben sich Überwachungsmöglichkeiten. Diese öffentlichen Organe haben u.a. das Recht, die Wohnung einzusehen und Geschwisterkinder zu untersuchen. Es ergeben sich daraus auch Möglichkeiten, eine Änderung der sozialen Umstände zu bewirken, z.B. durch Beschaffung einer neuen Wohnung, Arbeit etc. Zeigen sich die Eltern nicht kooperativ oder ist es durch die Misshandlung zu schwerwiegenden Verletzungen gekommen, muss eine Meldung an die Ermittlungsbehörden erfolgen.

Misshandlungen stellen aus juristischer Sicht eine **Körperverletzung** dar. Eine Anzeigepflicht besteht nicht, weder für den Arzt/die Ärztin noch für den medizinischen Laien. Ärzt*innen unterliegen der Schweigepflicht, die sie daran hindert, die anvertrauten Informationen und erhobenen Befunde zu offenbaren. Gleichzeitig übernehmen sie die Verantwortung für die Gesundheit der kleinen Patient*innen, die sich nicht wehren können. Zur Abwendung von Gefahr für Leib, Leben und Freiheit der Patient*innen darf der Arzt/die Ärztin im Sinne eines „rechtfertigenden Notstandes" Anzeige erstatten.

Zusatzthemen für Lerngruppen

- sexueller Missbrauch
- Vernachlässigung

Fall 76 Omphalozele und Laparoschisis

76.1 Welche Diagnose stellen Sie? Worum handelt es sich bei dieser Fehlbildung?

- **nicht rupturierte Omphalozele**
- **Definition**: Nabelschnurhernie; Bruchsack besteht aus Nabelschnurhäuten (Amnion) und Peritoneum, Bruchinhalt sind meist Dünn-, Dickdarm- und evtl. Leberanteile.

76.2 Welche Schritte unternehmen Sie als nächstes? Wie sieht die postnatale Versorgung des Kindes aus?

- Abdecken des Defekts mit sterilen, angewärmten und angefeuchteten (0,9% NaCl) Kompressen, um Verletzung des Bruchsackes und Infektion zu vermeiden, dazu unbedingt steril arbeiten
- Kleben eines Urinbeutels, da der Urin „ätzend" wirkt und die prolabierten Organe schädigen kann
- Kind anschließend ab unterer Thoraxapertur in einen sterilen Plastiksack verpacken, um Auskühlung/Infektion des Kindes zu vermeiden
- Legen einer großlumigen Magensonde, um eine Blähung der Darmschlingen zu vermeiden
- Legen eines i.v.-Zugangs zur Volumentherapie
- rasche Intubation und Beatmung, keine pharyngeale Beatmung(!), sonst droht Luftfüllung der Darmschlingen
- antibiotische Behandlung (z.B. Ampicillin + Cefotaxim + Aminoglykosid) wegen der hohen Infektionsgefahr
- Verlegung des Kindes im Transportinkubator (in Rechtsseitenlage, um eine bessere Durchblutung der prolabierten Organe zu gewährleisten) in ein kinderchirurgisches Zentrum zur operativen Therapie; vorher schriftliche OP-Einwilligung der Eltern einholen und mitgeben bzw. den Transport von den Eltern begleiten lassen!
- operativer Verschluss des Bauchwanddefekts; OP-Zeitpunkt ist abhängig vom Allgemeinzustand des Neugeborenen und evtl. weiteren Fehlbildungen sowie dem Ausmaß der Omphalozele; **primäre Rekonstruktion** der Bauchdecke (kleine Omphalozelen ohne oder mit nur kleiner Leberherniation) innerhalb der ersten Lebenstage, **schrittweise Rekonstruktion mit sekundärem Verschluss** der Bauchdecke (große Omphalozele mit großer Leberherniation) und **konservatives Management** („Paint and wait" z.B. bei sehr großen Hernien, schweren begleitenden Fehlbildungen, niedrigem Geburtsgewicht). Evtl. besteht ein Missverhältnis zwischen der Größe der Bauchhöhle und den vorgefallenen Bauchorganen, dann kann es bei einem einzeitigen Verschluss durch die plötzliche intraabdominelle Druckerhöhung zu Leber- und Darmnekrosen kommen; daher erfolgt ggf. der Verschluss zweizeitig; temporärer Verschluss mit Interponaten aus Eihäuten, Dura, Perikard oder prosthetischem Material, Bruchinhalt „gleitet" in den folgenden Tagen in die Bauchhöhle zurück, die temporären Interponate werden alle 2–3 d verkleinert und nach etwa 10 d vollständig entfernt, endgültiger Verschluss der Bauchdecke durch Naht
- Nahrungsaufbau oft protrahiert, eine längerfristige parenterale Ernährung ist oft notwendig.

!

76.3 Diese Fehlbildung tritt gehäuft bei einem bestimmten syndromalen Krankheitsbild auf. Nennen und erläutern Sie dieses Krankheitsbild!

- **Wiedemann-Beckwith-Syndrom** (Syn.: EMG-Syndrom): **E**xomphalos (=Omphalozele), **M**akroglossie (=große Zunge), **G**igantismus (prä- und postnataler Großwuchs)
- weitere Symptome/Klinik: grobe Gesichtszüge, Mittelgesichtshypoplasie, Ohrkerben, Organvergrößerungen (Leber, Niere, Herz u. a.), Hemihypertrophie, Hyperinsulinismus mit Hypoglykämien; erhöhtes Risiko für Frühgeburtlichkeit (in 30% der Fälle liegt ein Polyhydramnion vor)
- Ätiologie: verschiedene epigenetische/genetische Veränderungen (Imprinting-Defekte) im Chromosom 11p15.5; 85% der Fälle sporadisch, 15% familiär
- Häufigkeit: 1:12 000 bis 1:15 000 Geburten
- Prognose: normale psychomotorische Entwicklung, erhöhtes Risiko für Neoplasien (z. B. Wilms-Tumor, Nebennierenrindenkarzinom, Hepatoblastom).

76.4 Nennen Sie eine weitere Fehlbildung aus dem gleichen Formenkreis!

Laparoschisis (Syn.: Gastroschisis, s. Abb. 76.2): Bauchwanddefekt; mediane Bauchspalte meist rechts vom Nabel mit Vorfall von Bauchorganen (Magen, Darm, Leber, Milz, inneres Genitale, usw.).

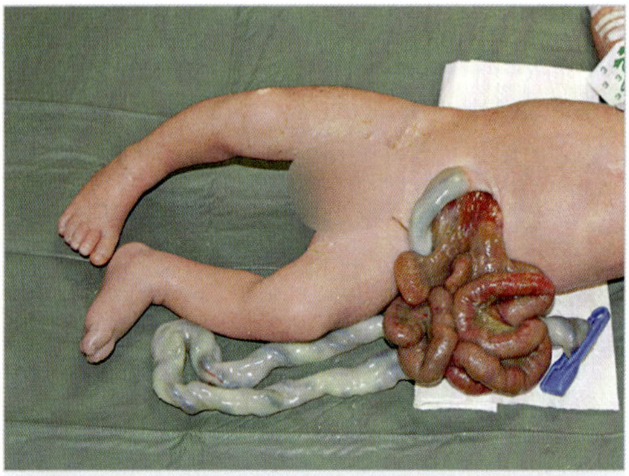

Abb. 76.2 Laparoschisis (Quelle: Striebel H. Die Anästhesie. 4. Auflage. Stuttgart: Thieme; 2019)

Kommentar

Allgemeines: Omphalozele und Laparoschisis gehören zu den angeborenen Bauchwanddefekten. Kinder mit Bauchwanddefekten werden meist per Kaiserschnitt geboren, da die Diagnose in der Regel bereits pränatal durch Ultraschall gestellt wird.

Omphalozele: Definition s. Antwort zur Frage 76.1. Sie tritt mit einer Häufigkeit von 1:3000 bis 1:4000 Geburten auf. Ursache ist eine embryonale Entwicklungsstörung mit unvollständiger Rückbildung des physiologischen Nabelbruchs. Dabei verbleiben Bauchorgane außerhalb der Bauchhöhle in einem Bruchsack, der aus Amnionepithel, Wharton'scher Sulze und Peritoneum besteht. Die Größe der Omphalozele ist sehr variabel (kirsch- bis kindskopfgroß). Sehr kleine Omphalozelen können bei der Geburt übersehen werden, beim Abbinden der Nabelschnur können dann Darmschlingen verletzt werden. Bei größeren Omphalozelen sind die prolabierten Organe gut im Bruchsack erkennbar. Meist handelt es sich um Dünn- und Dickdarmanteile, Blase, Gonaden, aber auch die Milz oder die Leber kann sich teilweise im Bruchsack befinden. Rupturiert der Bruchsack bereits intrauterin oder perinatal, kann die Unterscheidung von einer Gastroschisis (s. u.) schwierig sein. Es besteht dann auch ein hohes Risiko für Infektionen (Peritonitis) sowie Darmverletzungen. Zur Therapie s. Antwort zur Frage 76.2. In **50% der Fälle** liegen weitere **Fehlbildungen** vor, z. B. Herzfehler, Fehlbildungen des Urogenitaltrakts, Chromosomenstörungen (Trisomie 13, 18 und 21), Wiedemann-Beckwith-Syndrom (s. Antwort zur Frage 76.3). Die Prognose der Omphalozele wird entscheidend von diesen assoziierten Fehlbildungen beeinflusst.

Gastroschisis: Definition s. Antwort zur Frage 76.4. Sie tritt mit einer Häufigkeit von 1–2:10 000 Geburten auf.

Die Ätiologie ist bis heute nicht geklärt. Aufgrund des Bauchwanddefektes fallen Bauchorgane (Darm, Magen, Leber, Milz, inneres Genitale) vor, ein Bruchsack findet sich nicht. Die Nabelschnur inseriert normal. Nur **selten** finden sich weitere **Fehlbildungen**. Aufgrund des fehlenden Bruchsacks sind die vorher frei im Fruchtwasser schwimmenden Darmanteile ödematös verquollen und verdickt, mit Fibrin und Mekonium bedeckt und häufig auch miteinander verklebt. Der Darm ist nicht selten torquiert (*cave*: dann sofortige Detorquierung erforderlich!). Die

Therapie erfolgt analog der der Omphalozele (s. Antwort zur Frage 76.2). Die Prognose der Gastroschisis ist aufgrund der fehlenden Begleitfehlbildungen relativ gut. Ggf. kommt es postoperativ zum Auftreten intraabdomineller Verwachsungen, und es besteht ein Risiko (20% der Fälle) für die Entwicklung einer nekrotisierenden Enterokolitis (s. Fall 55).

Zusatzthemen für Lerngruppen

- weitere angeborene Fehlbildungen (z.B. Ösophagusatresie, Morbus Hirschsprung)

Fall 77 Erkrankungen des Neugeborenen durch vorgeburtliche Schädigung

77.1 Tragen Sie die erhobenen Werte in die Perzentilenkurve ein! Interpretieren Sie den Befund!

Alle Werte liegen weit unterhalb der 10. Perzentile (s. Abb. 77.2), man spricht dann von einer Mangelgeburt (SGA = „small for gestional age").

77.2 Wonach fragen Sie die Mutter? Welche Informationen suchen Sie im Mutterpass?

- **Anamnese der Mutter**:
  - akute Erkrankungen (z.B. Röteln, Herpes-Erstinfektion, „Grippe"-Symptome) während der Schwangerschaft
  - chronische Erkrankungen, z.B. Diabetes mellitus Typ 1, arterielle Hypertonie, immunologische Erkrankungen
  - Medikamenteneinnahme (z.B. Antiepileptika, Antihypertonika) während der Schwangerschaft
  - Nikotin-/Alkohol-/Drogenabusus während der Schwangerschaft
  - Schwangerschaftsverlauf
- **Mutterpass**: Rötelntiter, Blutdruckwerte, intrauteriner Wachstumsverlauf, Schwangerschaftsverlauf, auffällige Sonografie-Befunde, Morphologie der Plazenta
- ggf. Rücksprache mit dem/der die Schwangerschaft betreuenden Gynäkolog*in.

77.3 Was denken Sie darüber?

- Jede Zigarette, die in der Schwangerschaft geraucht wird, schädigt das Ungeborene. Daher sollte während einer Schwangerschaft nicht geraucht werden!
- Rauchen während der Schwangerschaft erhöht das Risiko für Frühgeburtlichkeit, die perinatale Mortalität und Morbidität und verursacht eine postnatale Entzugssymptomatik beim Neugeborenen.
- Das Einstellen des Rauchens während der Schwangerschaft hat keinen negativen Effekt auf das Ungeborene; es gibt keine Entzugserscheinungen!

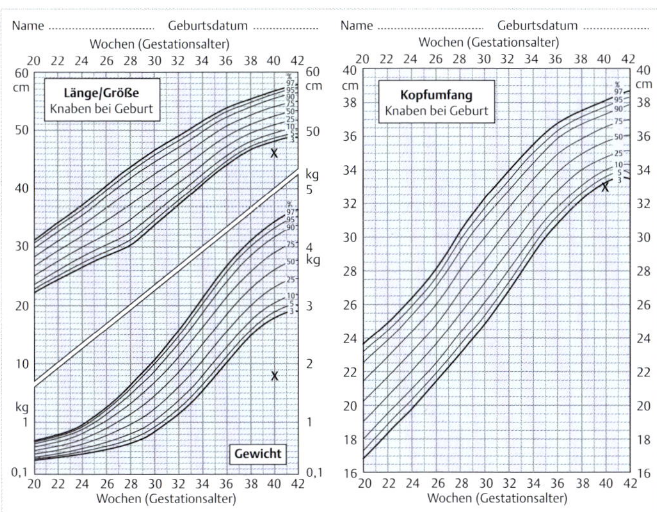

Abb. 77.2 (Quelle: Braegger C, Jenni OG, Konrad D, Molinari L. Neue Wachstumskurven für die Schweiz (2011). Paediatrica 22; 1:9–11; basierend auf Daten von Voigt M, Fusch C, Olbertz D et al. Analyse des Neugeborenenkollektivs der Bundesrepublik Deutschland. Geburtshilfe und Frauenheilkunde 2006; 66(10): 956–970)

77.4 **Welche Probleme können im Zusammenhang mit dem Nikotinabusus postnatal bei dem Kind auftreten?**

Symptome des Nikotinentzugs (z. B. Zittrigkeit, Irritabilität, Trinkschwäche), Atemstörungen, Hypoglykämie- und Hypothermieneigung, Polyglobulie, Hyperbilirubinämie, intrazerebrale Blutungen.

77.5 **Nennen Sie die wichtigsten konnatalen Infektionen, deren Erreger und die typische klinische Symptomatik beim Neugeborenen!**

Tab. 77.1 Pränatale Erkrankungen des sog. TORCH-Komplexes

Erkrankung; Erreger	typische Symptomatik
Toxoplasmose; Toxoplasma gondii	Hypotrophie; Trias: **Enzephalitis, Chorioretinitis, Hepatitis**; bei schwerem Verlauf: makulopapulöses Exanthem, Thrombozytopenie, Hepatosplenomegalie
Röteln; Röteln-Virus	**Rötelnembryopathie** (Gregg-Syndrom: Hypotrophie, Innenohrschwerhörigkeit, Herzfehler, Katarakt, Mikrozephalie u. a.), **Rötelnfetopathie** (Hepatitis, Hepatosplenomegalie, Thrombozytopenie mit Purpura, Petechien, extramedulläre Blutbildung, hämolytische Anämie, Meningoenzephalitis)
Zytomegalie; Zytomegalievirus (CMV)	Hypotrophie, Hepatitis, Enzephalitis mit intrazerebralen Verkalkungen, Mikrozephalie, Innenohrschwerhörigkeit, Augenbeteiligung, Thrombozytopenie
Herpes simplex; Herpes-simplex-Virus Typ 1 oder 2	Hypotrophie, bullöses Exanthem, Mikrozephalie, Chorioretinitis, Mikrophthalmie
Others (HIV, Hepatitis B, Parvovirus B19, Windpocken, Lues, Listerien-infektion)	

Kommentar

Mangelgeburt (Definition und Epidemiologie): Liegen Gewicht und/oder Körperlänge eines Neugeborenen unterhalb der für das Gestationsalter ermittelten 10. Perzentile, spricht man vom „Mangelgeborenem" oder „small-for-gestational age" (SGA). Die Häufigkeit der Mangelgeburten wird in Deutschland mit 3 bis 10% angegeben.

Einteilung der Wachstumsretardierungen: Störungen (z. B. genetische Erkrankungen, Infektionen [z. B. CMV, Toxoplasmose, Röteln, Lues, ggf. Malaria], Nikotin- und Drogenabusus) innerhalb der ersten 16 Schwangerschaftswochen führen zu einer **symmetrischen Retardierung**. Hierbei sind Körpergewicht, Körperlänge und Kopfumfang gleichermaßen betroffen. Die **asymmetrische Retardierung** betrifft meist nur das Körpergewicht und entwickelt sich im letzten Schwangerschaftstrimenon. Sie ist entweder auf ein vermindertes Sauerstoff- bzw. Nährstoffangebot an den Fetus aufgrund einer Plazentainsuffizienz zurückzuführen oder Folge eines erhöhten Sauerstoff- und Nährstoffbedarfs des Fetus (z. B. bei Infektionen), der nicht durch das normale Angebot gedeckt werden kann.

Ätiologie: Es gibt verschiedene Ursachen für die intrauterine Wachstumsretardierung (s. Tab. 77.2). In gut ⅓ der Fälle bleibt die Ursache der Wachstumsverzögerung unklar.

Probleme und Befunde: Zu klein geborene Kinder haben perinatal besondere Probleme. Die perinatale Mortalität und Morbidität ist erhöht. Eine verminderte materno-fetale Sauerstoffversorgung (Plazentainsuffizienz) kann zu fetaler Azidose sowie perinataler Asphyxie und postnatalem Atemnotsyndrom führen. Vermehrter perinataler Stress erhöht das Risiko für intrazerebrale Blutungen. Hypotrophe Kinder neigen außerdem zu Hypothermie (fehlendes subkutanes Fettgewebe) und Hypoglykämie (Substratmangel). 60 bis 80% der zu klein geborenen Kinder zeigen innerhalb der ersten 2 Lebensjahre Aufholwachstum durch beschleunigte Wachstumsgeschwindigkeit.

Drogen- und Nikotinabusus während der Schwangerschaft: Nikotin- oder Drogenabusus der Mutter führen postnatal (Beginn innerhalb der ersten 24 Stunden bis hin zu 10 Tagen) beim Neugeborenen zu mehr oder minder stark ausgeprägten Entzugssymptomen. Häufige Symptome sind Irritabi-

Tab. 77.2 Mögliche Ursachen einer intrauterinen Wachstumsretardierung

mütterliche Ursachen	fetale Ursachen	plazentare Erkrankungen
• Nikotin-/Alkohol-/Drogenabusus • Medikamenteneinnahme (Antiepileptika, Antihypertonika) • schwere Grunderkrankungen (z. B. arterielle Hypertonie, Diabetes mellitus Typ 1, schwere pulmonale, kardiale und renale Systemerkrankungen) • schwere Mangelernährung (v. a. im letzten Trimenon), junges mütterliches Alter, niedriger sozialer Status • Schwangerschaftserkrankungen wie Präeklampsie, HELLP-Syndrom	• chromosomale Störungen • Mehrlingsschwangerschaft • angeborene Fehlbildungen • fetofetale oder fetomaternale Transfusion • Stoffwechselerkrankungen • endokrine Ursachen • pränatale Infektionen des TORCH-Komplexes (s. Antwort zur Frage 77.4)	• Plazentainsuffizienz • Plazentainfarkte

lität, Tremor, Zittrigkeit, Hautabschürfungen (durch Reiben), Muskelhypertonus, kurze Schlafphasen, schrilles Schreien und übermäßiges Saugen. Gelegentlich treten Trinkschwäche, Erbrechen, Durchfälle, Niesen, Tachypnoe und Schwitzen auf. Postnatal ist mit Atemstörungen zu rechnen, insbesondere dann, wenn die Mutter kurz vor der Geburt noch Drogen (Heroin, Methadon usw.) eingenommen hat (atemdepressive Wirkung). Der Ausprägungsgrad der Entzugssymptomatik kann mit dem Finnegan-Score (Neonataler Drogenentzugs-Score mit dem 20 Symptome u. a. Tremor, Schreien, Schlafphasen, Atmung bewertet werden) abgeschätzt werden.

Neugeborene nach Drogen- bzw. starkem Nikotinabusus in der Schwangerschaft sollten postnatal stationär überwacht werden (Monitoring). Ausgeprägte Entzugssymptome bedürfen der medikamentösen Behandlung, z. B. mit Morphinlösung, Phenobarbital, Methadon, Clonidin oder Buprenorphin.

Pränatale Erkrankungen des sog. TORCH-Komplexes:

Toxoplasmose:

Die Toxoplasmose wird durch den Parasiten Toxoplasma gondii verursacht. Hauptwirt ist die Katze, Nebenwirt der Mensch. Die Infektion erfolgt durch die orale Aufnahme von Oozyten aus Katzenkot (Schmierinfektion, Erd-/Gartenarbeiten, ungenügend gewaschenes Gemüse oder Obst) oder den Genuss von zystenhaltigem, ungenügend erhitztem Fleisch (wie z. B. Steak, rohem Schinken, Salami). Die Inkubationszeit beträgt 4 bis 21 Tage. Die postnatale Infektion verläuft beim Immunkompetenten meist inapparent. Bei Erstinfektion in der Schwangerschaft (Inzidenz 0,3–0,5 %) gelangen die Toxoplasmen diaplazentar zum Fetus. Das Infektionsrisiko für den

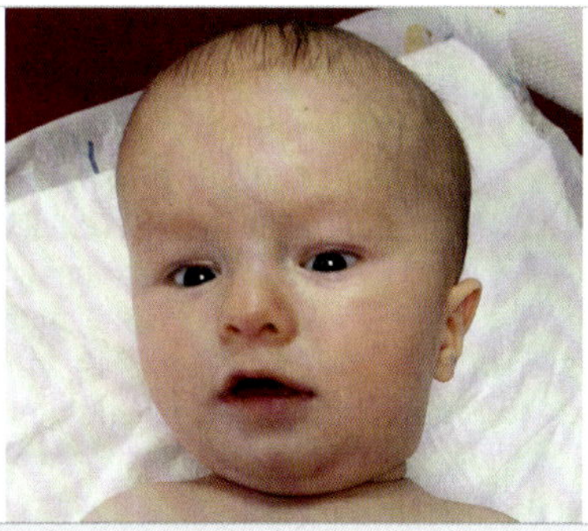

Abb. 77.3 Hydrozephalus mit typischem Sonnenuntergangsphänomen (Symbolbild)

Fetus ist vom Schwangerschaftsstadium abhängig. Es steigt von etwa 15 % im 1. Trimenon auf bis zu 70 % im 3. Trimenon. Das Ausmaß der klinischen Symptomatik korreliert mit dem Schwangerschaftsalter und dem Grad der Parasitämie. Je später die Infektion des Fetus erfolgt, desto weniger ausgeprägt ist das Krankheitsbild. Die klassische Trias Enzephalitis (mit Ausbildung intrazerebraler Verkalkungen, Hydrozephalus [Symbolbild für einen Hydrozephalus s. Abb. 77.3]), Chorioretinitis und Hepatitis findet sich nur bei 3 % der infizierten Feten, häufiger sind Untergewicht, Hepatomegalie, prolongierter Ikterus, Trinkschwäche oder zerebrale Krampfanfälle. Die Diagnose wird serologisch durch den Nachweis von Antikörpern gestellt, zuverlässiger ist der Toxoplasmen-PCR-Nachweis; auch der direkte mikroskopische Erregernachweis ist möglich. Zur Diagnostik bei Verdacht auf angeborene Toxoplasmose gehören neben einem sorgfältigen Ganzkörperstatus und einer gründlichen neurologischen Untersuchung auch die Untersuchung des Augenhintergrundes (Chorioretinitis), Schädelsonografie (intrazerebrale Verkalkungen) und Hörprüfung (Hörminderung). Ergeben sich auffällige Befunde sollte auch eine Lumbalpunktion erfolgen. Im Liquor werden Zellzahl, Eiweiß und Glukose gemessen, außerdem sollte ein Toxoplasmen-PCR-Nachweis versucht werden.

Bei nachgewiesener frischer Infektion der Schwangeren muss eine sofortige Behandlung eingeleitet werden, auch wenn damit nicht immer die Infektion des Kindes verhindert werden kann: bis zur 16. SSW Spiramycin, danach Sulfadiazin, Pyrimethamin + Folinsäure über 4 Wochen.

Röteln:
Röteln werden durch Tröpfcheninfektion übertragen; Erreger ist das Röteln-Virus. Die Inkubationszeit beträgt 14 bis 21 Tage. Bei Erstinfektion in den ersten 3 Schwangerschaftsmonaten kommt es zu Abort, Frühgeburtlichkeit und Rötelnembryopathie. Auch eine Infektion nach dem 3. Schwangerschaftsmonat kann zu Schädigungen des Fetus führen (Rötelnfetopathie). Die Häufigkeit der Rötelnembryo- bzw. Rötelnfetopathie liegt bei 1:6000–10 000 Lebendgeburten. Die klinische Symptomatik der **Rötelnembryopathie** (sog. Gregg-Syndrom) ist gekennzeichnet durch Hörstörungen, Herzfehler (v. a. Pulmonalarterien- oder Pulmonalklappenstenose, offener Ductus arteriosus Botalli, Ventrikelseptumdefekt), Katarakt, Mikrophthalmus und der typischen Pfeffer- und Salz-Retinopathie, Mikrozephalie und Hypotrophie. Bei einer Infektion nach dem 3. Schwangerschaftsmonat entwickelt sich die **Rötelnfetopathie** mit (evtl. erst im Verlauf) Hepatitis, Hepatosplenomegalie, Thrombozytopenie, extramedullärer Blutbildung, hämolytischer Anämie und Meningoenzephalitis. Die Diagnose wird durch den positiven Nachweis von Röteln-IgM-Antikörpern im kindlichen Serum gestellt. Es gibt keine spezifische Therapie. Zur Prävention der Rötelnembryo- und Rötelnfetopathie wird die Rötelnimpfung aller Mädchen spätestens vor Eintritt der Pubertät empfohlen. Der Rötelntiter wird im Rahmen der Schwangerschaftsvorsorge überprüft. Bei Exposition einer nicht immunen Schwangeren gegenüber Röteln kann eine Immunglobulingabe erwogen werden. Die Wirksamkeit dieser Maßnahme konnte bislang jedoch noch nicht belegt werden.

Zytomegalie:
Bei Erstinfektion während der Schwangerschaft mit Zytomegalie (CMV)-Virus, entwickelt das Ungeborene in 3 bis 4% der Fälle eine konnatale Zytomegalie-Infektion. Infektionsquellen sind Körpersekrete (Vaginalsekret, Sperma, Urin, Speichel, Muttermilch) sowie Blut und Blutprodukte. Die Inkubationszeit beträgt 4 bis 8 Wochen. 10 bis 15 % der infizierten Feten erkranken und zeigen dann meist auch Spätschäden. Frühgeburtlichkeit tritt gehäuft auf. Je früher die Infektion in der Schwangerschaft erfolgt, desto ausgeprägter ist das Krankheitsbild. Symptome der konnatalen Zytomegalie-Infektion sind ausgeprägte Hepatosplenomegalie, Thrombozytopenie, hämolytische Anämie mit extramedullärer Blutbildung, Enzephalitis mit Störung der Gehirnentwicklung, Ausbildung intrazerebraler Verkalkungen und Mikrozephalie, Augenbeteiligung (z. B. Chorioretinitis, Katarakt, Mikrophthalmus) und Innenohrschwerhörigkeit. Die Diagnose wird durch Virusnachweis in Urin (und Speichel) (CMV-early-Antigen) gestellt, IgM- und IgG-Antikörper sind in der Diagnostik nur zweitrangig. Auch wegen der guten Verträglichkeit wird eine Therapie mit Ganciclovir über 6 Wochen empfohlen (Effektivität allerdings unklar, bereits bestehende Schäden werden nicht gebessert, die Inzidenz von Hörschäden wird reduziert). Eine sichere Prävention der Zytomegalie ist nicht bekannt. Bei Neu- und Frühgeborenen sollten nur CMV-negative Blutkonserven transfundiert werden, Muttermilch sollte nur bei negativem mütterlichem CMV-Status oder nach Pasteurisieren der Milch an kleine Frühgeborene (<32 SSW) verfüttert werden. Bei beruflicher Exposition (z. B. Kinderkrankenschwestern, Erzieherinnen) sollten Frauen mit Kinderwunsch auf besondere Hygiene im Umgang mit Ausscheidungen (Stuhl, Urin) achten (d. h. sorgfältiges Händewaschen bzw. Handschuhtragen nach/beim Windelwechseln).

Herpes simplex:
Die Primärinfektion einer Schwangeren mit Herpes-simplex-Viren (Typ 1 + 2) führt sehr selten zur Schädigung des Fetus. Die Inkubationszeit liegt zwischen 1 und 42 Tagen. Gefürchtet ist v. a. die neonatale Infektion (s. Fall 39). Bei der seltenen konnatalen Infektion finden sich Symptome wie Hypotrophie, Hydrozephalus, Chorioretinitis und Mikropthalmus. Die Infektion ist mit einer ungünstigen Prognose verknüpft.

„Others“:
Das „O" in TORCH steht für **„Others"**, z. B. HIV, Hepatitis B, Parvovirus B19, Windpocken, Lues, Listeriose.

Zusatzthemen für Lerngruppen

- „Others"

Fall 78 Somatisierungssyndrom

78.1 Fassen Sie die Beschwerden des Jugendlichen zusammen! Was interessiert Sie anamnestisch noch?

- **Zusammenfassung der Beschwerden**: subjektive Leistungsminderung seit 5 Wochen, Palpitationen, rezidivierende Thoraxschmerzen, Atemnot, Kribbelparästhesien, Übelkeit
- **Anamnese zur Objektivierung der Beschwerden**:
  - Leistungsminderung: Leistungen im Sport (Unterschiede zu Mitschülern), vermehrte Müdigkeit, Veränderung der Schulleistungen, Ein-/Durchschlafstörungen, Nachtschweiß, Nykturie
  - Palpitationen: Auftreten der Beschwerden in Ruhe, plötzlicher Beginn der Beschwerden, maximale Herzfrequenz, Arrhythmien, Koffein/Taurin- (Kaffee, Cola, Energydrinks)/Alkohol-/Nikotin-/Drogenabusus
  - Thoraxschmerz: situationsabhängiges Auftreten der Beschwerden (nachts, in Ruhe, unter Belastung [welche?], Schmerzcharakter, Abhängigkeit von Ex-/Inspiration)
  - Atemnot: plötzlicher Beginn, situationsabhängiges Auftreten, Angst-assoziierte Atemnot, Behinderung der Ein- und/oder Ausatmung
  - Kribbelparästhesien der Hände: Assoziation mit Atemnot, Einschränkung der Motorik der Hände, beidseitiges Auftreten, Auftreten an anderen Körperstellen
  - Übelkeit: Brechreiz, Erbrechen.

78.2 Welche organischen Ursachen können für diese Beschwerden in Frage kommen? Wie gehen Sie weiter vor, um diese organischen Ursachen auszuschließen?

- Beschwerden ernst nehmen und nicht „abtun"! Zuhören!
- mögliche organische Ursachen: Anämie, Hyperthyreose, paroxysmale Tachykardien, Myokarditis, Pneumothorax, Pneumonie, Belastungsasthma, Herzinsuffizienz, Neoplasien
- weiteres Vorgehen:
  - gründliche körperliche Untersuchung: v. a. Auskultation des Herzens (Herzgeräusch, Rhythmus, Frequenz), Palpation der peripheren Pulse (Pulsdefizit), Herzinsuffizienzzeichen (Hepatomegalie, Einflussstauung, periphere Ödeme), Auskultation der Lunge (Rasselgeräusche, seitendifferentes Atemgeräusch, Klopfschall), Palpation der Schilddrüse (Struma), Inspektion und Palpation der Wirbelsäule und des Haltungsapparates (Myalgien, Skoliose, Druck- oder Stauchschmerz über Rippenansatzpunkten, der Wirbelsäule)
  - Rücksprache mit behandelndem Hausarzt (bisherige Diagnostik)
  - apparative Untersuchungen: EKG, Belastungs-EKG, Langzeit-EKG, Echokardiografie, wiederholte Blutdruckmessungen, Lungenfunktionsprüfung, Röntgen-Thorax (Pneumothorax, Herzinsuffizienz)
  - Laboruntersuchungen: Blutbild, BSG, CRP, CK-MB, GOT, GPT, γ-GT, TSH, ggf. weitere Untersuchungen, z. B. Virusserologie (Coxsackie-Viren, Influenza, Enteroviren).

78.3 Wie schätzen Sie die Beschwerden des Jugendlichen ein?

- Die Beschwerden sind am ehesten „harmloser", nicht organischer Natur.
- Die Ursache liegt wahrscheinlich in gesteigerter Selbstbeobachtung im Rahmen der Pubertät.
- Atemnot, Übelkeit und Kribbelparästhesien als Symptome einer Hyperventilation, z. B. aus Angst vor schwerer Erkrankung
- *Aber*: Beschwerden trotz allem ernst nehmen und mögliche organische Ursachen ausschließen!

78.4 Angenommen, die Untersuchungsergebnisse sind allesamt unauffällig. Wie erklären Sie dem Jugendlichen seine Beschwerden?

- Beruhigung des Jugendlichen: Durch sorgfältige Diagnostik konnte eine organische Ursache der Beschwerden ausgeschlossen werden, der Patient ist organisch gesund.
- Erklärung, dass die Pubertät eine Entwicklungsphase ist, in der sich der Körper entscheidend verändert (aus dem Jungen wird ein Mann); diese Veränderungen rufen Verunsicherung bei vielen Jugendlichen hervor und werden mit besonderer Aufmerksamkeit beobachtet, Ängste können durch diese Verunsicherung verstärkt auftreten
- Empfehlung: regelmäßige sportliche Betätigung; Ablenkung z. B. Musik hören, Entspannungstechniken (z. B. autogenes Training)
- Angebot, sich jederzeit vorstellen zu können, wenn Ängste oder Beschwerden wieder auftreten
- bei Fortbestehen der Symptomatik: psychologische Unterstützung anbieten.

Kommentar

Pubertät: Die Pubertät ist eine Phase **gesteigerter Selbstwahrnehmung**. Die Jugendlichen sind in ungewöhnlicher Weise mit sich selbst beschäftigt. Ihr Körper durchläuft eine recht „dramatische" Verwandlung vom Kind zum Erwachsenen und wird daher mit vermehrter Aufmerksamkeit betrachtet. Äußerlichkeiten werden sehr wichtig genommen, viele Jugendliche sind mit sich unzufrieden.

In dieser Entwicklungsphase entwickeln Jugendliche auch zunehmend **Ängste**. Neben globaler Zukunftsangst (z.B. Angst vor Krieg, Umweltzerstörung) treten v.a. persönliche Ängste wie Angst vor Arbeitslosigkeit und vor Krankheit in den Vordergrund. Jugendliche sind jedoch im Vergleich zu anderen Altersgruppen nur relativ selten von schwerwiegenden Erkrankungen betroffen. Typische Erkrankungen Jugendlicher sind Akne, Struma sowie Erkrankungen des Band- und Skelettsystems. Typische Beschwerden aus dem **psychosomatischen Formenkreis** sind Kopfschmerzen, Magen- und Unterleibsschmerzen, nicht selten auch im Zusammenhang mit der einsetzenden Menstruation. Mädchen klagen häufiger über derartige Beschwerden als Jungen. Gefühle der Überlastung, Einsamkeit und Sinnlosigkeit, Angst und Überforderung sind häufig Grundlage der psychosomatischen Symptomatik. Durch intensive Selbstbeobachtung werden die Beschwerden überbewertet, durch Internet-Recherchen die Sorgen noch verstärkt, die Krankheitsangst kann dann panische Züge annehmen. Eine häufige Reaktion ist Hyperventilieren, was zu Kribbelparästhesien perioral und im Bereich der Hände führen kann. Aufgrund der Gefühslabilität besteht gerade in der Pubertät ein hohes Risiko, neurotische und psychotische Verhaltensweisen zu entwickeln.

Nicht selten beobachtet man auch depressive Symptome und Selbstverletzungstendenzen (z.B: „Ritzen").

Es besteht eine sehr hohe Bereitschaft zum Drogenkonsum. Drogen werden aus den verschiedensten Gründen konsumiert: zum einen wird damit demonstrativ Erwachsenenverhalten (v.a. beim Rauchen und beim Alkoholkonsum) imitiert, andererseits elterliche Regeln bewusst verletzt. Nicht selten erhalten Jugendliche durch den Drogenkonsum Zugang zu als besonders „cool" geltenden Freundeskreisen. Drogen können aber auch ein Mittel zur Bewältigung von Frustration und Unzufriedenheit sein. Drogen manipulieren die psychosomatische Befindlichkeit, psychotrope Substanzen verbessern die Stimmungslage und ermöglichen ein „Entfliehen" in bessere Erlebniswelten.

Typische psychiatrische Erkrankungen mit Beginn in der Pubertät sind Anorexia nervosa (s. Fall 27), Bulimia nervosa und die psychogene Fettsucht.

Diagnostik und Therapie: Wichtig im Gespräch mit Jugendlichen ist das Wissen um die besonderen Entwicklungen in dieser Lebensphase. Wird der/die Jugendliche von den Eltern begleitet, kann es hilfreich sein, zuerst allein mit dem Patienten/der Patientin zu sprechen. Im Gespräch widmet man dem/der Jugendlichen die volle Aufmerksamkeit. Störungen, auch nur das „Notizenmachen" während des Gesprächs sollten vermieden werden. Man lässt den Patienten/die Patientin erzählen, durch zusammenfassendes Reflektieren des Gesagten vermittelt man, dass die Probleme ernst genommen werden. Vielleicht gelingt es, ein Vertrauensverhältnis aufzubauen.

Bei der Schilderung von Angstzuständen ist wichtig, normale Angst von pathologischer Angst zu unterscheiden. Pathologisch ist Angst, wenn sie frei „flottiert", d.h. der Situation nicht angemessen ist, sich durch vernünftige Argumente nicht ausräumen lässt und zur Vermeidung auslösender Situationen führt.

An das Gespräch schließt sich die körperliche Untersuchung an. Auch diese sollte, wenn nicht anders vom Patienten/von der Patientin gewünscht, in Abwesenheit der Eltern erfolgen. Besondere Rücksicht sollte auf das vermehrte Schamgefühl der Jugendlichen genommen werden.

Mögliche organische Ursachen der Beschwerden müssen sorgfältig ausgeschlossen werden. Neben der Sicherung der Diagnose vermittelt dies den Jugendlichen und den besorgten Eltern Sicherheit. Sind organische Ursachen der Beschwerden sicher ausgeschlossen, muss sich ein vertrauensvolles Gespräch mit dem/der Jugendlichen anschließen, in dem man genau die psychosomatische Genese und die „Normalität" solcher Beschwerden in besonderen Entwicklungsphasen erklärt. Oft kann ein derartiges aufklärendes Gespräch schon einen Therapieerfolg erzielen. Ablenkung, sportliche Betätigung, Entspannungsverfahren und Gesprächsangebote sind weitere sinnvolle Therapieansätze. Bessert sich die Symptomatik nicht oder verstärkt sie sich sogar, sollte psychotherapeutische Beratung und Unterstützung angeboten werden.

Fall 79 Neurodermitis

79.1 Wie gehen Sie weiter vor, um herauszufinden, warum sich trotz multipler Therapieversuche noch keine Besserung eingestellt hat?

- **sorgfältige Anamnese**: Beginn der Erkrankung, bisheriger Verlauf, bekannte Auslösefaktoren, bisher durchgeführte Therapien (womit und wie lange wurde behandelt?), Familienanamnese (Atopie?)
- **Provokationsfaktoren feststellen**: ggf. Allergiediagnostik (Nahrungsmittel, Aeroallergene durch RAST), Superinfektion (Hautabstrich), irritative Faktoren (Anamnese: Zigarettenrauch, Kleidung, Waschgewohnheiten, Wasserhärte), Stress.

79.2 Welche Therapie empfehlen Sie Ihren Bekannten?

- **Provokationsfaktoren erkennen und vermeiden!**
- Akuttherapie nach dem Stufenschema
  - konsequente Basispflege der Haut: Verwendung fetthaltiger Cremes und rückfettender Badezusätze zur Erhöhung des Feuchtigkeits- und Fettgehaltes der Haut
  - lokale antientzündliche Therapie, z.B. kortisonhaltige Salbe, evtl. Pimecrolimus
  - bei Superinfektion zusätzlich Antibiotikatherapie (nach Antibiogramm) und lokal antiseptische Maßnahmen (z.B. Farbstoffe bzw. Antiseptika wie Chlorhexidin)
- **Tragen „hypoallergener" Kleidung**: atmungsaktiv, weich, gut waschbar (z.B. Baumwollstoffe, Seide, Mikrofaser, weiche Leinenstoffe)
- **Eltern- und Patientenschulung**: Aufklärung über atopische Erkrankungen und v.a. Neurodermitis, Erkennen und Vermeiden von Auslösefaktoren, konsequente Basispflege der Haut, kind- und neurodermitisgerechte Ernährung, psychologische Aufarbeitung von Konflikt- und Stresssituationen, Austausch mit anderen betroffenen Familien.

79.3 Die Eltern haben Angst vor Kortison-Nebenwirkungen. Wie stehen Sie zum Einsatz von Kortiosonpräparaten?

„Angst vor Kortison" ist bei gezielter Anwendung unbegründet! Bei Kortisonpräparaten handelt es sich um sehr effektive Medikamente, die durch ihre antientzündliche Wirkung den Teufelskreis „Juckreiz–Kratzen–Hautdefekt–Heilungsprozess–Juckreiz" durchbrechen.

Kommentar

Definition und Epidemiologie: Die Neurodermitis (Syn.: atopisches Ekzem, atopische Dermatitis, endogenes Ekzem) ist eine chronische oder chronisch-rezidivierende, nicht ansteckende Hauterkrankung. Je nach Alter sind Morphologie und Lokalisation unterschiedlich ausgeprägt. Die Neurodermitis verläuft schubförmig und geht mit meist starkem Juckreiz einher. Sie gehört wie das Asthma bronchiale und die allergische Rhinokonjunktivitis in den Formenkreis der atopischen Krankheitsbilder.

Unter **Atopie** (= Allergiebereitschaft) versteht man eine erhöhte Empfindlichkeit der Haut und Schleimhäute gegenüber Umweltstoffen. Meist ist die Familienanamnese positiv, im Blut lassen sich erhöhte IgE-Werte messen. Atopische Erkrankungen haben in den letzten Jahren stark zugenommen. Die Prävalenz im Kindesalter in der Bundesrepublik Deutschland wird heute auf 10 bis 25% geschätzt, die der Neurodermitis auf 12–22%.

Ätiologie und Pathogenese: Die Ursachen der Neurodermitis sind multifaktoriell. Zunächst spielt die genetische Disposition eine große Rolle. Leidet ein Elternteil an atopischem Ekzem, ist das Risiko für das Kind um das doppelte erhöht, ebenfalls an Neurodermitis zu erkranken. Sind beide Elternteile betroffen, dann ist das Risiko dreifach erhöht. Diverse Gene auf mehreren Chromosomen sind beteiligt. Sie bedingen u.a. eine Störung der Filaggrin-Bildung, das maßgeblich an der Vernetzung des Keratins und damit der Struktur der verhornenden Hautschichten beteiligt ist. Dies führt zu einer **Hautbarrierestörung**: Die Haut verliert mehr Feuchtigkeit, trocknet schneller aus, ist anfälliger für äußere Reize und Keime. Zusätzlich ist die **Immunregulation** der Haut gestört. Keratinozyten und immunkompetente Zellen produzieren vermehrt proinflammatorische Zytokine. Unspezifische Reize (z.B. Umgebungstemperatur, Reibung durch Kleidung) und Allergene führen zu unspezifischen Entzündungsreaktionen, die Kolonisation der Haut mit Staphylococcus aureus wird begünstigt.

Klinik: Klinische Symptomatik, Auslöser und Verlauf sind individuell sehr unterschiedlich ausgeprägt. Die Neurodermitis ist charakterisiert durch **schubförmig** auftretende, stark juckende Ekzeme mit altersabhängiger Verteilung. Als Trigger für Schübe wirken

Fall 79 von S. 92

chronisches Stadium	subakutes Stadium	akutes Stadium
– Haut trocken – höchstens minimale Rötung – kein oder kaum Juckreiz – keine nässenden Stellen, keine Krusten	– Haut sehr trocken – Haut vergröbert, licheninfiziert, Kratzspuren – zunehmend Rötungen – zunehmend Juckreiz	– Haut sehr trocken – starke Rötung – starker Juckreiz – Papeln, Knötchen, Krusten, Kratzspuren – nässende Areale

Abb. 79.1 Krankheitsstadien der Neurodermitis

z.B. Infekte, Impfungen, Kontakt zu Allergenen, Stress, Kälte, vermehrtes Schwitzen.

Man unterscheidet 3 Krankheitsstadien : chronisches, subakutes und akutes Stadium (s. Abb. 79.1)

Im Säuglingsalter finden sich erste Hautveränderungen („Milchschorf" = Crusta lactea) v.a. im Bereich des behaarten Kopfes, an Haaransatz und Stirn. Es handelt sich hierbei um großflächige Hautrötungen mit schuppenden und nässenden Arealen (s. Abb. 79.2).

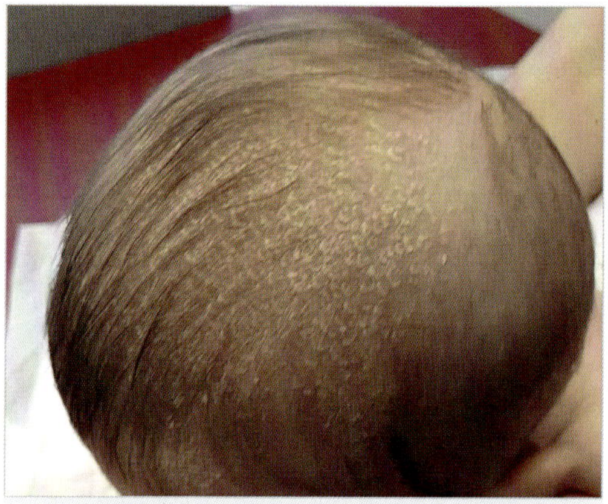

Abb. 79.2 Milchschorf

Die Veränderungen können sich auf Augenbrauen und Dekoltée ausbreiten. Ekzemherde können am ganzen Körper auftreten, der Windelbereich bleibt fast immer ausgespart. Mit steigendem Lebensalter verändert sich das klinische Verteilungsmuster der Hautveränderungen (s. Abb. 79.3) und die Häufigkeit der Schübe nimmt ab. Bevorzugt sind dann **Beugeseiten von Ellenbogen- und Kniegelenken** betroffen. Ekzeme können auch im Bereich der Lider, Hände und Füße auftreten. Die Haut ist chronisch entzündet und verdickt, man spricht von Lichenifikation. Die Entzündung der Haut führt zu Juckreiz, Kratzen zu weiterer Entzündung, die den Juckreiz weiter verstärkt. Diesen Circulus vitiosus gilt es mit der Therapie zu durchbrechen. Ständiges Kratzen des Kindes, Unruhe und Schlafstörungen belasten Kind und Eltern meist sehr stark.

Kompliziert werden kann die Neurodermitis durch Superinfektion, v.a. mit Staphylococcus aureus (= impetigenisierte Neurodermitis), aber auch mit Viren wie Herpes simplex (= Eczema herpeticatum).

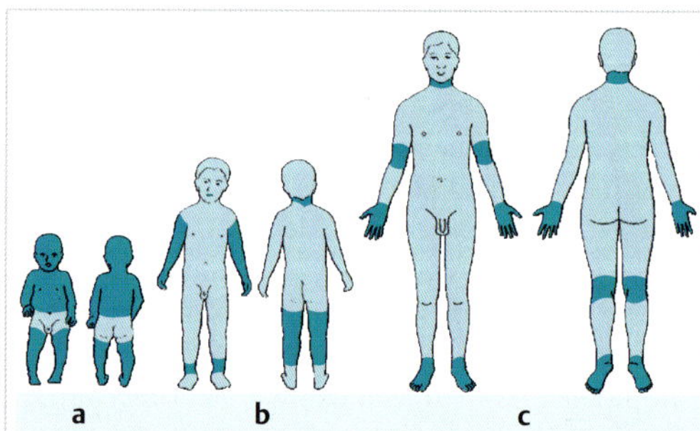

Abb. 79.3 Verteilungsmuster der Neurodermitis nach Lebensalter a) Säuglinge b) Kleinkinder c) Jugendliche und Erwachsene (Quelle: Sterry W, Burgdorf W, Worm M. Checkliste Dermatologie. 7. Auflage. Stuttgart: Thieme; 2014)

Diagnostik: Die Diagnose wird anhand von **objektiven Krankheitszeichen** (Hautveränderungen), **Verlauf** (rezidivierendes Auftreten) und **subjektiven Beschwerden** (Juckreiz) gestellt.

Die Ausprägung der Ekzeme wird mit Hilfe des SCORAD (**Scor**ing of **A**topic **D**ermatitis) dokumentiert (s. Abb. 79.4). Dabei handelt es sich um einen international standardisierten Test, der mittels eines Punktesystems den Ausprägungsgrad der Neurodermitis objektiv quantifiziert. Beurteilt werden die **Ausdehnung der ekzematösen Veränderungen** anhand der Neuner-Regel, die **Intensität der Hautsymptome** (Erythem, Ödem/Papelbildung, Nässen/Krustenbildung, Exkoriation, Lichenifikation, Trockenheit der Haut) mit einer Skala von 0–3 und die **subjektiven Symptome** Juckreiz und Schlafstörung anhand einer Analogskala von 0–10. Mit einer Formel wird dann der SCORAD berechnet.

Patient: Name/Vorname ....

Geburtsdatum: ....

Besuchsdatum: ....

Topische antiinflammatorische Therapie (Glucocorticoide, topische Immunmodulatoren, andere):

....

Wirkstoff (Handelsname, Konzentration)	Menge/Monat (g)	Anzahl der Exazerbationen/ Monat
....	....	....

Pflegeprodukt (Handelsname)	Menge/Monat (g)
....	....

Betroffene Körperoberfläche (in %)*

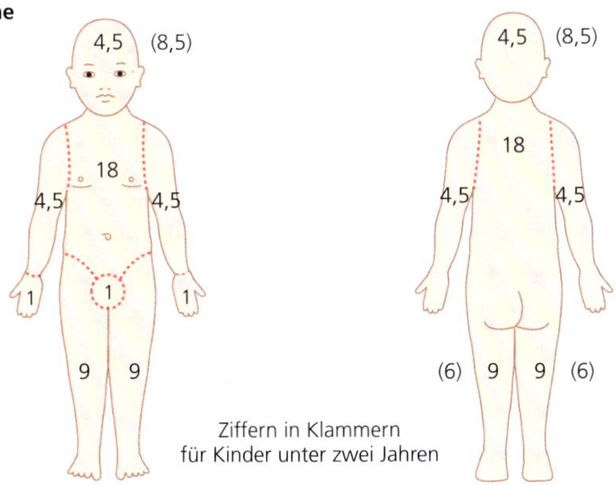

A: Ausmaß
Bitte geben Sie die Summe der betroffenen Hautareale an

B: Intensität

Bemessungswerte: Angaben zur Intensität (typische Stellen) **0 = keine** **1 = leicht** **2 = mäßig** **3 = stark**

Kriterien	**Intensität**	**Kriterien**	**Intensität**
• Erythem		• Exkoriation	
• Ödem/Papelbildung		• Lichenifikation	
• Nässen/Krustenbildung		• Trockenheit (die Hauttrockenheit wird an nicht betroffenen Stellen bewertet)	

C: Subjektive Symptome

Pruritus und Schlaflosigkeit

SCORAD A/5 + 7B/2 + C =

Visuelle Analogskala (Durchschnitt für die letzten drei Tage oder Nächte)

• Pruritus (0–10) 0 1 2 3 4 5 6 7 8 9 10

• Schlaflosigkeit (0–10) 0 1 2 3 4 5 6 7 8 9 10

Abb. 79.4 Ekzem-Score (Score of Atopic Dermatitis [SCORAD]). Die Angaben in Klammern beziehen sich auf Kinder < 2 Jahren. (Quelle: Höger. Kinderdermatologie. 4. Auflage. Stuttgart: Thieme; 2021 [nach Severity scoring of atopic dermatitis: the SCORAD index. Consensus Report of the European Task Force on Atopic Dermatitis. Dermatology 1993; 186(1): 23–31])

103 Punkte können maximal vergeben werden. Weniger als 25 Punkte bedeuten leichte, zwischen 25 und 60 Punkten mittelschwere und über 60 Punkte schwere Neurodermitis. Der Test dient nicht nur der Objektivierung des Schweregrades, er kann auch zur Therapieerfolgskontrolle eingesetzt werden.

Im Gespräch versucht man, mögliche **Auslöse- oder Triggerfaktoren** herauszufinden. Weiterhin sollte schon in der Anamnese nach **Allergien** gefahndet werden: Gerade bei Nahrungsmittelallergien verschlechtert sich der Hautzustand nach Verzehr des Lebensmittels. Allerdings ist die Neurodermitis nur in etwa 30% der Fälle mit Nahrungsmittelallergien vergesellschaftet. Bei Allergieverdacht ist bei Kindern bis 6 Jahren der **CAP-RAST-Test** aus Serum die Methode der Wahl, um Typ-I-Sensibilisierungen nachzuweisen. Außerdem sollte das **Gesamt-IgE** bestimmt werden.

Bei älteren Kindern kann die Sensibilisierung im **Prick-Test** aufgedeckt werden. Der Test kann nur durchgeführt werden, wenn es der Hautzustand erlaubt und in den letzten beiden Wochen vor der Testung weder Antihistaminika noch topische Immunsuppressiva angewendet wurden. Nachdem die Innenseite des Unterarmes gereinigt und mit Alkohol entfettet wurde, werden mit einem wasserfesten Stift 2 Reihen mit maximal 10 Markierungen aufgemalt. Der Abstand der Testpunkte sollte mindestens 2 cm betragen. An den markierten Stellen wird dann jeweils 1 Tropfen einer allergenhaltigen Lösung aufgetropft. Mit einer sog. Pricklanzette wird die Haut durch den Tropfen hindurch oberflächlich angestochen (keine Blutung) und seitlich etwas angehoben. Nach jedem „Prick" wird die Lanzette verworfen und eine neue Lanzette für den nächsten „Prick" verwendet, damit es zu keiner Vermischung der Allergene kommt. Außerdem wird noch eine Negativkontrolle (physiologische Kochsalzlösung) und eine Positivkontrolle (Histaminlösung 0,1%) aufgebracht und ebenfalls gepricktt. Die Einwirkzeit sollte mindestens 5 Minuten betragen, bei starken Reaktionen muss durch Abwischen der Allergenlösung abgebrochen werden. Das Testergebnis wird nach 20 Minuten abgelesen und nach Ausmaß von Erythem und Quaddel beurteilt (Ø = keine Reaktion, (+) = schwache Reaktion, + = wesentlich kleiner als Histaminreaktion, ++ = kleiner als Histaminreaktion, +++ = gleich Histaminreaktion, ++++ = größer als Histaminreaktion).

Außerdem sollte ggf. durch einen **Hautabstrich** geklärt werden, ob eine bakterielle Fehlbesiedelung der Haut vorliegt.

Verschiedene Faktoren können die Ekzeme verstärken oder auslösen wie z. B. Kleidung aus Wolle oder synthetischen Stoffen, Nähte, enge Bündchen und innenliegende Etiketten. Deshalb rät man den Eltern zu locker sitzender Kleidung aus Baumwolle, Etiketten sollten entfernt werden und Unterwäsche mit reibenden Nähten links anziehen. Waschpulver muss gut ausgewaschen werden, Weichspüler oder trocknen im Wäschetrockner macht die Fasern weich und beugt Reizungen der Haut vor. Es gibt auch speziell beschichtete (z. B. mit Silber) Neurodermitis-Anzüge, die antiseptisch wirken und so den Hautzustand günstig beeinflussen. Die Kosten werden häufig durch die Krankenkassen getragen.

Auch Klimafaktoren beeinflussen das atopische Ekzem. Trockene Wärme im Sommer wirkt sich oft positiv auf die Haut aus, während feuchte Wärme und Schwitzen Juckreiz verursachen und das Ekzem so verstärken. Außerdem ist Sonnenschutz, am besten physikalisch oder Sonnenschutzkleidung besonders wichtig, um Reizungen zu vermeiden. Kalte Winterluft und trockene Heizungsluft stellen Stress für die Haut da, Ekzeme werden dadurch oft verschlimmert.

Auch Schwimmbadbesuche können einen negativen Effekt haben, die Haut paradoxerweise austrocknen. Wichtig ist deshalb, die Haut unmittelbar vor und direkt nach dem Schwimmen intensiv eincremen.

Therapie: s. Antwort zur Frage 79.2. Die Therapie der Neurodermitis richtet sich nach dem Stadium.

Die Grundlage der Neurodermitis-Behandlung ist die sorgfältige und v. a. konsequente **Basispflege** der Haut. Man muss den Eltern klarmachen, dass es die „Wundercreme", die die Neurodermitis „wegzaubert", nicht gibt. Oft müssen verschiedene Zubereitungen, Cremes und Salben ausprobiert werden, bis man 2 oder 3 Pflegeprodukte gefunden hat, mit denen man gut zurechtkommt. Grundsätzlich gilt: „trocken auf trocken und nass auf nass", d. h. je trockener die Haut ist, desto fettreicher (= trockener) müssen die angewandten Externa sein, je nässender die Haut ist, desto wasserhaltiger (= nasser).

Im **Stadium I, dem chronischen Stadium**, wird der ganze Körper mindestens 2 × täglich mit **Cremes** oder Salben eingecremt. Zusätze von Glycerin oder Urea (erst nach dem 2. Lebensjahr, im Kleinkindalter maximal 2%) verbessern die Feuchtigkeit der Haut. Fett- und Wassergehalt der Cremes orientieren sich am Hautzustand und auch an der Jahreszeit – im Winter eher fetter, im Sommer eher wässriger, sonst wird das Schwitzen der Haut verstärkt und dadurch Juckreiz und Kratzen ausgelöst. Die Haut wird regelmäßig durch **Duschen** oder kurzdauernde (maximal 20 Minuten) **Bäder** in nicht zu warmem Wasser (max. 36 °C) mit spreitenden (bilden einen öligen Film auf der Wasseroberfläche) Badezusätzen gereinigt. Nach dem Bad nicht abrubbeln sondern nur zart abtupfen, um den öligen Film nicht zu zerstören und danach direkt ! (innerhalb von 5 Minuten) mit Basispflege eincremen, denn die Haut ist nach dem Bad besonders aufnahmefähig.

Kommt es trotz intensiver Basispflege zu einem Schub und nehmen Ekzeme und Juckreiz zu (**subakutes Stadium**), muss die Therapie angepasst werden. Wo möglich (Arme, Beine) sind **feuchte oder fett-feuchte Umschläge** mit Wasser oder schwarzem Tee hilfreich. Dazu werden Mullbinden mit Wasser oder schwarzem Tee durchfeuchtet und die Ekzemstellen damit verbunden. Bei ausgeprägtem, akutem Ekzem wird die Haut zuvor dick mit Basispflegecreme eingecremt. Der feuchte Verband wird dann mit trockenen Mullverbänden oder Schlauchverbänden abgedeckt. Diese Verbände können über mehrere Stunden belassen werden, sie pflegen intensiv und lindern den Juckreiz durch Kühlung.

Im subakuten Stadium werden der Pflegecreme **Antiseptika** wie Chlorhexidin oder Octenidin zugesetzt, auch **juckreizlindernde Stoffe** wie Polidocanol können zugesetzt werden. Auf gerötete Ekzemherde werden zusätzlich **schwach antientzündliche Externa** wie z. B. Zinkoxid aufgetragen.

Im **akuten Stadium** mit stark entzündeten und nässenden Ekzemen, sollte durch einen Hautabstrich geklärt werden, ob eine **Superinfektion** vorliegt. Dann ist **systemische antibiotische Therapie** mit staphylokokkenwirksamen Antibiotika indiziert. Parallel werden lokal antientzündliche Wirkstoffe wie **Cortison, Pimecrolimus oder Tacrolimus** verwendet. Dabei ist zu beachten, dass Cortison nicht im Gesicht und im Genitalbereich oder okklusiv unter Verbänden angewendet werden darf, da die Haut in diesen Bereichen eine hohe Durchlässigkeit für äußerlich angewendete Kortikosteroide hat. Das Risiko für Kortison-Nebenwirkungen ist daher besonders hoch. Für diese Bereiche eignen sich die Immunmodulatoren Pimecrolimus und Tacrolimus. Zur Juckreizstillung können systemisch **Antihistaminika** (z. B. Cetirizin) eingesetzt werden.

Zusätzlich werden zahlreiche alternative Heilmethoden, z. B. Bachblütentherapie, Eigenblutbehandlung, Bioresonanzverfahren, zur Behandlung der Neurodermitis angeboten. Vorurteilsfreie klinische Untersuchungen, die die Wirksamkeit dieser Therapieformen bestätigen, liegen bis zum jetzigen Zeitpunkt nicht vor.

Prophylaxe: Bei positiver Familienanamnese sollte in den ersten 4 Lebensmonaten ausschließlich gestillt werden. Wenn Stillen nicht funktioniert, dann ist HA-Nahrung die Formulanahrung der Wahl. Beikost sollte dann schon früh ab dem 5. Lebensmonat eingeführt werden, möglichst viele unterschiedliche Allergene – auch Fisch und Gluten – sollten zwischen dem 5. und 7. Monat auf dem Speiseplan stehen (s. Fall 71).

Prognose: Der Verlauf der Neurodermitis ist nicht vorhersagbar. Bei 60 % der Kinder verschwindet das Krankheitsbild bis nach der Pubertät, bei 40 % bleiben die Symptome in unterschiedlichem Ausprägungsgrad bis ins Erwachsenenalter bestehen. In den meisten Fällen kann die Neurodermitis durch Meiden der Provokationsfaktoren und konsequente Therapie ausreichend behandelt werden.

Zusatzthemen für Lerngruppen

- Allergie
- Asthma bronchiale

Fall 80 Besonderheiten bei der pädiatrischen Untersuchung; Neugeborenenreflexe

80.1 Wie gehen Sie vor?

- **Vertrauen schaffen!** Da kleine Kinder noch nicht den Sinn bzw. die Notwendigkeit einer ärztlichen Untersuchung begreifen, reagieren sie mit Angst/Abweisung/Abwehr. Deshalb sollte dem Kind ausreichend Zeit gegeben werden, sich mit der Situation vertraut zu machen und Kontakt aufzunehmen, d. h. für den Untersucher/die Untersucherin: sich dem Kind vorsichtig nähern, erst einmal beobachten und nicht gleich auf das Kind „zustürzen".
- sich vorstellen sowie Mutter und v. a. das Kind begrüßen (sich auf die „Ebene" des Kindes begeben [d. h. „nicht von oben herab" reden], nach Namen fragen, Spielzeug bewundern usw.)
- dann erst Anamnesegespräch mit der Mutter führen, dabei das Kind beobachten und Blickkontakt zum Kind herstellen
- Kontakt zum Kind, z. B. über die Puppe, knüpfen
- Kind verbleibt bei der Untersuchung auf dem Arm der Mutter
- Das Kind von der Mutter ausziehen lassen.
- Kind mit den Untersuchungsinstrumenten spielen lassen (s. Abb. 80.1).

80.2 Beschreiben Sie, wie Sie das Kind untersuchen! Worauf achten Sie besonders?

- **generell**:
  - Das Kind kann auf dem Arm der Begleitperson untersucht werden!
  - Das Kind mit Stofftier, Schlüssel usw. versuchen abzulenken oder spielerisch in die Untersuchung mit einzubeziehen (z. B. mit dem Stethoskop „telefonieren" lassen; Puppe oder Stofftier zuerst untersuchen)
  - Die Untersuchung verläuft nicht nach einem strengen Schema, sondern sollte an die Mitarbeit des Kindes angepasst werden
  - unangenehme Untersuchungen wie Inspektion der Trommelfelle/des Rachens zum Schluss durchführen
- **Beobachtung des Kindes während der Anamnese**: Beurteilung von Allgemein- und Ernährungszustand, Bewusstseinslage, Tonus, Bewegung, Schonhaltung, Haut, Interaktion mit Begleitperson, Verhaltensauffälligkeiten

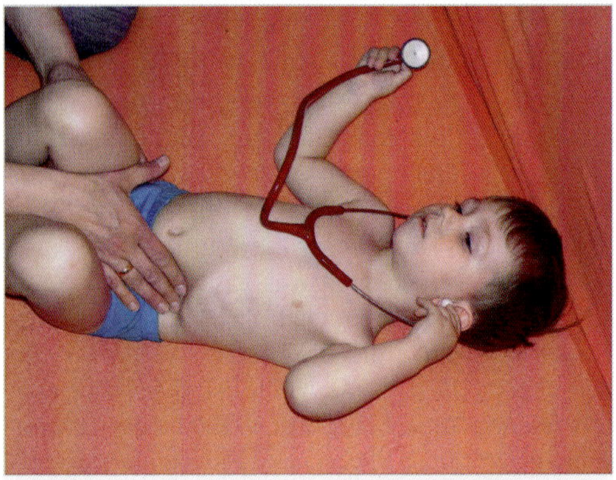

Abb. 80.1 Beispiel für das spielerische Miteinbeziehen des Kindes in die Untersuchung

- **Beobachtung/Inspektion des Kindes bei der vollständigen Entkleidung durch die Begleitperson**: z. B. Haut, Tonus, Bewegungen, auffällige Thoraxform, thorakale Einziehungen
- **Untersuchungsvorgang**: Untersuchungstechniken werden in gleicher Weise angewandt wie in der Erwachsenenmedizin, aber nicht nach einem strengen Schema, sondern an die Mitarbeit des Kindes angepasst. Kein Organsystem darf vergessen werden!
  - Inspektion der Haut: Kolorit, Turgor, Durchblutung, Exanthem, Petechien, Verletzungen, Kratzspuren, Zeichen der Misshandlung (s. Fall 75)
  - Auskultation des Herzens: Herzgeräusch, Frequenz, Rhythmus
  - Auskultation der Lunge: Atemgeräusch im Seitenvergleich, Rasselgeräusche, Obstruktion
  - Palpation, Auskultation und Perkussion des Abdomens (bei schreiendem Kind in der „Atempause"): Organvergrößerungen, pathologische Resistenzen, Abwehrspannung, Darmgeräusche, Meteorismus
  - Palpation der Lymphknoten: Vergrößerung (lokal, generalisiert)
  - neurologischer Status: Meningismuszeichen (s. Fall 1), Reflexstatus
  - Inspektion von Genitale und Anus: Hautveränderungen, Fehlbildungen
  - Instrumentelle Untersuchung von Rachen und Ohr: Beurteilung des Rachenrings, der Tonsillen (Größe, Beläge), Inspektion der Gehörgänge, der Trommelfelle, Druck auf den Tragus (Schmerz?).

80.3 Welche Tipps geben Sie Ihrem Kollegen für die Blutentnahme ?

- **Jeder Stich beim Kind sollte gut überlegt werden**: Ist die Blutentnahme wirklich notwendig? Kann die Blutentnahme z. B. mit der Anlage einer Venenverweilkanüle kombiniert werden? Reicht vielleicht eine kapilläre Entnahme aus?
- Bei ängstlichen Kindern und wenn die Blutentnahme nicht notfallmäßig durchgeführt werden muss, kann man vorab „Zauberpflaster" (anästhesierende Creme auf einem Pflaster für 30–45 min) auf die Punktionsstelle kleben, der Stich ist dann weniger schmerzhaft.
- Alles gut vorbereiten, eine erfahrene Pflegekraft hält das Kind und reicht das Material an.
- Ein Stauschlauch ist in der Regel nicht erforderlich: befindet sich die Punktionsstelle z. B. am Handrücken, kann man die Kinderhand in die eigene Hand klemmen (s. Abb. 80.2); oder das Pflegepersonal staut am Oberarm manuell und fixiert dabei die Extremität; dabei nicht zu lange stauen (schmerzhaft!).
- Eltern können das Kind während der Prozedur trösten oder ablenken. Manchmal kann es aber auch hilfreich sein, dass die Eltern den Raum verlassen, da das Kind nicht unbedingt verstehen kann, dass die Eltern zulassen, dass man ihm Schmerzen zufügt.

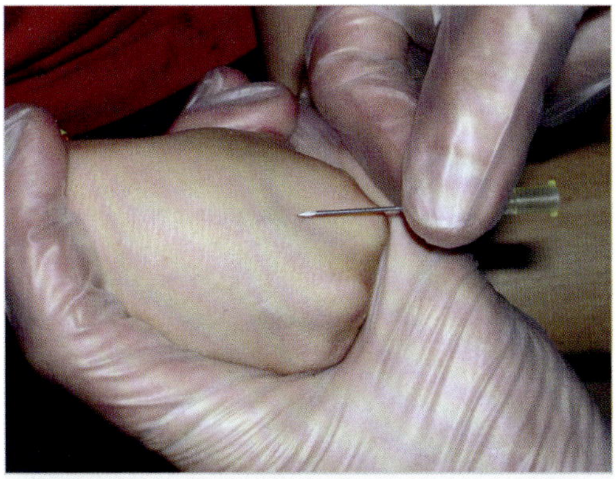

Abb. 80.2 Venöse Punktion

80.4 Beschreiben Sie die wichtigsten Neugeborenenreflexe!

s. Tab. 80.1

Kommentar

Problematik der pädiatrischen Untersuchung: So wie dem jungen Kollegen im Fallbeispiel geht es vielen Mediziner*innen bei der Untersuchung von Kleinkindern. Kinder entwickeln häufig erstaunliche Kräfte und befreien sich aus fast jeder Lage. Eltern beschützen ihre Kinder und leiden mit, der Arzt/die Ärztin wird zum „bösen Doktor", zum Gegner.

Tab. 80.1 Physiologische Neugeborenenreflexe

Reflex	Durchführung und Reaktion	Physiologisch
Schreitreflex	Kind mit beiden Händen aufrecht am Rumpf halten, Oberkörper wird leicht nach vorn gebeugt, Druck des Fußes auf Unterlage bewirkt Anziehen des Beines, das andere Bein wird gestreckt; scheinbares Gehen („marche automatique")	bis 2. Lebensmonat
Glabella-Reflex	bei Druck auf die Mitte der Stirn werden die Augen geschlossen	bis 3. Lebensmonat
Rooting-Reflex, Suchreflex	mit dem Finger im Bereich des Mundwinkels streichen, Kind verzieht den Mundwinkel in Richtung des Reizes und folgt mit dem Kopf	bis 3. Lebensmonat
Greifreflex	bei Berührung der Handinnenfläche greift das Kind (palmarer Greifreflex), bei Berührung der Fußsohle krallen die Zehen (plantarer Greifreflex)	palmar bis 4. Lebensmonat, plantar bis 1. Geburtstag
Galant-Reflex	streicht man mit dem Finger paravertebral am Rücken entlang, formt das Kind mit dem Körper einen Bogen (konkav zur Berührung)	bis 4. Lebensmonat

Tab. 80.1 (Fortsetzung)

Reflex	Durchführung und Reaktion	Physiologisch
Bauer-Reaktion	Kind liegt in Bauchlage, drückt man gegen die Fußsohlen beginnt das Kind alternierend zu kriechen	bis 4. Lebensmonat
Saugreflex	Finger wird in den Mund des Säuglings gesteckt, Säugling beginnt sofort zu saugen	bis 4. Lebensmonat
Moro-Reaktion	auslösbar durch plötzliches Loslassen des angehobenen Kopfes in Rückenlage oder durch Schreckreaktion (z. B. auf die Unterlage klopfen); Phase I: Kind öffnet Mund, Arme werden nach außen bewegt, Hände geöffnet; Phase II: Mund geschlossen, Arme werden gebeugt und vor der Brust geschlossen	bis 5. Lebensmonat
Babinski-Reflex (s. Abb. 80.3)	Bestreichung des lateralen Fußrandes führt zur Dorsalextension der Großzehe	bis 12. Lebensmonat
Landau-Reflex	den auf dem Bauch liegenden Säugling am Rumpf festhalten und in eine Schwebelage bringen; Säugling streckt die Beine und hebt den Kopf an	4.–12. Lebensmonat

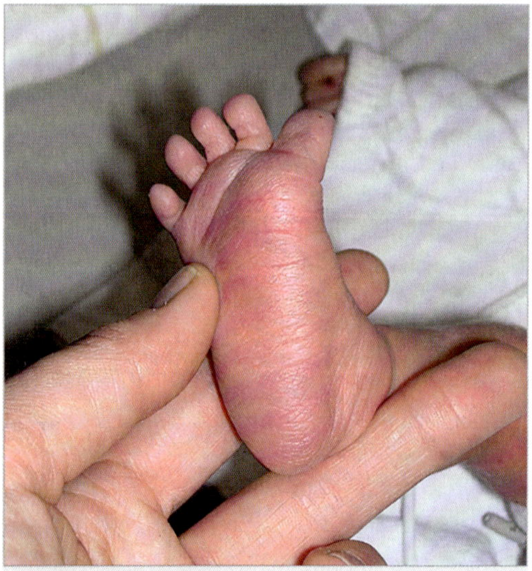

Abb. 80.3 Babinski-Reflex

Kinder begreifen nicht den Sinn ärztlicher Untersuchungsmaßnahmen und tolerieren unangenehme Eingriffe nicht. Sie reagieren auf den Arzt/die Ärztin, die ungewohnte Umgebung, die blitzenden Instrumente mit Angst und Abwehr. Wichtig ist deshalb, alles zu vermeiden, was das Kind in irgendeiner Weise zusätzlich ängstigen könnte. Es sollte versucht werden, das Vertrauen oder zumindest die Mitarbeit des Kindes zu gewinnen (s Abb. 80.4).

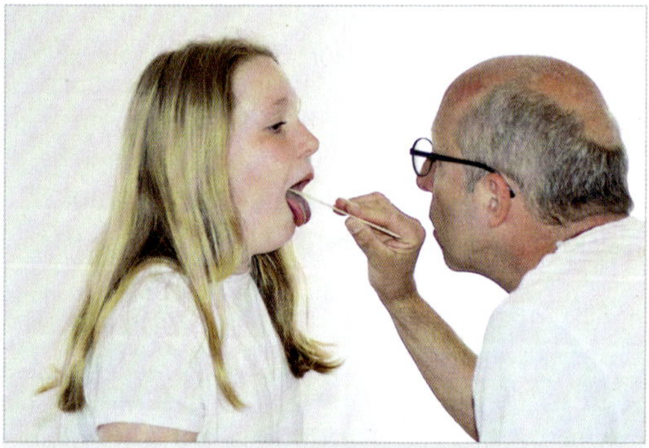

Abb. 80.4 Mitarbeit des Kindes bei der Racheninspektion

Vertrauen schaffen: s. Antwort zur Frage 80.1. Man sollte in allen Situationen versuchen, **freundlich** und **geduldig** zu bleiben. Viele Kinderärzt*innen tragen mittlerweile keine weißen Kittel mehr, da das Kind häufig unangenehme Erlebnisse wie schmerzhafte Impfungen oder Blutentnahmen mit dem „weißen Kittel" verbindet. Sinnvoll ist es auch, die Aufnahmeuntersuchung – wenn es der Allgemeinzustand des Kindes zulässt – nicht sofort mit der körperlichen Untersuchung zu beginnen. Das Anamnesegespräch mit den Eltern ist der optimale Einstieg. Das Kind kann sich an den Arzt/die Ärztin gewöhnen. Man selbst hat die Gelegenheit, das Kind und die Eltern-Kind-Interaktion zu beobachten. Eine Kontaktaufnahme zum

Kind kann dann z.B. über ein Stofftier oder wie im Fallbeispiel über die mitgebrachte Puppe erfolgen.

Cave: Dem Kind nie falsche Versprechungen machen (z.B. „Es gibt keinen Pieks.", „Das tut gar nicht weh."). Kinder verzeihen keine Lügen!

Untersuchungsvorgang: s. Antwort zur Frage 80.2. Die Untersuchung sollte so lange wie nötig und so kurz wie möglich sein, aber auf keinen Fall 15 Minuten überschreiten.

Man bittet die Eltern, das Kind vollständig auszuziehen, damit nichts übersehen werden kann (z.B. Petechien, Hautausschlag). Das Kind kann spielerisch in die Untersuchung mit einbezogen werden. Die Untersuchungsinstrumente dürfen untersucht werden, vielleicht mag das Kind auch selbst einmal mit dem Stethoskop „telefonieren". Eine Puppe oder ein Elternteil können im Vorfeld untersucht werden, damit dem Kind ersichtlich wird, was als nächstes auf es zukommen wird. Oft ist es hilfreich, wenn ein Elternteil das Kind während der Untersuchung auf dem Schoß hält.

Die Untersuchung kann nicht nach einem strengen Schema ablaufen. Unangenehme Untersuchungen wie die Inspektion des Rachenraums oder der Gehörgänge sollten am Ende des Untersuchungsgangs stehen, denn bei einem schreienden Kind gestalten sich Auskultation und Palpation schwierig. Zur Racheninspektion beim liegenden Kind wird das Kind am besten so gehalten, dass der Kopf mit den nach oben gestreckten Armen von einer Person fixiert wird (s. Abb. 80.5 und Abb. 80.6).

Manchmal ist aber die Angst beim Kind so groß, dass trotz aller „Tricks" eine Untersuchung des Kindes kaum möglich ist. Dann sollte man sich mit der Untersuchung beeilen, damit sich das Kind bald wieder beruhigen kann. Die Untersuchungsergebnisse beim schreienden Kind sind nur eingeschränkt beurteilbar.

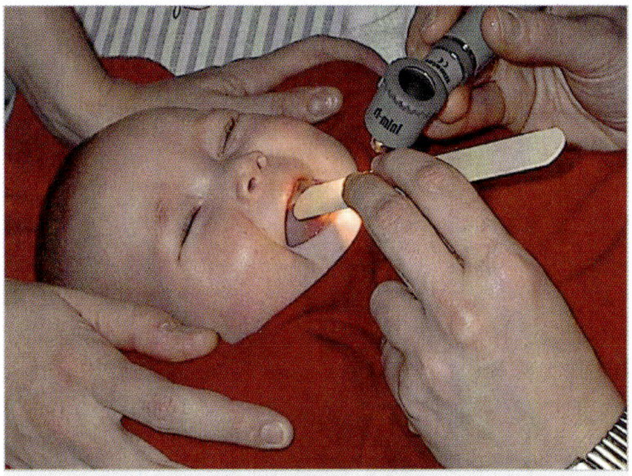

Abb. 80.5 Racheninspektion (Fixieren der Arme über dem Kopf für die Untersuchung des Rachens)

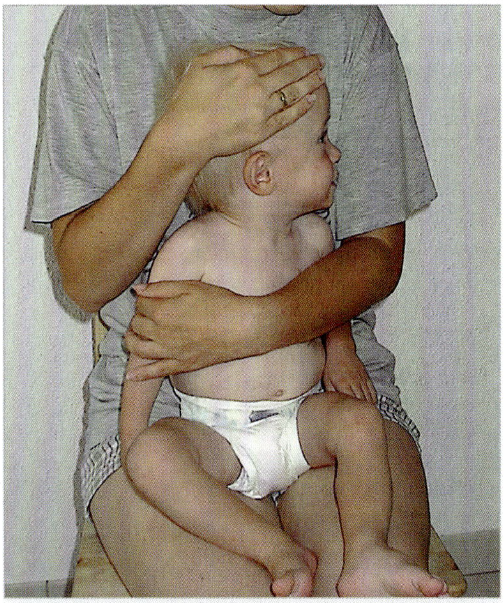

Abb. 80.6 Ohrinspektion (Fixieren des Kopfes für die Untersuchung des Ohres)

Blutentnahme beim Kind: s. Antwort zur Frage 80.3. Gute Venen (s. Abb. 80.7) finden sich meist am Handrücken (venöser Handrückenplexus), in der Ellenbeuge (V. basilica, V. cubitalis), am Kopf (V. temporalis superficialis, Vv. supratrochleares), an der Innenseite des Handgelenkes (*cave*: sehr schmerzhaft!) oder auch am Fußrücken (venöser Fußrückenplexus), Unterschenkel (V. saphena magna, V. saphena parva). *Merke:* **Gut gesucht ist halb gestochen!**

Die Punktion wird normalerweise mit einer Kanüle der Größe 1 durchgeführt. Bei feinen Venen kann man vorher den Konus (Plastikende) der Kanüle abbrechen. Das Ausbilden eines Gerinnsels im Konus wird damit verhindert. Durch den Sog einer Spritze besteht die Gefahr, dass die Vene kollabiert. Das Blut lässt man deshalb frei in die Probenröhrchen tropfen. Erfahrungsgemäß ist die Venenpunktion v.a. bei Säuglingen und Kleinkindern oft eher schwierig. Die Venen sind aufgrund der „Speckpolster" häufig nicht zu sehen oder zu tasten. Wenn auch der 2. Punktionsversuch nicht gelingt, muss man nicht in Panik ausbrechen. Wichtig ist dann eher, einen Kollegen/eine Kollegin um Hilfe zu bitten. „Neue Hand – neues Glück!"

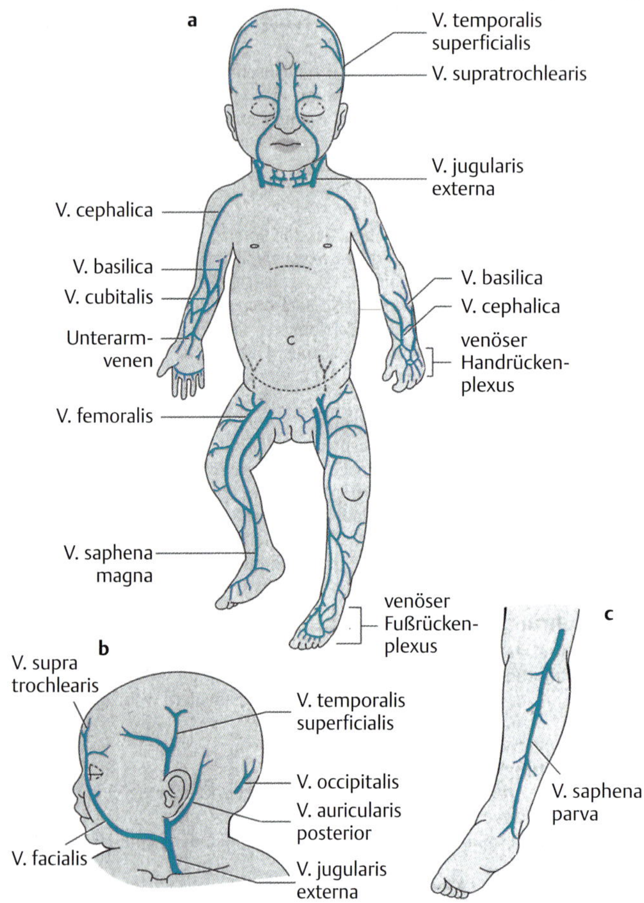

Abb. 80.7 Zur Venenpunktion und Infusion geeignete Venen (Quelle: nach Kerbl R, Kurz R, Roos R et al. Checkliste Pädiatrie. 5. Auflage. Stuttgart: Thieme; 2015)

Zusatzthemen für Lerngruppen

- **Vorsorgeuntersuchungen (U1–U9/J10)**
- **Untersuchung eines Neugeborenen (s. Fall 65)**

! Fall 81 Neuroblastom

81.1 Ihr Oberarzt fragt Sie, welche Differenzialdiagnosen Sie bei diesem Befund in Betracht ziehen müssen.

Der sonografische Befund zeigt eine vergrößerte Leber mit knotigen Rundherden. Folgende Differenzialdiagnosen kommen dabei in Betracht:

- benigner oder maligner primärer Lebertumor: z. B. Hämangiom, Hämangioendotheliom, Hamartom, Hepatoblastom, hepatozelluläres Karzinom
- Metastasen eines anderen soliden Tumors: z. B. Neuroblastom, Nephroblastom, Keimzelltumoren.

81.2 Was versteht man unter einem Neuroblastom? Welche weiteren Untersuchungen müssen Sie veranlassen, um Ihre Verdachtsdiagnose zu bestätigen?

- **Definition**: Neuroblastome sind maligne, solide Tumoren des **sympathischen Nervengewebes**, die sich aus den Zellen der Neuralleiste, d. h. aus dem Ursprungsgewebe des Sympathikus und des Nebennierenmarks entwickeln. Daher können sie überall dort auftreten, wo sich sympathisches Nervengewebe findet: In den **Nebennieren** (ca.

50 %), den **sympathischen Paraganglien** und im zervikalen, thorakalen und abdominellen **Grenzstrang**. Der Tumor **metastasiert frühzeitig**, v. a. in Knochenmark, Knochen, Lymphknoten, Leber, Haut und Orbita.

- **Untersuchungen**:
  - sorgfältige Anamnese mit Frage nach Gewichtsverlust, Unruhe, Inappetenz, Schwäche, Fieber, Erbrechen, Obstipation, Durchfall
  - körperliche Untersuchung: Inspektion der Haut (Blässe, Hautmetastasierung), Auskultation der Lunge (Stridor als Hinweis auf mediastinalen Tumor), Palpation des Abdomens (palpabler Abdominaltumor, Hepatosplenomegalie), Abtasten aller Lymphknotenstationen (Lymphknotenmetastasen), neurologische Untersuchung (Paresen, Horner-Syndrom, Hirndrucksymptomatik), RR-Messung (Hypertonie durch Katecholaminproduktion)
  - Blutuntersuchungen: Blutbild, Leberfunktionswerte (GOT, GPT, γ-GT, Alkalische Phosphatase, Cholinesterase, Quick), Kreatinin, Elektrolyte, BSG, Neuronenspezifische Enolase (NSE) als Tumormarker; LDH und Ferritin als Prognosefaktoren
  - Urinuntersuchungen: Homovanillinmandelsäure und Vanillinmandelsäure im Spontanurin
  - MRT des Primärtumors: Lokalisation, Ausdehnung des Tumors, intraspinaler Befall und Beziehung zu den Nachbarorganen, OP-Planung, Lymphknotenbefall
  - MIBG (Metaiodbenzylguanidin)-Szintigrafie: MIBG reichert sich in katecholaminproduzierendem Gewebe an; Nachweis von Primärtumor und Fernmetastasen
  - Technetium-Skelettszintigrafie bei Knochenherden (zur Differenzierung zwischen Skelett- oder Knochenmarksbefall) oder Ganzkörper-MRT
  - Knochenmarkpunktion und Untersuchung von Knochenmarkaspirat von 4 unterschiedlichen Stellen (häufig fokale Infiltration!) oder Stanzbiopsat und Aspirate von je 2 Punktionsstellen zum Nachweis eines Knochenmarkbefalls; Neuroblastomzellnester im Ausstrich bestätigen die Diagnose; bei positivem Befund molekulargenetische Untersuchungen (Untersuchung auf Amplifikation des N-myc-Onkogens, Deletion auf Chromosom 1p). Ist der Knochenmarkbefund negativ, kann die Diagnose präoperativ nicht sicher gestellt werden. In diesem Fall muss zur exakten Diagnosesicherung die intraoperative Gewebeentnahme und histologische Untersuchung abgewartet werden (Ausnahme: Stadium 4S, hier kann abgewartet werden).
  - Probebiopsie des Primärtumors zur Diagnosesicherung und molekulargenetischen Untersuchung.

81.3 Welche klinischen Symptome kann ein Neuroblastom verursachen? Können auch die anhaltenden Durchfälle auf das Neuroblastom zurückgeführt werden?

- Die klinischen Symptome sind **abhängig von der Lokalisation** des Tumors:
  - **abdomineller Tumorsitz**: tast- oder sichtbarer Bauchtumor, sekundär Erbrechen, Obstipation, Harnabflussstörungen, Hydronephrose
  - **intrathorakaler Tumorsitz**: Husten, Stridor, Dyspnoe
  - **Grenzstrangtumor**: Querschnittsymptomatik durch intraspinales Wachstum („Sanduhrtumor"), Schiefhals, Horner-Syndrom (Miosis, Ptosis, Enophthalmus)
  - **disseminiertes Stadium**: Hepatomegalie bei Lebermetastasierung, Knochenschmerzen bei Knochenmetastasen, livide Hautknötchen bei Hautinfiltration, ein- oder beidseitige Protrusio bulbi mit Brillenhämatom bei retrobulbärer Infiltration, Hirndrucksymptomatik bei zerebralem Befall, Blutbildveränderungen mit Anämie und Thrombozytopenie bei ausgeprägter Knochenmarkinfiltration, Allgemeinsymptome wie Schmerzen, Abgeschlagenheit, Leistungsminderung, Gewichtsverlust, generalisierte Lymphknotenschwellungen, Fieber
- Die **therapieresistenten Durchfälle** können auf das Neuroblastom zurückgeführt werden: Neuroblastomzellen sezernieren **vasointestinales Polypeptid** (VIP). VIP führt über cAMP- bzw. Ca^{2+}-vermittelte Aktivierung von Cl-Kanälen zu einer gesteigerten Flüssigkeitssekretion in den Darm und somit zu einer beschleunigten Darmpassage. Die Folge ist eine therapieresistente sekretorische Diarrhö.

81.4 Welche therapeutischen Konsequenzen ergeben sich aus dem Tumorstadium? Wie sieht die Prognose des kleinen Patienten aus? Gibt es Faktoren, die die Prognose beeinflussen?

- Das **Stadium 4S** ist ein Sonderstadium des Neuroblastoms, das nur im Säuglingsalter auftritt. Es können – wie im Stadium 4– bereits Fernmetastasen in Haut und Leber vorliegen, das Knochenmark ist aber nur gering befallen (weniger als 10 % maligne Zellen!). Das Besondere an diesem Stadium ist die **hohe Spontanremissionsneigung** auch ohne Chemotherapie. Bei fehlender Progredienz bzw. fehlendem Nachweis einer Amplifikation des N-myc-Onkogens ist es daher gerechtfertigt, zunächst eine abwartende Haltung einzunehmen. Sollten Tumor oder Metastasen durch ihr massives und verdrängendes Wachstum zu Komplikationen führen oder wird eine Amplifikation des N-myc-Onkogens nachgewiesen, kann zum Anstoßen der Regression Chemotherapie oder lokale Bestrahlung notwendig werden.

- Die **Prognose** für Patienten mit Tumorstadium 4S ist gut. Die 5-Jahresüberlebensrate beträgt 75%. Erhöhte Werte für LDH und Ferritin im Serum und der Nachweis des Onkogens N-myc oder einer Depletion auf dem kurzen Arm des Chromosoms 1 („1p-Deletion") sind mit rascher Tumorprogredienz und damit einer schlechteren Prognose vergesellschaftet.

Kommentar

Definition: Das Neuroblastom ist ein maligner Tumor, der sich aus dem Ursprungsgewebe des Sympathikus und des Nebennierenmarks – der Neuralleiste – entwickelt. Es gehört zu den embryonalen Tumoren, die durch ihr frühes Manifestationsalter und die typische Zellmorphologie embryonaler Vorläuferzellen (Neuroblasten) charakterisiert sind. Das Neuroblastom kann überall dort entstehen, wo sich sympathisches Nervengewebe findet: im Nebennierenmark, im sympathischen Grenzstrang und in den sympathischen Paraganglien.

Epidemiologie: Das Neuroblastom ist nach der ALL der zweithäufigste bösartige Tumor des Kindesalters. Es macht etwa 5,5% aller kindlichen Krebserkrankungen aus. Die Inzidenz beträgt etwa 1,1 Fälle auf 100 000 Kinder (< 15 Jahre). In Deutschland erkranken jährlich etwa 120 Kinder, 90% der Patient*innen sind jünger als 6 Jahre. Am häufigsten sind Kinder unter 15 Monaten betroffen (etwa 54% der Fälle), 90% der Patient*innen sind jünger als 6 Jahre. Jungen sind etwas häufiger betroffen als Mädchen. Es können auch ältere Kinder erkranken, sehr selten auch Jugendliche und Erwachsene.

Ätiopathogenese: Die **Ätiologie** des Neuroblastoms ist weitestgehend unklar. Ganz selten (1% der Fälle) tritt das Neuroblastom familiär auf. Bei einem Großteil dieser Fälle sind Mutationen des ALK-Gens (anaplastisches Lymphomkinase-Gen) nachweisbar. Auch der Morbus Hirschsprung (kongenitales Megakolon durch Dysgangliose), das Undine-Syndrom (kongenitales zentrales Hypoventilationssyndrom), und die Makrosomie-Syndrome Beckwith-Wiedemann-Syndrom, Sotos- und Weaver-Syndrom sind mit einer höheren Neuroblastom-Inzidenz vergesellschaftet. Eine **Besonderheit** der Neuroblastome ist, dass sie sich **spontan zurückbilden** können. Das gilt insbesondere für das Tumorstadium 4S bzw. lokale Tumorstadien im frühen Säuglingsalter. Bei Patient*innen mit diesen Tumoren führen oft ausgedehnte Metastasen in der Leber durch eine Lebervergrößerung zur Diagnose. Die Metastasen können rasch an Größe zunehmen und durch die Verdrängung von Bauchorganen und Lunge ein lebensbedrohliches Ausmaß erreichen. Sie bilden sich dann aber entweder spontan oder nach einer mild dosierten Chemotherapie zurück.

Besonders bei Kindern jenseits des ersten Lebensjahres wachsen Neuroblastome allerdings oft rasch und ungehemmt. Etwa die Hälfte aller Neuroblastome ist bei Diagnosestellung bereits metastasiert. **Metastasen** werden in regionalen und entfernten Lymphknoten, Knochenmark, Knochen, Leber oder als livide imponierende Knötchen in der Haut beobachtet. Selten findet man Metastasen im ZNS, pulmonale Metastasen sind eine Rarität.

Klinik: siehe Antwort zu Frage 81.3. 40% der Patient*innen haben keine Symptome, der Tumor wird zufällig im Rahmen von Routineuntersuchungen festgestellt. Beschwerden werden meist erst im fortgeschritteneren Stadium oder durch Metastasen verursacht. In seltenen Fällen kann eine **arterielle Hypertonie** durch die blutdrucksteigernde Wirkung der Katecholaminmetaboliten beobachtet werden. Ein sehr seltenes, aber charakteristisches Symptom ist das sog. **Opsomyoklonussyndrom** („dancing-eye-syndrom"). Hierbei handelt es sich um ein paraneoplastisches Syndrom mit typischer neurologischer Symptomatik: Myoklonien an Rumpf und Extremitäten, Ataxie und kurze, schnelle Augenbewegungen (Opsoklonus).

Diagnostik:

- Sonografie zur Suche des Primätumors (v. a. bei abdomineller Lokalisation) sowie Leber- und Lymphknotenmetastasen
- Neuroblastomzellen können ebenso wie die chromaffinen Zellen des Nebennierenmarks Katecholamine produzieren. Deshalb können bei Patienten mit Neuroblastom Katecholaminmetabolite (Vanillin- und Homovanillinmandelsäure, Dopamin) im Spontanurin nachgewiesen werden. *Cave*: Der Genuss von z. B. Banane, Apfelsaft, Schokolade innerhalb von 3 Tagen vor der Untersuchung kann zu falsch positiven Testergebnissen führen. Die

Katecholaminmetabolite können auch als Tumormarker für den weiteren Verlauf eingesetzt werden.

- Als weiterer Tumormarker kann **die neuronenspezifische Enolase** (NSE) genutzt werden. Sie ist allerdings nicht so spezifisch für das Neuroblastom (erhöhte NSE-Werte können auch bei anderen Tumoren z. B. Wilms-Tumor, Leukämie nachgewiesen werden). *Cave:* atraumatische Blutentnahme und rasche Verarbeitung der Probe, da NSE sehr anfällig für Hämolyse ist. LDH und Ferritin sind als Prognosefaktoren entscheidend. Erhöhte Werte bei Diagnosestellung sprechen für eine schlechtere Prognose. Sie sind Ausdruck der Tumorlast bzw. der Tumoraktivität.
- **Blutuntersuchungen, Untersuchung des Knochenmarks, bildgebende Diagnostik, MIBG- und Skelett-Szintigrafie/Ganzkörper-MRT, Molekulargenetik**: siehe Antwort zu Frage 81.2.

Stadieneinteilung des Neuroblastoms: Grundsätzlich wird das Krankheitsstadium nach der Größe des Tumors, dem Befall von Lymphknoten und dem Vorhandensein von Fernmetastasen festgelegt.

2 Klassifikationssysteme, die aktuell noch parallel angewendet werden, liefern weitere Kriterien zur Beurteilung des Neuroblastom-Stadiums (s. Tab. 81.1):

- International Neuroblastoma Staging System [INSS-Klassifikation]:

Tab. 81.1 Klassifikation des Neuroblastoms

INSS-Klassifikation		**INRG-Klassifikation**	
Stadium	**Definition**	**Stadium**	**Definition**
1	lokalisierter Tumor mit kompletter Resektion, mit oder ohne mikroskopische Reste, mikroskopisch kein Befall repräsentativer Lymphknoten	L1	lokalisierter Tumor ohne Nachweis von IDRF (image defined risk factor) und mit Begrenzung auf eine Körperhöhle
2 A	lokalisierter Tumor mit inkompletter Resektion, mikroskopisch kein Befall repräsentativer Lymphknoten		
2B	lokalisierter Tumor mit oder ohne komplette Resektion, Befall ipsilateraler Lymphknoten, kontralaterale Lymphknoten mikroskopisch nicht betroffen	L2	lokoregionaler Tumor mit Nachweis von einem oder mehreren IDRF (image defined risk factor)
3	nicht resektabler unilateraler Tumor, der die Mittellinie überschreitet, mit oder ohne Befall der regionalen Lymphknoten oder lokalisierter unilateraler Tumor mit Befall kontralateraler regionaler Lymphknoten oder Mittellinientumor mit bilateraler Ausbreitung durch (nicht resezierbare) Infiltration oder Lymphknotenbefall		
4	jeder Primärtumor mit Fernmetastasen (entfernte Lymphknoten, Knochen, Knochenmark, Leber, Haut oder andere Organe)	M	Nachweis von Fernmetastasen (außer Stadium MS)
4 S	nur bei Kindern < 1 Jahr: lokalisierter Primärtumor (Stadium 1, 2 A oder 2B) mit Metastasen begrenzt auf Haut, Leber und/oder Knochenmark (nur minimaler Befall)	MS	nur bei Kindern < 18 Monate: metastasierte Erkrankung mit Metastasen begrenzt auf Haut, Leber und/oder Knochenmark

Quellen: Brodeur GM et al. Revisions of the International Criteria for Neuroblastoma Diagnosis, Staging, and Response to Treatment. J Clin Oncol 1993; 11(8): 1466–77.
Monclair T et al. The International Neuroblastoma Risk Group (INRG) Staging System: An INRG Task Force Report. J Clin Oncol 2009; 27(2): 298–303.

ursprüngliches System, bei dem in die Beurteilung des Neuroblastom-Stadiums zusätzlich das Ausmaß der Operation einfließt.
- International Neuroblastoma Risk Group Staging System [INRG-Klassifikation]:
System, bei das Neuroblastom anhand von Risikofaktoren, die durch bildgebende Verfahren (MRT oder CT) vor der Operation festgestellt werden (image defined risk factor, IDRF), eingeteilt wird. Zusätzlich fließen die Operabilität des Tumors, das Alter des Patienten, molekulargenetische Tumoreigenschaften und die feingewebliche Zuordnung in die Stadieneinteilung ein.

Therapie: Die Therapie erfolgt in Rahmen von kontrollierten Studien an einem kinderonkologischen Zentrum.

Für die Therapieplanung werden die Patient*innen dann nach individueller Krankheitssituation und Rezidivrisiko in 3 Risikogruppen eingeteilt. So kann die Therapie risikoadaptiert erfolgen. In jeder Therapiegruppe wird nach eigenen Therapieplänen behandelt, deren Wirksamkeit im Rahmen klinischer Studien kontrolliert und ggf. angepasst wird.

- **Niedrigrisiko-Neuroblastom**:
  - INSS-Stadium 1 ohne MYCN-Amplifikation (0–21 Jahre)
  - INSS-Stadium 2 (0–21 Jahre) ohne MYCN-Amplifikation oder 1p-Deletion
  - INSS-Stadium 3 (0–2 Jahre) ohne MYCN-Amplifikation oder 1p-Deletion
  - Stadium 4S ohne MYCN-Amplifikation oder 1p-Deletion
- In dieser Gruppe besteht die Behandlung in der Regel aus der alleinigen Operation mit möglichst kompletter Resektion des Tumors. Häufig ist die spontane Rückbildungsrate des Neuroblastoms so hoch, dass auch nur eine Biopsie erforderlich sein kann. Eine komplette Tumorentfernung im Stadium 4S sollte z. B. nur dann erfolgen, wenn hierdurch keine weitreichenden Folgeschäden (z. B. Entwicklung eines Kurzdarmsyndroms bei ausgedehnter Darmresektion, primäre Nephrektomie) entstehen.
- Chemotherapie oder Bestrahlung sind in der Regel nicht erforderlich. Die Patient*innen werden aber im Verlauf sehr engmaschig kontrolliert mit Bestimmung der Tumormarker, Ultraschall, ggf. weiterer Bildgebung. Nur bei erneutem Wachstum des Resttumors, Rezidiv oder Verschlechterung des Allgemeinzustandes wird dann eine milde Chemotherapie erforderlich.
- **Mittleres Risiko-Neuroblastom**:
  - INSS-Stadium 2 ohne MYCN-Amplifikation (0–21 Jahre) mit Veränderung im 1p-Gen
  - INSS-Stadium 3 (2–21 Jahre) ohne MYCN-Amplifikation oder 1p-Deletion
  - INSS-Stadium 3 (0–21 Jahre) mit 1p-Deletion aber ohne MYCN-Amplifikation
  - Stadium 4 (0–18 Monate) ohne MYCN-Amplifikation
- In dieser Behandlungsgruppe wird nach Resektion oder Biopsie Chemotherapie gegeben (6 Zyklen intensive Induktions-Chemotherapie + 4 Zyklen mildere Erhaltungs-Chemotherapie). Ein ggf. noch bestehender Resttumor wird dann zusätzlich bestrahlt oder erneut chirurgisch reseziert. Die Therapiedauer beträgt etwa 1 Jahr.
- **Hochrisiko-Neuroblastom**:
  - alle Patienten im Krankheitsstadium 1, 2, 3 und 4S mit Amplifikation des MYCN-Gens
- In der Hochrisikogruppe erfolgt sehr intensive Therapie. Nach OP oder Biopsie erfolgt zunächst intensive Induktions-Chemotherapie (6 Zyklen mit alternierenden Zytostatika-Kombinationen) über 5 Monate. Anschließend wird in einer weiteren Operation der Resttumor möglichst komplett reseziert. Dann folgt Hochdosis-Chemotherapie mit autologer Stammzelltransplantation. Falls ein MIBG-positiver Resttumor verblieben ist, erfolgt vorher noch Therapie mit radioaktiv markiertem Methyljodbenzylguanidin (dieses wird intravenös injiziert, verbliebenes Tumorgewebe wird dadurch zerstört).
- Die Erhaltungstherapie umfasst dann noch die Bestrahlung des Tumorbettes und eine Immuntherapie mit dem Antikörper Dinutuximab beta, um eventuell verbliebene Resttumorzellen zu zerstören. Die Gesamt-Therapiedauer beträgt etwa 2 Jahre.

Prognose: Patient*innen der Niedrigrisiko-Gruppe überleben in über 90% der Fälle. Die 5-Jahres-Überlebensrate der Hochrisiko-Neuroblastom-Patient*innen beträgt trotz intensiver Therapie maximal 50%. Säuglinge im disseminierten Stadium 4S haben eine gute Prognose. In etwa 75% der Fälle kommt es hier zur spontanen Tumorregression.

Fall 82 Meningokokkensepsis/Waterhouse-Friderichsen-Syndrom

82.1 Welches Krankheitsbild ist gemeint? Bitte geben Sie eine kurze Definition und nennen Sie Ursache und Prognose des gesuchten Krankheitsbildes!

- **Waterhouse-Friderichsen-Syndrom**: schwerste Form der perakuten Meningokokken-Sepsis mit septischem Schock, Purpura fulminans (Einblutungen in die Haut, Schleimhäute und innere Organe), disseminierter intravasaler Gerinnung mit Verbrauch von Gerinnungsfaktoren und bilateraler Nebennierenblutung
- **Ursache**: invasive Infektion mit Neisseria meningitidis (Meningokokken)
- **Prognose**: Letalität 33 %.

82.2 Welche wichtigen Differenzialdiagnosen kommen in Frage? Wie gehen Sie nun weiter vor?

- **Differenzialdiagnosen**: Vor allem andere mit Petechien einhergehende Erkrankungen wie z. B. das hämolytisch-urämisches Syndrom (s. Fall 59), die idiopathische thrombozytopenische Purpura (s. Fall 83), die Leukämie (s. Fall 45), Purpura Schönlein-Henoch (s. Fall 8), Endokarditis, akute allergische Vaskulitis
- **weiteres Vorgehen: Jede Minute zählt(!)**, daher dürfen diagnostische Maßnahmen den Therapiebeginn nicht verzögern, jede Verzögerung verschlechtert die Überlebenschancen! Sofortige Verlegung auf Intensivstation veranlassen.

82.3 Bitte deuten Sie die Blutwerte. Welche ergänzenden Untersuchungen müssen noch durchgeführt werden?

- **Laborwerte**:
  - Leukopenie: Hinweis auf eine (bakterielle) Infektion
  - erhöhtes CRP: Hinweis auf eine Infektion
  - Gerinnungsparameter: Thrombozytopenie, Quick erniedrigt, PTT erhöht, Fibrinogen erniedrigt, Antithrombin III erniedrigt → Verbrauch der Thrombozyten und Gerinnungsfaktoren durch erhöhte intravasale Gerinnung (Verbrauchskoagulopathie)
- **ergänzende Untersuchungen**: Blutkultur, Lumbalpunktion zum Ausschluss einer Meningitis; falls vor Antibiotikatherapie keine Blutkultur abgenommen wurde PCR aus Blut, Liquor oder Hautstanzen veranlassen.

82.4 Gibt es Maßnahmen, um eine weitere Verbreitung der Erkrankung zu verhindern?

Meningokokken werden über Tröpfcheninfektion übertragen, daher gilt es herauszufinden, wie eng der Kontakt zum/zur Erkrankten war. **„Enge" Kontaktpersonen** (hierzu zählen Haushaltsmitglieder, Kontaktpersonen in Gemeinschaftseinrichtungen, Personen, die engen Kontakt zum/zur Erkrankten und Sekreten aus dem Nasen-Rachen-Raum hatten, also auch behandelndes Personal in der Klinik!) haben ein 400–1200-fach erhöhtes Risiko, an einer invasiven Meningokokken-Erkrankung zu erkranken. Sie sollten daher so schnell wie möglich eine **Chemoprophylaxe** erhalten (nur sinnvoll innerhalb von 10 Tagen nach Kontakt mit dem/der Erkrankten). Alle anderen Personen, die Kontakt zum/zur Erkrankten hatten, müssen über die Symptome einer Meningokokken-Erkrankung aufgeklärt und sorgfältig klinisch überwacht werden. Bei ersten Anzeichen einer Infektion (z. B. Fieberanstieg) muss nach Entnahme einer Blutkultur sofort eine antibiotische Behandlung erfolgen.

- **Chemoprophylaxe** :
  - Mittel der 1. Wahl: Rifampicin p. o. (Neugeborene: 10 mg/kg KG/d in 2 ED für 2 Tage; Säuglinge, Kinder und Jugendliche bis 60 kg: 20 mg/kg KG/d in 2 ED für 2 Tage; Jugendliche und Erwachsene > 60 kg: 1200 mg/d in 2 ED für 2 Tage)
  - Alternative: Ceftriaxon i. m. (125 mg bei Kindern unter 12 Jahren, ab 12 Jahren 250 mg)
  - bei Erwachsenen kann auch einmalig Ciprofloxacin 500 mg p. o. gegeben werden.
- Außerdem sollte postexpositionell auch eine **Meningokokken-Impfung** mit Impfstoff, der die entsprechende Serogruppe enthält, erfolgen. In Studien wurde nämlich für Kontaktpersonen ein erhöhtes Risiko für eine Meningokokkenerkrankung im Jahr nach dem Kontakt beobachtet, selbst wenn eine Chemoprophylaxe erfolgt war.

Um eine weitere Ausbreitung zu verhindern, muss die Erkrankung innerhalb von 24 Stunden namentlich dem zuständigen Gesundheitsamt gemeldet werden; dieses leitet weitere Prophylaxemaßnahmen ein. Außerdem muss die Patientin für 24 Stunden isoliert werden, danach besteht bei ordnungsgemäß durchgeführter Antibiotikatherapie kein Infektionsrisiko mehr.

Kommentar

Definition: siehe Antwort zu Frage 82.1.

Ätiologie und Pathogenese: Ursache des Waterhouse-Friderichsen-Syndroms ist meistens eine systemische Infektion mit Neisseria meningitidis, selten können auch Pneumokokken oder Haemophilus influenzae dieses Krankheitsbild auslösen. Meningokokken sind gramnegative, bekapselte Diplokokken mit charakteristischer semmelförmiger Gestalt.

Einzige Erregerquelle ist der Mensch, die Übertragung erfolgt über Tröpfchen. Bei etwa jedem 10. Mensch ist eine Besiedelung der Rachenschleimhaut mit Meningokokken nachweisbar, ohne dass Symptome auftreten. Die Inkubationszeit beträgt in der Regel 3 bis 4 Tage, kann aber auch 2 bis 10 Tage betragen. Patient*innen sind 7 Tage vor bis 1 Tag nach Beginn der Antibiotikatherapie ansteckend. Gelangen die Meningokokken in die Blutbahn, vermehren sie sich rasant (Verdopplungszeit der Bakterien 30 Minuten!). Schafft es das Immunsystem, die Vermehrung der Bakterien im Blut zu begrenzen und überwinden die Bakterien die Blut-Hirn-Schranke, entwickelt sich eine eitrige Meningitis. Etwa die Hälfte aller invasiven Meningokokken-Infektionen manifestieren sich als eitrige Meningitis (s. Fall 1), je 25 % verlaufen als Meningokokken-Sepsis oder als Mischform aus beiden. 10–15 % der septischen Verlaufsformen verlaufen foudroyant als Waterhouse-Friderichsen-Syndrom.

Meningokokken sind Endotoxinbildner. Die freigesetzten Endotoxine aktivieren die Inflammationskaskade (TNF, IL1, IL6). Hierdurch kommt es zu Schädigungen des Endothels und Aktivierung der Gerinnungskaskade mit Verbrauch von Gerinnungsfaktoren und Thrombozyten (disseminierte intravasale Gerinnung, Verbrauchskoagulopathie). Folge sind Mikrothrombosierungen der Gefäße mit Unterversorgung peripherer Stromgebiete, Blutungen in die Haut („intravitale Totenflecken"), Schleimhäute und innere Organe (Purpura fulminans, s. Abb. 82.1), was letztendlich im Multiorganversagen mündet. Kreislaufschock mit arterieller Hypotonie, Ateminsuffizienz und Oligurie sind die Folge. Charakteristischer Befund für das Waterhouse-Friderichsen-Syndrom ist die bilaterale Einblutung in die Nebennieren, die daraufhin nekrotisieren.

Epidemiologie: In Deutschland werden 95 % aller invasiven Meningokokken-Infektionen durch die Serogruppen B (60 %) und C, W, Y (jeweils ca. 10–15 %) verursacht. Die Inzidenz invasiver Meningokokken-Infektionen liegt in Deutschland bei 0,4/100 000 Einwohner. Der erste Erkrankungsgipfel liegt im 1. und 2. Lebensjahr, ein zweiter wird im Alter zwischen 15 und 19 Jahren beobachtet. Männliches und weibliches Geschlecht sind etwa gleich betroffen. **Meldepflicht** besteht bei Erkrankungsverdacht, manifester Erkrankung und Tod. Jeder Erregernachweis in ansonsten sterilem Untersuchungsmaterial muss dem zuständigen Gesundheitsamt gemeldet werden.

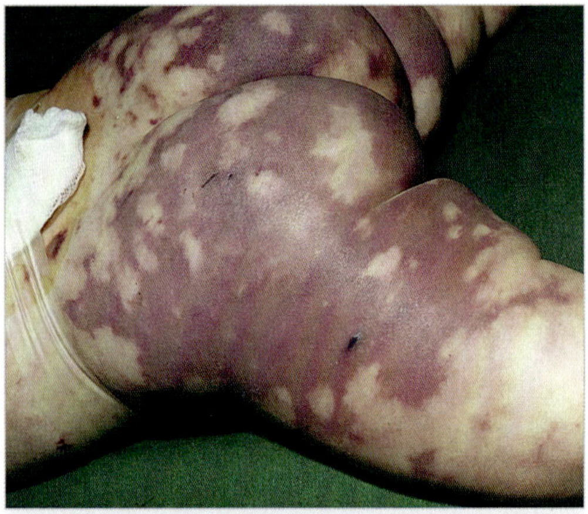

Abb. 82.1 Purpura fulminans bei Waterhouse-Friderichsen-Syndrom (Quelle: Gortner L, Meyer S. Duale Reihe Pädiatrie. 5. Auflage. Stuttgart: Thieme; 2018)

Klinik: Nach einem kurzen Prodromalstadium mit Symptomen eines Luftwegsinfektes kommt es zur Verschlechterung des Allgemeinzustandes mit Fieber, Kopfschmerzen, Schwindel und schwerstem Krankheitsgefühl. Innerhalb weniger Stunden entwickelt sich ein lebensbedrohliches Krankheitsbild:

- **Meningokokken-Sepsis**: plötzlich einsetzendes, hohes Fieber, Schüttelfrost, Übelkeit, Erbrechen und zunehmende Apathie. In 10–15 % dieser Fälle kommt es zu einer besonders schweren Verlaufsform des septischen Schocks, dem **Waterhouse-Friderichsen-Syndrom,** mit Schocksymptomatik und Verbrauchskoagulopathie, petechialen Haut- und Schleimhautblutungen, Mikrothrombosierungen, Einblutungen in innere Organe (charakteristischerweise auch in die Nebennieren) und Multiorganversagen.
- **Meningitis**: siehe Fall 1. Erbrechen, Kopfschmerzen, Nackensteifigkeit, Krampfanfälle, Müdigkeit bis Stupor und Koma. Typisch für die Meningokokken-Meningitis sind die petechialen Einblutungen.

Diagnostik:

- Blutbild: Leukozytose oder Leukozytopenie (→ Infektion), Thrombozytopenie (→ Verbrauchskoagulopathie)
- Entzündungsparameter: CRP, BSG, evtl. Interleukin 6 (↑), Procalcitonin (↑)
- Nierenfunktionsparameter: Natrium, Kalium, Kreatinin, Harnstoff (↑) bei Schockniere
- Leberwerte: GOT, GPT, γ-GT, Bilirubin (↑) bei Schockleber
- Gerinnungstests: Quick ↓, PTT ↑, TZ ↑, Fibrinogen und AT III ↓, D-Dimere (Fibrin-Spaltprodukte) ↑ sprechen für eine disseminierte intravasale Gerinnung
- Blutzucker ↓
- Blutgasanalyse: metabolische Azidose durch periphere Hypoxie mit Laktaterhöhung
- Blutkultur: zur Identifikation der Erreger
- LP zur Liquoruntersuchung: Zellzahl, Liquorzucker, -laktat und -mikroskopie (Diplokokken?) zum Ausschluss einer Meningitis, Liquorkultur (zur Identifikation der Erreger)
- ggf. Meningokokken-Antigen-Nachweis aus Blut, Liquor, Hautbiopsat möglich.

Therapie: Der Schlüssel für eine erfolgreiche Therapie des dramatischen Krankheitsbildes liegt in einer möglichst frühzeitigen Diagnose, rascher und konsequenter intensivmedizinischer Therapie, in deren Mittelpunkt neben der Bekämpfung der Infektion v.a. die Beherrschung des Schockgeschehens sowie der Gerinnungsstörung stehen (s. Abb. 82.2).

Prognose: Die Prognose invasiver Meningokokken-Infektionen hängt stark vom Erkrankungsalter, dem Allgemeinzustand des Patienten/der Patientin bei Aufnahme und der Keimzahl bei Diagnosestellung ab. Die Letalität aller invasiven Meningokokken-Erkrankungen liegt bei durchschnittlich 10%. Die Meningitis endet in 1% der Fälle tödlich, die Sepsis in 13% der Fälle, das Waterhouse-Friderichsen-Syndroms bei 33%. Häufige **Spätschäden** nach Meningitis sind v.a. Hörstörungen, Hirnnervenlähmungen, Taubheit, Hemiplegie, Krampfanfälle, psychomotorische Entwicklungsstörungen, Lernbehinderungen, Intelligenzminderungen und Hydrozephalus. Ein Waterhouse-Friderichsen-Syndrom hinterlässt oft Narbenbildungen an der Haut und Gliedmaßen-Amputationen mit anschließend schwerwiegenden Behinderungen.

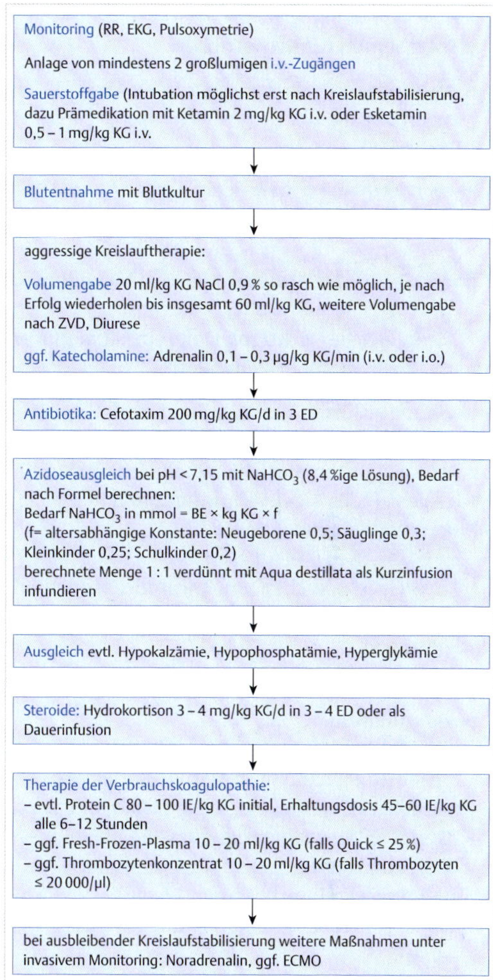

Abb. 82.2 Behandlungsalgorithmus bei Waterhouse-Friderichsen-Syndrom

Prophylaxe: s. auch Kommentar zur Frage 82.4. Patient*innen, die an einer invasiven Meningokokken-Infektion erkrankt sind, müssen für 24 Stunden isoliert werden. Seit Juli 2006 empfiehlt die STIKO die Impfung aller Kinder ab dem 12. Lebensmonat mit Konjugatimpfstoff gegen Meningokokken der Serogruppe C (s. Fall 35). Impfstoffe gegen Serotypen A, B, W und Y stehen zur Verfügung und werden von der STIKO als Indikationsimpfung bei Menschen mit erhöhtem Risiko für Meningokokken-Erkrankungen (Immundefekte, Asplenie, Laborpersonal) empfohlen.

Zusatzthemen für Lerngruppen

- Infektionen mit Haemophilus influenzae, Pneumokokken
- Endokarditis

Fall 83 Idiopathische thrombozytopenische Purpura (ITP)

83.1 An welche wichtigen Differenzialdiagnosen müssen Sie in diesem Fall denken?

- Gerinnungsstörungen: Koagulopathien, Vaskulopathien oder Thrombozytopenie/-pathien; der petechiale Blutungstyp deutet auf eine Störung oder Verminderung der Thrombozyten hin
- Kindesmisshandlung: s. Fall 75.

83.2 Welche Ursachen von Thrombozytopenien kennen Sie? Welche weiteren Untersuchungen sind notwendig?

- Thrombozytopenie durch **verminderte Thrombozytenbildung**:
  - medikamentös bedingte Thrombozytopenie: z. B. durch Phenytoin, Trimethoprim-Sulfamethoxazol, Carbamazepin, Zytostatika u. a.
  - passagere Knochenmarkdepression im Rahmen viraler Infekte; hierbei sind meistens auch die anderen Zellreihen betroffen, so dass sich auch Leukozytopenie und Anämie finden (Panzytopenie)
  - Knochenmarkbefall bei hämatologisch-onkologischen Erkrankungen: Leukämie, Neuroblastom, aplastische Anämie
- Thrombozytopenie durch **vermehrten Verbrauch**:
  - primäre Immunthrombozytopenie (idiopathische thrombozytopenische Purpura ITP)
  - sekundäre Immunthrombozytopenie, z. B. bei Autoimmunerkrankungen, Heparininduziert, bei Virusinfektionen (z. B. Hepatitis, HIV, CMV)
  - erblich bedingte Thrombozytopenien wie z. B. Fanconi-Anämie, TAR-Syndrom (Thrombozytopenie mit Radiusaplasie), Wiskott-Aldrich-Syndrom
  - Verbrauchsthrombozytopenie: Verbrauchskoagulopathie bei Sepsis, mikroangiopathische Thrombopenie bei hämolytisch-urämischem Syndrom (s. Fall 59), angeborenen Infektionen (z. B. konnatale CMV), Hepatitis
- **andere Thrombozytopenien**, wie z. B. Thrombozytopenie bei Hypersplenismus, Pseudothrombozytopenie (EDTA-Thrombozytopenie)
- **notwendige Untersuchungen:**
  - sehr ausführliche Anamnese mit Fragen nach Beginn der Symptomatik, Fieber, Gewichtsverlust, Vorerkrankungen, Familienanamnese
  - körperliche Untersuchung mit Bestimmung des Ausmaßes der Blutungen mit Hilfe des modifizierten Buchanan-Blutungsscores (s. Tab. 83.1), Beurteilung des Allgemeinzustandes, Temperatur, Körpermaße, Leber- und Milzgröße, Lymphknotenschwellungen, Ikterus, Fehlbildungen
  - Blutbild mit manueller Differenzierung und ggf. Kammerzählung der Thrombozyten; Bestimmung von LDH und Harnsäure (erhöhte Werte deuten auf Malignom hin); Leberwerte (Hepatitis?) und Nierenwerte (erhöht z. B. beim HUS); Entzündungsparameter, Thrombozytenbestimmung aus Citrat-Blut (um EDTA-Thrombopenie auszuschließen)
  - evtl. Knochenmarkpunktion zum Ausschluss eines Malignoms und zur Beurteilung der Megakaryozytenzahl – nur bei untypischen Laborveränderungen oder Symptomen oder Nichtansprechen auf die Therapie.

83.3 Lassen sich die Symptome – anhaltendes Nasenbluten und Hämatome – auf die verminderte Thrombozytenzahl zurückführen? Welche Symptome können generell bei einer Thrombozytopenie auftreten?

Da bei Thrombozytenzahlen < 30 000/µl eine erhöhte Blutungsgefahr besteht, lassen sich die im Fallbeispiel beschriebenen Blutungssymptomen (Petechien, Hämatome und Nasenbluten) auf die Thrombozytopenie zurückführen. Bei Thrombozytenzahlen > 30 000/µl muss in der Regel nicht mit einer erhöhten Blutungsneigung gerechnet werden, wenn der Patient/die Patientin nicht gleichzeitig gerinnungshemmende Substanzen (z. B. ASS) ein-

Tab. 83.1 Modifizierter Blutungsscore nach Buchanan

Grad	Ausprägung	Blutungszeichen	Therapie
0	keine	keine frischen Blutungszeichen	weiter beobachten
1	geringfügig	keine Schleimhautblutungen, ≤100 Petechien, ≤5 kleine Hämatome (≤3 cm)	weiter beobachten
2	mild	>100 Petechien, >5 große Hämatome (>3 cm)	weiter beobachten
3a	moderat niedriges Risiko	Mundschleimhautblutungen, Blutkrusten in den Nasenlöchern, milde Epistaxis (≤5 Minuten)	Therapieentscheidung je nach Befund (Blutungszeichen, Thrombozytenzahlen, Risikoverhalten des Kindes etc.) → keine generelle Therapieempfehlung
3b	moderat hohes Risiko	Epistaxis >5 Minuten, schmerzhafte orale Purpura, Makrohämaturie, rektaler Blutabgang, Menorrhagie	Prednison **oder/und** Immunglobuline i. v. ggf. zusätzlich Tranexamsäure p. o.
4	schwer	Schleimhautblutungen oder vermutete Blutungen innerer Organe (Muskulatur, Gelenke, Gehirn, Lunge etc.), die sofort medizinisch versorgt werden müssen	Prednison **und** Immunglobuline i. v. ggf. zusätzlich Tranexamsäure p. o.
5	lebensbedrohlich/ tödlich	nachgewiesene intrakranielle Blutung oder jede andere lebensbedrohliche oder tödliche Blutung	wiederholte Thrombozytentransfusionen + Methylprednisolon i. v. + Immunglobuline i. v. + ggf. Tranexamsäure p. o. oder i. v. ggf. Notfallsplenektomie, Entlastungskraniotomie

Quelle: nach Schoettler ML, Graham D, Tao W, et al. Increasing observation rates in low-risk pediatric immune thrombocytopenia using a standardized clinical assessment and management plan (SCAMP(R)). Pediatric blood & cancer 2017; 64(5).

nimmt oder an einer Störung des Gerinnungssystems leidet (z. B. Thrombozytopathie, Koagulopathie). Der typische Blutungstyp für Thrombozytopenien sind Petechien (punktförmige, nicht wegdrückbare Hautblutungen). Hämatome und Schleimhautblutungen (Nasenbluten, Zahnfleischbluten) werden ebenfalls beobachtet. Je nach Ausprägungsgrad können auch gastrointestinale Blutungen, verstärkte Regelblutungen, Blutungen in innere Organe und Muskulatur sowie sehr selten intrazerebrale Blutungen auftreten. Besteht die Thrombozytopenie länger als 12 Monate, liegt eine chronische ITP vor.

83.4 Die idiopathische thrombozytopenische Purpura (ITP) ist die häufigste Ursache einer Thrombozytopenie im Kindesalter. Sagen Sie bitte kurz etwas zu Ätiologie, Therapie und Prognose der ITP!

- Die **Ätiologie** der ITP ist weitestgehend ungeklärt. Tage bis Wochen nach einem Virusinfekt kommt es zur Bildung von Autoantikörpern gegen Thrombozyten und Megakaryozyten. Die Bindung der Immunglobuline an die Oberfläche der Thrombozyten führt zum vorzeitigen Abbau der Thrombozyten im hepatolienalen System.

- **Therapie**:
  - Druckverband oder Tamponade bei lokalen, äußeren Blutungen
  - Grad 0–2: Thrombozytopenie und fehlende bis milde Blutungsneigung: ambulante Verlaufsbeobachtung, sportliche Betätigung einschränken
  - Grad 3a: Thrombozytopenie und moderate Blutungszeichen: individuell angepasste Therapie
  - Grad 3b: Standardtherapie: Prednison 4 mg/kg KG/d p. o. in 1–3 ED für 4 Tage bis Thrombozyten ansteigen; und/oder intravenöse Gabe von Immunglobulinen (Standardtherapie 0,8–1 g/kg KG/d in 1 ED für 1–2 Tage)
  - In lebensbedrohenden Notfallsituationen (schwere gastrointestinale oder intrazerebrale Blutung): Kombinationstherapie aus hochdosiertem Methylprednisolon (30 mg/kg KG/ED i. v.) für 3 Tage und Immunglobulinen (0,8–1 g/kg KG/d i. v.) für 2 Tage sowie wiederholt Thrombozytenkonzentrate (10–20 ml/kg KG)
- **Prognose**: In 90 % der Fälle normalisiert sich die Thrombozytenzahl innerhalb von 12 Monaten (meist innerhalb weniger Wochen), in 10 % der Fälle verläuft die ITP chronisch-rezidivierend. Bei der chronischen ITP sind spontane Remissionen ohne Therapie selten, ⅓ der chronischen Fälle erweisen sich als therapierefraktär. Akut lebensbedrohliche Blutungen sind sehr selten, das Mortalitätsrisiko liegt unter 1 %.

Kommentar

Definitionen: Die ITP (idiopathische thrombozytopenische Purpura) ist definiert als akut auftretende Autoimmun-Thrombozytopenie bei einem ansonsten gesunden Kind. Die Thrombozytenzahl ist dabei auf unter 100 000/µl vermindert. Es gibt weder eindeutige klinische Symptome noch typische Laborwerte/-tests, die die Diagnose sichern.

Ätiologie und Pathogenese: Bei der ITP unterscheidet man 2 Formen, die **primäre** und die **sekundäre** ITP. Bei der **primären ITP**, die 80 % der ITP-Fälle bei Kindern ausmacht, lässt sich keine zugrunde liegende Erkrankung nachweisen. 20 % der Fälle sind sekundäre Immunthrombozytopenien. Sie treten im Rahmen von Grunderkrankungen, wie z. B. Immundefekten, chronischen Infektionen wie CMV, HIV, Hepatitis B und C, Autoimmunerkrankungen auf. Aus noch nicht völlig verstandenen Gründen werden Autoantikörper gebildet, die an Antigenstrukturen an der Thrombozyten-Oberfläche binden. Die Antikörper-beladenen Blutplättchen werden vorzeitig im hepatolienalen System abgebaut, die Thrombozytenüberlebenszeit ist dadurch extrem verkürzt. Bei manchen Patient*innen lassen sich gegen Thrombozyten und Megakaryozyten gerichtete autoreaktive Zellen nachweisen. Außerdem kann auch die Thrombozytenbildung gestört sein. Ursächlich dafür sind ein relativer Thrombopoetinmangel und die Zerstörung der Megakaryozyten im Knochenmark.

Epidemiologie: Die akute ITP tritt mit einer Häufigkeit von 3–5/100 000 auf, alle Altersgruppen sind betroffen. Jungen sind etwas häufiger betroffen als Mädchen.

Symptomatik: Das Auftreten von Spontanblutungen ist wesentlich abhängig von der Thrombozytenzahl. Bei Thrombozytenzahlen > 30 000/µl besteht in der Regel keine erhöhte Blutungsbereitschaft. Bei Thrombozytopenien < 10 000/µl sind Spontanblutungen ein häufiges Symptom. Der Allgemeinzustand der Patient*innen ist meist unbeeinträchtigt. Je nach Ausprägungsgrad finden sich am ganzen Körper Petechien und Hämatome. Es kann zu Schleimhautblutungen wie Nasenbluten, Zahnfleischbluten, gastrointestinalen Blutungen und verstärkten Menstruationsblutungen kommen. Sehr seltene Komplikationen sind schwere innere und intrazerebrale Blutungen. Schwere Blutungen der Nase und des Gastrointestinaltraktes können zur Anämie (z. T. mit Transfusionsbedarf) führen.

Je nach Krankheitsdauer werden 3 Stadien unterschieden:

Innerhalb der ersten 3 Monate nach Diagnosestellung spricht man von **„neu diagnostizierter ITP“** (häufig Spontanremission), ab dem 4. bis zum 12. Krankheitsmonat von **persistierender ITP** (seltenere Spontanremission) und bei Verläufen, die länger als 12 Monate dauern von **chronischer ITP** (Spontanremission unwahrscheinlich). 90 % aller Fälle sistieren spontan, nur 10 % zeigen einen chronisch-rezidivierenden Verlauf.

Differenzialdiagnosen der Thrombozytopenie: siehe Antwort zu Frage 83.1

Diagnostik:
- Anamnese: dabei interessieren v. a. Virusinfekte in der Vorgeschichte, Blutungsneigung, Medikamenteneinnahmen und Vorerkrankungen
- sorgfältige körperliche Untersuchung: Hier sollte v. a. auf Lymphknotenvergrößerungen und

Hepatosplenomegalie (→ möglicher Hinweis auf Malignom), Blutungsanzeichen und Anämiesymptome (Blässe, geringe Belastbarkeit, Dyspnoe) geachtet werden.
- Blutuntersuchungen: großes Blutbild mit Hand-Differenzierung und ggf. Thrombozyten-Kammerzählung, LDH, Harnsäure, GOT, GPT, γ-GT, CRP, BSG, Thrombozytenbestimmung aus Citratblut
- Urinuntersuchung zum Ausschluss einer Mikro- bzw. Makrohämaturie
- ggf. Knochenmarkpunktion: Bei typischer Klinik und Anamnese ist eine Knochenmarkpunktion verzichtbar. Bei auffälligen Befunden wie Splenomegalie, Lymphadenopathie, untypischem Blutbild oder Differenzialblutbild sowie LDH-/Harnsäure-Erhöhungen ist sie zum Malignomausschluss allerdings zwingend erforderlich. Sie sollte dann in jedem Fall vor Beginn einer Steroidtherapie erfolgen (die Steroidtherapie erschwert die Diagnosestellung eines Malignoms)!

Wenn die Diagnose gesichert ist, gilt es, die sicherlich verunsicherten Eltern aufzuklären. Wichtig ist es, auf die hohe Spontanheilungsrate hinzuweisen und darauf, dass schwere lebensbedrohliche Blutungen wie z.B. intrazerebrale Blutungen nur sehr selten auftreten. Grundsätzlich kann das Kind Kindergarten oder Schule besuchen und seinen Alltag wie gewohnt gestalten. Natürlich sollten unfallträchtige Sportarten (Kampfsportarten, Fußball, Reiten etc.) und Sportarten, die ein Risiko für Kopfverletzungen mit sich bringen, gemieden werden. Die Eltern sollen auf Blutungssymptome (Schleimhautblutungen, Petechien, rektaler Blutabgang, Nasenbluten) achten und in diesem Fall das Kind beim/bei der behandelnden Kinder- und Jugendarzt/-ärztin vorstellen. Sie müssen auch wissen, dass fieberhafte Infekte als Trigger wirken können und bei niedriger Thrombozytenzahl keine Medikamente eingenommen werden dürfen, die die Thrombozytenaggregation hemmen (z.B. Ibuprofen, ASS, Diclofenac). Schließlich stellt man dem Patienten/der Patientin einen Notfallausweis aus und händigt Informationsmaterial über das erhöhte Blutungsrisiko für Erzieher*in oder Lehrer*in aus mit Handlungsanweisungen für den Verletzungsfall.

Therapie:
- Vorrangiges Ziel der Therapie ist es, **Blutungen zu vermeiden** bzw. adäquat zu behandeln. Die Normalisierung der Thrombozytenzahl steht nur an zweiter Stelle, denn die ITP zeigt häufig einen selbstlimitierenden Verlauf. Bestehen keine schweren oder lebensbedrohlichen Blutungen, ist daher zunächst abwartendes Verhalten indiziert. Auch niedrige Thrombozytenzahlen mit fehlender Symptomatik bedürfen nicht unbedingt der Behandlung!
- Bei akuten Blutungen werden Kortikosteroide und/oder Immunglobuline eingesetzt, Thrombozytenkonzentrate werden nur im Notfall verabreicht. Therapieschema siehe Antwort zu Frage 83.2 und 83.4.
- Bei notwendigen, nicht verschiebbaren Operationen oder Zahnextraktionen können ggf. Antifibrinolytika verabreicht werden.
- Bei chronischen, therapierefraktären Verläufen mit Krankheitsverlauf über 1 Jahr hinaus mit häufigen und schweren Blutungen kann eine Splenektomie erwogen werden. Zum Schutz vor invasiven Pneumokokken-Infektionen (OPSI) sollte präoperativ gegen Pneumokokken geimpft werden. Postoperativ muss dauerhaft eine Antibiotika-Prophylaxe mit Penicillin durchgeführt werden.

Prognose: siehe Antwort zu Frage 83.4

Fall 84 Aufmerksamkeitsdefizit-Hyperaktivitäts-Störung (ADHS)

84.1 Was können Sie tun, um Ruhe in die Situation zu bringen?

Blickkontakt mit dem Jungen suchen, Körperkontakt (z.B. Berührung an der Schulter) einsetzen und in ruhigem, aber bestimmtem Ton einfache Anweisungen geben: z.B. „Hör auf, gegen die Möbel zu treten und zu schlagen! Sei jetzt bitte still, damit ich mich mit deiner Mutter unterhalten kann."

Gelingt es so nicht, Ruhe zu schaffen, kann es hilfreich sein, die Mutter zunächst für eine kurze Zeit hinauszuschicken und zuerst die Anamnese mit dem Jungen zu erheben. Auch hier ist es wichtig, ruhig und bestimmt mit dem Jungen zu sprechen. Die Mutter wird wahrscheinlich nicht gerne aus dem Zimmer gehen und den Jungen mit Ihnen alleine lassen. Eine kurze Erklärung, warum dies notwendig ist, wird die Mutter beruhigen.

84.2 Welche Störung liegt hier vermutlich vor? Bitte definieren Sie das Krankheitsbild.

- Es handelt sich vermutlich um eine **Aufmerksamkeitsdefizit-Hyperaktivitäts-Störung** (ADHS); Begründung: verminderte Konzentrationsfähigkeit, motorische Unruhe, Wutanfälle, Aggressivität als Hinweis auf gestörte Impulskontrolle
- **Definition**: Die ADHS ist durch die Hauptsymptome **Aufmerksamkeitsdefizit** (erhebliche Beeinträchtigungen der Konzentrationsfähigkeit und -spanne, vermehrte Ablenkbarkeit), **gesteigerte Impulsivität** und **große (motorische) Unruhe** gekennzeichnet. Die Symptome treten in unterschiedlichsten Situationen auf und führen zu deutlichen Einschränkungen in Familie, im Umgang mit Gleichaltrigen, in Kindergarten, Schule und Berufsleben. Fehlt die Hyperaktivität, spricht man von ADS (= Aufmerksamkeitsdefizit-Syndrom bzw. -Störung).

84.3 Wie wird die Diagnose gestellt?

- Die Diagnose sollte nur durch Kinder- und Jugendpsychiater*innen, Kinder- und Jugendlichen-Psychotherapeut*innen oder in Diagnostik und Therapie des ADHS erfahrene Kinder- und Jugendärzt*innen erfolgen.
- sorgfältige **Anamnese** hinsichtlich Schwangerschaftsverlauf, Meilensteine der Entwicklung, Schlafverhalten, Schnarchen, Medikamentenanamnese, vorausgegangene Erkrankungen, Familienanamnese (ADHS, psychische Störungen, Drogen-/Medikamentenmissbrauch, Belastungen/Krisen der Familie, Erziehungsverhalten, Qualität der Eltern-Kind-Beziehung), soziales Umfeld
- **Fragebögen** für Eltern, Lehrer*in/Erzieher*in mit Fragen nach ADHS-(/ADS-)typischen Auffälligkeiten im Verhalten des Kindes in unterschiedlichen Situationen (Familie, Kindergarten/Schule, Freizeit) und den daraus resultierenden Funktionseinschränkungen
- **Beobachtung** des Verhaltens des Kindes/Jugendlichen und der Eltern-Kind-Interaktion
- **körperliche Untersuchung** zum Ausschluss organischer Ursachen mit besonderem Augenmerk auf Entwicklungs- und Pflegezustand, Überprüfung der Hirnnerven und des Reflexstatus, Feinmotorik und Koordination, RR-Bestimmung, ggf. Seh- und Hörprüfung
- **EEG** zum Ausschluss eines Anfallsleidens oder hirnorganischer Erkrankungen
- **psychologische Untersuchungen**: Intelligenztest (um Über- und Unterforderung auszuschließen), Test zum Erfassen der Konzentrationsfähigkeit, Aufmerksamkeit, Aufmerksamkeitsspanne, Merkfähigkeit und des Entwicklungsstandes (um schwere Entwicklungsdefizite zu erfassen)
- **vor Beginn einer medikamentösen Therapie**: EKG, Laboruntersuchungen (Blutbild mit Differenzierung, Leberwerte, Schilddrüsenwerte, Kreatinin), Bestimmung von Körpergröße und -gewicht, Ausschluss eines Drogenmissbrauchs.

84.4 Welche therapeutischen Möglichkeiten stehen zur Verfügung?

Sog. multimodales Therapiekonzept mit individuell an den Patienten/die Patientin angepasster Kombination verschiedener Therapieformen: Psychoedukation, d.h. Beratung der Eltern (immer!), des Kindes (erst ab dem Schulalter sinnvoll), der Erzieher*innen/Lehrer*innen (nur mit Einverständnis der Eltern); verhaltenstherapeutische Interventionen in Kindergarten/Schule; Elterntraining; kognitive Verhaltenstherapie des Kindes; ggf. medikamentöse Therapie (s. Kommentar). Dabei ist enge Zusammenarbeit aller involvierten Fachgruppen (Kinder- und Jugendärzt*in, Psycholog*in, Eltern, Lehrer*in/Erzieher*in) sinnvoll.

84.5 Die Großmutter des Jungen hält Hyperaktivität für „neumodischen Quatsch". Das Verhalten des Jungen sei nur auf falsche Erziehung zurückzuführen. Was denken Sie über diese Aussage?

Schon aus dem 19. Jahrhundert sind Fallbeschreibungen „hyperaktiver" Kinder bekannt (u.a. auch der „Zappelphilipp" im Buch „Der Struwwelpeter" des Nervenarztes Heinrich Hoffmann, 1845), seit den 50er Jahren wird intensiv über die Erkrankung geforscht. Die ADHS ist eine Erkrankung mit nachweisbarer Funktionsstörung des Gehirns. „Falsche Erziehung" (z.B. mangelnde Zuneigung, Inkonsequenz, fehlende Regeln, unterschiedliche Erziehungsstile der Elternteile) kann die ADHS verstärken, ist aber nie die Ursache des Problems. Erziehung kann die ADHS-Symptomatik aber auch regulieren und positiv beeinflussen.

Kommentar

Definition: S. Antwort zu Frage 84.2.

Ätiologie: Die Erkrankung ist multifaktoriell bedingt und noch nicht vollständig aufgeklärt. Die familiäre Häufung lässt auf eine **genetische Prädisposition** schließen. Verwandte ersten Grades haben ein 2 bis 8-fach erhöhtes Risiko, ebenfalls an ADHS zu erkranken. Genetische Faktoren und Umweltfaktoren beeinflussen sich dabei gegenseitig. Umwelteinflüsse wirken sich auf die Transkription bestimmter Gene aus, die genetische Disposition erhöht aber auch die Empfänglichkeit für bestimmte Umwelteinflüsse. **Prä- und perinatale Probleme** wie mütterliches Rauchen, Alkohol- und Drogenkonsum während der Schwangerschaft sowie Schwangerschafts- und Geburtskomplikationen, Frühgeburtlichkeit und niedriges Geburtsgewicht erhöhen das Risiko für eine ADHS.

Untersuchungen konnten zeigen, dass bei ADHS-Patient*innen auch strukturelle Veränderungen des Gehirns vorliegen. So ließen sich Volumenminderungen im Bereich präfrontaler Areale, des Nucleus caudatus und des Kleinhirns nachweisen, deren Ausmaß mit der Ausprägung der Symptome korrelieren.

Zusätzlich lassen sich **Funktionsstörungen bestimmter Gehirnbereiche** (v. a. Frontalhirn, Basalganglien) nachweisen. Z. B. lässt sich in den frontalen Regionen weniger Aktivität nachweisen, in Regionen wie dem anterioren Cingulum oder dem präfrontalen Cortex lassen sich veränderte Aktivierungsmuster nachweisen. Vermehrte Aktivität findet sich hingegen in Regionen, in den visuelle, räumliche und motorische Reize verarbeitet werden.

Ein Ungleichgewicht im katecholaminergen Neurotransmitterstoffwechsel (dopaminerges System) scheint die Selbstregulation der Betroffenen zu beeinflussen. Man vermutet, dass aufgrund genetischer Veränderungen der Dopamin-Rezeptoren und der präsynaptischen Dopamin-Transporter Dopamin schneller aus dem synaptischen Spalt in die präsynaptischen Nervenendigungen zurücktransportiert wird, so dass weniger Dopamin für den Informationsaustausch zur Verfügung steht. Folge ist eine ständige Reizüberflutung, die sich in den typischen ADHS-Symptomen Aufmerksamkeitsstörung, motorischer Hyperaktivität und impulsivem Verhalten äußert.

Epidemiologie: Die ADHS gehört zu den häufigsten kinder- und jugendpsychiatrischen Erkrankungen. Sie kommt in allen sozialen Schichten vor, weltweit wird sie in annähernd gleicher Häufigkeit beobachtet. 5,3 % aller Kinder weltweit sind betroffen, in Deutschland liegt die Prävalenz bei 5,0 %. Die Störung kann bis ins Erwachsenenalter persistieren, die Prävalenz bei Erwachsenen beträgt 2,5 %.

Symptomatik: Kinder mit ADHS haben eine verminderte, nicht altersgemäße Konzentrationsspanne: Sie sind fahrig und zerstreut, bringen kein Spiel zu Ende, lassen Sachen herumliegen, finden Dinge nicht, obwohl sie direkt vor der Nase liegen, vergessen kleinste Anweisungen. In der Schule stören die Kinder den Unterricht, haben eine extreme Bewegungsunruhe, zappeln herum, können nicht stillsitzen, produzieren Geräusche, reden dazwischen, spielen den Klassenclown. Die Handschrift ist unleserlich, Hefte werden unsauber geführt, die Schulleistungen sind schlecht. Die Problematik wird oft durch begleitende Teilleistungsstörungen (Lese-Rechtschreib- oder Rechenschwäche) aggraviert. Zu Hause sind Hausaufgaben ein täglicher Kampf zwischen Eltern und Kind. Als Folge gesteigerter Impulsivität neigen Betroffene zu Wutanfällen und Stimmungsschwankungen. Aggressive Verhaltenstendenzen, die zu Verletzungen von Kamerad*innen führen, sind möglich. Dabei steckt keine Absicht hinter der Aggressivität, die Gefühle „fahren Achterbahn", ein „Tritt auf die Bremse" ist den Kindern im Moment der Wut nicht möglich. Patient*innen mit dieser Störung sind deshalb unbeliebt, haben selten Freunde und leben zunehmend sozial isoliert. Die Grundstimmung der Betroffenen ist nicht selten unglücklich, das Selbstbewusstsein schwindet. Häufige Misserfolge und Konflikte führen oft zu sekundären, sog. komorbiden Störungen: aggressive Verhaltensstörungen, Störungen des Sozialverhaltens, Delinquenz, Depression, Angststörungen, Tic-Störungen (unwillkürliche Zuckungen von Muskeln, meist im Gesicht, z. B. Blinzeltic). Unbehandelt geraten die Patient*innen oft schon früh in Kontakt mit Alkohol und Drogen, das Suchtrisiko ist erhöht.

Differenzialdiagnosen:

- altersgemäßes Verhalten aktiver Kinder (v. a. bei jüngeren Kindern ist die Grenze zwischen noch normalem Bewegungsdrang und Hyperaktivität schwer zu ziehen)
- medikamenteninduzierte Störungen, z. B. durch Antiasthmatika, Antikonvulsiva, Antihistaminika u. a.

- körperliche Ursachen: Seh- und Hörstörungen, Epilepsie, mangelnder Schlaf durch Schlaf-Apnoe-Syndrom, Folgen von Schädel-Hirn-Trauma, Meningitis/Enzephalitis, Stoffwechselstörungen, Schilddrüsenüberfunktion, Intoxikationen, Allergien, Asthma
- tiefgreifende Entwicklungsstörungen, Teilleistungsstörungen, Intelligenzminderungen
- andere psychische Störungen: gestörtes Sozialverhalten, depressive Erkrankungen, oppositionelles Verhalten.

Diagnostik: Die Diagnose einer ADHS kann vor dem Alter von 3 Jahren nicht gestellt werden, denn eine Abgrenzung von Normvarianten ist in diesem Alter nicht möglich. Auch im Alter bis 4 Jahre ist eine sichere Diagnosestellung schwierig. Allerdings können stark ausgeprägte Unruhe, Impulsivität, gestörte Selbstregulation und Konzentrationsstörungen die Entwicklung einer ADHS begünstigen.

Um die Diagnose ADHS zu stellen sind weder Labor- noch apparative Untersuchungen notwendig, diese dienen der Abgrenzung zu den Differenzialdiagnosen (s. Antwort zu Frage 84.3).

Therapie: Es gibt kein Patentrezept zur Behandlung der ADHS! Die Therapie muss an die individuellen Probleme des Patienten/der Patientin angepasst werden. Dazu wird ein **multimodales Therapiekonzept** angewendet, das auf mehreren Säulen basiert:

- **Psychoedukation**: Ausführliche Aufklärung und Beratung von Eltern, Patient*in, Lehrer*in/Erzieher*in über das Krankheitsbild (Ursachen, Verlauf, Behandlungsmöglichkeiten). Ziel ist es, das Umfeld des Patienten/der Patientin so zu strukturieren, dass die ADHS positiv beeinflusst wird.
- Eltern erhalten im **Elterntraining** praktische Erziehungstipps und lernen verhaltenstherapeutische Techniken zum besseren Umgang mit ihrem Kind. Hierzu gehören die Einführung von Regeln und deren konsequente Umsetzung, der Einsatz von Verstärkersystemen (z. B. Token-System), die das Ziel haben, erwünschtes Verhalten durch Belohnung zu stärken bzw. unerwünschtes Verhalten durch Entzug bereits erhaltener Belohnungen zu mindern. In den sogenannten „Auszeiten" werden die Kinder bei unerwünschtem Verhalten z. B. für kurze Zeit aus dem Raum geschickt oder müssen auf einem sog. „stillen Stuhl" Platz nehmen, um die Situation zu deeskalieren. Diese verhaltenstherapeutischen Interventionen sollten auch in **Schule oder Kindergarten** – sofern Kooperationsbereitschaft besteht – Anwendung finden.
- **kognitive Verhaltenstherapie des Kindes**: Im Kindergartenalter kommt Spieltraining zur Verbesserung von Spielintensität und Spielausdauer zum Einsatz. Kinder im Schulalter erlernen ein Selbstinstruktionstraining und Methoden des Selbstmanagements. Mit Hilfe des Selbstinstruktionstrainings sollen sie lernen, wie die Aufmerksamkeit auf aktuelle Aufgaben gerichtet und Impulse besser kontrolliert werden können. Es werden Handlungspläne entwickelt, um gestellte Aufgaben besser lösen zu können. Ziel des Selbstmanagements ist es, das eigene Verhalten zu beobachten und in kritischen Situationen durch Einhalten festgelegter Regeln angemessenes Verhalten zu zeigen.
- **Neurofeedback** kann, wenn es im Rahmen gut kontrollierter Protokolle angewendet wird, hilfreich sein. Elektroden werden über der frontozentralen Region, dem Motokortex und der Scheitelregion angebracht. Die erreichten Effekte müssen dann in den Alltag transferiert werden, dazu sind ausreichend viele Sitzungen und die Beteiligung der Eltern von großer Wichtigkeit.
- **Auslassdiäten** sind nicht grundsätzlich sinnvoll. Sollte auffallen, dass bestimmte Nahrungsmittel oder Getränke die Symptomatik (v. a. die Hyperaktivität) verstärken, dann sollte ein Ernährungsprotokoll mit Symptom-Tagebuch geführt werden. Stellt sich ein Zusammenhang zwischen Nahrungsmittel/Getränk dar, dann muss in Zusammenarbeit mit Ernährungsberater*innen eine entsprechende Diät festgelegt werden.
- **ggf. medikamentöse Therapie**: Bessern sich die ADHS-Symptome unter o. g. Maßnahmen nicht hinreichend oder ist die Symptomatik von vorneherein sehr ausgeprägt, ist eine medikamentöse Therapie indiziert. Die Medikamente dürfen nur bei gesicherter Diagnose und nur durch Kinder- und Jugendpsychiater*innen bzw. fachlich entsprechend qualifizierte Kinder- und Jugendärzt*innen verordnet werden. Die **Psychostimulanzien** Methylphenidat, Amfetamin, Des- und Lisdexamfetamin und die Nicht-Stimulanzien Atomoxetin, Guanfacin sind in Deutschland zur Behandlung von Patient*innen mit ADHS zugelassen. Durch Blockade des präsynaptischen Dopamin-Transporters steht wieder ausreichend Dopamin zur Informationsübertragung zur Verfügung. **Methylphenidat** ist das Medikament der 1. Wahl, es unterliegt den Betäubungsmittel-Richtlinien und darf nur auf BTM-Rezept verordnet werden (Methylphenidat hat dabei kein eigenes Suchtpotential, wirkt aber in Kombination

mit „harten Drogen" stimulierend). Kontraindikationen sind u. a. manifeste Psychosen, Herzrhythmusstörungen, Epilepsie, arterielle Hypertonie. Die Dosierung und die Anzahl der täglichen Gaben richten sich nach dem Behandlungsziel (Verminderung hyperkinetischer Symptome nur in der Schule oder auch im familiären Umfeld?), die individuelle Dosierung wird durch Titration beginnend mit der kleinstmöglichen Dosis ermittelt (Tagesdosis in der Regel < 1 mg/kg KG). Zu den wichtigsten Nebenwirkungen gehören Einschlafstörungen, Appetitlosigkeit und Tics. Es besteht keine Gefahr der Suchtentwicklung. Im Gegenteil: Das Suchtrisiko unbehandelter Patient*innen wird durch die Stimulanzientherapie gesenkt. Als Alternative zu Methylphenidat kann **Atomoxetin** eingesetzt werden, ein Noradrenalin-Wiederaufnahmehemmer. Das Wirkungs- und Nebenwirkungsprofil entspricht dem des Methylphenidats. Da Atomoxetin kein Stimulanz ist, unterliegt es nicht dem Betäubungsmittelgesetz. Guanfacin, ein Derivat des Antisympathotonikums Clonidin kann eingesetzt werden, wenn Stimulanzien nicht eingesetzt werden können.

Fall 85 Akute, hämatogene Osteomyelitis

85.1 Ein Trauma schließt der Junge aus. Was könnte sonst die Ursache der Beschwerden sein? Wie gehen Sie nun weiter vor?

- **mögliche Ursachen**:
  - phlegmonöse Hautinfektion; Begründung: Rötung, Schwellung, Schmerzen, leichtes Fieber
  - Osteomyelitis; Begründung: Schmerzen, Fieber, fehlendes Trauma
  - Arthritis; Begründung: Bewegungseinschränkung, Schmerzen, Schwellung, Fieber, fehlendes Trauma
  - gut- oder bösartiger Knochentumor; Begründung: Schwellung, Schmerzen, fehlendes Trauma
  - Leukämie; Begründung: Fieber, Schmerzen, fehlendes Trauma
- **weiteres Vorgehen**:
  - stationäre Aufnahme des Patienten zur weiteren Abklärung
  - Blutuntersuchung: Blutbild mit Differenzierung, CRP, BSG, LDH, Alkalische Phosphatase
  - Röntgenbild des Fußes in 2 Ebenen.

85.2 Ist die Angst der Mutter berechtigt? Geben Sie bitte einen kurzen Überblick über die beiden häufigsten bösartigen Knochentumoren.

Differenzialdiagnostisch muss auch ein Knochentumor ausgeschlossen werden (s. Tab. 85.1). Allerdings sind bösartige Knochentumoren sehr selten. Häufigere Ursachen wie z. B. Arthritis oder Osteomyelitis (Häufigkeit 3 bis 20/100 000 Einwohner/Jahr) sind daher wahrscheinlicher.

85.3 Bitte beschreiben und deuten Sie die Auffälligkeiten des Befundes! Welche Diagnose stellen Sie nun? Müssen noch weitere Untersuchungen durchgeführt werden?

- **MRT-Befund**: Im gesamten Tuber calcani fällt eine starke Signalanhebung auf, die durch ein Ödem des Knochenmarkes entsteht (s. Abb. 85.1 Fallbeispiel). Dieser Befund deutet auf eine beginnende Osteomyelitis hin. Neben Anamnese (Schmerzen, akuter Beginn, fehlender Auslöser) und klinischem Untersuchungsbefund (leichtes Fieber, starke Schmerzhaftigkeit schon bei Berührung, Schwellung, Bewegungseinschränkung) sprechen auch die erhöhten Entzündungsparameter (Leukozytose, BSG- und CRP-Erhöhung) für eine infektiöse Genese der Beschwerden. Eine Raumforderung sowie eine Fraktur konnten im Röntgenbild zuverlässig ausgeschlossen werden. Eine Osteomyelitis kann durch das unauffällige Röntgenbild allerdings nicht ausgeschlossen werden, da die typischen Veränderungen (gleichzeitiges Vorkommen von Osteolysen und Sklerosierungen, periostale Knochenneubildungen, Defekte in Spongiosa und Kortikalis) bei dieser Erkrankung erst frühestens ab dem 5. Krankheitstag radiologisch nachweisbar sind.
- **weitere Untersuchungen**: 2, besser 3 Blutkulturen vor Beginn der Therapie; bei Nachweis von Eiter Aspiration.

85.4 Wie wird die Erkrankung behandelt?

- **intravenöse Antibiotikatherapie**: Beginn als kalkulierte Antibiotikatherapie mit einer gut knochengängigen Antibiotika-Kombination (z. B. Cefazolin, Cefuroxim oder Clindamycin), später Umstellung nach Antibiogramm, bei gutem

Fall 85 von S. 98

Tab. 85.1 Typische Merkmale von Osteosarkom und Ewing-Sarkom

	Osteosarkom	Ewing-Sarkom
Definition	hochmaligner, spindelzelliger Tumor der knochenbildenden Matrix	kleinzelliger, maligner Knochentumor
Epidemiologie	4/1 000 000 Kinder/Jahr; Altersgipfel 14 Jahre; m>w	2/1 000 000 Kinder/Jahr; Altersgipfel 15 Jahre; m>w
Lokalisation	in 85 % der Fälle Metaphysen der langen Röhrenknochen, meist Knieregion (distales Femur, proximale Tibia), proximaler Humerus, Os ilium, selten Befall des Stamms	i. d. R. von Diaphyse und Stammskelett ausgehend; häufigste Primärlokalisationen sind Becken, Femur, Tibia, Fibula und Thoraxwand
Symptome	intermittierende Schmerzen und Schwellung, evtl. Rötung und Überwärmung, Funktionseinschränkungen	Schwellung, Schmerzen, lokale Entzündungszeichen, evtl. Leukozytose, Anämie, Fieber, LDH-Erhöhung
Metastasierung	früh hämatogen in Lunge, Skelett	früh hämatogen in Lunge, Skelett, Knochenmark
Primärdiagnostik	▪ **konventionelles Röntgen**: ▪ Osteosarkom: Destruktionen, unregelmäßige Knochenneubildung, Spiculae (Infiltration der umgebenden Weichteile), Codman-Dreieck (Periostabhebung) ▪ Ewing-Sarkom: mottenfraßähnliche Knochennekrosen, zwiebelschalenartige Verkalkungen ▪ **MRT**: Tumorausdehnung ▪ **Labor**: Erhöhung der LDH und AP (→ Hinweis auf schlechte Prognose) ▪ **Knochenbiopsie**: Diagnosesicherung	
Staging	▪ Thorax-Röntgen ▪ Spiral-CT (Thorax) ▪ Skelettszintigrafie, ggf. als FDG-PET/CT bzw. -MRT ▪ Ewing-Sarkom zusätzlich: Knochenmarkspunktion an 2 Stellen außerhalb des Primärtumors mit Histologie, Zytologie und Molekularbiologie	
Therapie	Kombination aus neoadjuvanter Chemotherapie, lokal-chirurgischer Therapie und adjuvanter Polychemotherapie; Radiatio wenig erfolgreich, da Osteosarkome nicht strahlensensibel sind	Kombination aus Chemotherapie, Radiatio und/oder chirurgischer Therapie, ggf. Hochdosis-Chemotherapie und Stammzelltransplantation
Prognose	5-Jahres-Überlebensraten 70 %, schlechter bei Metastasierung	5-Jahres-Überlebensraten 80 %, schlechter bei disseminierter Erkrankung

Ansprechen ist ggf. bereits nach 3–5 Tagen eine Umstellung auf orale Antibiotika (Cefalexin, Cefadroxil oder Clindamycin) möglich. Bei unkomplizierter Osteomyelitis ist eine Gesamttherapiedauer von 3 Wochen in der Regel ausreichend, die Gesamttherapiedauer kann aber auch deutlich länger sein.

- **ggf. chirurgische Interventionen:** Drainage, Herdsanierung, Nekrosektomie
- keine Immobilisierung, sondern Belastung!
- **Schmerztherapie**.

Kommentar

Definition: Unter einer Osteomyelitis versteht man eine Infektion des Knochenmarkes und des umgebenden Knochengewebes durch Bakterien oder seltener Pilze. Man unterscheidet dabei die akute (Krankheitsdauer < 14 Tage) von der subakuten (Krankheitsdauer > 14 d bis 6 Wochen) und der chronischen Verlaufsform (Krankheitsdauer > 6 Wochen).

Ätiologie: Die **Erregerinvasion** in das Knochenmark erfolgt meist hämatogen, ausgehend von z.B. Entzündungen im Nasen-Rachen-Raum, Pneumonien oder Hautinfektionen, im Neugeborenenalter auch Nabelinfektionen. Eine Osteomyelitis kann auch posttraumatisch, z.B. nach (offenen) Frakturen, Operationen oder eingebrachten Fremdkörpern auftreten. Der **Hauptmanifestationsort** ist die Metaphyse der langen Röhrenknochen (v.a. Femur und Tibia), seltener sind die Phalangen (3% der Fälle) betroffen. Auch an den Wirbelkörpern kann sich eine Osteomyelitis manifestieren. Bis **zum 2. Lebensjahr** ist eine Osteomyelitis aufgrund besonderer anatomischer Verhältnisse sehr häufig mit einer **eitrigen Arthritis** vergesellschaftet. In diesem Lebensalter hat die Epiphyse noch keine Barrierefunktion, da sie von den gleichen Gefäßen versorgt wird wie die Metaphyse. Folge ist die direkte Ausbreitung der Infektion von der Metaphyse ins Gelenk.

Das **Erregerspektrum** ist altersabhängig. **Jenseits des Säuglingsalters** werden Osteomyelitiden überwiegend durch Staphylokokken verursacht, gefolgt von Streptokokken Pneumokokken, Salmonellen und Kingella kingae. Auch Pilze oder spezifische Erreger wie Mycobacterium tuberculosis (v.a. bei Wirbelkörper-Osteomyelitiden) können gelegentlich als Verursacher identifiziert werden. Haemophilus influenzae spielt seit Einführung der Hib-Impfung nur noch im **Säuglingsalter** eine Rolle. Bei **Neugeborenen** finden sich zusätzlich auch die typischen Erreger der Neugeborenensepsis (B-Streptokokken, E. coli) oder Pseudomonas, bei **Frühgeborenen** lassen sich auch Koagulase-negative Staphylokokken, Pilze und gramnegative Erreger nachweisen.

Symptomatik: **Lokale Entzündungszeichen** wie Rötung, Schwellung, Überwärmung mit Funktionseinschränkungen und Schmerzen müssen an eine Osteomyelitis denken lassen. Begleitend können ein reduzierter Allgemeinzustand und **Fieber bis hin zu Sepsis-ähnlicher Symptomatik** auftreten. Bei fortgeschrittenen oder **chronischen Verläufen** mit periostalem Abszess können auch Fistelbildungen zur Hautoberfläche beobachtet werden.

Im Neugeborenen- und Säuglingsalter ist die Symptomatik oft weniger charakteristisch, eventuell kann man eine Bewegungsarmut der betroffenen Extremität beobachten, insbesondere bei begleitender septischer Arthritis. Passive Bewegungen bereiten Schmerzen. In 50% der Fälle tritt die Osteomyelitis im Säuglingsalter multifokal auf.

Diagnostik:

- **Labor**: CRP und BSG sind in der Regel deutlich erhöht, eine Leukozytose findet sich nur in etwa der Hälfte der Fälle, eine Linksverschiebung ist im Blutbild aber fast immer nachweisbar.
- **Keimnachweis**: vor Beginn einer antibiotischen Therapie! Er gelingt in der Hälfte der Fälle aus (2–3) Blutkulturen, höhere Erfolgsquoten verspricht der Erregernachweis aus Punktionsmaterial. Eine Punktion sollte bei Nachweis von Eiter, in jedem Fall bei Nichtansprechen der Therapie oder chronischen Verläufen erfolgen.
- **Röntgenbild** (obligat): zur Abgrenzung von malignen Prozessen und Fraktur sowie zur Verlaufskontrolle. In der Frühphase der Infektion kann das Röntgenbild aber oftmals noch unauffällig sein, Veränderungen sind frühestens nach etwa 5 Tagen sichtbar (bei suffizienter und frühzeitiger Therapie können Veränderungen im Röntgenbild evtl. sogar ganz fehlen!).
- **Sonografie**: besonders geeignet zur Frühdiagnose. Weichteilödem, subperiostale Abszessbildung und eine ggf. begleitende septische Arthritis sind damit gut darstellbar.
- **MRT**: wegen hoher Sensitivität und Spezifität Mittel der 1. Wahl zur Frühdiagnose. Das Marködem der Frühphase und die Verdrängung des markhaltigen Knochenmarkes durch entzündliches Exsudat sind zuverlässig darstellbar.
- ^{99m}Tc-Szintigrafie (fakultativ): Geeignet ist sie aber besonders zum Nachweis multilokaler Herde.

Differenzialdiagnosen: Neben Trauma, (nicht septischer und septischer) Arthritis, phlegmonöser Hautinfektionen müssen v.a. benigne und maligne Knochentumoren ausgeschlossen werden. Zu den häufigsten Knochentumoren im Kindes- und Adoleszentenalter zählen das Osteosarkom und Ewing-Sarkom (s. Tab. 85.1).

Therapie der akuten hämatogenen Osteomyelitis: Die Diagnose muss so früh wie möglich gestellt werden, um rasch mit einer **suffizienten, empirischen Antibiotikatherapie** beginnen zu können. Verzögerungen können den Übergang in eine chronische Osteomyelitis bedeuten und häufige chirurgische Interventionen notwendig machen. Die antibiotische Therapie gestaltet sich schwieriger und langwieriger als bei vielen anderen Infektionen, da nur wenige Antibiotika in den Knochen penetrieren und dort ausreichende Wirkspiegel erreichen können (s. Antwort zu Frage 85.4).

Sollte ein Erregernachweis gelingen, muss die antibiotische Behandlung entsprechend der Resistenzbestimmungen angepasst werden.

Je nach Verlauf kann auch eine **chirurgische Intervention** notwendig werden, um osteomyelitische Herde zu entlasten oder nekrotisches Material zu entfernen. V.a. bei chronischen Verläufen muss eventuell eine Spüldrainage angelegt werden. Nicht selten sind mehrere Revisionen notwendig. Bei septischer Gelenkbeteiligung muss primär chirurgisch interveniert werden, um eine Entlastung des Gelenkes zu erreichen und bleibende Gelenkschäden zu verhindern. Unterstützend werden lokal kühlende Maßnahmen sowie Analgetika angewendet.

Prognose: Die Prognose der akuten hämatogenen Osteomyelitis ist in der Regel gut, 80% der Fälle heilen unter konsequenter antibiotischer Therapie folgenlos aus. Bei Befall der Wachstumsfugen können Wachstumsstörungen der betroffenen Extremität die Folge sein. Bei unzureichender antibiotischer Therapie ist ein Übergang in eine chronische Osteomyelitis mit Sequesterbildung und Fistelungen möglich.

Zusatzthemen für Lerngruppen

- Osteomyelitis durch spezifische Erreger
- gutartige Knochentumoren
- chronisch rezidivierende multifokale Osteomyelitis (CRMO)

Fall 86 Skabies

86.1 Beschreiben Sie bitte die Hautveränderungen! Welche Differenzialdiagnosen fallen Ihnen ein? Begründen Sie!

- gerötete Papeln mit Exkoriationen, besonders ausgeprägt an Zehen und Zehenzwischenräumen; manche Effloreszenzen erscheinen strichförmig
- Differenzialdiagnosen:
  - Neurodermitis: Begründung: starker Juckreiz, Kratzspuren, entzündliche Hautveränderungen, Atopikerfamilie
  - Kontaktdermatitis: Begründung: starker Juckreiz, papulöser Ausschlag, Schwimmkurs
  - exanthematische Infektionskrankheit, z. B. Hand-Fuß-Mund-Krankheit: Begründung: betont an den Füßen, papulöses Exanthem, Juckreiz
  - Skabies: Begründung: papulöses Exanthem, z. T. strichförmig (Gänge), starker, v. a. nächtlicher Juckreiz, betont an den Füßen und Zehenzwischenräumen.

86.2 Worauf achten Sie? Welche zusätzlichen Informationen brauchen Sie von der Mutter, um Ihren Verdacht zu bestätigen?

- Inspektion der Haut: besonders Intertrigines wie Interdigitalräume von Händen und Füßen, Leistengegend und Achselhöhlen, Rima ani, Genitalbereich nach gangartigen, papulösen oder nodösen Effloreszenzen untersuchen
- Fragen an die Mutter: Gab es engen Kontakt zu Menschen mit ähnlichen Symptomen? Sind Fälle im Kindergarten aufgetreten? Gibt es engen Kontakt zu Menschen, die in Gemeinschaftseinrichtungen leben? Sind weitere Familienmitglieder erkrankt?

86.3 Sie sind sich nun sicher, worum es sich handelt. Erklären Sie der Mutter das Krankheitsbild.

- Der starke Juckreiz sowie die ekzemartigen und z. T. gangartigen Effloreszenzen mit Betonung der Intertrigines bei beiden Kindern sind typisch für Skabies.
- Skabies oder Krätze ist eine Infektion mit Skabiesmilben, die Gänge in die oberen Hautschichten graben und dort Eier und Exkremente ablegen. 2 bis 5 Wochen nach der Infektion reagiert der Körper mit einer Art allergischen Reaktion, die starken Juckreiz und ekzemartige Hautveränderungen hervorruft.

86.4 Wie wird die Erkrankung behandelt? Worauf muss man achten?

- Die Behandlung erfolgt in der Regel lokal mit **Permethrin- oder Benzylbenzoat-haltigen Externa**, die ab Unterkiefer abwärts sorgfältig auf den Körper aufgetragen werden. Permethrin wird einmalig für 8–12 Stunden, Benzylbenzoat wird an 3 aufeinanderfolgenden Tagen aufgetragen und dann abgeduscht. Kontrolle auf neue Effloreszenzen nach 2 und 6 Wochen (s. auch Kommentar).
- Außerdem müssen **Umgebungsmaßnahmen** durchgeführt werden: Kleidung, Bettwäsche, Textilien/Gegenstände mit längerem Hautkontakt (Pantoffeln, Kuscheltiere etc.) müssen bei mindestens 50 °C für mindestens 10 Minuten gewaschen werden. Nicht waschbare Gegenstände sollen für 72 Stunden in Plastiksäcke verpackt werden und bei möglichst konstanten 21 °C gelagert werden. Auch ein Einfrieren bei −25°C für mindestens 2 Stunden tötet die Milben zuverlässig ab. Betten sollten neu bezogen werden. Eine Behandlung der Matratzen muss nur bei Skabies crustosa erfolgen.

Kommentar

Definition: Als Skabies wird die Infektion der Haut mit der Krätzmilbe Sarcoptes scabiei varieto hominis bezeichnet. Die Erkrankung ist übertragbar und durch Hautausschlag unterschiedlicher Morphologie gekennzeichnet, der mit starkem Juckreiz einhergeht.

Epidemiologie: Skabiesmilben kommen weltweit vor. In Europa liegt die Prävalenz der Skabies bei 0,5–2 pro 100 000 Einwohner. Am häufigsten betroffen sind Säuglinge und Kleinkinder und Menschen zwischen 15 und 45 Jahren sowie Menschen, die in schlechten hygienischen Verhältnissen oder in Gemeinschaftseinrichtungen, wie z. B. Flüchtlingsunterkünften, eng zusammenleben.

Erreger und Übertragung: Die **Krätzmilbe** Sarcoptes scabiei varieto hominis gehört zu den Spinnentieren. Sie weist eine hohe Wirtsspezifität auf und lebt obligat als Parasit in der menschlichen Haut. Weibliche Skabiesmilben sind etwa 0,3–0,5 mm lang, männliche etwas kleiner. Die Begattung findet auf der Körperoberfläche statt. Die männlichen Milben sterben, die weiblichen Milben graben zur Eiablage mittels dolchartiger Kauwerkzeuge feine Gänge ins Stratum corneum. Weil die Sauerstoffaufnahme durch Diffusion über die Körperoberfläche erfolgt, können sie nur in die oberen Hautschichten der Epidermis eindringen. Pro Tag graben sie sich etwa 0,5–5 mm in der Epidermis vorwärts. Dort legen sie pro Tag etwa 1–4 Eier ab und hinterlassen außerdem regelmäßig Kotballen. Ihre restliche Lebenszeit von etwa 6 Wochen verbringen die weiblichen Milben im Tunnelsystem. Die aus den Eiern schlüpfenden Larven kriechen an die Hautoberfläche und reifen in Hautfalten und Haarfollikeln innerhalb von 2 Wochen zu geschlechtsreifen Milben heran.

Die Übertragung erfolgt von Mensch zu Mensch. Das Infestationsrisiko steigt mit der Milbendichte auf der Haut. Notwendig ist dazu intensiver, großflächiger Körperkontakt über etwa 5–10 Minuten, z. B. Kuscheln, Stillen etc. Alleiniges Händeschütteln, kurzes Umarmen oder auch eine medizinische Untersuchung der Haut reichen für eine Infektion nicht aus.

Skabiesmilben können unter bestimmten Bedingungen (Umgebungstemperatur max. 21–24 °C, relative Luftfeuchte 40–80 %) etwa 36–48 Stunden ohne Wirt überleben. Eine Übertragung über Gegenstände, Kleidung, Bettwäsche ist theoretisch möglich, wegen der geringen Milbenzahl auf der Haut Immunkompetenter jedoch sehr selten.

Eine besondere, hoch ansteckende Form der Skabies, die **Skabies crustosa** oder Borkenkrätze, ist deutlich infektiöser, weil hier sehr viel mehr Milben auf der Haut nachweisbar sind. Hier reichen abgelöste Hautschuppen zur Infektion aus und auch Kleidung, Bettwäsche etc.

Klinisches Bild: Bei erstmaliger Infektion treten die ersten Hautsymptome erst nach 2–5 Wochen auf, bei Reinfektion bereits nach 1–4 Tagen. Besonders leicht können die Milben an Hautstellen mit dünner Hornschicht und höheren Temperaturen eindringen. Effloreszenzen findet man deshalb zunächst in den Interdigitalräumen von Händen und Füßen, Innenseite der Handgelenke, Axilla, Leistenregion, Ellenbogenstreckseiten, Warzenhöfe, Nabelregion und Genitalregion. Außer bei Säuglingen und Kleinkindern bleiben Kopf und Hals, Hand- und Fußflächen meist ausgespart.

Die Effloreszenzen bestehen aus meist oberflächlichen, gewundenen Milbengängen, die wenige Millimeter bis 1 cm lang sein können. Am Ende befindet sich oft ein kleines Bläschen. Zusätzlich kommt es in Folge einer zellvermittelten Immunreaktion vom verzögerten Typ auf die Milben und ihre Ausscheidungen zu erythematösen und krustösen Papeln und Bläschen. Durch den starken Juckreiz, der durch Bettwärme noch verstärkt wird, entsteht ein polymorphes Bild aus Papeln, Quaddeln, Bläschen und Exkoriationen.

Bei guter Körperhygiene und dadurch nur geringer Milbenzahl können die Hauterscheinungen sehr gering ausgeprägt sein oder nur auf kleine Hautareale begrenzt sein. Der Juckreiz bleibt allerdings bestehen. Man spricht dann von „**gepflegter Skabies**".

Besonders bei Säuglingen, Kleinkindern und älteren Menschen kann gelegentlich eine Sonderform der Skabies beobachtet werden, die sog. **Skabies nodosa.** Das typische Bild ist geprägt von derben rundlichen, rötlich-braunen Knoten, die eine Größe von bis zu 20 mm erreichen können. In diesen Knoten lassen sich meist keine Milben nachweisen, sie sind Folge einer heftigen immunologischen Reaktion auf Milbenprodukte. Sie bilden sich nach erfolgreicher Therapie erst über Wochen zurück.

Trotz erfolgreicher Therapie bestehen die Effloreszenzen und Juckreiz noch über Wochen weiter. Grund dafür ist, dass es eine Weile dauert, bis alle Skyballae und Milbenzerfallsprodukte in der Haut abgebaut sind. Außerdem entsteht in Folge der Lokaltherapie eine extreme Trockenheit der Haut, die zu Juckreiz führt. Man spricht vom **postskabiösen Ekzem.**

Diagnostik: Das Hautbild erinnert ein wenig an Neurodermitis, erfahrene Untersucher*innen erkennen aber oft auf den ersten Blick an den typischen Effloreszenzen an den typischen Stellen, dass es sich um eine Skabies handelt.

Milben, Eier und Exkremente können **mikroskopisch** in Hautgeschabseln (skin scraping) aus den Enden der Gänge nachgewiesen werden. Dazu wird ein Milbengang am blinden Ende, wo sich eine kleine Papel (Milbenhügel) befindet, mit einer dünnen Kanüle eröffnet und tangential ausgekratzt.

Milbengänge können dargestellt werden, indem man mit einem Filzschreiber einen kleinen Punkt auftupft und einen Tropfen Alkohol aufbringt. Kapillarkräfte saugen Alkohol und Farbstoff in den Milbengang, der so sichtbar wird.

Mit Hilfe eines **Dermatoskopes** können Milben einfacher als beim Mikroskopieren gesehen werden. Gesucht wird nach bräunlichen Dreieckskonturen, dem sog. Winddrachen-Zeichen (entspricht dem Schild der Milbe) und dem Kielwasserzeichen, das dem luftgefüllten Gangsystem entspricht.

Eine weitere Möglichkeit, Milben darzustellen, ist der **Klebebandtest**. Dazu wird gut haftender Klebestreifen auf die typischen Effloreszenzen aufgeklebt und ruckartig wieder abgezogen. Den Klebestreifen klebt man dann auf einen Objektträger, unter dem Mikroskop können die Milben angeschaut werden.

Therapie: Ziel ist es, die in der Haut lebenden Milben, Larven und ihre Eier abzutöten. In der Regel ist dazu eine lokale Behandlung mit antiskabiösen Externa ausreichend. Mittel der Wahl ist **Permethrin**, das gut verträglich und ab dem 3. Lebensmonat zugelassen ist. Es tötet auch bei nur einmaliger Anwendung zuverlässig Milben und Eier ab.

Permethrin wird dazu ab Unterkiefer abwärts sowie in den retroaurikulären Falten sorgfältig auf den Körper aufgetragen und nach 8–12 Stunden wieder abgeduscht. Bei Kleinkindern unter 3 Jahren und Säuglingen soll der Kopf unter Aussparung von Augen und Mund mitbehandelt werden.

Zur Skabiestherapie ab 1 Jahr ist auch **Benzylbenzoat** zugelassen. Es ist ebenfalls gut wirksam gegen Milben und Eier und wird an 3 Tagen hintereinander aufgetragen und dann erst abgewaschen.

Für besonders schwere Fälle, wenn z. B. die Lokaltherapie versagt, nicht angewendet werden darf oder wenn man nicht sicher ist, wie zuverlässig die Anwendung erfolgt, steht ein orales Antiskabiosum zur Verfügung. **Ivermectin** ist zugelassen ab einem Körpergewicht von 15 kg und wird einmalig angewendet (200 µg/kg KG in 1 ED nüchtern). Das Medikament ist nicht ovozid, deshalb kann eine 2. Anwendung nach 7–15 Tagen sinnvoll sein.

Alle engen Kontaktpersonen sollen zeitgleich mitbehandelt werden, auch wenn sie noch keine Hauterscheinungen haben. Bei Säuglingen sollte die Therapie stationär erfolgen.

Kontrolluntersuchungen auf neu aufgetretene Skabies-Effloreszenzen sollten nach 2 und 6 Wochen erfolgen. Bei positivem Befund muss die Therapie wiederholt werden.

Um ein postskabiöses Ekzem zu vermeiden, sollte die Haut nach der Lokaltherapie mit gut pflegenden Externa regelmäßig eingecremt werden. Bildet sich das Ekzem trotzdem aus, helfen topische Kortikosteroide gegen Juckreiz und Effloreszenzen.

Umgebungsmaßnahmen s. Antwort zu 86.4.

Meldepflicht besteht nicht. Kindergarten/Schule können direkt nach Abschluss einer ordnungsgemäßen topischen Behandlung bzw. 24 Stunden nach Einnahme von Ivermectin wieder besucht werden.

Zusatzthemen für Lerngruppen

- Neurodermitis
- Differenzialdiagnosen des Juckreizes

Lösungen

Fall 87 Cataracta congenita und Retinoblastom

87.1 Beschreiben Sie bitte die Auffälligkeiten. Stellen Sie eine Verdachtsdiagnose! Welche Untersuchung können Sie durchführen, um Ihren Verdacht zu erhärten?

- Auffälligkeit: mit dem bloßen Auge erkennbare weißliche Trübung wahrscheinlich der Linsen beider Augen → Verdachtsdiagnose: Cataracta congenita beidseits
- weitere Untersuchungen:
  - sorgfältige Inspektion: Bewegt sich die Trübung mit bei Bewegung der Augen? Verschwindet die Trübung, wenn Sie die Augen mit einem befeuchteten Tupfer von außen nach innen auswischen?
  - Transillumination der klaren Medien mit dem Ophthalmoskop: roter Lichtreflex der Netzhaut darstellbar?

87.2 Erklären Sie den Eltern nun, welchen dringenden Verdacht Sie haben. Erläutern Sie das Krankheitsbild, gehen Sie kurz auf Ursachen und Therapie ein.

- Sie erklären den Eltern, dass Sie „den Schleier" auch sehen können und dass die Einschätzung der Hebamme wahrscheinlich leider nicht richtig war. Sie haben den dringenden Verdacht, dass es sich um eine angeborene Katarakt, einen angeborenen „grauen Star" handelt.
- Sie erklären, dass, wenn Ihr Verdacht richtig ist, beide Augenlinsen ihres Sohnes nicht klar, sondern getrübt sind, dass er nur wie durch einen Vorhang sehen kann.
- Es gibt verschiedene Ursachen der kongenitalen Katarakt: idiopathisch, genetisch bedingt (25 % der Fälle, häufig autosomal-dominant), im Rahmen von Syndromen (Trisomie 13, 21, 18, Turner-Syndrom, Lowe-Syndrom, Noonan-Syndrom, Morbus Fabry u. a.), Stoffwechselstörungen wie Hypokalzämie, Hypoglykämie, Galaktosämie, Infektionen während der Schwangerschaft (Röteln, Mumps, Syphilis, Toxoplasmose, Zytomegalie, Herpes simplex u. a.).
- Sie machen den Eltern Mut und Hoffnung, dass die Erkrankung behandelbar ist und sie den Jungen deshalb umgehend in der Augenklinik vorstellen müssen. Je früher die Therapie erfolgt, desto besser, denn ansonsten besteht die Gefahr einer sog. Deprivations-Amblyopie. Man wird die Linsen deshalb operativ entfernen und den Sehfehler durch Kontaktlinsen korrigieren. Zu einem späteren Zeitpunkt werden dann Kunstlinsen eingesetzt werden.

87.3 Wie wird eigentlich der Brückner-Test durchgeführt? Bitte erläutern Sie kurz!

- Zum Brückner-Test sollte der Raum abgedunkelt werden, das Kind sitzt auf dem Schoß des Elternteils. Dann beleuchtet man erst aus kurzer Distanz (etwa 20–50 cm) und erneut aus größerer Distanz (3–4 m) gleichzeitig beide Augen des Kindes, das das Licht dabei fixieren soll. Man beobachtet dann durch das Sichtfenster des direkten Ophthalmoskops (nachdem man das Bild am Rädchen scharf gestellt hat) beide Pupillen.
- Normalerweise leuchten beide Pupillen seitengleich rot auf (Fundusrotreflex). Jede Trübung der klaren Medien schwächt den Reflex ab, eine Katarakt lässt sich z. B. aus der Nähe als Schatten erkennen. Der Fundusrotreflex wird auch durch Veränderungen des Augenhintergrundes wie z. B. ein Retinoblastom oder eine Netzhautablösung verändert. Einseitige Fehlsichtigkeit und Schielen lassen den Fundusrotreflex seitendifferent erscheinen.

87.4 Auf welches Krankheitsbild deutet diese Leukokorie hin? Erläutern Sie das Krankheitsbild kurz, nennen Sie dabei bitte weitere Symptome und gehen Sie kurz auf Diagnostik und Therapie ein!

- **Verdachtsdiagnose**: Retinoblastom des rechten Auges; Begründung: Alter des Kindes, Leukokorie des rechten Auges im Brückner-Test, auffällige Visusprüfung für das rechte Auge
- **klinische Symptomatik**: weißliche Färbung der Pupille, neu aufgetretenes Schielen, Abnahme oder Verlust der Sehschärfe, Farbänderung der Iris, Rötung oder Schwellung des Auges ohne Entzündungszeichen, Augenschmerzen, Nystagmus und Mydriasis des betroffenen Auges
- **Diagnostik**:
  - **Funduskopie** in maximaler Mydriasis (oft in Narkose), um Zahl, Größe und Lage möglicher Tumoren festzustellen und die Ausbreitung in Netzhaut, Glaskörper und benachbarte Strukturen beurteilen zu können.
  - **Bildgebung:** Sonografie des Augapfels zur Vermessung des Tumors, MRT der Orbita und des

Schädels, um die genaue Ausdehnung des Tumors festzustellen bzw. zu sehen, ob der Tumor auf das Auge begrenzt ist oder er sich bereits in Sehnerv oder Gehirn ausgebreitet hat.
  - **Staging:** Röntgenbild des Thorax, Untersuchung von Liquor und Knochenmark, Skelett-Szintigrafie
- **Therapie**: immer in einem onkologischen Zentrum, je nach Ausdehnung **augenerhaltend** mittels Laser-, Kryo- oder Thermotherapie, ggf. auch Radiatio und Chemotherapie oder **Enukleation des Auges**, ggf. ergänzt durch weitere Therapieformen.

Kommentar

Definition: Als **Leukokorie** bezeichnet man das weiße Aufleuchten der Pupille bei fehlendem roten Fundusreflex. Zu den häufigsten Ursachen zählen unter anderen die angeborene Katarakt und das Retinoblastom.

Kongenitale Katarakt: 2–3 von 10 000 Neugeborenen werden mit einer ein- oder beidseitigen Katarakt geboren. In 50–70 % der Fälle bleibt die Ursache dafür unklar. In den restlichen Fällen sind die Ursachen vielfältig (s. Antwort zu Frage 2.2). Besonders die bilaterale Katarakt ist häufig genetisch bedingt, in 25 % der Fälle autosomal-dominant vererbt. Auch im Rahmen von Chromosomenanomalien oder Syndromen kann die Cataracta congenita beobachtet werden. Pränatale Infektionen, Stoffwechselerkrankungen wie z. B. die Galaktosämie, Störungen des Kalziumstoffwechsels sind weitere mögliche Ursachen.

Wichtig ist deshalb eine **sorgfältige Abklärung**. Anamnestische Fragen nach Schwangerschaftsverlauf und Familienanamnese können richtungsweisend sein, bei der körperlichen Untersuchung muss nach syndromverdächtigen Stigmata gesucht werden. Neben einer ausführlichen augenärztlichen Untersuchung (weitere Fehlbildungen des Auges? Ausprägungsgrad und Lokalisation der Linsentrübung) gehören auch Laboruntersuchungen (u. a. Calcium, Blutzucker, Stoffwechselscreening, Galaktose i. S., TORCH-Serologie) zur diagnostischen Abklärung.

Unentdeckt und unbehandelt führt die Linsentrübung zur **Deprivations-Amblyopie**. Darunter versteht man eine Sehschwäche, die dadurch entsteht, dass die Netzhaut durch ein „Hindernis" in der Sehachse keine Sinneseindrücke erhält und deshalb keine adäquaten Verknüpfungen zum Gehirn herstellen kann. Je nach Ausprägung kann die Folge extrem schlechtes Sehvermögen bis hin zur Blindheit sein.

Die **Therapie** besteht deshalb darin, möglichst frühzeitig die getrübte(n) Linse(n) zu entfernen. Postoperativ werden dann Kontaktlinsen oder Brille angepasst, ab einem Alter von 2 Jahren ist auch der Einsatz von Kunstlinsen möglich. Das Sehvermögen muss sorgfältig überwacht, die Entwicklung der Sehfähigkeit z. B. durch Seh-Frühförderung unterstützt werden.

Retinoblastom: Das Retinoblastom ist der häufigste bösartige Tumor des Auges. Insgesamt ist die Erkrankung sehr selten (Inzidenz 4/1 000 000 Kinder) und fast ausschließlich auf das Säuglings- und Kleinkindalter beschränkt. Der Erkrankungsgipfel liegt im 1. Lebensjahr, Jungen sind etwas häufiger betroffen als Mädchen. Manchmal ist das Retinoblastom erblich bedingt, häufig tritt es aber auch spontan auf. In 40 % der Fälle sind beide Augen betroffen.

In der Regel wachsen Retinoblastome schnell, oft auch multifokal, und breiten sich von der Netzhaut ausgehend in der Augenhöhle aus, manchmal auch entlang des Sehnervs bis ins zentrale Nervensystem. In fortgeschrittenen Fällen kommt es zu hämatogener oder lymphogener Ausbreitung mit Fernmetastasen in Lunge, Knochenmark und Skelettsystem.

Erstsymptom bei mehr als ⅔ der Fälle ist die **Leukokorie**, die beim Brückner-Test im Rahmen der Vorsorgeuntersuchung oder auch auf Fotos auffallen kann. Ein neu aufgetretener Strabismus, Fehlsichtigkeit, Schmerzen, unklare Schwellung und Rötung des betroffenen Auges können ebenfalls hinweisend sein.

Solche Symptome sollten rasch durch einen Augenarzt abgeklärt werden. Mittels Funduskopie, die in Mydriasis und meist in Narkose erfolgt, kann der Lokalbefund beurteilt werden. Um das gesamte Ausmaß feststellen zu können, sind eine sonografische Untersuchung des Augapfels und ein kraniales MRT erforderlich. Um Fernmetastasen auszuschließen werden eine Röntgenaufnahme des Thorax, Lumbal- und Knochenmarkspunktion sowie Skelettszintigrafie durchgeführt. Um eine erbliche Form des Retinoblastoms auszuschließen, sollte stets auch eine humangenetische Beratung und ein Gentest erfolgen. Findet man Hinweise auf eine erbliche Form des Retinoblastoms, werden auch die Geschwister und Eltern des Patienten/der Patientin genetisch untersucht.

Zur **Therapie**planung wird dann der Ausbreitungsgrad des Tumors anhand der International Classification of Retinoblastoma (ICRB) bestimmt. Hier wird zwischen den Stadien A bis E unterschieden, um festzustellen, ob die Therapie augenerhaltend stattfinden kann oder eine Enukleation des Auges erfolgen muss. Neben Laser-, Kryo- und Thermotherapie kommen operative Verfahren zum Einsatz, zusätzlich zu eventuell notwendiger Chemotherapie und Radiatio. Bei weit fortgeschrittenen extraokulären Retinoblastomen können eventuell auch Hochdosis-Chemotherapie und Stammzelltransplantation zum Einsatz kommen.

Die **Prognose** des Retinoblastoms ist nach Behandlung überwiegend gut, 95 % der Kinder können geheilt werden. Unbehandelt führt das Retinoblastom in 99 % der Fälle zum Tod.

Zusatzthemen für Lerngruppen

- andere Ursachen der Leukokorie
- weitere Ursachen für eine Amblyopie

Fall 88 Gallengangsatresie

88.1 Worauf können die erhöhten Werte des konjugierten (direkten) Bilirubins hindeuten? Welche wichtigen Erkrankungen sollten Sie rasch ausschließen?

- Die erhöhten Werte für das direkte Bilirubin deuten auf eine **neonatale Cholestase** hin.
- wichtigste rasch auszuschließende Differenzialdiagnosen: Infektion, Gallengangsatresie, Hypothyreose, Galaktosämie, Tyrosinämie.

88.2 Welche weiteren Untersuchungen sind erforderlich?

Untersuchungen in Abhängigkeit vom Allgemeinzustand des Kindes:

- **Laboruntersuchungen**:
  - Ausmaß der Leberzellschädigung: γ-GT, AST (= GOT), ALT (= GPT); Syntheseleistung der Leber: Quick/INR, PTT, Albumin
  - Infektion: Blutbild mit Differenzialblutbild, CRP, Interleukin 6 oder 8, Procalcitonin, Ferritin, Blutkultur, HSV-, CMV-Serologie bzw. -PCR, Urinstatus
  - Stoffwechseldefekt: Glucose, BGA, Laktat, Ammoniak, erweitertes Neugeborenenscreening (abnehmen oder Ergebnis erfragen)
  - endokrinologische Erkrankungen: TSH, fT_4, Kortisol
  - ggf. zusätzliche Laborwerte wie α1-Antitrypsin, Gallensäuren, Blutfette, Aminosäuren im Plasma, organische Säuren im Urin, Acylcarnithinprofil
- **Sonografie von Leber und Gallenblase**: Lebergröße und -parenchymstruktur; Leberfibrose/-zirrhose? Gallenblase darstellbar? Triangular-cord-Zeichen? Choledochus-Zysten? Konkremente in extrahepatischen Gallenwegen? Gallenblasensludge? Milzgröße? Pankreas? Aszites?
- Je nach Ergebnis dieser Untersuchungen sind weitere Untersuchungen wie Schweißtest, Leberbiopsie, Darstellung der Gallengänge durch ERCP, hepatobiliäre Exkretionsszintigrafie, Echokardiografie, molekulargenetische Diagnostik u. a. erforderlich.

88.3 Welcher dringende Verdacht ergibt sich nun? Erläutern Sie bitte das Krankheitsbild.

- **dringender Verdacht**: Gallengangsatresie; Begründung: acholischer Stuhl, sonografisch keine Gallenblase darstellbar, konjugierte Hyperbilirubinämie, γ-GT-Erhöhung
- **Gallengangsatresie**: fortschreitender Verschluss der extrahepatischen Gallengänge mit partieller oder kompletter Atresie des extrahepatischen Gallenwegssystems, Sistieren des intrahepatischen Galleflusses und fibrotischer Umbau des Lebergewebes und Leberzirrhose. Ursache bislang ungeklärt, genetische, immunologische und infektiöse Ursachen werden diskutiert. Unterscheidung zwischen embryonalem/fetalem Typ (35 % der Fälle) und perinatalem Typ (65 %). Cholestase mit Ikterus, acholischen Stühlen und bierbraunem Urin.

88.4 Wie gehen Sie nun weiter vor? Welche Therapie muss nun veranlasst werden?

- In Zusammenarbeit mit Gastroenterologie vordringlich Darstellung der extrahepatischen Gallenwege notwendig, dazu ggf. Verlegung in ein Leberzentrum für Kinder und Jugendliche, in dem die technischen Möglichkeiten einer **endoskopisch retrograden Cholangiopankreatikografie (ERCP)** im Neugeborenenalter und der weiteren chirurgischen Therapie gegeben sind.
- Bei Bestätigung der Diagnose rasche operative Therapie durch **Hepatoportoenterostomie (Kasai-Operation)**. Höchste Erfolgsrate, wenn die Operation vor dem 30. (bis 60.) Lebenstag erfolgt. Führt die Kasai-Operation nicht zum Erfolg oder liegt bei Diagnosestellung schon eine Leberfibrose vor, ist die einzige Alternative eine Lebertransplantation.

Kommentar

Die **neonatale Cholestase** macht sich in den ersten Lebenstagen- und wochen durch Ikterus, Sklerenikterus, bierbraunen Urin und bei obstruktiver Cholestase zusätzlich durch acholische Stühle bemerkbar. Anders als beim physiologischen Neugeborenenikterus, der nie mit entfärbten Stühlen einhergeht und der durch vermehrten Häm-Abbau zu einer indirekten/unkonjugierten Hyperbilirubinämie führt, steigt bei der neonatalen Cholestase das **konjugierte bzw. direkte Bilirubin** über 1 mg/dl an. Es beträgt meist mehr als 10% des Gesamtbilirubins. Nicht immer fällt die neonatale Cholestase bereits in den ersten Lebenstagen auf. Bei Neugeborenen, bei denen die Gelbfärbung von Haut und Skleren über die ersten beiden (bei gestillten Neugeborenen über die ersten 3) Lebenswochen hinaus nachweisbar ist **(Ikterus prolongatus),** sollten zum Ausschluss einer neonatalen Cholestase unbedingt Gesamtbilirubin und direktes Bilirubin bestimmt werden. Zusätzlich sollte die Stuhlfarbe in den ersten Lebenswochen anhand einer Stuhlfarbenkarte eingeschätzt werden. Differenzialdiagnostisch können zahlreiche hepatobiliäre Erkrankungen oder Störungen ursächlich für eine neonatale Cholestase sein. Manche dieser Erkrankungen können lebensbedrohend sein oder bedürfen dringender Behandlung. Diese Erkrankungen (s. Antwort zu Frage 88.1) gilt es, rasch auszuschließen.

Die häufigste Ursache der neonatalen Cholestase ist die **extrahepatische Gallengangsatresie.**

Definition: Unter einer **Gallengangsatresie** versteht man einen fortschreitenden Verschluss der extrahepatischen Gallengänge mit partieller oder kompletter Atresie des extrahepatischen Gallenwegssystems. Folge ist ein Sistieren des intrahepatischen Galleflusses, der zu fibrotischem Umbau des Lebergewebes und schließlich zur Leberzirrhose führt. Es wird ein embryonaler/fetaler Typ (35% der Fälle) mit früher neonataler Cholestase von einem perinatalen Typ (65%) mit Beginn der Cholestase erst in der 1. bis 3. Lebenswoche unterschieden.

Epidemiologie: Die extrahepatische Gallengangsatresie ist die häufigste Ursache einer neonatalen Cholestase. Die Häufigkeit beträgt 1:15000, Mädchen sind etwas häufiger betroffen. In 10–20% der Fälle ist die Gallengangsatresie mit weiteren Fehlbildungen kombiniert wie Polysplenie, Malrotation, partieller Situs inversus etc.

Ätiologie: Verschiedene Ursachen werden diskutiert. Assoziationen zu bestimmten HLA -Typen, familiäre Häufung und Kombination mit weiteren Fehlbildungen legen genetische Ursachen nahe, immunologische Faktoren und Infektionen des Gallengangssystems werden diskutiert. CMV- und EBV-Infektionen sind bei Kindern mit Gallengangsatresie signifikant häufiger nachweisbar, ein direkter Nachweis eines Zusammenhangs mit der Entstehung der Gallengangsatresie steht aber noch aus. Letztendlich ist die Ursache bislang ungeklärt.

Pathogenese: Histopathologisch findet man ein Mischbild aus Entzündung, Fibrosierung und zunehmender Obliteration erst der extrahepatischen und später auch der intrahepatischen Gallengänge. Durch den intrahepatischen Stau der Galle bilden sich Gallenpfröpfe in den Ductuli und intrazellulär, Bilirubingranula in den periduktalen Hepatozyten, Hepatozyten transformieren zu Riesenzellen. Folge ist ein Ödem der periportalen Bereiche und Gallengangsproliferationen, zunehmende Fibrosierung und schließlich Zirrhose. Diese sklerosierende Cholangiopathie bleibt auch nach Korrektur-OP erhalten, wird aber deutlich verlangsamt.

Klinik: Bei 65% der Fälle (perinatale Form) ist der postnatale Verlauf zunächst unauffällig. Im Alter von 10 bis 20 Tagen entwickeln diese Patient*innen einen zunehmenden Ikterus mit deutlichem Anstieg des direkten Bilirubins, entfärbte oder wechselnd gefärbte Stühle und bierbraunen Urin. Bei der embryonalen oder fetalen Form zeigen sich die Zeichen der neonatalen Cholestase schon wenige Tage nach der Geburt. Früh lassen sich auch Hepato- und Splenomegalie ertasten. In 10 bis 20% der Fälle ist die Gallengangsatresie mit weiteren Fehlbildungen (Herzvitien, Malrotation, Anomalien von Pfortader und unterer Hohlvene u.a.) assoziiert. Laborchemisch finden sich neben indirekter und direkter Hyperbilirubinämie eine mäßige Erhöhung von AST (=GOT) und ALT (=GPT), aber eine deutliche Erhöhung von γ-GT, alkalischer Phosphatase und Serumgallensäuren. Die Syntheseleistung der Leber ist anfangs normal, verschlechtert sich aber mit zunehmender Fibrosierung. Das fettlösliche Vitamin K wird eventuell vermindert resorbiert, so dass die Gefahr einer Vitamin-K-Mangel-Blutung besteht. Durch den fehlenden Gallefluss werden auch andere fettlösliche Vitamine und Nahrungsfette nicht resorbiert, es kommt zur schweren Gedeihstörung, die aufgrund des Energiemangels auch zu beeinträchtigter körperlicher und geistiger Entwicklung führt. Mit zunehmender Leberzirrhose kommen komplizierend portale Hypertension mit Ösophagusvarizen und Splenomegalie hinzu.

Bei Verdacht auf eine extrahepatische Gallengangsatresie muss die Diagnose rasch gestellt und das Kind zügig der weiteren Therapie zugeführt werden, um die Entwicklung einer Leberzirrhose zu verhindern oder zu verzögern.

Hinweise auf die Diagnose kann man oft schon sonografisch erhalten, z. B. wenn sich beim nüchternen Kind keine Gallenblase darstellen lässt oder das **„Triangular-cord-Zeichen“** darstellbar ist (s. Abb. 88.2). Darunter versteht man ein kegelförmiges, echoreiches fibrotisches Areal oberhalb der Pfortaderbifurkation von nicht mehr als 1,5 cm Durchmesser. Hinweisend können auch ein partieller Situs inversus oder eine Polysplenie sein. Dargestellt werden könnten auch Choledochuszysten, eine wichtige Differenzialdiagnose der Gallengangsatresie.

Durch eine **Leberbiopsie** und eine Darstellung der Gallengänge mittels **ERCP** kann die Diagnose rasch gesichert werden. Eventuell kann zusätzlich auch eine hepatobiliäre Exkretionsszintigrafie sinnvoll sein.

Therapie: Wie erfolgreich die Therapie ist, hängt v. a. vom Alter des Kindes bei der Operation und den begleitenden Fehlbildungen ab. Standardtherapie ist die **Hepatoportoenterostomie nach Kasai**. Dabei wird über einen Oberbauchquerschnitt zunächst die Leberpforte freigelegt, dann werden nach Mobilisation der Leber die Residuen der Gallengänge und Gallenblase entfernt. Zur Galledrainage wird dann eine Jejunumschlinge an die Portalplatte der Porta hepatis angelegt. Da die Sklerosierung der Gallenwege und die fibrotischen Umbauvorgänge in der Leber durch den intrahepatischen Stau der Gallenflüssigkeit rasch voranschreiten, hängt der Erfolg der Kasai-Operation entscheidend vom Alter des Kindes ab, sie sollte möglichst früh, am besten noch vor dem 30. (bis spätestens 60.) Lebenstag erfolgen. Bei Patient*innen, bei denen bereits eine ausgeprägte Fibrosierung oder sogar schon eine Leberzirrhose mit portaler Hypertension besteht, ist eine Kasai-Operation nicht mehr sinnvoll. In solchen Fällen kann eine primäre Lebertransplantation notwendig sein.

Bei vielen Patient*innen schreiten Sklerosierung der Gallenwege und Fibrosierung der Leber auch nach der Kasai-Operation fort, nur deutlich langsamer. Deshalb wird im Verlauf bei fast allen Patient*innen eine **Lebertransplantation** erforderlich.

Die Prognose von Kindern mit Gallengangsatresie hängt auch wesentlich vom Ernährungszustand ab. Sobald die neonatale Cholestase offensichtlich wird, muss die Ernährung hochkalorisch gestaltet werden. Empfohlen ist eine Energiezufuhr von 120–150 kcal/kg KG/d. Alleinige Ernährung mit Muttermilch oder Formulanahrung ist dazu nicht ausreichend, sie werden mit mittelkettigen Triglyzeriden angereichert. Bei Trinkschwäche muss die Nahrung sondiert werden. Zusätzlich sollten die fettlöslichen Vitamine substituiert werden.

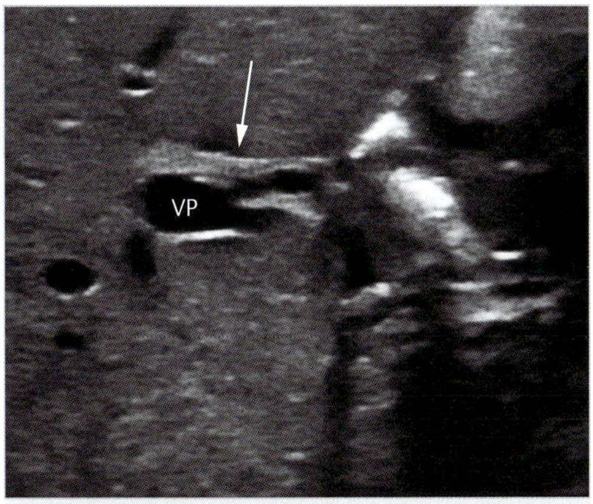

Abb. 88.2 Triangular cord sign: hyperechogenes Dreieck über der Portadergabel (Pfeil), entspricht fibrotischem Überrest des Ductus hepaticus. VP = Vena portae (Quelle: Staatz G. Referenz Radiologie – Kinderradiologie. 1. Auflage. Stuttgart: Thieme; 2021)

Prognose: Die 10-Jahres-Überlebensrate von Patient*innen mit korrigierter Gallengangsatresie beträgt etwa 70 %, wenn die Kasai-Operation vor dem 60. Lebenstag erfolgt und nur 20 % bei späterer OP. Diese relativ schlechten Überlebensraten sind darauf zurückzuführen, dass Sklerosierung der Gallenwege und Fibrosierung des Lebergewebes nicht gestoppt, sondern nur verlangsamt werden. Eine Heilung ist nur durch Lebertransplantation möglich.

Zusatzthemen für Lerngruppen

- Differenzialdiagnosen der neonatalen Cholestase
- Muttermilchikterus

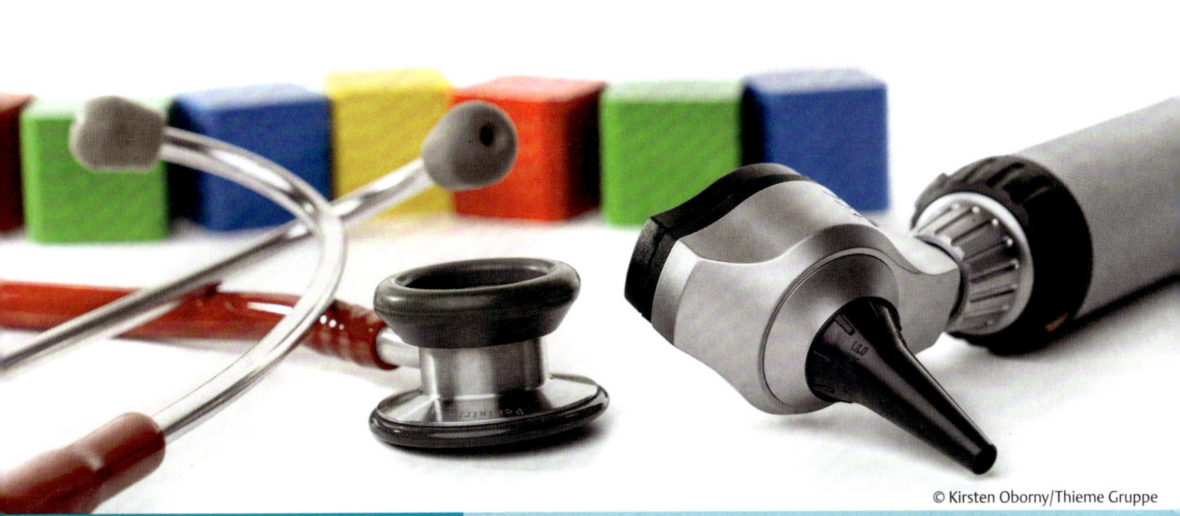

© Kirsten Oborny/Thieme Gruppe

Anhang

Klassische Kinderkrankheiten

Tab. 89.1 Klassische Kinderkrankheiten

Krankheit	Erreger	Inkubationszeit	Symptome	Therapie	Komplikationen
Virusinfektionen					
Varizellen	Varizella-zoster-Virus	14–16 (–21) Tage	zahlreiche Effloreszenzen (Papeln, Bläschen, Pusteln, Krusten) in verschiedenen Stadien („Sternenkarte“) an Haut, Kopfhaut und Schleimhäuten, begleitend evtl. Fieber und katarrhalische Symptome	▪ symptomatisch: juckreizstillend mit Gerbstoffen, Antihistaminika oral ▪ bei Immundefizienz oder Komplikationen Aciclovir (30–45 mg/kg KG/d i. v.) ▪ bei bakterieller Superinfektion Antibiotikatherapie	bakterielle Sekundärinfektionen (Impetigo, Abszesse, Phlegmone, nekrotisierende Fasziitis), Zerebellitis, Enzephalitis, Meningitis, zerebrale Vaskulitis Hepatitis, Arthritis, Myokarditis, schwere Verläufe bei abwehrgeschwächten Patient*innen und Neugeborenen
Masern	Masern-Virus	8–12 Tage	zweiphasiger Verlauf: Prodromalstadium mit Fieber, katarrhalische Symptome, Konjunktivitis, Koplik-Flecken an Wangenschleimhaut, Enanthem, erneuter Fieberanstieg nach 3–4 Tagen mit Ausbruch des typischen Exanthems	▪ symptomatisch ▪ bei bakterieller Superinfektion Antibiotikatherapie	transitorische Immunschwäche, bakterielle Sekundärinfektionen (Pneumonie, Otitis media), Krupp, Bronchiolitis, Masernenzephalitis, subakut sklerosierende Panenzephalitis (SSPE)
Mumps	Mumps-Virus	12–25 Tage	Fieber, ein- oder doppelseitige Parotitis, Entzündung anderer Speicheldrüsen, evtl. Pankreatitis	▪ symptomatisch ▪ bei bakterieller Superinfektion Antibiotikatherapie	aseptische Meningitis, Enzephalitis, Orchitis, Epididymitis, Myokarditis
Röteln	Röteln-Virus	14–21 Tage	Prodromalstadium mit grippeähnlichen Symptomen, diskretes makulopapulöses Exanthem, beginnend im Gesicht mit Ausbreitung über Körper und Extremitäten, begleitende Lymphknotenschwellung retroaurikulär und okzipital, manchmal leichtes Fieber, Athralgien	▪ symptomatisch	thrombozytopenische Purpura, Enzephalitis, Gefahr der Röteln-Embryopathie (Gregg-Syndrom) bei Erstinfektion während der Schwangerschaft

Tab. 89.1 (Fortsetzung)

Krankheit	Erreger	Inkubationszeit	Symptome	Therapie	Komplikationen
Ringelröteln (Erythema infectiosum)	Parvovirus B19	4–14 Tage	Grippeähnliches Prodromalstadium, sehr variables, makulo-papulöses Exanthem, beginnend im Bereich der Wangen („slapped cheek"), dann Ausbreitung über Körper und Extremitäten, typisches girlanden- oder gitterförmiges Muster (Dauer 1–7 Wochen), gelegentlich begleitende Arthralgien	▪ symptomatisch	selten Hepatitis, Myokarditis, aseptische Meningitis und Enzephalitis, Polyarthritis, aplastische Krisen bei Patient*innen mit hämolytischen Anämien, bei Erstinfektion in der Schwangerschaft Gefahr von Abort, Totgeburt, Hydrops fetalis, Myokarditis des Fetus
Dreitagefieber (Exanthema subitum)	Humanes Herpesvirus Typ 6 (HHV6)	5–15 Tage	meist im Säuglings- oder frühen Kleinkindesalter, hohes Fieber für 3 (bis 5) Tage, bei Entfieberung makulo-papulöses Exanthem, begleitend häufig Gastroenteritis, Lidödeme, Husten, zervikale Lymphadenopathie, vorgewölbte Fontanelle, bei älteren Kindern mononukleoseähnliches Krankheitsbild	▪ adäquate antipyretische Therapie	Fieberkrämpfe, selten Meningoenzephalitis, Guillain-Barré-Syndrom
Hand-Fuß-Mund-Krankheit	Enteroviren, insbesondere Coxsackie-Virus A16	3–10 Tage	Beginn mit Fieber, Halsschmerzen, nach 1–2 Tagen Enanthem mit schmerzhaften Vesikeln und Ulzera an Zunge und Mundschleimhaut, dann papulo-vesikuläres, gel. juckendes Exanthem betont an Händen, Füßen, Gesäß, Dauer etwa 5–7 Tage	▪ symptomatisch mit Antipyretika (Ibuprofen oder Paracetamol), ggf. Antihistaminika (Cetirizin) bei Juckreiz	Verlust von Finger- und Fußnägeln, aseptische Meningitis/ Enzephalitis

Tab. 89.1 (Fortsetzung)

Krankheit	Erreger	Inkubationszeit	Symptome	Therapie	Komplikationen
Bakterielle Infektionen					
Scharlach	β-hämolysierende Streptokokken der Gruppe A	2–4 Tage	hohes Fieber, reduzierter AZ, evtl. Erbrechen, Rachenenanthem, Tonsillopharyngitis, Himbeerzunge, feinfleckiges, sandpapierartiges Exanthem mit Betonung der Leisten- und Aussparung der perioralen Region, groblamelläre Schuppung an Händen und Füßen	▪ Penicillin V (50 000–100 000 I E/kg KG/d in 2–4 ED p. o.) für 7 Tage ▪ alternativ Cephalosporine, Clindamycin, Makrolide	Peritonsillar- und Retropharyngealabszess, Otitis media, Sinusitis, purulente Lymphadenitis colli, akutes rheumatisches Fieber, akute Glomerulonephritis, Chorea minor
Keuchhusten (Pertussis)	Bordetella pertussis, Bordetella parapertussis	7–10 Tage	Stadienhafter Verlauf: Stadium katarrhale: Dauer 1–2 Wochen; leichte respiratorische Symptome wie Schnupfen und Husten Stadium convulsivum: Dauer 4–6 Wochen; typische, meist nächtliche stakkato-artige Hustenanfälle, gefolgt von inspiratorischem Stridor, Hervorwürgen von zähem Schleim und Erbrechen Stadium decrementi: allmähliches Abklingen der Symptome, atypische Verläufe bei Jugendlichen und Erwachsenen; Dauer insgesamt 6–12 Wochen	▪ bei Säuglingen unter 6 Monaten stationäre Überwachung (Erfassung von Apnoen) ▪ antibiotische Behandlung mit Erythromycin-Estolat (40–50 mg/kg KG/d in 3 ED p. o. für 14 Tage) oder Azithromycin (10 mg/kg KG/d in 1 ED p. o. für 3–5 Tage) beeinflusst nur bei frühzeitiger Gabe (Stadium catarrhale und Beginn Stadium convulsivum) den Verlauf, Infektiösität der Patient*innen wird bei Antibiotikagabe in allen Stadien beendet	Sekundärinfektionen: Pneumonie, Otitis media, Gefahr lebensbedrohlicher Apnoen bei Erkrankung von Säuglingen < 6 Monaten, Krampfanfällen, Enzephalopathie, seltene meist tödliche Komplikation Bronchopneumonie mit Hyperleukozytose, Hypoxämie und pulmonaler Hypertension

Verlaufsformen der juvenilen idiopathischen Arthritis

	Klinik	Labor	Prädilektionsalter	Besonderheiten
systemische Arthritis (Morbus Still)	hohes (intermittierendes) Fieber > 2 Wochen + Arthritis + mindestens 1 weiteres Kriterium: · Exanthem · Lymphadenopathie · Hepatosplenomegalie · Serositis	• Leukozytose, BSG ↑ ↑ ↑ • Thrombozytose • Anämie	Kleinkind- und Vorschulalter	• m = w • 10 – 20 % aller JIA
Oligoarthritis 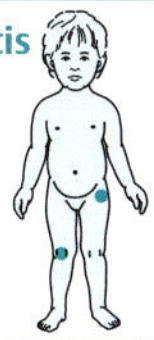	• Arthritis 1 – 4 Gelenke innerhalb der ersten 6 Erkrankungsmonate • asymmetrisch, große Gelenke	• Entzündungsparameter erhöht • ANA positiv	2 Jahre	• w >> m • 50 – 60 % aller JIA • Cave: Uveitis
Rheumafaktor-negative Polyarthritis 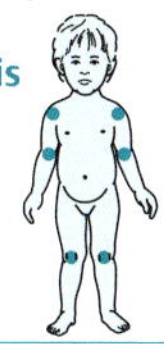	• ≥ 5 Gelenke während der ersten 6 Erkrankungsmonate • symmetrischer Befall, kleine Gelenke	• RF negativ • Entzündungsparameter stark erhöht • ANA positiv (25% der Fälle)	Kleinkindalter	• w > m • 20 % aller JIA
Rheumafaktor-positive Polyarthritis 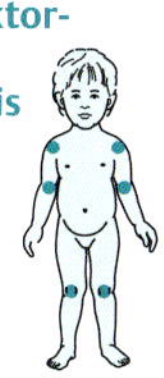	≥ 5 Gelenke während der ersten 6 Erkrankungsmonate	• RF positiv • Entzündungsparameter stark erhöht • ANA positiv (75% der Fälle)	> 12 Jahre	• w >> m • 5 – 10 % aller JIA
Psoriasis-Arthritis 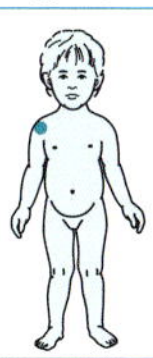	• Arthritis + Psoriasis • oder Arthritis + mindestens 2 weitere Symptome: · Daktylitis · Nagelveränderungen · Psoriasis bei Angehörigem 1. Grades	• Entzündungsparameter erhöht • ANA positiv (50 %) • HLA B27 positiv	jedes Alter	• w > m • 5 – 10 % aller JIA • Cave: Uveitis
Enthesitis-assoziierte Arthritis 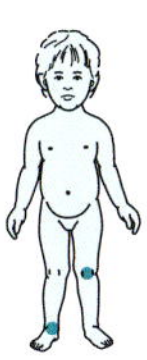	• Arthritis + Enthesitis • oder Arthritis + mindestens 2 weitere Kriterien: · schmerzhafte Iliosakralgelenke, lumbosakrale Schmerzen · HLA B27 positiv · männliches Geschlecht · Erkrankungsbeginn > 6 Jahre · anteriore Uveitis · ankylosierende Spondylitis · Enthesitis-assoziierte Arthritis · Sakroilitis bei entzündlicher Darmerkrankung · reaktive Arthritis · anteriore Uveitis bei Angehörigem 1. Grades	• Entzündungsparameter erhöht • HLA B27 positiv	ab Schulalter	• m > w • 5 % aller JIA • Cave: Uveitis

RF = Rheumafaktor, ANA = antinukleäre Antikörper

Abb. 89.1 Verlaufsformen der juvenilen idiopathischen Arthritis (JIA)

Impfkalender 2023

Impfung	Alter in Wochen	Alter in Monaten									Alter in Jahren							
	6	2	3	4	5 – 10	11*	12	13 – 14	15	16 – 23	2 – 4	5 – 6	7 – 8	9 – 14	15 – 16	17	ab 18	ab 60
		U4			U5	U6				U7	U7a/U8	U9	U10	U11/J1		J2		
Rotaviren	G1[a]		G2	(C3)														
Tetanus[b]		G1		G2		G3[c]						A1		A2			A[e]	
Diphterie[b]		G1		G2		G3[c]						A1		A2			A[e]	
Pertussis[b]		G1		G2		G3[c]						A1		A2			A3[e]	
Hib[b] – *H. influenzae* Typ b		G1		G2		G3[c]												
Poliomyelitis[b]		G1		G2		G3[c]								A1				
Hepatitis B[b]		G1		G2		G3[c]												
Pneumokokken[b]		G1		G2		G3[c]												S[g]
Meningokokken C							G1											
Masern						G1			G2								S[f]	
Mumps, Röteln						G1			G2									
Varizellen						G1			G2									
HPV – Humane Papillomviren														G1[d] G2[d]				
Herpes Zoster																		G1[h] G2[h]
Influenza																		S (jährlich)

empfohlener Impfzeitpunkt

Nachholimpfzeitraum für Grund- bzw Erst-immunisierung aller noch nicht Geimpften bzw. Komplettierung einer unvollständigen Impfserie

Erläuterungen
G Grundimmunisierung (in bis zu 3 Teilimpfungen G1 – G3)
A Auffrischimpfung
S Standardimpfung

a erste Impfstoffdosis bereits ab dem Alter von 6 Wochen, je nach verwendetem Impfstoff 2 bzw. 3 Impfstoffdosen im Abstand von mind. 4 Wochen
b Frühgeborene: zusätzliche Impfstoffdosis im Alter von 3 Monaten, d.h. insgesamt 4 Impfstoffdosen
c Mindestabstand zur vorangegangenen Impfstoffdosis: 6 Monate
d zwei Impfstoffdosen im Abstand von mind. 5 Monaten, bei Nachholimpfung beginnend im Alter ≥ 15 Jahren oder bei einem Impfabstand von < 5 Monaten zwischen 1. und 2. Dosis ist eine 3. Dosis erforderlich
e Td-Auffrischimpfung alle 10 Jahre. Nächste fällige Td-Impfung einmalig als Tdap- bzw. bei entsprechender Indikation als Tdap-IPV-Kombinationsimpfung
f eine Impfstoffdosis eines MMR-Impfstoffs für alle nach 1970 geborenen Personen ≥ 18 Jahre mit unklarem Impfstatus, ohne Impfung oder mit nur einer Impfung in der Kindheit
g Impfung mit dem 23-valenten Polysaccharid-Impfstoff
h zwei Impfstoffdosen des adjuvantierten Herpes-zoster-Totimpfstoffs im Abstand von mindestens 2 bis maximal 6 Monaten
* Impfungen können auf mehrere Impftermine verteilt werden. MMR und V können am selben Termin oder in 4-wöchigem Abstand gegeben werden.

Abb. 89.2 Impfkalender (Standardimpfungen) für Säuglinge, Kinder, Jugendliche und Erwachsene; 2023 (Quelle: Epidemiologisches Bulletin 4/2023, RKI, Stand Januar 2023)

Perzentilenkurven

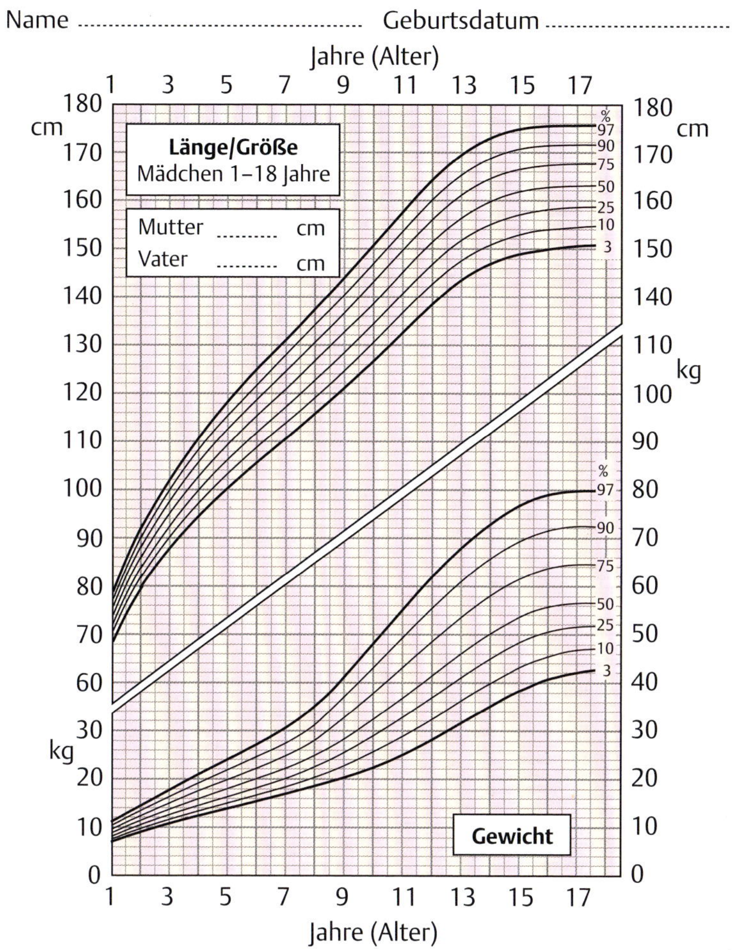

Abb. 89.3 Perzentilenkurven für Körpergröße und Gewicht (1–18 Jahre, Mädchen) (Quelle: Braegger C, Jenni OG, Konrad D, Molinari L. Neue Wachstumskurven für die Schweiz (2011). Paediatrica 22; 1:9–11; basierend auf Daten aus WHO Growth Charts [WHO reconstruction of National Center for Health Statistics NCHS 1977, De Onis M et al. Bulletin of the WHO 2007; 85:660–667])

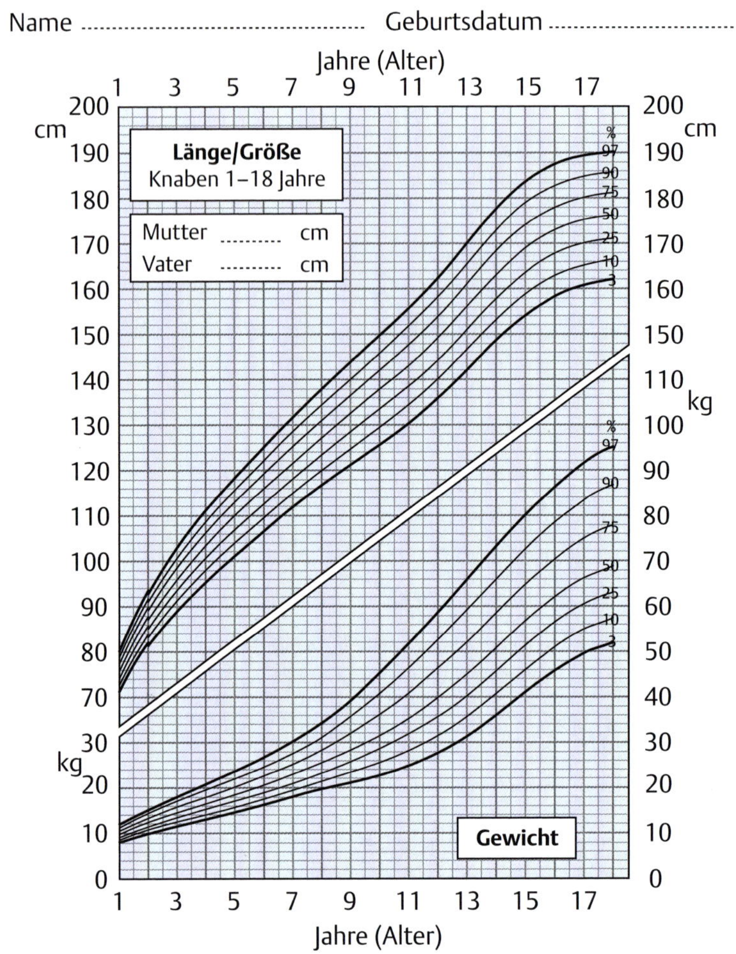

Abb. 89.4 Perzentilenkurven für Körpergröße und Gewicht (1–18 Jahre, Jungen) (Quelle: Braegger C, Jenni OG, Konrad D, Molinari L. Neue Wachstumskurven für die Schweiz (2011). Paediatrica 22; 1:9–11; basierend auf Daten aus WHO Growth Charts [WHO reconstruction of National Center for Health Statistics NCHS 1977, De Onis M et al. Bulletin of the WHO 2007; 85:660–667])

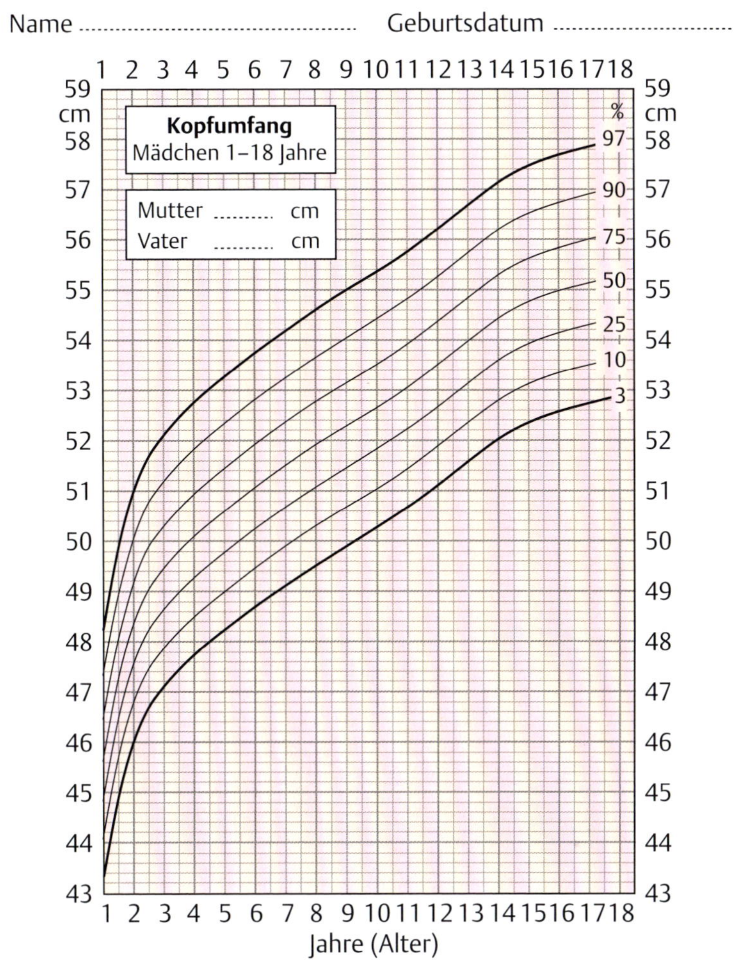

Abb. 89.5 Perzentilenkurven für den Kopfumfang (1–18 Jahre, Mädchen) (Quelle: Braegger C, Jenni OG, Konrad D, Molinari L. Neue Wachstumskurven für die Schweiz (2011). Paediatrica 22; 1:9–11; basierend auf Daten aus Zürcher Longitudinalstudien 1974–2009, Abteilung Entwicklungspädiatrie, Kinderspital Zürich)

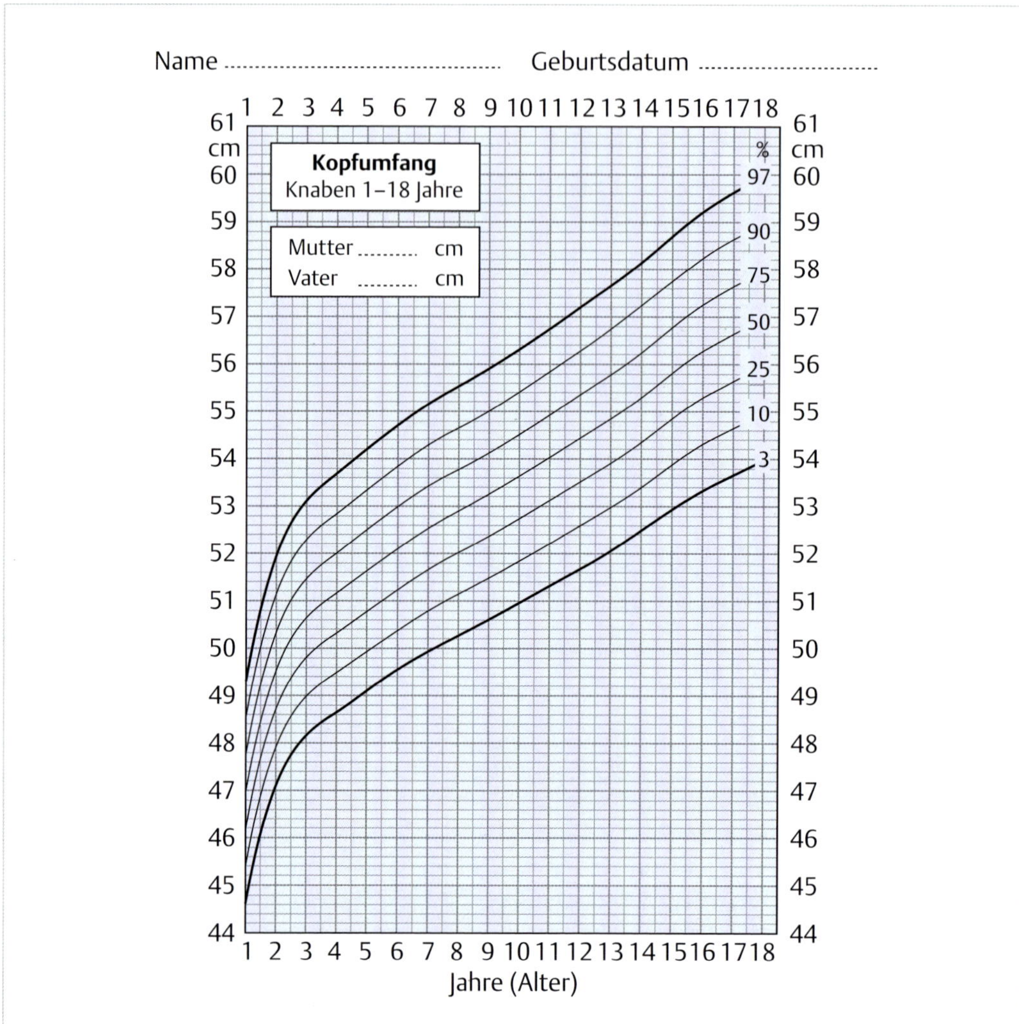

Abb. 89.6 Perzentilenkurven für den Kopfumfang (1–18 Jahre, Jungen) (Quelle: Braegger C, Jenni OG, Konrad D, Molinari L. Neue Wachstumskurven für die Schweiz (2011). Paediatrica 22; 1:9–11; basierend auf Daten aus Zürcher Longitudinalstudien 1974–2009, Abteilung Entwicklungspädiatrie, Kinderspital Zürich)

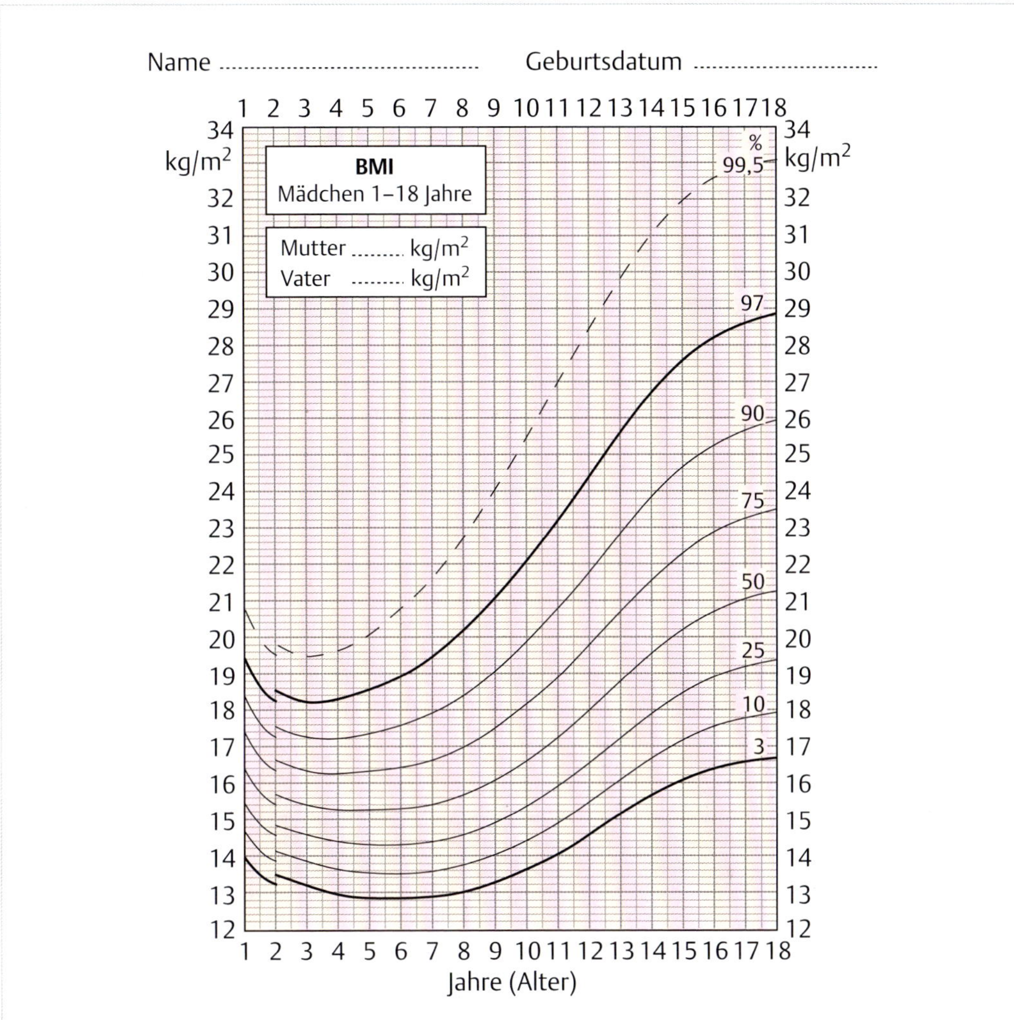

Abb. 89.7 Perzentilenkurven für den Body-Mass-Index (BMI) (1–18 Jahre, Mädchen) (Quelle: Braegger C, Jenni OG, Konrad D, Molinari L. Neue Wachstumskurven für die Schweiz (2011). Paediatrica 22; 1:9–11; basierend auf Daten aus WHO Growth Charts [WHO reconstruction of National Center for Health Statistics NCHS 1977, De Onis M et al. Bulletin of the WHO 2007; 85:660–667])

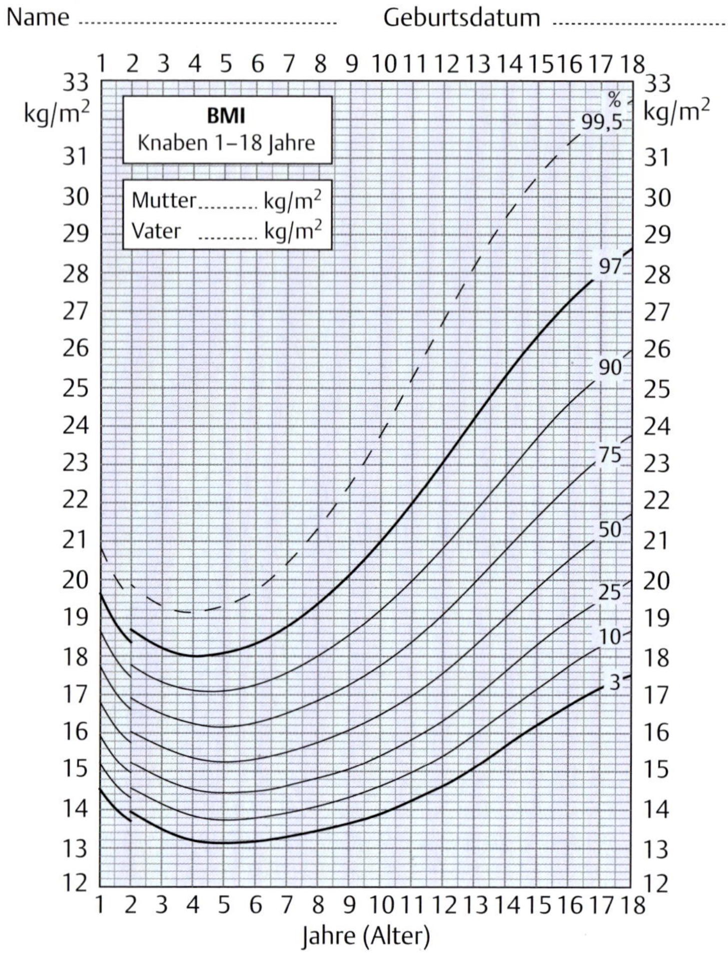

Abb. 89.8 Perzentilenkurven für den Body-Mass-Index (BMI) (1–18 Jahre, Jungen) (Quelle: Braegger C, Jenni OG, Konrad D, Molinari L. Neue Wachstumskurven für die Schweiz (2011). Paediatrica 22; 1:9–11; basierend auf Daten aus WHO Growth Charts [WHO reconstruction of National Center for Health Statistics NCHS 1977, De Onis M et al. Bulletin of the WHO 2007; 85:660–667])

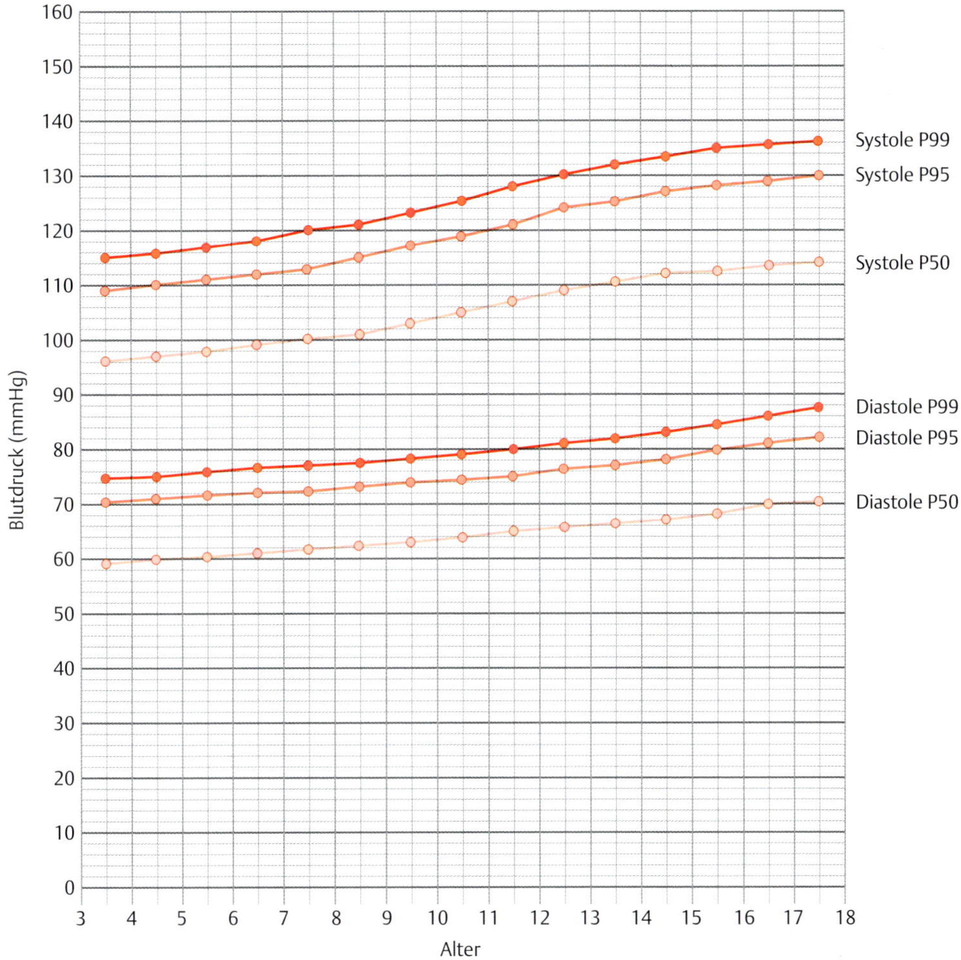

Abb. 89.9 Perzentilenkurven für den Blutdruck (3,5–17,5 Jahre, Mädchen mit einer Körpergröße auf der 50. Perzentile) (Quelle: Perzentile für systolischen/diastolischen Blutdruck (in mmHg) bei Mädchen im Alter von 3,5 bis 17,5 Jahren nach Körpergröße (KiGGS 2003 – 2006) [nach: Pediatrics 2011, 127: e978–988, Copyright 2011 AAP])

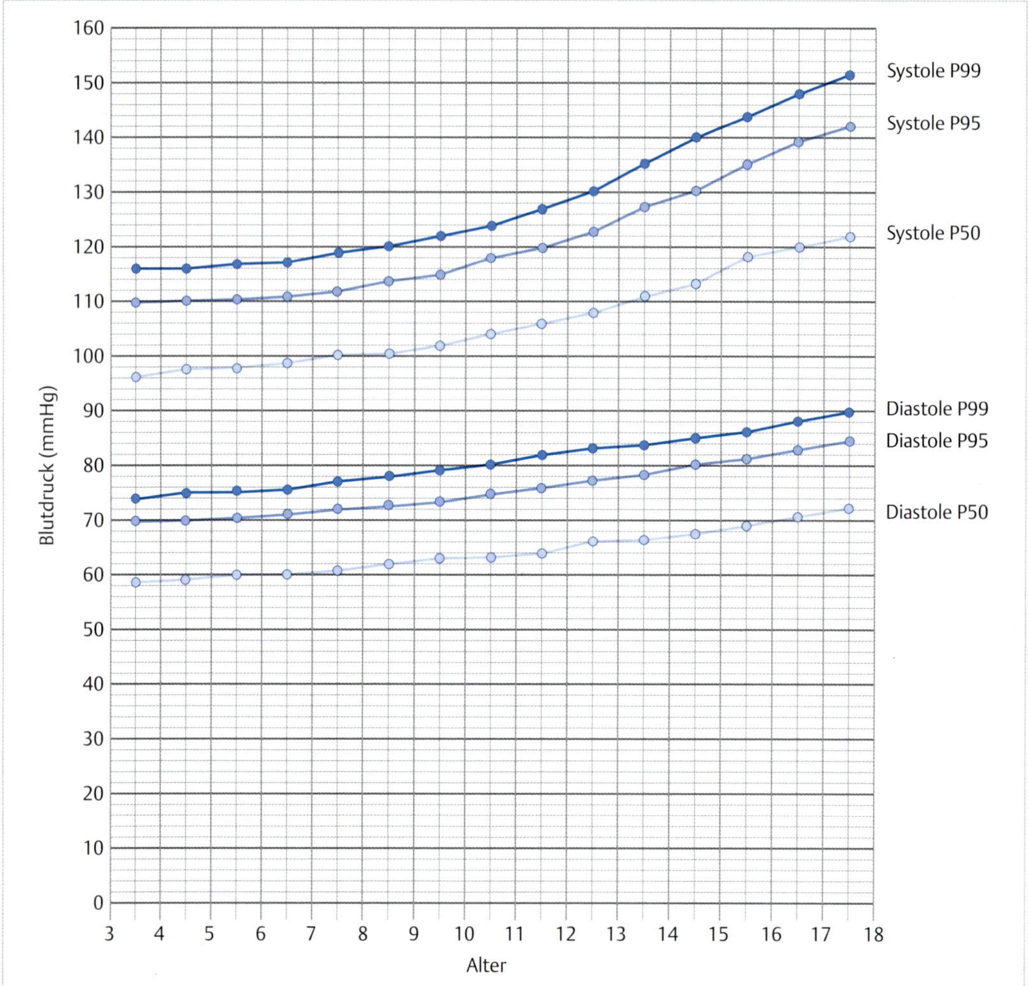

Abb. 89.10 Perzentilenkurven für den Blutdruck (3,5–17,5 Jahre, Jungen mit einer Körpergröße auf der 50. Perzentile) (Quelle: Perzentile für systolischen/diastolischen Blutdruck (in mmHg) bei Jungen im Alter von 3,5 bis 17,5 Jahren nach Körpergröße (KiGGS 2003 – 2006) [nach: Pediatrics 2011, 127: e978–988, Copyright 2011 AAP])

Wichtige Referenzwerte

Tab. 89.2 Laborwerte

Blutparameter	Neugeborene	Säuglinge	Kleinkinder	Schulkinder	Jugendliche
Elektrolyte					
▪ **Natrium** (mmol/l)	132–147	129–143	132–145	132–145	132–145
▪ **Kalium** (mmol/l)	3,6–6,1	3,7–5,8	3,1–5,2	3,1–5,2	3,1–5,2
▪ **Chlorid** (mmol/l)	95–116	93–112	93–112	93–112	93–112
▪ **Kalzium** (mmol/l)	1,76–2,78	2,1–2,6	2,1–2,6	2,1–2,6	2,1–2,6
▪ **Magnesium** (mmol/l)	0,65–1,0	0,65–1,0	0,65–1,0	0,65–1,0	0,65–1,0
▪ **Phosphat**					
(mg/dl)	5,0–9,6	5,0–7,7	3,4–6,2	3,4–6,2	3,4–6,2
(mmol/l)	1,6–3,1	1,6–2,5	1,1–2,0	1,1–2,0	1,1–2,0
Harnpflichtige Substanzen					
▪ **Harnstoff**					
(mg/dl)	6,6–41	12–48	12–48	12–48	12–48
(mmol/l)	1,1–6,8	2,0–7,2	2,0–7,2	2,0–7,2	2,0–7,2
▪ **Kreatinin**					
(mg/dl)	0,31–0,88	0,16–0,39	0,18–0,42	0,29–0,68	0,46–0,77
(µmol/l)	27–77	14–34	15–37	25–60	40–68
▪ **Harnsäure**					
(mg/dl)	0,6–5,5	0,6–5,5	1,9–5,9	1,9–5,9	1,9–5,9
(µmol/l)	38–326	38–326	111–353	111–353	111–353

Tab. 89.2 (Fortsetzung)

Blutparameter	Neugeborene	Säuglinge	Kleinkinder	Schulkinder	Jugendliche
Sonstiges					
▪ **Blutglukose** (Vollblut/kapillär)					
(mg/dl)	Frühgeborene: 20–60 Neugeborene: 30–60	60–105	60–105	60–105	60–105
(mmol/l)	Frühgeborene: 1,1–3,3 Neugeborene: 1,7–3,3	3,3–5,8	3,3–5,8	3,3–5,8	3,3–5,8
▪ **Gesamteiweiß** (g/l)	46–68	48–76	60–80	60–80	60–80
▪ **C-reaktives Protein (CRP)** (mg/l)	>6 mg/l pathologisch				
▪ **high sensitive CRP** (mg/l)	0,3–6,1 (1.–14. Lebenstag) 0,1–1,7 (>15. Lebenstag)				
Serumenzyme					
▪ **GOT (ASAT)** (U/l)	<58*	<58	1–3 Jahre: <59 4–6 Jahre: <48	<44	<39
▪ **GPT (ALAT)** (U/l)	<56	<56	<29	<37	<37
▪ **γ-GT** (U/l)	<203	<203	1–3 Jahre: <87 4–6 Jahre: <26	<31	<29
▪ **CK** (U/l)	1. Lebenstag: <712 ab 5. Lebenstag: <295	<203	1–3 Jahre: <228 4–6 Jahre: <149	w: <154 m: <247	w: <123 m: <270
▪ **CK-MB**	<6 % der CK				
▪ **LDH (gesamt)** (U/l)	<600	<451	1–3 Jahre: <344 4–6 Jahre: <314	<332	<279
▪ **Cholinesterase** (U/l)	5300–12 900	5300–12 900	5300–12 900	5300–12 900	5300–12 900
▪ **Lipase (U/l)****	<34	<34	<31	<31	<55
▪ **Amylase** (U/l)**	<120	<120	<120	<120	<120

* bei Brustmilchernährung höhere Werte
** unterschiedliche Referenzwerte, je nach Methode

Tab. 89.3 Blutgasanalyse

Parameter	Neugeborene	Säuglinge	Kleinkinder	Schulkinder
pH	7,29–7,45	7,35–7,45	7,35–7,45	7,35–7,45
Basenexzess (mmol/l)	(–10) – (–2)	(–7) – (–1)	(–4) – (+2)	(–4) – (+2)
Standardbicarbonat (mmol/l)	15–20	22–28	22–28	22–28
pCO_2				
(mmHg)	27–40	27–41	32–47	32–47
(kPa)	3,6–5,3	3,6–5,5	4,3–6,3	4,3–6,3
pO_2				
(mmHg)	54–95	83–108	83–108	83–108
(kPa)	7,2–12,6	11,0–14,4	11,0–14,4	11,0–14,4

Tab. 89.4 Blutgerinnung

Parameter	Neugeborene	Säuglinge	jenseits des Säuglingsalters
Aktivierte Partielle Thromboplastinzeit (aPTT) – intrinsic system (s)	25,4–59,8	28,1–42,9	26,6–40,3
Thromboplastinzeit (Quick/INR) – extrinsic system			
▪ Quick (%)	55–100	65–100	70–100
▪ INR	0,53–1,62	0,61–1,17	0,64–1,17
Fibrinogen (g/l)	1,6–4,0	1,5–3,87	1,56–4,0
Antithrombin III (U/ml)	0,39–1,08	0,84–1,24	0,79–1,31

Tab. 89.5 Liquoruntersuchung

Parameter	Neugeborene	Säuglinge	jenseits des Säuglingsalters
Zellzahl (Zahl/µl = 10^6/l)	0–30 10–30 % Lymphozyten 50–80 % Monozyten	0–5	0–5
Eiweiß (mg/dl)	15–130	10–50	10–50
Glukose (mg/dl)	38–65 (Soll < ⅔ aber > ½ des Blutzuckers)	38–65 (Soll < ⅔ aber > ½ des Blutzuckers)	38–65 (Soll < ⅔ aber > ½ des Blutzuckers)
Laktat (mmol/l)	0,5–1,4	0,5–1,8	0,6–2,0

Tab. 89.6 Rotes Blutbild

Alter	Erythrozyten (Mill./µl = 10^{12}/l)	Retikulozyten (%)	Hb (g/dl)	MCV (fl)	MCH (pg)	MCHC (g/dl)	Hkt (%)	Leukozyten (Zahl/µl = 10^9/l)	Thrombozyten (Zahl/µl = 10^9/l)
1.–3. Tag	5,3 (4,0–6,3)	0,4–6,0	18,5 (14,5–22,5)	108 (95–121)	34 (31–37)	33 (29–37)	56 (45–67)	9000–30 000	100 000–250 000
7. Tag	5,1 (3,9–6,3)	<0,1–1,3	17,5 (13,5–21,5)	107 (88–126)	34 (28–40)	33 (28–38)	54 (42–66)	5000–21 000	100 000–250 000
1 Monat	4,2 (3,0–5,4)	<0,1–2,9	14,0 (10,0–18,0)	104 (85–123)	33 (28–38)	33 (28–38)	43 (31–55)	5000–19 500	100 000–250 000
0,5–2 Jahre	4,5 (3,7–5,3)	<0,1–2,9	12,0 (10,5–13,5)	78 (70–86)	27 (23–31)	33 (30–36)	36 (33–39)	6000–17 500	250 000–350 000
2–6 Jahre	4,6 (3,9–5,3)	<0,1–2,9	12,5 (11,5–13,5)	81 (75–87)	27 (24–30)	34 (31–37)	37 (34–40)	5000–15 500	250 000–350 000
7–12 Jahre	4,6 (4,0–5,2)	<0,1–2,9	13,5 (11,5–15,5)	86 (77–95)	29 (25–33)	34 (31–37)	40 (35–45)	4500–13 500	250 000–350 000
13–18 Jahre	4,9 (4,5–5,3)	<0,1–2,9	14,5 (13,0–16,0)	88 (78–98)	30 (25–35)	34 (31–37)	43 (37–49)	4500–13 000	250 000–350 000

Nomogramm

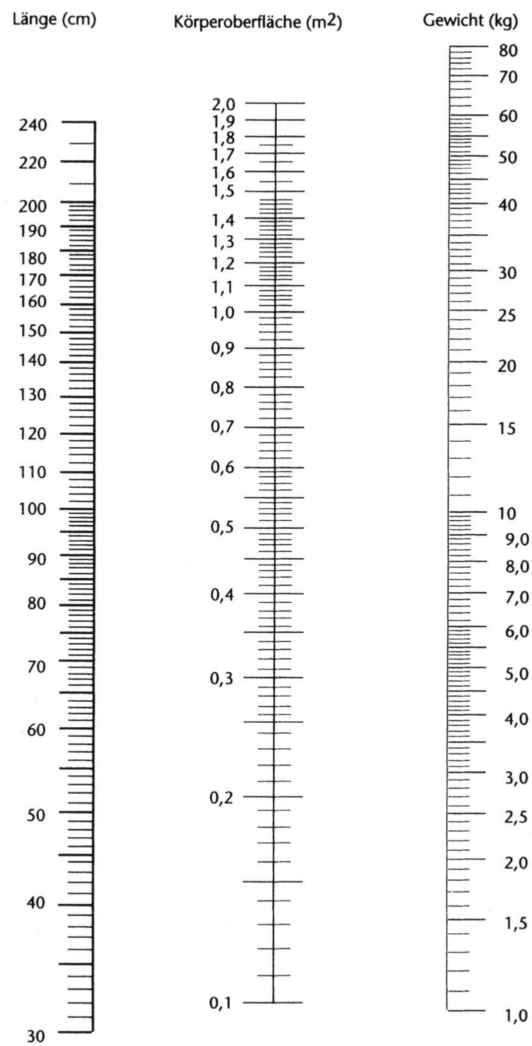

Abb. 89.11 Nomogramm zur Ermittlung der Körperoberfläche: Der Schnittpunkt der Geraden (zwischen Größe und Gewicht des Patienten/der Patientin) mit der mittleren Skala ergibt die Körperoberfläche (m^2). (Quelle: Checkliste Pädiatrie. Kerbl R, Kurz R, Roos R, Wessel L, Reiter K. 5. Auflage. Stuttgart: Thieme; 2015)

Medikamente

Tab. 89.7 Medikamente

Medikament	Indikation	Dosierung	wichtige Nebenwirkungen
Acetylcystein	Antidot bei Paracetamolintoxikation	150 mg/kg KG in Glukose 5 % i. v. über 15 min, dann 50 mg/kg KG in Glukose 5 % i. v. über 3 h, dann 100 mg/kg KG in Glukose 5 % i. v. über 16 h	allergische Reaktionen, Exanthem, Übelkeit
	Sekretolyse	2–12 Jahre: 100 mg/ED 3 × täglich p. o. > 12 Jahre: 200 mg/ED 3 × täglich p. o.	
Acetylsalicylsäure	Thrombozytenaggregationshemmung, Antiphlogistikum, Analgesie, Antipyrese	antiaggregatorisch: 3–5 mg/kg KG/d in 1 ED p. o. Kawasaki-Syndrom: 30–50 mg/kg KG/d in 4 ED p. o. bis fieberfrei, dann 3–5 mg/kg KG/d in 1 ED p. o.	erhöhte Blutungsneigung, hepatotoxisch in hohen Dosen, Magen-Darm-Ulzera
Aciclovir	Virostatikum	i. v.: 15–30 mg/kg KG/d in 3 ED p. o.: 40–80 mg/kg KG/d in 4 ED	nephrotoxisch, Phlebitis, Hautnekrosen bei Paravasat
Amoxicillin	Antibiotikum	50–90 mg/kg KG/d in 2–3 ED p. o.	Magen-Darm-Beschwerden, Exanthem, allergische Reaktionen
Ampicillin	Antibiotikum	NG: 60–240 mg/kg KG/d in 2–4 ED i. v. 1 Monat–12 Jahre: 100–200 mg/kg KG/d in 4 ED i. v.	Magen-Darm-Beschwerden, Exanthem, allergische Reaktionen
Budesonid	inhalatives Kortikoid zur Asthmabehandlung	Dosieraerosol, Suspension, Pulverinhalator p. i. in 2 ED niedrige Dosis: 100–200 µg/d mittlere Dosis: 200–400 µg/d hohe Dosis: > 400 µg/d	Heiserkeit, Mundsoor
Butylscopolamin	Parasympatolytikum zur Spasmolyse	p. o.: 0,3–0,5 (–1) mg/kg KG/ED 3 × täglich i. v.: 0,3–0,6 mg/kg KG/ED (max. 1,5 mg/kg KG/d)	Tachykardie, Miktionsstörungen, gastrointestinale Störungen, Schwindel
Carbamazepin	Antiepileptikum	10–25 mg/kg KG/d in 2–3 ED p. o. (einschleichend beginnen)	allergisches Exanthem, Müdigkeit, Übelkeit, Leukopenie, Thrombopenie, Transaminasenanstieg

Tab. 89.7 (Fortstezung)

Medikament	**Indikation**	**Dosierung**	**wichtige Nebenwirkungen**
Carbo medicinalis	primäre Giftentfernung; nicht wirksam bei Vergiftungen mit Lithium, Thallium, Schwermetallen, Alkoholen und Glykolen; kontraindiziert bei Ingestion von Säuren und Laugen!	0,1–0,4 g/kg KG (bis 2 g/kg KG) einmalig p. o.	Verminderung von Medikamentenwirkungen
Cefaclor	orales Cephalosporin der 1. Generation	20–50 mg/kg KG/d in 3 ED p. o.	Magen-Darm-Beschwerden, allergische Reaktionen, Urtikaria, Flush
Cefadroxil	orales Cephalosporin der 1. Generation	25–50–100 mg/kg KG/d in 3 ED p. o.	Magen-Darm-Beschwerden, allergische Reaktionen, Urtikaria, Flush
Cefotaxim	parenterales Breitspektrum-Cephalosporin der 3. Generation	NG: 100–150 (max. 200) mg/kg KG/d in 2–4 ED i. v. S, KK, SK: 150–200 mg/kg KG/d in 3 ED i. v.	Magen-Darm-Beschwerden, allergische Reaktionen, Urtikaria, Flush
Cefpodoxim-proxetil	orales Cephalosporin der 3. Generation	5–12 mg/kg KG/d in 2 ED p. o.	Magen-Darm-Beschwerden, allergische Reaktionen, Urtikaria, Flush, Blutbildveränderungen
Ceftriaxon	parenterales Breitspektrum-Cephalosporin der 3. Generation	50–80–100 mg/kg KG/d in 1 ED i. v.	Magen-Darm-Beschwerden, allergische Reaktionen, Urtikaria, Flush, reversible Sludge in Gallengängen und ableitenden Harnwegen, Blutbildveränderungen
Cefuroximaxetil	orales Cephalosporin der 2. Generation	20–30 mg/kg KG/d in 2 ED p. o.	Magen-Darm-Beschwerden, allergische Reaktionen, Urtikaria, Flush, Blutbildveränderungen
Cefuroxim	parenterales Cephalosporin der 2. Generation	NG: 50–75 mg/kg KG/d in 3 ED i. v. S, KK, SK: 100 mg/kg KG/d in 3 ED i. v.	Magen-Darm-Beschwerden, allergische Reaktionen, Urtikaria, Flush, Blutbildveränderungen
Chloralhydrat	Sedierung	NG: 10–25 mg/kg KG/ED rektal/p. o. SG, KK: 25–50 mg/kg KG/d in 3–4 ED rektal/p. o.	paradoxe Erregung
Clarithromycin	Makrolid-Antibiotikum	15 mg/kg KG/d in 2 ED p. o.	Übelkeit, Erbrechen, Exanthem, Juckreiz, Urtikaria, Transaminasenanstieg

Tab. 89.7 (Fortstezung)

Medikament	Indikation	Dosierung	wichtige Nebenwirkungen
Diazepam	Antikonvulsivum, Sedativum	Sedierung: i. v.: 0,1–0,3 (–1) mg/kg KG/ED p. o.: < 12. LJ bis 9 mg/d in 3 ED > 12. LJ bis 20 mg/d in 3 ED Anfallsunterbrechung: i. v.: 0,25–0,5 mg/kg KG/ED rektal: < 15 kg KG: 5 mg/ED ≥ 15 kg KG 10 mg/ED	Hypotonie, Atemdepression, Müdigkeit, Schläfrigkeit
Diclofenac	Antiphlogistikum	1–3 mg/kg KG/d in 3 ED p. o.	Exantheme, Magen-Darm-Ulzera, Bronchospasmus
Dimen-hydrinat	Antiemetikum bei Erbrechen	p. o.: 1,25 mg/kg KG/ED, max. 4 × täglich i. v.: 1–2 mg/kg KG/ED rektal: 8–16 kg KG: 40 mg/ED > 16 kg KG: 70 mg	Exantheme, Sedierung, Erregung, Miktionsstörungen
Dimetinden	Antihistaminikum	> 1 Jahr: 0,1 mg/kg KG/d in 3 ED p. o. (0,1 mg = 2 Tropfen)	Müdigkeit, Mundtrockenheit, Sehstörungen
Erythromycin	Makrolid-Antibiotikum	20–50 mg/kg KG/d in 3–4 ED p. o./i. v.	Magen-Darm-Beschwerden, Exanthem, allergische Reaktionen, Transaminasen-anstieg, Venenreizung bei i.v.-Infusion
Ethambutol	Tuberkulostatikum	850 mg/m² KOF/d in 1 ED p. o.	Neuritis N. optici, selten Hyperurikämie
Furosemid	Diuretikum	p. o.: 1–4 mg/kg KG/d in 2–4 ED i. v.: 1–2 mg/kg KG/ED bei Bedarf oder 1–4 mg/kg KG/d als Dauer-infusion	Exantheme, Schwindel, Elektrolytverluste (Natrium, Kalium, Kalzium, Magnesium), Hyperglykämie
Gentamicin	Aminoglykosid-Antibiotikum	NG: 4 mg/kg KG/d in 1 ED als KI S, KK, SK: 5–7 mg/kg KG/d in 1 ED als KI	Nephro- und Ototoxizität *Cave*: Spiegelbestimmung vor 2. Gabe!
Ibuprofen	Analgesie, Antipyrese, Antiphlogistikum	8–10 mg/kg KG/ED alle 6–8 h (max. 30 mg/kg KG/d) p. o., rektal, i. v.	Exantheme, Magen-Darm-Ulzera, Kopfschmerzen, Müdigkeit, Schwindel
Ipecacuana-Sirup	Emetikum zur primären Giftentfernung	1–2 Jahre: 10 ml p.o. 2–3 Jahre: 20 ml p. o. ≥ 3 Jahre: 20–30 ml p. o.	prolongiertes Erbrechen, Übelkeit, Blässe, Kardiotoxizität in hohen Dosen

Tab. 89.7 (Fortstezung)

Medikament	**Indikation**	**Dosierung**	**wichtige Nebenwirkungen**
Ipratropium-bromid	Parasympatholytikum zur Bronchospasmolyse	1–2 Hübe (= 20–40 µg) p. i., max. 8 × täglich	Tachykardie, Nervosität, Müdigkeit, Hypotension
Isoniazid	Tuberkulostatikum	10–15 mg/kg KG/d in 1 ED p. o.	Transaminasenanstieg, gastrointestinale Störungen, Polyneuritis, Exanthem, Kopfschmerzen, Fieber
Lactulose	Obstipation, Laxans	400–2000 mg/kg KG/d in 1–2 ED p. o.	Meteorismus, Flatulenz, Bauchschmerzen, Übelkeit, Erbrechen, Durchfall
Mebendazol	Antihelmetikum bei Wurmbefall	> 2 Jahre: 100–200 mg/d in 1(–2) ED p. o.	bei hoher Dosierung oder Langzeittherapie gastrointestinale Störungen, Neutropenie
Meropenem	Carbapenem-Antibiotikum, Reserveantibiotikum zur Behandlung schwerer Infektionen	≥ 3 Monate: 60 mg/kg KG/d in 3 ED i. v.	gastrointestinale Störungen, lokale Thrombophlebitis, allergische Reaktionen, Transaminasenerhöhung
Metamizol	Analgesie, Antipyrese (Reservemedikament bei Kindern)	8–16 mg/kg KG/ED alle 6–8 h p. o./i. v./rektal/i. m.	allergische Reaktionen, Agranulozytose, bei i.v.-Gabe RR-Abfall, Schock, interstitielle Nephritis
Metoclo-pramid	Antiemetikum, Reflux-ösophagitis	0,3–0,5 mg/kg KG/d in 2–4 ED (max. 30 mg/d) p. o./i. v.	ZNS-Störungen, dyskinetisches Syndrom, Spätdyskinesien, Prolaktinerhöhung, Diarrhoe
Metronidazol	Antibiotikum	15–30 mg/kg KG/d in 2(–3) ED i. v./p. o.	Exanthem, Urtikaria, ZNS-Symptome, gastrointestinale Störungen, Leukopenie, allergische Reaktionen, Kandidose
Nifedipin	Kalziumantagonist zur Therapie der arteriellen Hypertonie	Initialdosis 0,1 mg/kg KG einmalig, dann 0,25–0,5 mg/kg KG/d in 1–4 ED p. o.	Flush, Kopfschmerzen, Tachykardie, Hypotonie, Ödeme, Schwindel
Nystatin	Antimykotikum	NG, S: 400 000–800 000 IE/d in 4 ED p. o. KK, SK: 1 600 000–2 400 000 IE/d in 4 ED p. o.	gastrointestinale Störungen, allergische Reaktionen

Tab. 89.7 (Fortstezung)

Medikament	Indikation	Dosierung	wichtige Nebenwirkungen
Omeprazol	Protonenpumpenhemmer zur Therapie von Gastritis, gastrointestinalen Ulzera, Refluxösophagitis, Helicobacter-pylori-Eradikationstherapie (Tripletherapie mit Amoxicillin und Clarithromycin)	p. o.: NG, S: 1 mg/kg KG/d in 1 ED KK, SK: 1–3 mg/kg KG/d in 1–2 ED i. v.: NG, S, KK; SK: 1–2 mg/kg KG/d in 1–2 ED	Übelkeit, Diarrhoe, Obstipation, Transaminasenanstieg, allergische Reaktionen, Blutbildveränderungen, Pankreatitis
Paracetamol	Analgetikum, Antipyretikum	10–15 (–20) mg/kg KG/ED alle 4–6 h (max. 45–60 mg/kg KG/d) p. o., rektal, i. v.	bei Intoxikation hepato- und nephrotoxisch; Analgetikanephropathie bei Langzeitanwendung, allergische Reaktionen
Penicillin G/ Benzylpenicillin	Antibiotikum	50 000–100 000–400 000 IE/kg KG/d in 4–6 ED i. v.	Exanthem, Urtikaria, Neurotoxizität, gastrointestinale Störungen, Geschmacksstörungen, Mundtrockenheit, Vaskulitis, Leuko-/Thrombopenie, allergische Reaktionen
Penicillin V	Antibiotikum	50 000–100 000 IE/kg KG/d in 2–4 ED p. o.	Exanthem, Urtikaria, Neurotoxizität, gastrointestinale Störungen, Geschmacksstörungen, Mundtrockenheit, Vaskulitis, Leuko-/Thrombopenie, allergische Reaktionen
Phenobarbital	Sedativum, Antikonvulsivum/Antiepileptikum	initial 20 mg/kg KG als ED i. v. (bei Krampfanfällen), dann 2–10 mg/kg KG/d in 1–2 ED i. v. oder p.o	Müdigkeit, Schwindel. Ataxie, Verwirrtheit, paradoxe Erregung, Exanthem, Übelkeit, Erbrechen, Atemdepression, allergische Reaktionen *Cave*: Spiegelbestimmung wegen Akkumulationsrisiko
Prednison/ Prednisolon	Glukokortikoid	1–2 (–3) mg/kg KG/d in 1–3 ED p. o./i. v. oder 100 mg rektal, bei Bedarf nach 4 h wiederholen	Cushing-Syndrom, peptisches Ulkus, Leukozytose, Polyglobulie, Wachstumsstörungen, Immunsuppression, Thromboseneigung, Hyperglykämie
Promethazin	Antihistaminikum, Sedativum, Antiemetikum, Neuroleptikum	0,2–0,5 mg/kg KG/ED i. v./p. o. (bis zu 4-mal täglich)	Schwindel, Tachykardie, Blässe, extrapyramidale Störungen, Cholestase, Agranulozytose

Tab. 89.7 (Fortstezung)

Medikament	Indikation	Dosierung	wichtige Nebenwirkungen
Pyrazinamid	Tuberkulostatikum	30–40 mg/kg KG/d in 1 ED p. o.	Photosensibilisierung, gastrointestinale Störungen, Hepatotoxizität, Arthralgien, Hyperurikämie
Rifampicin	Tuberkulostatikum, Umgebungsprophylaxe bei Meningokokken-infektion	350 mg/m² KOF/d p. o./i. v., d. h. S, KK: 15 mg/kg KG/d in 1 ED SK: 12 mg/kg KG/d in 1 ED ≥ 10 Jahre: 10 mg/kg KG/d in 1 ED	Flush, Juckreiz, Urtikaria, Transaminasenanstieg, gastrointestinale Störungen, allergische Reaktionen, gelb-rote Verfärbung der Körper-sekrete
Roxi-thromycin	Makrolid-Antibiotikum	5–7,5 mg/kg KG/d in 2 ED p. o.	Magen-Darm-Beschwerden, Exanthem, allergische Reaktionen, Transaminasen-anstieg
Salbutamol	β-Sympathomimetikum zur Asthmatherapie, Bronchospasmolyse	Dosieraerosol: 1–2 Hübe (= 100–200 µg), max. 8 × täglich Lösung zur Inhalation: 1 Tropfen [= 0,25 mg]/Lebensjahr/ED oder 1 Tropfen/3 kg KG/ED (max. 10 Tropfen/ED), abhängig von der Symptomatik bis zu 10-mal täglich p. o.: 0,1 mg/kg KG/ED (max. 4 × täglich)	Agitiertheit, Tachykardie, Tremor, Unruhe, Übelkeit, Kopfschmerzen
Valproinsäure	Antikonvulsivum	Initialdosis 7–10 mg/kg KG/d in 1–3 ED, wöchentlich um 5–10 mg/kg/d steigern bis 10–40 mg/kg KG/d (max. 60 mg/kg KG/d) p. o.	schwerwiegende bis tödliche Leberfunktionsstörungen, passagere Alopezie, Leuko- und Thrombopenie, Hyperammonämie, Müdig-keit, Parästhesien, Appetit-störungen

NG = Neugeborene, S = Säuglinge, KK = Kleinkinder, SK = Schulkinder
KI = Kurzinfusion, KG = Körpergewicht

Tab. 89.8 Notfallmedikamente

Medikament	Indikation	Dosierung	wichtigste Nebenwirkungen
Adrenalin (0,1 %ige Lösung = 1:10 000 verdünnt)	kardiopulmonale Reanimation (≥ 1 Monat)	initial: 0,01 mg/kg KG/Bolus (= 0,1 ml/kg KG/Bolus der 1:10 000 verdünnten Lösung) i. v./intraossär, Wiederholung nach 3–5 min (max. 1 mg/ED)	Vasokonstriktion, Herzrhythmusstörungen, Kammerflimmern
	Reanimation Neugeborene	initial: 0,01–0,03 mg/kg KG/Bolus (= 0,1–0,3 ml/kg KG/Bolus der 1:10 000 verdünnten Lösung) i. v./intraossär, Wiederholung nach 3–5 min	
Adrenalin	Schock	Perfusor 0,1–1 µg/kg KG/min	
Adrenalin (1:1000 = 1 mg/ml)	Anaphylaxie	0,01 mg/kg KG einmalig i. m. (max. ED 0,5 mg), unverdünnte Lösung (1 mg/ml)! bzw. Autoinjektor: < 6 Jahre: 150 µg/Dosis i.m. 6–12 Jahre: 300 µg/Dosis i. m. > 12 Jahre: 300–500 µg/Dosis i. m.	
Amiodaron	Reanimation (pulslose Tachykardie, Kammerflimmern)	5 mg/kg KG als Bolus i. v./i. o. nach 3. und 5. Defibrillation, max. 300 mg/ED	

Sachverzeichnis